2nd
EDITION

原书第2版

Cervical Spine

Minimally Invasive and Open Surgery

颈椎微创手术与
开放性手术

原著 [意] Pier Paolo Maria Menchetti

主译 张海鸿 康学文 周海宇

中国科学技术出版社

·北 京·

图书在版编目（CIP）数据

颈椎微创手术与开放性手术：原书第 2 版 / (意) 皮尔·保罗·玛丽亚·门切蒂 (Pier Paolo Maria Menchetti) 原著；张海鸿，康学文，周海宇主译 . -- 北京：中国科学技术出版社，2025. 5.
ISBN 978-7-5236-1276-7

Ⅰ . R681.5

中国国家版本馆 CIP 数据核字第 20259R2J56 号

著作权合同登记号：01-2024-2950

First published in English under the title
Cervical Spine: Minimally Invasive and Open Surgery (2nd Ed.)
edited by Pier Paolo Maria Menchetti

策划编辑	丁亚红　孙　超
责任编辑	方金林
装帧设计	佳木水轩
责任印制	徐　飞

出　　版	中国科学技术出版社
发　　行	中国科学技术出版社有限公司
地　　址	北京市海淀区中关村南大街 16 号
邮　　编	100081
发行电话	010-62173865
传　　真	010-62179148
网　　址	http://www.cspbooks.com.cn

开　　本	889mm×1194mm　1/16
字　　数	418 千字
印　　张	17.5
版　　次	2025 年 5 月第 1 版
印　　次	2025 年 5 月第 1 次印刷
印　　刷	北京博海升彩色印刷有限公司
书　　号	ISBN 978-7-5236-1276-7/R·3433
定　　价	258.00 元

译者名单

主　译　张海鸿　康学文　周海宇

副主译　马延超　王克平　张　辉　李松凯　梁建科

译　者　（以姓氏笔画为序）

马　兵　王永刚　叶凯山　邢　帅　安江东　李少龙

李宏维　杨　勇　狄天宇　宋朋杰　成　鹏　罗志强

周开升　赵光海　胡旭昌　南　伟

内容提要

　　本书引进自 Springer 出版社，是一部全面聚焦颈椎微创手术与开放性手术的实用参考书。著者详细介绍了颈椎微创手术和开放性手术的各种新技术，并通过介绍各种颈椎手术的具体操作流程、技术要点及风险控制等方面的知识，为读者提供全面的指导和帮助。此外，书中还深入探讨了手术过程中的伦理、人文关怀等话题。本书内容实用、阐释简洁、图表丰富，可供各年资骨科医生在实际工作中学习使用，也可供对颈椎手术感兴趣的医生阅读参考。

译者前言

担任本书的译者，我们深感荣幸能将这一领域的最新进展和专业知识带给国内读者。*Cervical Spine: Minimally Invasive and Open Surgery, 2e* 不仅是手术技术的精粹，更是生命之舞的精彩演绎。

在本书翻译过程中，我们尽力保持原著的风格和语言特色，同时融入中文的表达美感，使读者能更好地领悟书中的内容。我们深知每一次翻译都是一次与原著作者心灵的对话，因此，我们试图将作者的智慧与情感传递给每一位读者。

我们感谢原著者 Pier Paolo Maria Menchetti 在创作过程中的付出和努力。他的卓越才华和严谨态度在书中得到了精彩呈现。同时，我们感谢出版社的大力支持和指导，如果没有他们的帮助，这部译著不可能得以顺利完成。

我们希望这部译著能成为国内读者探索颈椎微创手术和开放性手术领域的指南。愿每一位读者都能在书中找到生命的共鸣，感受到医学的温暖与力量。本书为我们揭示了手术艺术的奥秘，让我们领略到医学的无限可能。无论是对专业人士还是对医学感兴趣的普通读者，本书都是一部极具价值的参考书。

通过深入浅出的表达方式，本书详细介绍了颈椎微创和开放性手术的最新技术与实践。无论是对初学者还是对有经验的医生，本书都是一部不可或缺的教材。它不仅提供了丰富的理论知识，还通过实例和案例分析，帮助读者更好地理解和掌握手术技巧。

此外，本书十分注重实践与理论的结合，通过介绍各种颈椎手术的具体操作流程和技术要点，使读者能更好地掌握颈椎手术技巧。同时，本书还涵盖了颈椎手术过程中的注意事项和风险控制等方面的知识，可为读者提供全面的指导和帮助。

总之，*Cervical Spine: Minimally Invasive and Open Surgery, 2e* 是一部极具价值的医学著作。通过翻译本书，我们不仅学到很多专业知识，还感受到医学的温暖和力量。我们相信，本书将成为很多读者的重要参考书，并为他们的学习和实践提供有益的帮助。无论是在医学领域中还是生活中，我们都需要不断学习和探索，而本书正是我们追求知识与实践的重要工具。在当今的医学领域，微创手术和开放性手术已经成为主流的治疗方式，它们以独特的优势和效果，为无数患者带来了新生，本书正是为那些对这一领域充满好奇和热情的人们所写。

颈椎微创手术以其创伤小、恢复快、并发症少等优点，越来越受到医生和患者的青睐。通过先进的手术器械和技术，医生能在最小的创口下完成手术，减轻患者的痛苦并缩短术后恢复时间。同时，颈椎微创手术还为一些高风险患者提供了新的治疗选择，让他们能在安全的环境下得到有效治疗。颈椎开放性手术则是传统手术方式中的一种，它以其实用性和可靠性在某些情况下仍具有不可替代的地位。开放性手术能更好地满足一些复杂病例的治疗需求，通过直接观察和操作，使医生能更加准确地诊断和处理患者的疾病。

本书不仅介绍了颈椎微创手术和开放性手术的技术和操作，还深入探讨了手术过程中的伦理、人文关怀等问题。它提醒我们，手术不仅是一种技术，更是一种对生命的敬畏和关爱。医生在为患者治疗疾病的同时，也要关注患者的心理和情感需求，给予他们充分的关爱和支持。

　　最后，我们想说，本书不仅是一部医学著作，更是一部关于生命与爱的作品。它让我们更加深入地了解了生命的奥秘和医学的力量，同时也让我们更加珍惜生命，关爱身边的人。无论我们身处何处，无论我们从事何种职业，本书都值得一读，书中内容能让我们得以感受生命的美好与奇迹。

张海鸿　康学文　周海宇

目　录

第1章 颈椎解剖
Anatomy of the Cervical Spine

Rosario Barone   Fabio Bucchieri   Giulio Spinoso   Lawrence Camarda
Francesco Cappello 著   王克平 译

一、颈椎的解剖结构

颈椎区域的解剖学是人体结构中最复杂的区域之一（图 1-1）。本章的目的是提供一个概览，如果需要进一步了解，请参考专门的解剖学教科书。

脊柱分为颈椎、胸椎、腰椎、骶椎和尾椎，由 32～35 节椎骨组成，并由椎间盘相互分隔（第 1 颈椎寰椎节段和骶尾椎节段除外）[1, 2]。颈椎由 7 节椎骨组成，胸椎由 12 节椎骨组成，腰椎由 5 节椎骨组成，骶椎由 5 节椎骨组成（它们融合在一起），尾椎由 4 节或 5 节椎骨组成。在功能上，椎骨形成一个单一的结构，旨在保持直立姿势和平衡重力，使移动和其他动能运动能够抵抗施加的力和阻力 [3, 4]。因此，脊柱的两个基本特性是刚性（保护脊髓和脊神经）和灵活性（有利于脊柱运动）。

人体脊柱有生理曲线，包括颈椎和腰椎前凸、胸椎和骶骨后凸，与直线相比，这大大增加了轴向压缩的阻力（高达 10 倍）。女性颈椎区（C_1～C_7）长度为 15～16cm，男性为 18～19cm，其中椎间盘占 1/4，颈椎呈现约 36° 的前凸弯曲和活动，根据其他脊柱弯曲的构象而变化，在老年人中更为突出 [5-7]。颈椎支撑头部，同时允许极大的活动自由，并为脊髓上部、椎动脉、颈丛

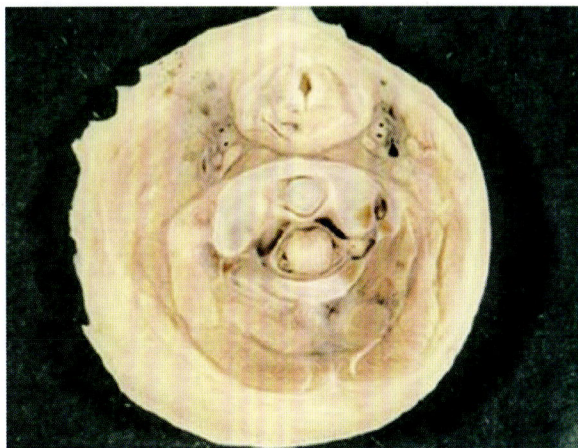

▲ 图 1-1 颈部横断面

颈部大部分被肌肉占据，前方容纳脏器，椎骨在中央部分

和臂丛提供保护。

颈椎（图 1-2）根据其解剖和功能特点可分为：①由椎骨 C_1～C_2 组成的上颈椎；②由椎骨 C_3～C_7 组成的下颈椎。

二、上颈椎

C_1 也被称为寰椎，C_2 被称为枢椎，它们的特征与其他椎骨有很大不同。寰椎是无椎体的环状椎体，由两个侧块组成，一个前弓有粗糙的前结节，一个后弓有后结节作为初级棘突。两个侧块均表现为一个凹的上关节面，与枕髁相连；一

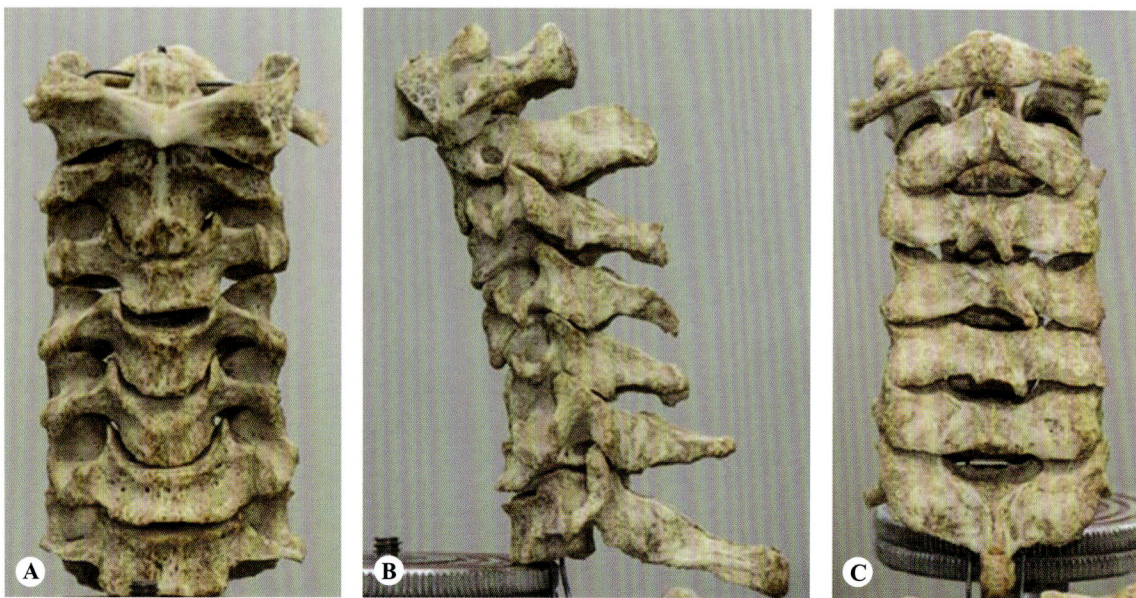

▲ 图 1-2 颈椎

根据颈椎的解剖和功能特点，可分为上颈椎（由椎骨 C_1～C_2 组成）和下颈椎（由椎骨 C_3～C_7 组成）

个平的下关节面，与枢椎相连。侧块的内侧呈现一个小结节，寰椎横韧带附着于此，并将椎孔分成前部（包含枢椎的齿突）和后部（包含脊髓）两部分。枢椎结构与下椎体相似。枢椎最显著的特征是有一个凸出的锥形突起，即齿突。齿突垂直于椎体的上表面，有一个前关节突和一个后关节突。前关节突与寰椎前弓关节突相连，后关节突与寰椎横韧带相连。它的三角椎孔比其他颈椎小。

三、下颈椎

下颈椎由 5 节椎骨（C_3～C_7）组成，具有相似的形态特征。它们由横向发育的较小椎体组成。椎体有上、下两个面。两个突起位于上表面的外侧端，面朝上。两个椎弓根向后引导，横突位于前方。每个横突由腹侧和背侧的横条组成，由称为肋（或结节间）横突的骨板连接，并以结节终止。横突孔是由肋骨板和两个横突的横条形成的孔。横突孔纵向连接形成管，椎血管和椎神经穿过此管。上、下关节突位于椎弓根后方，与上下椎体相连。上关节突以一个向后的关节突结束，而下关节突以一个向上向后的关节突结束。

下颈椎的棘突短而分叉，除了 C_7。C_7 被称为"隆椎"，它的棘突长而不分叉，在颈部下方可摸到。C_7 是定位椎骨的重要标志。C_7 也有较小的椎静脉通过的横孔。C_6 的特点是有横突前结节，且更为发达和凸出（Chassaignac 结节），后者是颈总动脉（结扎）、甲状腺下动脉和椎动脉的解剖标志。

四、颈椎关节和肌肉

椎骨之间关节的功能是允许脊柱活动，构成脊柱不同部分的椎骨形成关节，这些关节允许不同的脊柱运动，如旋转、倾斜、弯曲和头部伸展。颈椎可分为上颈椎和下颈椎，上颈椎包括枕骨的下缘、寰椎和枢椎，下颈椎从枢椎的下缘延伸到第 1 胸椎的上缘。

寰枕关节可在矢状面上进行屈伸运动，在冠状面上很少有倾斜。它们包括枕骨髁和寰椎侧块上凹的关节面。这些关节被称为双髁关节，有两个运动平面和两个自由度，由两块骨和附着在枕髁边缘和寰椎上关节面上的纤维囊组成，并被滑膜覆盖。关节囊在后方较厚，由寰枕前（和后）膜加强。寰枕前膜连接枕骨大孔前缘与寰椎前弓上缘，寰枕后膜连接枕骨大孔后缘与寰椎后弓上缘 [8]。

寰枕前膜包括纤维带，前纵韧带起源于此。寰枕后膜被第1颈神经和椎动脉穿过。第1对脊神经出现在枕髁与寰椎之间，形成颈丛。这个关节能自行完成50%左右的头部屈伸运动。

寰枢关节由3个滑膜关节组成，C_1 与 C_2 之间没有椎间盘。它由寰椎、枢椎外侧关节、寰椎 - 枢椎内侧关节和齿突组成。外侧寰枢关节是一种关节型关节（平面关节），由寰椎侧块的下关节面（微凹）和枢椎的上关节面（微凸）形成。关节囊位于关节软骨的外侧边缘，前面由前纵韧带控制，后面由黄韧带控制。寰椎 - 枢椎内侧关节是寰椎前弓后方的关节面（由关节软骨覆盖）和齿突关节面（也由关节软骨覆盖）之间的枢轴关节。关节后部由纤维层稳定，横韧带包围齿突并在寰椎的两个侧块之间延伸，形成一个由寰椎前弓和后横韧带组成的骨纤维环。上纵行纤维索起源于横韧带的上缘，插入枕骨的基底部。下纵行纤维索起源于横韧带的下缘，附着于脊柱轴的后表面。横韧带和上、下纵行纤维索组成十字韧带 [9, 10]。

下颈椎的关节是平面关节，椎间盘位于椎体之间。该区域专门用于屈伸运动和侧屈，即 $C_3 \sim C_5$ 关节允许侧屈，而 $C_4 \sim C_6$ 关节允许屈伸。

除了骶骨，下颈椎的关节具有整个脊柱相同的特征。椎体之间的连接点包括椎间盘和椎体上关节突和下关节突之间的关节面。椎体之间的关节是联合型的不动关节，由相邻两个椎体的关节面组成，被透明软骨和纤维软骨及椎间盘覆盖。

颈椎的椎间盘前方较厚，从而形成颈椎前凸，并使屈伸和侧屈成为可能。椎间盘和椎体通过前、后纵韧带连接和稳定。前纵韧带是一根纤维带，起源于枕骨基底部分和寰椎前结节，它沿着椎体的前表面向下延伸到骶骨的前表面。后纵韧带起源于椎体，沿椎体后表面向下延伸至骶骨。

椎间盘由中心部分的髓核和外围部分的纤维环组成。髓核是由黏多糖和水组成的可变形和不可压缩的凝胶。蛋白聚糖的亲水性取决于黏多糖的数量和质量。髓核的特性使椎体能够抵抗机械载荷，而由环状纤维组成的纤维软骨环允许屈曲运动。椎间盘的这些结构特征是非常重要的，特别是在脊柱外伤后，因为髓核疝入椎管可能会压迫神经根。关节突关节是平面关节，可以在相邻的两个椎体的上下椎突之间滑动运动。由透明软骨覆盖的上关节突向上和向后延伸，而下关节突向下和向前延伸，并被连接关节软骨边缘的薄关节囊覆盖。

表 1-1 显示了脊柱肌肉。头部和颈部的肌肉执行头部和颈部的运动，即屈、伸、侧偏和旋转。不同的位置和插入类型允许这些肌肉完成不同的运动。与胸肌一样，颈部肌肉的另一个作用是保持头部和颈部的直立位置。

五、血管及淋巴

（一）动脉

颈部的动脉供应由颈外动脉和锁骨下动脉提供 [11]。

1. 颈外动脉分支

(1) 枕动脉：环绕乳突外缘，滑至胸锁乳突肌、头最长肌、头阔肌、脾肌和半棘肌下，止于枕肌；枕动脉向内侧通向舌下神经，向外侧通向副神经。

(2) 甲状腺上动脉：到达甲状腺。

2. 锁骨下动脉分支

(1) 椎动脉：起源于前斜角肌和颈长肌之间，汇入 C_6 横突孔，穿过横突孔形成的通道，自寰椎横突孔，向内侧弯曲，围绕侧块形成第二个弯曲，然后穿过枕寰后膜、硬脑膜、蛛网膜，最后到达颅骨，穿过枕骨大孔。第二全弯曲位于由头后大直肌和头斜肌上下肌包围的三角形中。椎动脉起源于甲状腺下动脉，其后方为 C_7 横突、颈下神经节和颈第七、第八脊神经腹支。此外，椎动脉在椎间孔的开口处通过脊神经。临床上，钩突骨性关节炎常会影响椎动脉和神经的正常功能。

表 1-1 脊柱肌肉		
颈椎的内在肌：仅与椎体相连	外在肌：附着于颈椎和其他骨节	颈固有肌（不包括颈椎）

• 棘间肌
• 颈横突间肌
• 多裂肌
• 短旋肌
• 长旋肌
• 头半棘肌
• 颈棘肌
• 颈最长肌
• 颈长肌
• 头下斜肌
	• 头棘肌
	• 头半棘肌
	• 头最长肌
	• 颈髂肋肌
	• 头后大直肌
	• 头后小直肌
	• 头上斜肌
	• 头直前肌
	• 头直后肌
	• 肩胛提肌
	• 头夹肌
	• 颈夹肌
	• 上后锯肌
	• 小菱形肌
	• 斜方肌
		• 舌骨上肌群
		  – 二腹肌
		  – 茎突舌骨肌
		  – 下颌舌骨肌
		  – 颏舌骨肌
		• 舌骨下肌群
		  – 胸骨舌骨肌
		  – 肩胛舌骨肌
		  – 甲状舌骨肌
		  – 胸骨甲状肌
		• 胸锁乳突肌
		• 颈阔肌

(2) 甲状腺颈干：其最重要的侧支之一是颈升动脉，这条动脉经过前斜角肌和膈神经，由此产生肌肉分支和节段性髓动脉。颈升动脉止于 C_3。

(3) 肋颈干：其最重要的侧支之一是颈深动脉，这条动脉在 C_7 横突和第 1 肋骨颈部之间，止于颈部深层肌肉。

(4) 颈横动脉：锁骨下侧支的最外侧，它起源于斜角肌间部分，并与它的分支一起支配颈部和颈部肌肉，以及臂丛神经干。

（二）静脉

颈部的浅层静脉网络包括颈前静脉系统、颈后静脉系统和颈外静脉系统，在更深的层次上包括颈内静脉的甲状腺 – 舌 – 咽 – 面干和锁骨下静脉。

（三）淋巴

颈椎的淋巴网络由接受颈浅淋巴结传入的浅淋巴网络和形成颈干的深淋巴系统组成。右颈干止于颈内静脉与锁骨下静脉之间的颈锁骨下连接处（也称为静脉角）。在左侧，它通常与胸导管相连，也可能进入颈内静脉或锁骨下静脉。

六、神经支配

颈椎主要受颈丛神经支配。颈丛是由 C_1~C_4 四根颈神经腹侧分支和 C_5 颈神经的吻合分支组成，形成颈襻。颈丛位于颈椎横突附近，其侧面被颈部的血管和神经包围；前面是颈侧的深淋巴结；中间是舌咽神经、迷走神经、副神经和舌下神经、颈上神经节和颈中神经节。

从颈丛中产生：①组成颈浅神经丛的浅分支，其中一个是起源于 C_2~C_3 的枕小神经，支配枕区外侧部分的皮肤。②组成颈深神经丛的深层肌肉分支，特别是颈下神经（C_1、C_2、C_3），它靠近舌下神经和膈神经的下支，靠近斜角肌神经。这是定位膈神经进行手术的一个标志。

颈背神经包括 8 条颈神经的后支。第 1 颈支称为枕下神经，是一种运动神经，该神经出现于寰椎后弓与椎动脉之间，然后进入由头后大直肌、头上斜肌和头下斜肌划分的枕后三角。它也有助于形成颈丛和指向 C_2 的吻合支，在枕后三角中，这条神经经过椎动脉及其分支。

第 2 颈支在椎板之上。这条神经一旦到达头斜肌的下边缘，就分成两个分支，一个更外侧更细，另一个更内侧更粗，支配着靠近它们的肌肉。内侧分支向上延伸，止于半棘肌和斜方肌之间的间隙。经过斜方肌的颈线后，它在表面以枕大神经的名义走行，支配着枕区的皮肤。枕大神经与枕大神经痛相关，特别是枕下神经解剖变异时，它发出的皮神经连接枕骨大神经或枕骨小神经，可能在这种情况下起作用。颈第 2 背支的外侧支支配肌肉。颈第 3 背支及其分支有助于颈肌神经支配。第 4~8 支较其他支细，通过椎间孔出口起自主干，分为外侧运动支和内侧混合支。第 4 支的内侧支在产生运动支之后，支配头夹肌和斜方肌，并成为第三枕神经，对颈背的一小部分皮肤提供皮肤感觉。

源自臂丛的神经分支也参与支配图 1-3 和图 1-4 所示区域。臂丛是由最后 4 条颈神经，第 4 颈神经的一个吻合支和第 1 胸神经的吻合神经组成的。一些脑神经也参与支配颈部的神经，舌下神经与颈神经形成吻合，三角肌下肌和副神经的分支从这个吻合处产生。它自颈静脉孔后，分为靠近迷走神经的内支和斜向下行的外支。在到达并支配胸锁乳突肌的后表面后，它继续在锁骨上部区域延伸，到达斜方肌的前缘。

七、椎管

神经空间包含脊髓及其被膜，空间可以在骨纤维平面上找到。进入椎管的方法之一是椎板切除术。

硬膜外隙位于硬脊膜与椎管周围组织之间。颅侧是由硬脑膜和骨膜的融合闭合的，骨膜包围着枕骨大孔，尾端是由骶尾韧带包围着骶裂孔。脊神经根与血管和硬膜外神经一起进入硬膜外隙。硬膜外脂肪组织在硬膜囊周围扩散，主要在黄韧带与硬膜之间的后部和外侧的凹陷处积聚，此处硬膜外隙较宽。硬脊膜是一种非常坚固的纤维膜，像一个圆柱形囊一样从枕孔延伸到第 2 骶椎，在那里它的末端是脊髓圆锥，并继续延伸到尾骨上。

蛛网膜包围着脊髓，与硬脊膜囊被一个叫作硬膜下隙的小间隙隔开。蛛网膜包括将其与脊膜

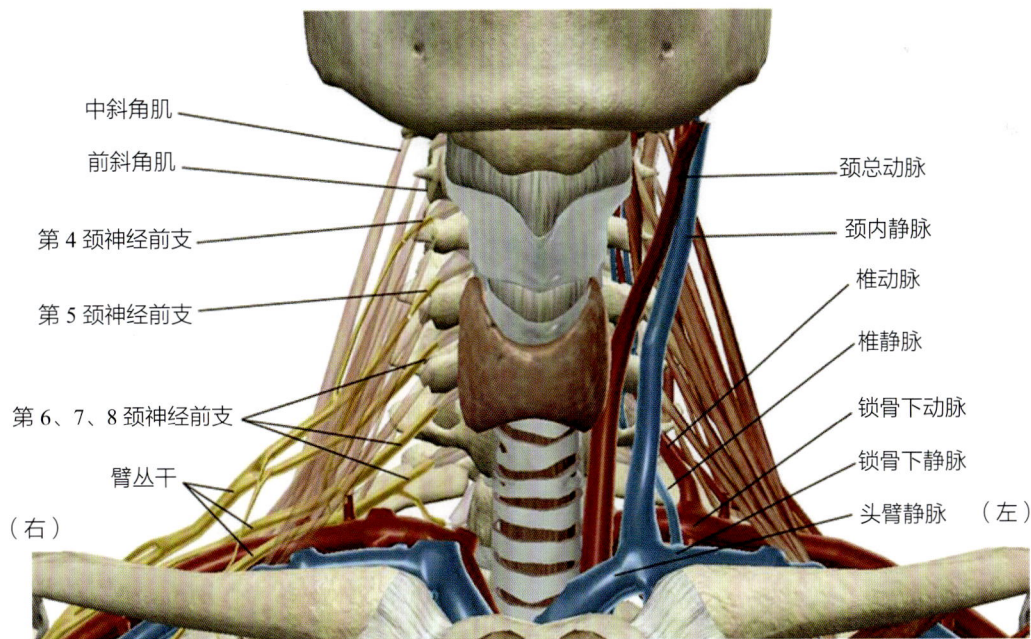

▲ 图 1-3　颈部前视图三维重建

右边是臂神经丛的一些分支与斜角肌的深层关系（淡色）。左边是斜角肌和一些动、静脉的走行（本图是用教育 3D 医疗应用程序"可见身体，人体解剖图谱"创建的）

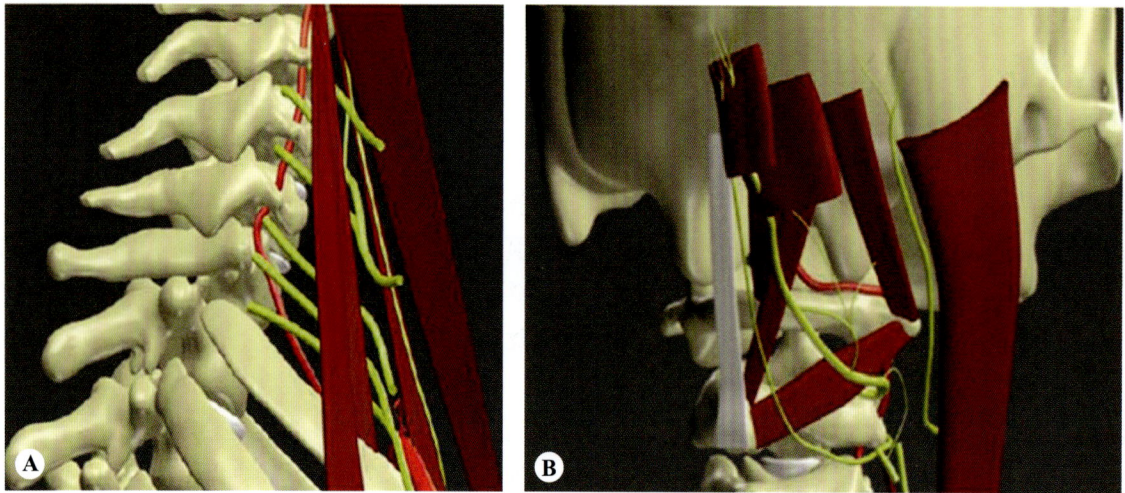

▲ 图 1-4　臂丛神经三维重建及其与锁骨下动脉和肩胛骨背动脉的关系
A. 颈椎侧视图；B. 颈椎及颅骨后视图（引自 *Cervical Spine: Minimally Invasive and Open Surgery, 1e*）

分开的蛛网膜下腔。蛛网膜下腔延伸至脊髓全长，并充满血管和纤维细丝。

这个腔包含脑脊液，它被脊神经根穿过，脊神经根在齿状韧带穿行。软脊膜是覆盖脊髓的一层非常薄的纤维膜，齿状韧带、前间隔和后间隔就是从这里产生的。软脊膜位于脊神经外膜附近，富含血管、淋巴管和由敏感小体产生的敏感神经末梢。

脊髓被分为神经节，脊神经起源于神经节。这些神经被硬脊膜包绕并从椎间孔传出。脊髓的周围是由成束的髓鞘神经纤维组成的，这些神经纤维组织在前索、外侧索和后索中，前索由前正中裂和背正中沟划分，外侧索由腹侧神经根和背神经根划分。在中央，脊髓呈现由两个对称的侧块组成的神经成分，由中央管或室管膜管穿过的灰色连合连接。两个侧块呈现一个包含运动神经元的腹角和一个包含感觉传入神经的背角。在胸腰椎区，有一个外侧突起，包含交感神经系统的神经元。颈髓在 $C_4 \sim T_1$ 凸起，即臂丛所在位置。在这里，前角比上位神经节的大，而后角比上位神经节的小[9, 10]。

八、筋膜组织

颈部的结构组成部分由一套筋膜系统覆盖，即颈浅筋膜、颈内侧筋膜和颈深筋膜。这些筋膜沿着其走行包围结构，在颈部形成间隙，其中有喉咽通道、气管通道及迷走神经和颈部血管（颈动脉和颈内静脉）所在的血管间隙。筋膜在不同平面上的分布可以划定一些具有特定特征的区域。前外侧区位于皮肤和皮下平面以下，由两个不同的平面组成。第一个由胸锁乳突肌和舌骨上肌组成，被颈浅筋膜包围。第二个由肩胛舌骨肌和舌骨下肌组成，由颈内侧筋膜覆盖。后方可见椎前深筋膜及周围椎旁肌，如头长肌、颈长肌、头前直肌、头外侧直肌、斜角肌、头夹肌、颈夹肌。在颈后区，在皮肤下和皮下平面上，可以发现 5 个不同的平面（图 1-5）：第一个平面由颈浅筋膜覆盖的斜方肌组成。第二个平面由头夹肌、颈夹肌、肩胛提肌及菱形肌和后锯肌的浅筋膜组成。第三个平面由三块纵向定向的肌肉组成，颈长肌位于外侧，头长肌、半棘肌位于中间位置。第四个平面由头后小直肌、头后大直肌、上斜肌、下斜肌和颈椎固有肌群组成。第五个平面由枕骨和颈椎及其连接处组成。这个平面与交感神经系统的颈部相连，包括颈上、中、下神经节的交感神经分支，位于颈深筋膜附近。

颈上神经节位于 C_2 横突的前方；颈中神经节在某些患者中可能缺失，但当存在时，它位于和星状神经节共同构成锁骨下襻。

九、解剖

　　对颈部的肌筋膜平面进行解剖或手术，当皮肤和皮下准备好时，必须密切注意出现在斜方肌顶部的第 3 枕神经、枕大神经和枕动脉。在到达斜方肌和头夹肌之间的第二个和第三个平面时，我们必须非常小心地识别位于头夹肌外侧的枕小神经和紧挨着颈韧带的第 3 枕神经。在这个间隙里，枕大神经和枕动脉很容易在头夹肌和头半棘肌之间被发现。在准备切开时，必须注意椎动脉、枕下神经和颈第 2 神经背根及其神经节。另一个需要强调的地方是位于斜方肌和肩胛骨提肌之间的位置，这里是血管蒂和副神经所在的位置。最后，在准备斜角肌时，必须注意臂丛干、锁骨下动脉和肩胛骨背动脉。

　　致谢：我们非常感谢 Giovanni Peri 教授的团队为本章提供概述和一些见解。

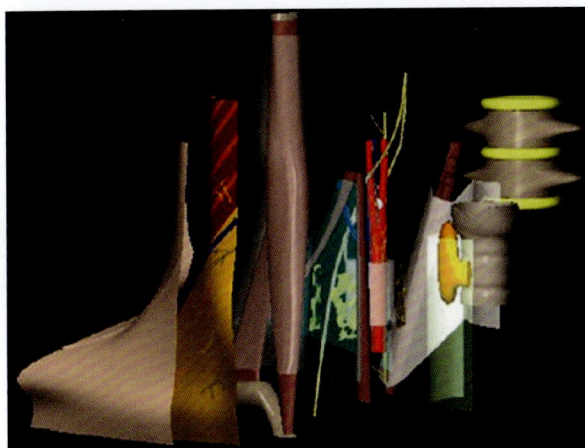

▲ 图 1-5　颈部从皮肤到椎骨层解剖的 3D 重建
建模数据是从本书的第 1 版中获得的

C_5 和 C_6 的前方；颈下神经节位于 C_7 前方，可与第 1 胸颈神经节融合，形成星状神经节。构成颈部内脏丛的神经均来自这些神经节。颈上神经节对应于 C_2 和 C_3 的横突，在咽部的外侧，头长肌的前面，颈部的血管和神经的后面。颈中神经节

参考文献

[1] Paturet G. Traité d'Anatomie Humaine. Paris: Masson; 1951.

[2] Lanz Wachsmuth W. Anatomia pratica. Padova: Piccin; 1978.

[3] Poirier P, Charpy A. Traité d'Anatomie Humaine. Paris: Masson; 1912.

[4] Platzer W. Atlas of topographical anatomy. Stuttgart: Thieme; 1985.

[5] Testut L, Jacob O. Trattato di Anatomia Topografica con applicazioni Medico-Chirurgiche. Torino: UTET; 1968.

[6] Rouvière H. Anatomie Humaine. Descriptive Topographique et Functionelle. Paris: Masson; 1974.

[7] Joannes W, Yocochi RC, Elke L-D. Atlante a Colori di Anatomia. Padova: Piccin; 2003.

[8] Standring S Gray's Anatomy. The Anatomical Bases of Clinical Practice. London: Elsevier; 2008.

[9] Pozzi Mucchi R. Trattato italiano di tomografia computerizzata. Napoli: Gnocchi; 1997.

[10] Svakhine N, Ebert DS, Stredney D. Illustration motifs for effective medical volume illustration. IEEE Comput Graph Appl. 2005;25:31-9.

[11] Peri G, Cappello F, Palma A, et al. Development of software in the study of carotid artery in the neck. Ital J Anat Embryol. 2001;106:273-82.

第 2 章　颈椎的功能解剖学和生物力学
Functional Anatomy and Biomechanics of the Cervical Spine

Alessandro Ramieri　Giuseppe Costanzo　Massimo Miscusi **著**　马延超　王克平 **译**

继 2016 年 *Cervical Spine: Minimally Invasive and Open Surgery* 出版后，本章是对颈椎功能与生物力学的第二次回顾，从基本概念出发，详细分析生理条件下的正常颈椎运动和脊柱稳定性。此后，很少有关于这些主题的新研究。不过，我们能够搜索更多关于上颈椎韧带功能[1]、肌肉骨骼模型[2,3]、应用于功能性脊柱单元的有限元模型[4]和椎间盘运动范围[5]的最新论文。值得关注的是，颈椎矢状面平衡及其对脊柱运动范围的影响这一重要话题近年来越发受到关注，这个基本问题将得到特别解决。

一、常用生物力学术语

平移：刚体的运动，通过任何一对点的每条直线都保持与自身平行。

旋转：刚体的运动，每条直线不保持平行，而是在初始位置（A1-B1）和最终位置（A2-B2）之间形成一个旋转角度（图 2-1）。

旋转中心或瞬轴（instantaneous axis of rotation, IAR）：它是由垂直于运动平面的直线与平移矢量的交点得到的一个固定点，如 A1-A2（图 2-2）。

自由度：它们通过在坐标系（即笛卡尔坐标系）中组织的多个独立坐标来定义物体在空间中的位置。

关节活动范围（range of motion, ROM）：生

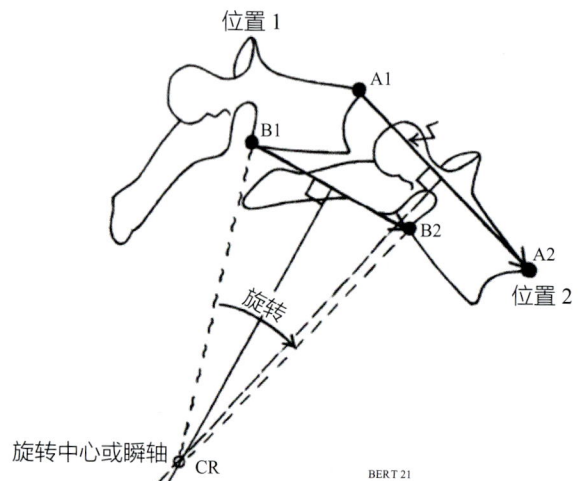

▲ 图 2-1　由平移矢量 **A1-A2** 和 **B1-B2** 定义的椎体运动是绕瞬轴（**IAR**）的旋转

IAR 是由垂直于运动平面的线和平移矢量的交点得到的

理运动的范围，从脊柱的中立位置测量，此时内部压力和肌肉组织保持姿势的力量最小。生理 ROM 可分为中立区间和弹性区间两部分。

中立区间（neutral zone, NZ）：ROM 的一部分，在该部分内，生物组织会针对最小内阻产生位移。NZ 由组织的柔韧性定义。

弹性区间（elastic zone, EZ）：ROM 的一部分，从 NZ 的末端测量到弹性极限，在该部分内产生位移以抵抗内部阻力。EZ 表示生物组织的刚度。

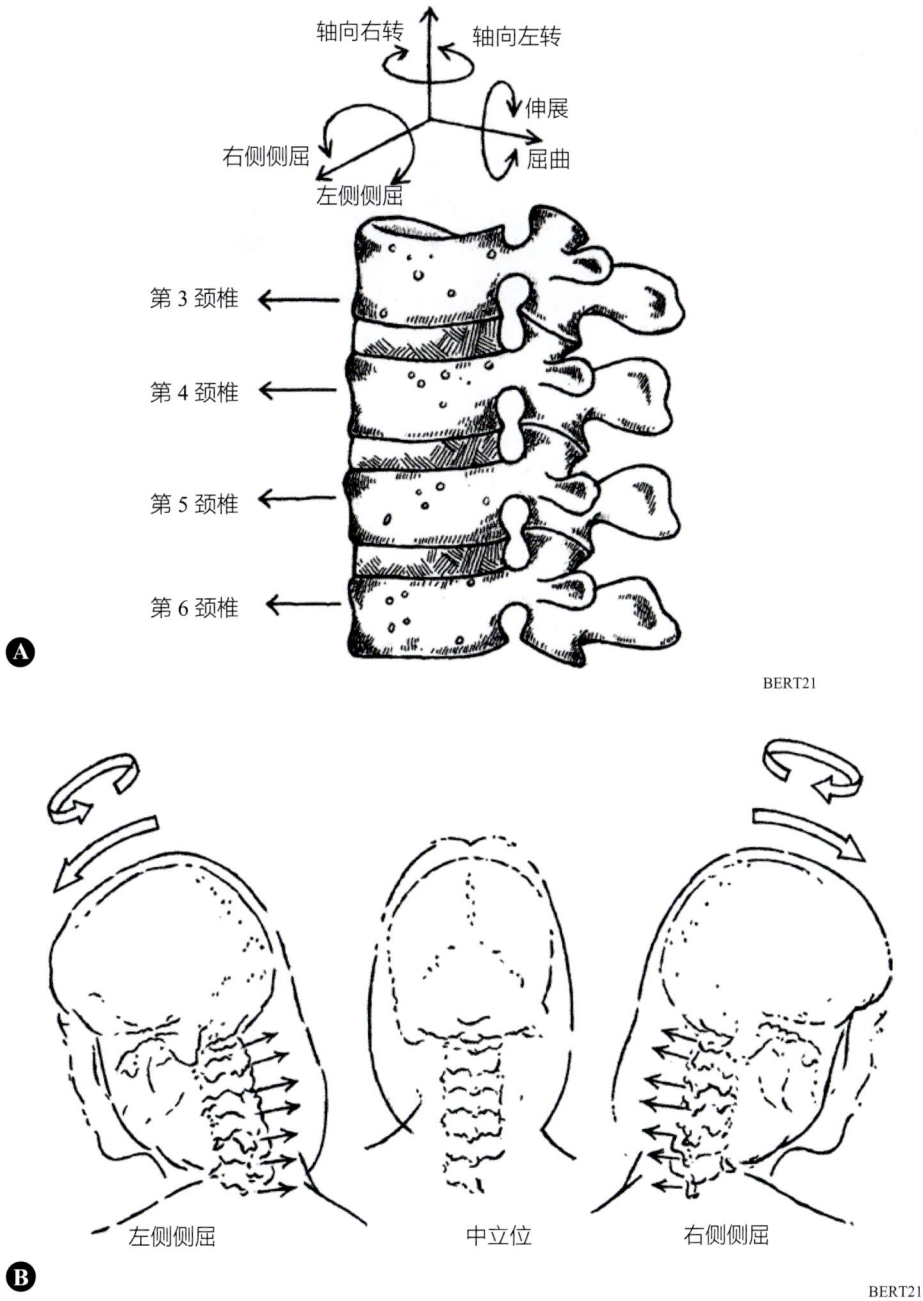

▲ 图 2-2 **A**. 下颈椎有限元和施加的力；**B**. 耦合现象，即棘突轴向旋转，远离侧弯方向的凹面

塑性区间（plastic zone，PZ）：是生物组织的创伤和破坏区。当达到弹性极限时，可能会发生永久变形 / 位移。如果施加进一步的力，组织将失效。

力：任何倾向于改变其所施加物体的静止状态或运动状态的动作。力是具有大小和方向的矢量。力大小的度量单位是牛顿（N）。

功和能量：功是力与时间距离的乘积，能量是所做的功。测量单位是牛顿米（N·m）或焦耳（J）。

应力：是施加在物体上的力（负载）。

应变：是物体对应力（变形）的反应。

黏弹性：是这种材料对加载或变形速率的随时间变化的特性。骨骼、韧带、肌腱、被动肌肉表现出黏弹性行为。因此，它们的应力 - 应变曲线取决于加载速率。

弹性模量（杨氏模量）：是应力与应变的比值，表示物体被拉伸或压缩时的弹性特性。

耦合：这是一种现象，脊柱在一个平面上的运动强制围绕另一个轴进行单独的运动（图 2-1）。

二、基本概念

要分析、了解和纠正脊柱的各种功能障碍，就必须认清其正常功能。头颈系统由 7 个颈椎组成，具有独特的解剖结构和运动，可适应高度灵活的头部躯干过渡区的需要。

从运动学的角度来看，这个系统非常复杂。通常，脊柱主要作为耦合单元发挥作用，颈部运动学可以通过研究头部相对于上半身的运动来分析。每个平面的颈椎运动可检查保护脊髓和伴随血管结构的解剖学约束。头部可以看作是一个平台，容纳了听觉、视觉、嗅觉、味觉的感觉器官，颈椎构成了支撑这个感觉平台的装置，在三维空间中移动和定位它。

解剖学和机械性能的任何紊乱都可能导致临床症状。与年龄相关的变化也会改变颈椎的解剖结构和排列，从而大大减少活动范围 [6, 7]。

运动学原理

物理原理和定律支配着整个脊柱，运动学检查三维空间中每个节段的正常运动范围——关节活动范围（ROM），不受其他内部或外部力的影响。通常，该范围通过在三个平面中的平移和旋转来表示。过度的运动应被认为有脊柱结构的损伤，而运动受限可能伴随着僵硬和疼痛。

运动节段是"功能性脊柱单元"（functional spine unit，FSU），由两个相邻的椎骨和相互连接的软组织组成，没有肌肉组织。为了改善下颈椎 FSU 功能的研究，研究者构建了有限元模型。最近，一些作者 [4] 使用 CT，开发了从 C_3 到 C_6 水平的三维有限元模型（FE 模型）。应用 1N•m 的力和屈伸分析，他们评估了下颈椎的运动范围和跨椎间盘的负荷分布（图 2-2A），并将他们的结果与文献值进行比较。几年前，我们通过 von Mises 标准或 von Mises 应力，研究了胸 - 腰椎间盘和腰椎间盘的相同问题 [8]。在屈曲时，$C_5 \sim C_6$ 最灵活，而 $C_3 \sim C_4$ 和 $C_4 \sim C_5$ 则更僵硬。在伸展时，$C_3 \sim C_4$ 是柔韧的，而 $C_4 \sim C_5$ 非常僵硬，$C_5 \sim C_6$ 略微僵硬。在侧屈时，所有水平都非常灵活，轴向旋转则相反。在屈曲时，椎间盘应力分布在所有水平上都较低，在伸展时相似，在轴向旋转与侧屈时较高。总之，在屈伸负荷时，观察到与 $C_4 \sim C_5$ 水平相比，$C_3 \sim C_4$ 水平和 $C_5 \sim C_6$ 水平表现出更大的运动范围。在侧屈时，$C_3 \sim C_6$ 的所有水平都贡献相同的生理运动。在轴向旋转时，观察了 $C_3 \sim C_6$ 水平的运动范围，发现 $C_4 \sim C_5$ 水平略高于 $C_3 \sim C_4$ 水平。该 FE 模型有助于未来研究生理或极端运动期间的椎间盘应力。

施加在脊柱上的力总是可以分解成分量矢量，实际上，一个矢量定义了在三维空间中固定且定义明确的方向上的力。如果力矢量作用在称为"力臂"的杠杆上，则会产生弯矩。施加到空间中一点的弯矩会导致绕轴旋转（该轴定义为 IAR）。使用脊柱的标准笛卡尔坐标系（x、y 和 z 轴），可以检测到 IAR 的 12 个潜在运动：2 个平移和 2 个沿着或围绕每个轴的旋转。当颈椎节段移动时，IAR 会穿过或靠近椎体。换句话说，每个 IAR 有 6 个自由度，即每个 FSU 有 6 个自由度。当加载 FSU 时，运动行为会受到负载或扭矩施加点选择的影响。

当轴向载荷产生几乎纯压缩并且平面外最小化时，达到平衡点。从该点加载的任何负载都会产生力矩并引起弯曲。更具体地说，如果在 IAR 点施加轴向载荷，结果是相等（大小）但相反（方向）的反作用力（牛顿第三定律），可能使椎体对称变形。相反，如果在距 IAR 一定距离的平面上施加载荷，则力的相互作用会产生弯矩，并且椎体的不对称变形可能发生在任何平面上。这种现象引入了"偶力"的概念，即一对力，相等且相反，具有平行但不重合的作用线。如果结果为零，则不会发生平移运动，FSU 处于平衡状态。如果力偶没有相反，就会发生轮换。正如Benzel[9]所强调的，"偶力"不同于"耦合"。该术语表示这样一种现象，即脊柱的运动必须围绕另一个轴进行单独的运动。在下颈椎中，典型的是侧屈导致棘突的轴向旋转远离弯曲方向的凹侧。这是由于关节小面的方向和钩椎关节的存在（图2-2B）。

IAR可以被认为类似于旋转中心（centre of rotation，COR），这首先由Penning[10]描述，最近被Smith[5]使用。该方法描述了椎体相对于相邻椎体的运动行为，定义了椎骨旋转的轴和点。IAR或COR应被认为是动态的，因为FSU的几乎任何运动都是耦合运动。事实上，当发生脊柱运动时，相邻椎骨旋转的点在运动过程中会发生变化。COR方法的扩展提供了螺旋运动轴（helical axis of motion，HAM），当旋转叠加在平移上时，它定义了三维运动。运动的合成分量由称为HAM的平移运动矢量描述。

三、颈椎的功能

颅颈交界区（$C_0 \sim C_1$）、上颈椎（$C_1 \sim C_2$）和下颈椎（$C_3 \sim C_7$）具有不同的解剖学和运动学特征，必须单独描述。理解颈椎行为的根本是了解每个节段对整体功能的贡献及其具体特点。出于描述目的，颈椎可分为5个单元，每个单元都有独特的形态，决定了它的运动学及其对整个功能的贡献百分比。在解剖学术语中，单元分别是：枕颈交界处（$C_0 \sim C_1$）、寰椎（C_1）、枢椎（C_2）、$C_2 \sim C_3$交界处、$C_3 \sim C_7$水平。与下颈椎相比，上颈椎的主要解剖学特征包括没有椎间盘、没有黄韧带，以及C_1和C_2的不同形状。

四、枕寰枢椎复合体（$C_0 \sim C_2$）

（一）生物力学相关解剖学

枕骨大孔（foramen magnum，FM）位于枕骨，由三部分组成：背侧的鳞状部分；位于前方的斜坡部分；连接这两个部分的髁部分，包括枕骨髁、颈静脉孔后缘和舌下管。枕骨髁对应C_1侧块。枕骨大孔的最后缘称为"后缘"，而"基底"代表其最前的中线。C_1与其他颈椎的不同之处在于它是环形的，没有椎体和棘突，有两个厚的侧块位于环的前外侧部分。C_2具有更多颈椎尾部的属性，但其过渡性质决定了复杂的解剖结构。齿突代表它的颅端延伸：这个基本结构起源于C_1体节尾侧和C_2体节颅侧部分之间的发育融合过程。齿突在4岁时开始与C_2椎体融合，并在7岁时融合完成。在约1/3的成人中，软骨组织的残余物将存在于齿突和C_2椎体之间。关节间部从椎板沿头侧和腹侧方向突出以附着在侧块上。C_1允许C_2的齿突位于其侧块之间。换句话说，齿突占据椎体的常见位置[11, 12]。齿突通过前椭圆面与C_1弓腹侧部分的背侧相连，并在后方与连接到C_1环内侧结节的横韧带相连。C_1的侧块通过肾形关节与枕骨髁和C_2连接，而C_2通过翼状韧带和齿突尖韧带及覆膜直接连接到枕骨。从某种意义上说，C_1充当调节枕骨与C_2之间运动的中间"支点"[13]。枕寰枢韧带的特殊排列非常显著，可以进行复杂的运动，同时为该区域提供稳定性。事实上，$C_1 \sim C_2$外侧关节囊围绕着关节面，并由从覆膜沿延髓方向穿过的韧带和外侧纤维加强[14]。C_1前弓与齿突之间及其后方有韧带：从FM边缘到C_2椎体中部的十字韧带垂直部位；从FM边缘到齿突尖端的顶端韧带；从FM外侧前缘到齿突背侧的翼状韧带。十字韧带被认为是人体最重要的韧带之一，其断裂可通过高分辨率MRI识别，可导致颅颈不稳定。正如枕-寰-枢轴生物力学先驱Quercioli所述[15]，横韧带和枕枢韧带的完整性是枢椎维持齿突稳定的必要条件。

（二）正常运动学

枕寰枢椎复合体是中轴骨骼中活动性最大的[16]。其作为一个单一的单元发挥作用，将C_1视为枕骨的摇篮，C_2作为颅骨和颈椎之间的垫圈。这个复合体负责40%的颈椎总屈曲-伸展和60%的颈椎旋转。

（三）$C_0 \sim C_1$关节

寰枕关节允许屈曲-伸展和最低程度的侧

屈和旋转，而寰枢关节以耦合、旋转和最小的侧屈工作（表 2-1）。C_1 屈曲 - 伸展（如点头运动）是可能的，因为 C_1 上关节面是凹的，而枕骨髁是凸的。屈曲通过髁突向前滚动和向后滑动穿过凹口的前壁实现。运动的相反组合发生在伸展中。头部和肌肉质量施加的轴向力防止向上移位，保持髁突紧贴在它们的空腔底部。寰枕关节屈伸的总正常范围平均值在 14°～35°，范围为 0°～25° 或平均值为 14°，标准差为 15°[17, 18]。在这些运动中，观察到最小的前向或后向平移[19]。此外，对屈曲的其他限制是通过对颅底的撞击、后部肌肉和关节囊的张力及下颌下组织与喉咙的接触来固定的。伸展受限于枕下肌对枕骨的压缩。寰枕关节的旋转和侧屈非常有限，约 5°，这是由枕骨髁所在的寰椎切迹的深度所致。在生物力学方面，在向一侧轴向旋转期间，对侧枕骨髁接触其寰枢椎切迹的前壁，而同侧枕骨髁撞击相应的寰枢椎后壁。因此，关节的稳定性很大程度上取决于 C_1 切迹的深度，其侧壁防止横向平移，前后壁防止前后脱位。

C_0～C_1 关节的 IAR 尚未定义，尽管 x 轴被认为穿过乳突，z 轴在齿突尖端上方 2～3mm[20]。

（四）C_1～C_2 关节

寰枢椎复合体由两个外侧小关节、独特的寰齿关节和齿突后表面与横韧带之间的关节组成。

这种高度活动关节的稳定性主要取决于韧带结构，因为与寰枕关节相比，外侧关节囊是松散的。它的首要任务是承受头部和寰椎的轴向负荷，并将该负荷传递到颈椎的其余部分。对于此功能，C_2 横向呈现宽的上关节面，支撑 C_1 的侧块并形成外侧寰枢关节。位于中央的齿突充当"枢轴"并形成寰枢椎正中关节。为了实现轴向旋转，寰椎前弓围绕枢轴旋转和滑动。因此，这种运动在前方受到寰枢椎正中关节的限制，在下方受到外侧寰枢关节的限制，后者也半脱位。特别是，C_1 的同侧侧块向后向内滑动，而对侧侧块向前向内滑动（图 2-3A 和 B）。在轴向旋转过程中，外侧寰枢关节滑过它们的骨质脂肪表面。但

表 2-1　颅颈区允许的运动（根据 Benzel[9]）		
关　节	运　动	关节活动度（°）
C_0～C_1	屈曲 / 伸展	25
	侧屈（单侧）	5
	轴向旋转（单侧）	5
C_1～C_2	屈曲 / 伸展	25
	侧屈（单侧）	5
	轴向旋转（单侧）	40

寰椎关节软骨和轴向关节软骨在矢状面上都是凸起的，使关节结构呈双凸状。除这些解剖学特征外，关节面分离形成的前后间隙，由大的关节内半月板填充，后者用于在关节表面保持一层滑液。在中立位，寰枢椎凸面的顶点位于轴向面的凸面上，即 C_1 下关节面的顶点平衡在 C_2 上关节面的顶点上。当 C_1 旋转时，同侧寰椎关节面沿相应轴向关节面的后斜面滑动，而对侧关节关节面沿轴向关节面的前斜面滑动。反转旋转后，C_1 上升回到关节面的顶点。总之，C_1 轴向旋转需要一个侧块的前移和对侧块的反向后移。如果关节软骨是不对称的，则轴向旋转可能会伴随小幅度的侧屈，耦合的一侧取决于不对称的偏置[21]，但是这种运动被认为可以忽略不计[22]。（著者注：虽然不是生理运动，但 C_1～C_2 关节的侧弯可以通过一些手法操作进行评估。当 C_2 上关节面向下和向外倾斜时，C_1 侧向平移必须伴有同侧弯曲。在整个颈椎的侧向固定过程中，可以发生最小的侧向平移。对这种运动的限制是对侧翼状韧带和对侧侧块对齿突侧面的影响。）限制轴向旋转的主要结构是翼状韧带和关节囊，在旋转极限时，外侧寰枢关节几乎半脱位。C_1 在 C_2 上的正常旋转范围各不相同（表 2-1），在尸体研究[23, 24] 中为 32° 和 56.7°，在健康人中使用 X 线测量时[25] 超过 75°，成人使用 CT[26] 测量时超过 43°。最近，一些作者[27] 通过 MRI 测量了上颈椎在中立位置和 Dvorak 屈曲 - 旋转测试期间的正

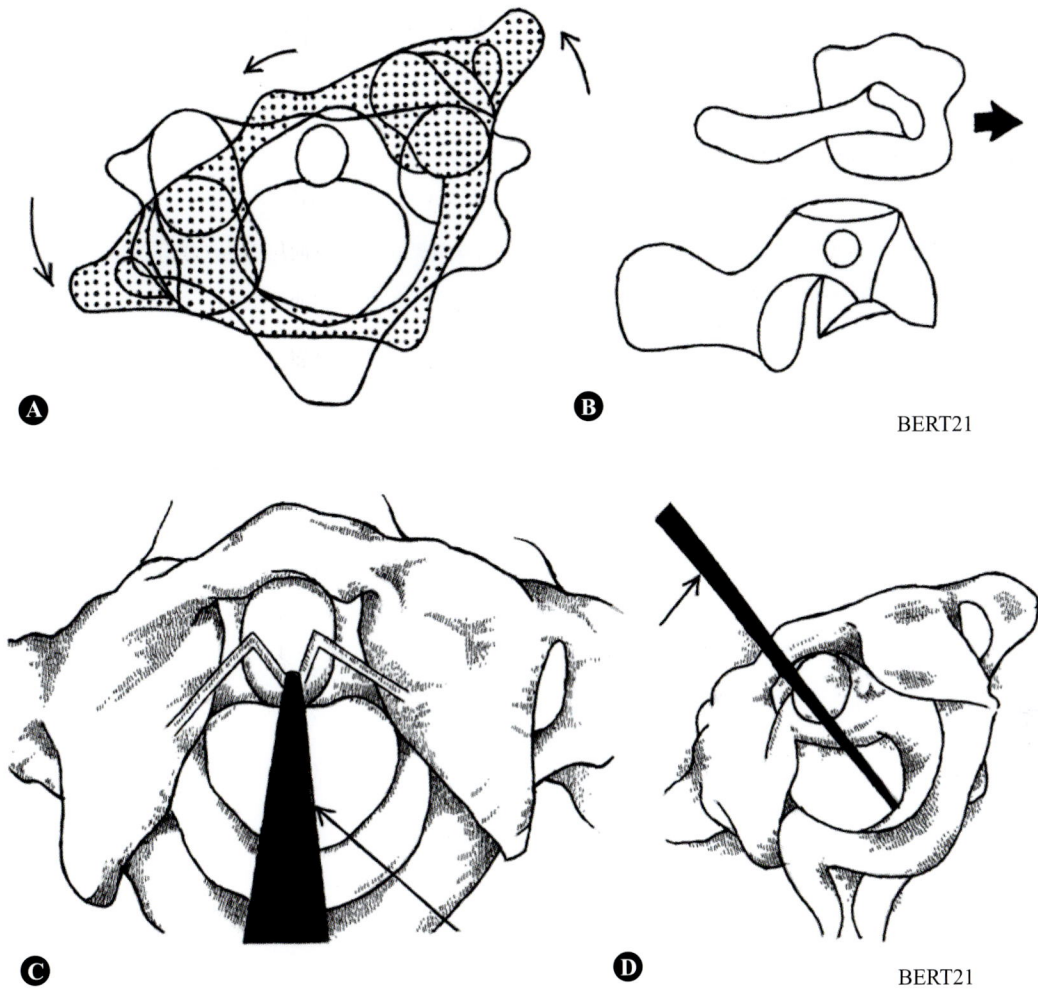

▲ 图 2-3 寰枢轴面和矢状面视图

A. 轴面视图，C_1～C_2 轴向旋转，C_1 前弓绕齿突滑动；B. 矢状面视图，C_1 的侧块向前半脱位穿过 C_2 的上关节突；
C 和 D. 翼状韧带在中立位置的长度和力臂（箭）及其在左侧轴向旋转期间的变化

常运动学，分别报道了 77.6° 和 65° 的 C_1～C_2 节段性旋转。几位作者报道 C_1～C_2 的矢状面运动（屈曲 - 伸展）平均为 11°，并且可以通过齿突的圆形尖端促进[28-30]。最近，该值已被一项描述性研究证实，该研究基于横向屈曲 - 伸展计算机辅助测量侧位 X 线片[31]。寰枢椎关节的双凸性质意味着颈椎屈曲和伸展通常会在与寰枢椎中所经历的方向相反的方向上产生运动[32]。换句话说，当整个颈椎都在弯曲时，C_1 会伸展，而当颈椎伸展时，C_1 会弯曲。这种矛盾的耦合运动是可能的，因为 C_1 夹在头部与 C_2 之间，正在进行被动运动。事实上，在中立位时，C_1 在其关节软骨的凸起处

不稳定地保持平衡，但当施加轴向压缩载荷时，C_1 开始移动。如果压缩线在平衡点之前，C_1 就会屈曲。相反，当线在后时，C_1 会伸展。这种矛盾基本上是由作用于头部的肌肉控制的，即使颈椎的其余部分固定也可以观察到。从未正式建立对 C_1 屈曲/伸展的限制。没有韧带限制这种运动，基本上 C_1 可以自由弯曲或伸展，直到后弓分别撞击枕骨或 C_2 的神经弓。C_1 向后滑动受到其前弓对齿突的撞击的限制，而向前滑动则受到横韧带和翼状韧带的阻止。半脱位或脱位意味着双韧带的破坏。根据前寰齿间距（anterior atlanto-dental interval，AADI）测量，C_1 在 C_2 上前移

最多 3mm 被认为是正常的。随着 AADI 增加到 5mm 或更大，横韧带和副韧带被破坏。当横韧带受损时，旋转 45° 时也会发生旋转脱位，而不是正常情况下的 65°。$C_1 \sim C_2$ 矢状面运动的 IAR 位于齿突的中 1/3 区域。轴向旋转时，它位于齿突的中心。

由于枕寰、寰枢和十字韧带等几种枕下韧带的数据很少，Beyer 等[1] 最近利用上颈椎的体外解剖模型来识别枕下韧带，试图评估其生物力学特征和矢状位屈曲 - 伸展或横向轴向旋转 - 侧屈位移期间的变化。研究增加了有关 $C_0 \sim C_1$、$C_1 \sim C_2$ 和 $C_0 \sim C_2$ 运动范围的新数据（表 2-2），还提供了关于屈曲 - 伸展（flexion-extension，FE）、中立位（neutral position，NP）和轴向旋转（axial-rotation，AR）期间长度变化和力臂振幅的韧带数据：FE 中长度变化＞25%，而在寰枕韧带（posterior atlanto-occipital ligament，OAMP）中发现了更大的力臂变化；考虑到整个 AR 范围（左右），寰枢椎前韧带（anterior atlanto-axial ligament，AAA）寰枢椎后韧带（posterior atlanto-axial ligament，AAP）和翼状韧带（Alar ligament，AL）显示了最大的长度变化（图 2-3C 和 D）。这项研究的主要发现表明，除了翼状韧带和横韧带（transverse ligament，TR），枕下韧带可能在 FE 和 AR 的上颈椎功能和稳定性中发挥重要作用。枕下韧带与 $C_0 \sim C_2$ 节段的机械稳定性相关，主要在矢状面和横断面中。特别是，AL 损伤可能发生在颈部的旋转姿态下，而横向韧带和寰枕后膜在正面碰撞中受到的影响更大。在临床检查和治疗过程中，如上颈椎的被动活动或创伤后固定定位，长度变化将被视为一个重要因素。对于 AAP，长度增加更有可能发生在轴向旋转（双向）中；对于 AAA，从同侧旋转到对侧旋转；对于 AL，从对侧旋转到同侧旋转。对于矢状运动，OAMP、AAP 和 TR 的长度从伸展到屈曲增加，而 AAA、AL、覆膜（tectorial

表 2-2 上颈椎：Beyer 等报道的屈伸和轴向旋转时的运动范围 [1] (°)

	$C_0 \sim C_1$	$C_1 \sim C_2$	$C_0 \sim C_2$
屈 曲			
中间	5.8（3.2）	4.4（3.8）	9.7（3.1）
最大限度	11.0（3.9）	6.3（4.9）	15.4（7.4）
伸 展			
中间	4.1（1.5）	3.6（2.9）	10.8（5.6）
最大限度	8.3（3.8）	7.6（3.5）	19.2（5.7）
轴向旋转			
左 侧			
中间	1.1（0.9）	15.2（3.1）	16.8（3.9）
最大限度	2.1（1.8）	24.8（3.7）	27.6（5.0）
右 侧			
中间	1.5（0.9）	13.0（8.3）	15.9（6.4）
最大限度	4.0（1.6）	25.0（7.6）	27.7（8.7）

membrane，TM）和前寰枕韧带（anterior atlanto-occipital ligament，OAMA）的长度则相反。

五、C₂～C₃ 交界处或枢椎关节 [33]

尽管 C₂～C₃ 交界处通常与下颈椎的其余部分一起考虑，但该关节在形态学上存在一些特殊差异。该区域的柱状位观（著者注："柱状位观"是一种颈椎后前位放射学投影，通过沿着关节突关节的平面向上和向前引导光束获得。）显示椎体看起来像典型颈椎的一个深"根"（图 2-4），将上颈椎固定在剩余的颈椎柱中。此外，在这样的视图中，可以看到 C₂～C₃ 关节突关节的独特方向：它们向内侧倾斜约 40°[33]，并向下倾斜[34]，而它们通常在较低水平处是横向的。两侧的突起形成一个缺口，支撑枢椎的下关节突。这种结构意味着 C₂～C₃ 关节以不同于下颈椎节段的方式运作，但进一步的差异有待发现。其主要的运动学表现发生在轴向旋转和侧屈期间。根据 Mimura 等[25]的研究，C₂～C₃ 轴向旋转与下节段相似，平均值为 7° 与 5°，而侧向屈曲明显不同，与 C₃～C₄ 和 C₄～C₅ 水平相比，C₂～C₃ 的平均值为 -2°。换句话说，C₂～C₃ 关节不是向同侧倾斜，而是向侧弯方向旋转（图 2-5）。由于 C₃ 上关节突位置较低，C₂～C₃ 矢状运动的 IAR 位置低于其他颈椎水平。

六、中下颈椎（C₃～C₇）

生物力学相关的解剖学和运动学

中颈椎和下颈椎节段具有基本相似的解剖学和功能特征，并且可以用 FSU 有效地表示，即 2 个椎体、椎间盘、小关节及相关的韧带和囊状结构。每个椎骨由 3 个柱组成，形成 3 个平行的柱，用于颈椎的承重功能。前柱是椎体，由中间的椎间盘连接形成前柱。两个后柱由关节柱形成，上、下小关节面相对，并由关节囊连接。它们的特定方向允许承受上面部分的重量并防止错位。小关节是防止向前平移的主要限制。椎体的终板彼此堆叠，由椎间盘隔开，不像腰椎那样平

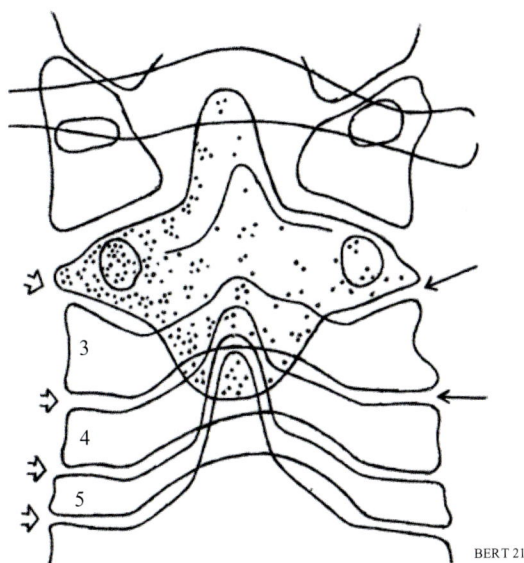

▲ 图 2-4　上颈椎的柱状位观
显示了 C₂ 的独特形态和 C₂～C₃ 关节的结构

坦。在矢状面上，它们呈现轻微弯曲，极其向下和向前倾斜。每个椎体的前下缘形成一个唇缘，像钩子一样，朝向下方椎骨的前上缘。因此，椎间盘的平面不是垂直的，而是有些倾斜的，并且支持作为这些典型颈椎节段的主要运动的屈伸运动。椎体为 2/3 的椎骨压缩负荷提供力量和支撑。上表面通常从一侧到另一侧是凹的，并且在前后方向上是凸的。其下表面左右凸，前后凹。此外，下方椎骨外侧上表面的上部投影称为"钩突"。这些双侧钩突与上椎体的凸侧下表面密切相关，并形成钩椎关节或 Luschka 关节。这些关节的确切规则尚不清楚，它们似乎可以防止后脱位并限制侧屈。

如此描述的"鞍形"结构在矢状面上清晰可见，同时，通过沿平行于小关节平面倾斜穿过椎体后端截取的截面，可评估由椎体及其钩突形成的接收凸下表面的凹上表面。外观是一个椭圆形关节，表明在两个相邻椎体之间可能发生左右摇摆。然而，对于沿垂直于小关节平面穿过钩突和小关节的截面，很明显，小关节会立即阻止任何横向旋转的尝试。相反，如果沿着与小关节平面平行的平面截取截面，则不会妨碍椎体的摇摆，

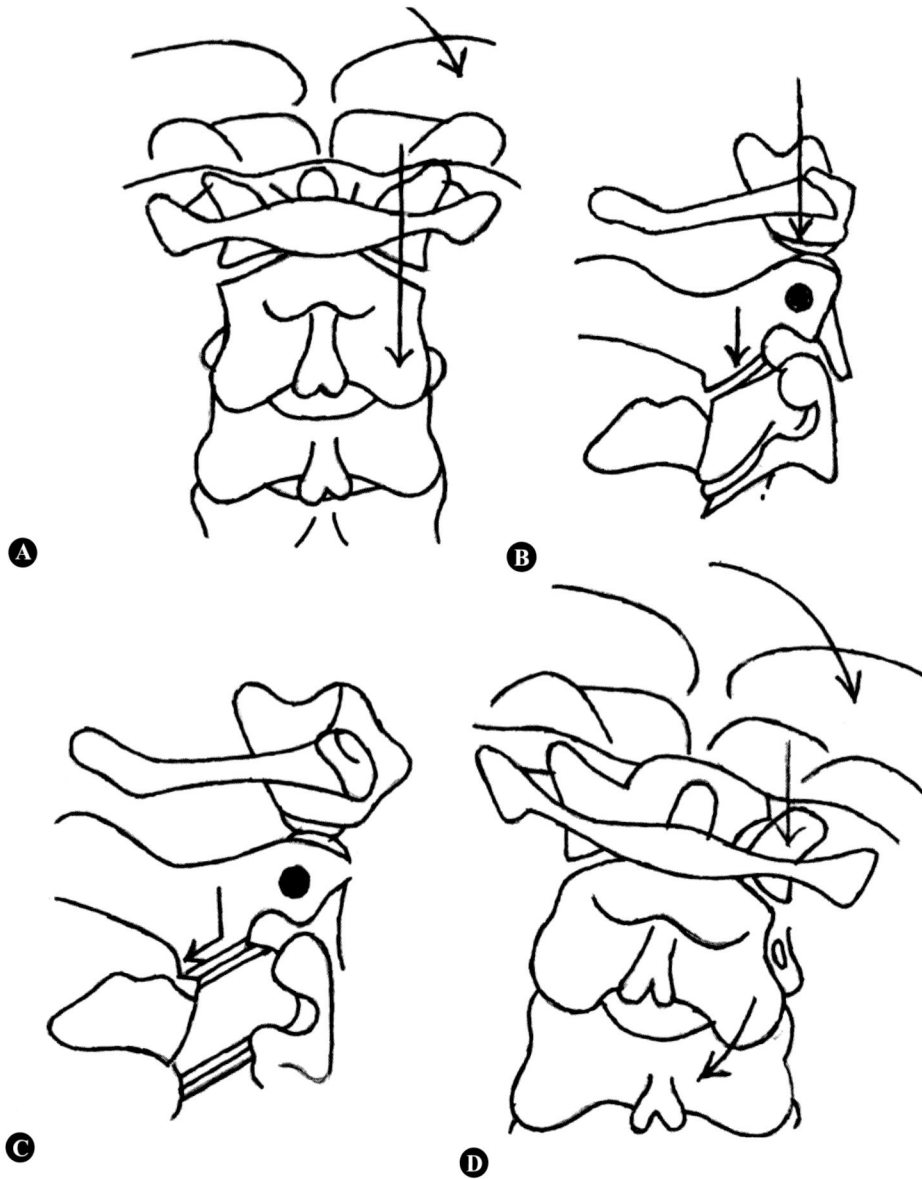

▲ 图 2-5　A 和 B. 冠状面和矢状面，头部侧弯时施加轴向压缩力；C. 矢状面，C_2 的下关节突向下滑动并沿 C_3 的上关节突向后滑动；D. 冠状面，由于关节向后移位，C_2 向侧弯方向旋转

因为小关节平面可以在彼此之间自由滑动（图 2-6）。

这些观察结果表明，颈椎椎体间关节是一个鞍形关节，这意味着在矢状面上，椎体可以绕横轴前后自由摆动，而在小关节平面上，它可以绕垂直轴旋转，并被钩突包围。围绕倾斜轴的运动被小关节的方向所阻止。由于它们的方向约为 45°，因此在小关节平面内的纯轴向旋转也是 45°[34]。水平轴向旋转不可避免地与侧屈相关联，反之亦然。如果尝试水平旋转，下关节突会上升到下方椎骨小关节的斜坡，结果会向旋转侧倾斜。测试侧屈时会发生相互组合的事件，即下关节突沿上关节突的斜坡向后滑动，椎骨旋转到侧屈的一侧。通过 CT 检查，一些作者[35]试图估计典型颈椎的轴向旋转（表 2-3）。然而，此类研究是在跨常规水平面的 CT 下进行的，未能揭示纯轴向旋转。小关节平面内的旋转轴穿过活动椎体的前端。在旋转过程中，前缘绕轴旋转而不

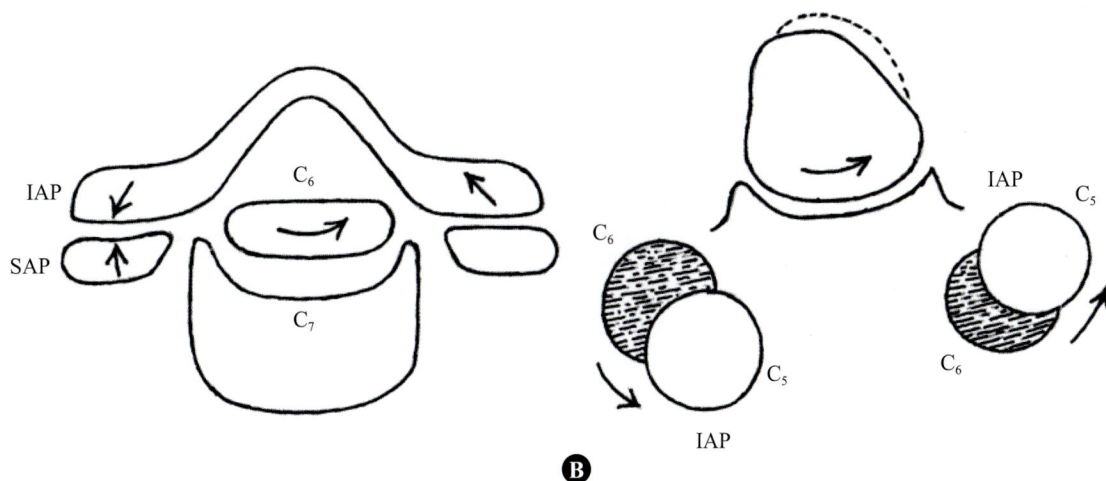

▲ 图 2-6 A. C_6~C_7 椎间关节沿垂直于关节面平面的轴向截面。在这个平面上，在左侧 C_6 椎体旋转期间，C_6 的右下关节突（IAP）立即撞击到 C_7 的上关节突（SAP），防止 C_6 的侧向旋转。B. C_5~C_6 椎间关节平行于关节面平面的轴向截面。在这个平面上，如果 C_5 椎体旋转，其 IAP 是双侧游离的，可以滑过 C_6 关节面的表面

表 2-3 典型颈椎轴向旋转的平均值和范围 *		
水 平	关节活动度（°）	
	平 均	范 围
C_2~C_3	3	0~10
C_3~C_4	6.5	3~10
C_4~C_5	6.8	1~12
C_5~C_6	6.9	2~12
C_6~C_7	2.1	2~10

*. 引自 Penning 和 Wilmink [35]

滑动，而后缘能够摆动。椎间盘的结构支持这种动力学。椎间盘是脊柱的主要压缩部件。在低负载率下，圆盘变形并且更灵活，但在更高负载率下，它会变得僵硬。退行性变会影响其黏弹性和承受机械应力的能力。纤维环发育良好，前部较厚，但在钩突区较薄。其拉伸特性与向上会聚的胶原纤维的方向相关，朝向上椎体的前部。这种排列表现为骨间韧带，呈倒 V 形，其顶点指向旋转轴，因此椎骨可绕其前端旋转。纤维环在后方 [36] 缺失，向钩突方向逐渐变细，纤维很少，厚度约为 1mm，它被后纵韧带覆盖。在没有后环的情

况下，随着后横向盘裂的逐渐形成，后端可以自由摆动。当它摆动时，它的后下缘可以在钩突的凹面上下滑动，而它的下关节面则在下方椎骨的上关节面滑动。

轴向旋转和侧弯可视为典型颈椎节段的二次耦合运动。下颈椎的主要运动是在矢状面上的屈曲和伸展。屈曲由不同程度的前矢状旋转和前平移组成。虽然过去关节面的斜率被假定为节段矢状运动模式的主要决定因素，但最近，上关节突的高度已被证明是主要决定因素。事实上，不管它的斜率如何，上关节突越高，它越能阻碍任何程度的前矢状旋转的前平移。换句话说，这个高度决定了矢状旋转与平移之间的耦合程度 [34]。考虑到 IAR，由于上关节突的高度较高，它位于较低水平的 FSU 椎间盘间隙附近。相反，由于关节突在上颈椎水平较低，IAR 位于所讨论节段的下方（图 2-7）。对健康成人旋转中心的第一个描述来自 Penning 的测量 [10]，通过屈伸位 X 线获得。在 CT 的帮助下，确定了每个级别的平均旋转中心 [29]。Lysell [37] 描述了从 C_2 到 C_7 的顶角或"运动弓"，在 C_2 处较平坦，在下颈椎处较陡峭。这意味着在屈伸过程中上段的运动是完全水平的，而下段则像一个弓形。椎骨到上部区域旋转中心

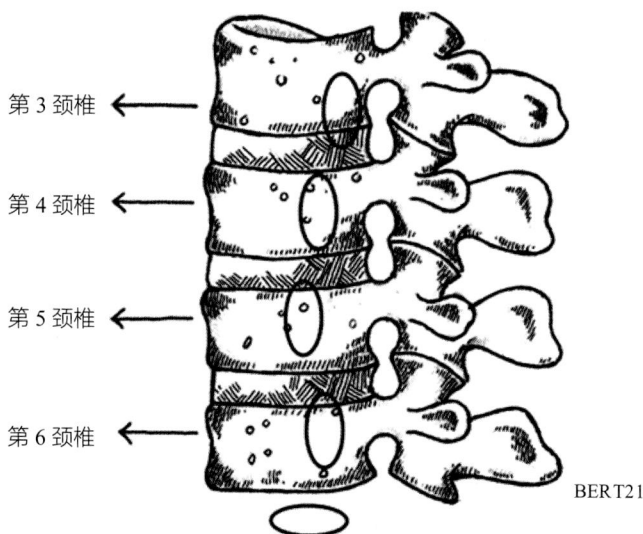

第 3 颈椎 ←

第 4 颈椎 ←

第 5 颈椎 ←

第 6 颈椎 ←

BERT21

▲ 图 2-7 颈椎最大屈伸时的瞬轴
点表示每个水平的瞬轴，而椭圆表示标准差

的距离越大，运动就越平坦，而距离越小，顶角越尖锐。最终，从上到下，IAR 的位置逐渐升高，并且更靠近其 FSU 的椎间盘。这种进展的一个关键决定因素是关节突的高度。这些在 C_2～C_3 处较低，向 C_6～C_7 逐渐升高。上关节突在给定水平上的高度预测了与特定的生理平移量相关的节段中必须发生多少矢状旋转。这样的高度防止前后平移高于 2.7mm。IAR 的位置异常被认为是头痛或既往创伤时颈部运动质量差的标志。Amevo[38]对 109 名创伤后颈部疼痛患者的研究表明，77%的病例存在异常定位的 IAR，并且这种关系轴位置 – 疼痛在统计学上具有高度显著性。

通常，屈曲受到后纵韧带（posterior longitudinal ligament，PLL）、黄韧带、关节囊和后韧带复合体的共同抵抗，而伸展主要受到前纵韧带（anterior longitudinal ligament，ALL）、纤维环以及后方撞击的限制。这种脊柱结构使软组织在颈椎运动和稳定性中具有重要性。

七、软组织

韧带、椎间盘、关节突关节的纤维囊和肌肉代表颈椎的软组织。这些软组织使脊椎具有柔顺性，因为它们允许脊椎之间的移动。他们还负责

限制生理负荷下许多运动的范围。各种类型的韧带连接椎体和后部结构，并跨越一个或多个节段。韧带由不同数量的胶原蛋白和弹性蛋白组成，以单轴方式排列，因此它们能够抵抗张力。在每个节段水平，椎间盘的纤维环结合相邻的椎体。在后面，如上所示，在钩突区域，连接被纤维环的横向裂隙中断。椎间盘由蛋白聚糖核组成，旨在承受压缩负荷，环状体的胶原纤维可抵抗张力、剪切和扭转。软组织在人体颈椎生物力学中的规律可通过数学模型（如有限元模型），研究脊柱在负载下的外部和内部响应。正如 Yoganandum 等 [39] 所阐明的那样，"外部响应可以定义为脊柱结构在外部施加载荷下的可测量参数"，例如在屈曲力矩载荷下矢状旋转产生的力矩旋转曲线。相比之下，"内部反应可定义为内在参数"，如椎间盘的拉伸应力："由于脊柱结构的复杂性，内部反应在实验中不是直接可测量的量"。

然而，各种软组织的生物力学作用是不同的，必须根据各自的机械、几何和材料特性来讨论每种类型。

（一）韧带和关节囊

韧带是抵抗张力或牵引力的单轴结构。关节

囊、韧带是小关节重要的局部稳定器。通常，韧带在沿着纤维方向牵张时更有效。不过，由于它们的可变和复杂方向，一些韧带能在广泛的方向上对抗外部张力。前纵韧带可抵抗伸展弯矩，而棘间韧带和椎间韧带（后复合体）在屈曲力作用下更有效。靠近 IAR 的后纵韧带比前纵韧带和棘间韧带的阻力小。继发于负荷的韧带内部反应取决于负荷矢量的严重程度、大小和应用，但也取决于个体的机械性能，例如，富含弹性蛋白的韧带比其他韧带更有弹性。为了量化颈椎不同韧带的几何形状［起点到止点的距离（长度）；横截面积］，采用了多种研究方法[39]。总之，就长度而言，纵韧带横跨相邻椎骨的中间高度，黄韧带和棘间韧带横跨两块椎骨的上下连接点，关节囊从尾侧小关节的上端跨越到头侧小关节的下端。最大横截面积出现在棘间韧带的两个棘突之间的中间，两个纵韧带的中间盘高度和关节囊的中间囊高度。韧带对变形敏感，在轴向拉伸载荷（创伤力）下，实现载荷变形响应。韧带的典型力位移和刚度位移响应由定义中性、弹性和塑性阶段的非线性曲线显示（图 2-8）。因此，对于每个韧带，计算单独的张力变形、能量和刚度[39]。这些特性受年龄、性别和负荷率的影响[40]。关节囊的应力、应变、刚度和能量也有相同的生物力学信息。

（二）椎间盘

与韧带的单轴响应相反，椎间盘识别多个载荷向量。在除张力之外的任何外部载荷下，椎间盘基本上限制与其他组分相关的压缩力。因此，当头部的重量（约是颈部重量的 3 倍）被传递到 $C_2 \sim T_1$ 椎间盘时，基本的功能机械作用是对一定程度的压缩载荷做出反应。与韧带类似，椎间盘的内部反应取决于负荷的大小和性质。髓核的偏心解剖有助于在弯曲力矩（如压缩、弯曲和拉伸）时，前后纤维环内部载荷分担的比例不同。已经报道了与高度和横截面积相关的髓核和纤维环的三维几何数据，但正在进行研究以捕捉椎间盘在拉伸－压缩循环载荷中的反应，并开发可能在未

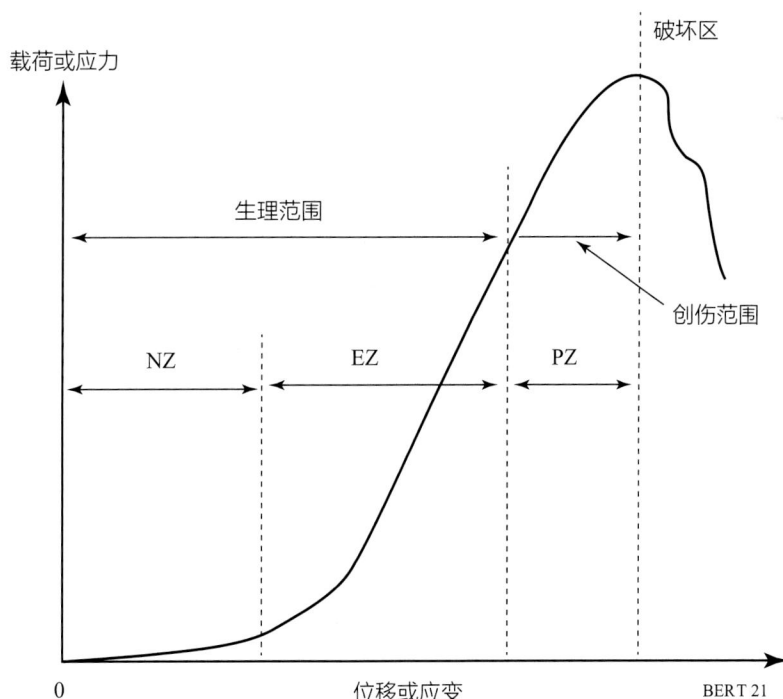

▲ 图 2-8　脊柱的非线性载荷 - 位移曲线可分为生理范围和创伤范围

第一部分是中立区间（NZ），通过施加小的力实现超出中性位置的位移。第二部分是弹性区间（EZ），需要更多的载荷来抵抗内部阻力。最后一部分是塑性区间（PZ），是超出 EZ 到破坏区的位移

来应用的有限元模型[41]。Yu 等[5] 研究了负荷下椎间盘变形的范围。特别是，动态屈伸力在体内应用于枢椎下颈椎。通过 MRI 技术实现的三维模型表明，椎间盘变形范围（在拉伸力和剪切力下的前部、中心和后部变化）取决于节段水平，前部区域的变形变化大于中心和后部区域，除了 C_6/C_7 椎间盘。这些结果可解释为什么椎间盘退行性变对其他水平的影响大于对 $C_6 \sim C_7$ 的影响（表 2-4）。

由于椎间盘、纤维环和纤维的多模态行为，必须以不止一种模式实现材料特性，例如力位移、刚性和应力 - 应变。使用单个 FSU 并施加创伤性压缩或拉伸负荷，椎间盘的失效被识别为负荷变形曲线上的点，在该点处，压缩或牵引位移的增加导致阻力的减小。力位移是非线性的，创伤后阶段表明椎间盘损伤（图 2-8）。

（三）颈部和肩部的肌肉

头部和颈部的静态和动态控制由围绕颈椎的约 20 块肌肉的复杂排列来管理。上颈椎的肌肉具有独特的结构，使 C_0/C_1 侧弯和在 C_1/C_2 侧旋。

正常情况下，C_1/C_2 发生 45° 的旋转，然后累及下颈椎。下颈椎的肌肉是线性的或交织在一起的，每块肌肉支配几个节段。这导致下脊柱的各个部分充当一个单元。在解剖学上，深层肌肉与颈椎骨和关节结构密切相关，具有稳定功能，而浅层肌肉与颈椎没有任何联系。深层肌肉组织具有非常高的纺锤体密度。肌梭介导来自颈部肌肉组织的本体感受传入，并且在头眼协调和姿势控制中具有重要作用。表 2-5 列出了参与头颈部运动和稳定性的肌肉组织。

八、颈椎的正常整体运动

有关每个颈椎 FSU 节段运动的数据已在体内（表 2-6）和体外（表 2-7）中进行了详细报道。颈椎整体 ROM 的测量是颈部疾病患者临床检查的常规部分。了解与正常年龄和性别相关的 ROM，是分析病理性运动模式及 ROM 减少或增加的基础。1992 年，Dvorak 等[45] 对 150 名健康的无症状志愿者进行了测试，以获得正常值。每个受试者坐在特别设计的椅子上，被要求进行主动运动，然后由医生进行被动检查。测试评估了屈伸、侧弯、轴向旋转。此外，还测量了完全屈曲和完全伸展期间的轴向旋转。志愿者按年龄分为 5 组。ROM 的总体趋势是随着年龄的增加而减少：运动减少最显著的年龄组在 30—39 岁和 40—49 岁。颈椎完全屈曲的轴向旋转是唯一保持不变或随年龄增长略有增加的运动。

基本上，在主动运动测试中运动明显减少，女性显示出更大的 ROM，但仅在 60 岁之前。最大屈曲外旋转的测量数据表明，$C_1 \sim C_2$ 关节的旋转并没有随着年龄的增长而减少，而是保持恒定或略有增加，这可能是为了补偿下颈椎运动的减少。1999 年，Feipel 等[46] 通过电子测角仪研究评估了颈椎的正常整体运动。在 250 名年龄为 14—70 岁的无症状志愿者中，分析了第 1 胸椎与头部之间的运动范围和模式，包括屈曲 - 伸展、侧屈、中立矢状面位置的旋转和完全屈曲。

表 2-4 颈部最大屈伸之间椎间盘变形的平均变化（%）

颈 椎	拉伸力			剪切力		
	前 部	中心部	后 部	前 部	中心部	后 部
$C_3 \sim C_4$	70.3	13.2	37.5	68.3	57.8	45.9
$C_4 \sim C_5$	61.9	17.2	50.9	78.5	76.7	60.5
$C_5 \sim C_6$	75.9	25.4	40.4	48.3	46.0	42.9
$C_6 \sim C_7$	39.1	21.5	34.4	33.1	30.9	34.6

表 2-5	涉及颈椎运动和稳定性的头颈肩部肌肉 *
肌　肉	功　能
颈部肌肉	
胸锁乳突肌	支持头部；伸展 $C_0 \sim C_1$；侧旋
椎旁肌	
• 前斜角肌	侧屈
• 中斜角肌	
• 后斜角肌	
椎前肌	
• 颈长肌	屈曲、侧屈、旋转
• 头长肌	
枕下肌	
• 头前直肌	伸展、旋转、屈曲、侧屈
• 头上斜肌	
背部肌肉	
上斜方肌	抬高肩胛骨；与其他肌肉一起协同作用；很少作为一个单一的单位
浅竖脊肌	直立姿势
• 颈髂肋肌	侧屈
• 颈最长肌	
• 头最长肌	伸展
• 颈棘肌	
• 斜方肌	
浅层肌肉	旋转头部
• 头夹肌	旋转和侧屈
• 颈夹肌	
深棘横肌	支撑头部
• 颈半棘肌	头部（C_0/C_1）和脊柱的伸展
• 头半棘肌	
• 多裂肌	稳定单个节段
• 颈回旋肌	侧屈、侧转

*. 引自 Tortora 和 Grabowski[42]

表 2-6	正常颈椎 FSU 最大屈伸度 ROM 测量	
水　平	屈曲 / 伸展 [°（标准差）]	
	A[43]	B[44]
$C_0 \sim C_1$	未研究	
$C_1 \sim C_2$	未研究	
$C_2 \sim C_3$	10（3）	11（3.4）
$C_3 \sim C_4$	15（3）	15（4.0）
$C_4 \sim C_5$	19（4）	17（4.6）
$C_5 \sim C_6$	20（4）	17（6.1）
$C_6 \sim C_7$	19（4）	14（4.7）

FSO. 功能性脊柱单元；ROM。关节活动范围

矢状面上的平均运动范围为 122°（标准偏差 −SD 18°）。屈曲比伸展稍微重要一些。整体弯曲为 88°（SD 16°），左右弯曲相当。同侧旋转与侧屈有关，其范围约为弯曲范围的 40%。中性矢状面位置的整体旋转范围为 144°（SD 20°），左右旋转之间没有差异。在头屈位旋转期间，整体范围与中位屈曲时的 134°（SD 24°）值相当。最后，随着年龄的增长，所有主要运动都显著减少，而性别对颈椎运动范围没有影响。最近，Jonas 等研究了不同功能结构对正常颈椎运动学和 ROM 的影响 [3]。在尸体标本上，他们测试了颈椎的生物力学反应，与基线（标本的完整状态）相比，切除了 6 个结构，即棘间韧带、黄韧带、小关节囊、椎弓、后纵韧带和前纵韧带。对诱导的解剖损伤的每种状态进行了测试，并且每个测试序列包括使用 1N•m 的纯力矩在所有 3 个弯曲方向上进行 3.5 个准静态运动循环。在所有负荷方向上的整体运动范围都增加了。屈伸发生了与韧带和关节囊切除相关的变化，在所有切除过程中，$C_2 \sim C_3$ 运动节段受到的影响最大。侧屈和轴向旋转显示出很大的变化，特别是在椎弓切除的情况下 ROM 增加越大。这些观察到的每个标本的整体运动学行为由于切除，发生了变化，有理由相

项　目	$C_0 \sim C_1$	$C_1 \sim C_2$	$C_2 \sim C_3$	$C_3 \sim C_4$	$C_4 \sim C_5$	$C_5 \sim C_6$	$C_6 \sim C_7$
屈曲	7.2（2.5）	12.3（2）	3.5（1.3）	4.3（2.9）	5.3（3）	5.5（2.6）	3.7（2.1）
伸展	20.2（4.6）	12.1（6.5）	2.7（1）	3.4（2.1）	4.8（1.9）	4.4（2.8）	3.4（1.9）
轴向旋转	9.9（3.3）	56.7（4.8）	3.3（0.8）	5.1（1.2）	6.8（1.3）	5.0（1）	2.9（0.8）
侧屈	9.1（1.5）	6.6（2.3）	8.6（1.8）	9.0（1.9）	9.3（1.7）	6.5（1.5）	5.4（1.5）

表 2-7　根据多方向柔韧性测试对人体颈椎 FSU 的 ROM 测量 [°（± 标准差）] [31]

FSU. 功能性脊柱单元；ROM. 关节活动范围

信每一次切除都可能对患者的个体运动模式产生影响，这反过来可能会引起加速退化。据报道，钩突是在前路手术过程中尽可能保留的基本结构。

九、对齐、矢状面平衡和 ROM 障碍

颈椎矢状面平衡解释了颈椎在矢状面上的姿势排列，错位则与生活相关的症状和健康相关。矢状面参数是脊柱排列非常重要的评估指标，广泛应用于疾病和手术的评估。他们依赖于年龄和性别。研究者提出了许多颈椎参数来评估无症状的矢状面平衡，但理想值仍在争论中。其中最重要和最常用的是 Azimi 等 [47] 在他们最新的系统评价和 Meta 分析中报道的参数。

① T_1 倾斜角，即水平线与 T_1 上终板之间的角度。

② 颅脊角（spino-cranial angle，SCA）是连接蝶鞍至 C_7 下终板中部的线与 C_7 下终板之间的角度。

③ 颈椎矢状垂直轴距（cervical sagittal vertical axis，cSVA）是从 C_2 椎体中心垂下的垂直铅垂线到 C_7 椎骨后上角（或 $C_2 \sim C_7$ SVA，根据 Patwardhan 等 [48]）的水平距离。

通过系统审查，考虑到患有或未患有颈椎病的一般人群，报道的 T_1 倾斜角、cSVA 和 SCA 的平均值（标准差）分别为 12.8°（7.9）～42.6°（11.6）；4.5（2.6）～53.3（15.7）mm；83°（9）～75.6°（10.3）。通过 Meta 分析，仅在健康人群中，平均 T_1 倾斜角为 24.5°（22.6°～26.4°），平均 cSVA 为 18.7（15.3～22.1）mm 和 SCA 79.5°（72.6°～86.5°）。

临床条件良好的上述三个参数范围为：T_1 倾斜角平均理想值必须为 20° 且不高于 40°；cSVA 必须小于 40mm（平均值 20mm）；SCA 必须保持在 83°±9°。

LeHuec 等 [49] 还考虑了其他两个参数。他们将颈椎形状分为两部分，区分了 McGregor 线与 C_2 下终板之间的高颈角 $C_0 \sim C_2$。McGregor 线连接硬腭的后缘和枕骨的低点。这个角度的平均值为 15.81°（±7.15°），总是前凸；C_2 终板和 C_7 下终板之间的低颈角 $C_2 \sim C_7$ 在正常人群中是可变的，可从脊柱后凸变为脊柱前凸。$C_0 \sim C_2$ 和 $C_2 \sim C_7$ 角度的作用相反，即当一个增加时，另一个减少（图 2-9）。cSVA（或 $C_2 \sim C_7$ SVA）和 $C_0 \sim C_7$ SVA 定义了颈椎的排列。前额头部姿势（forehead head posture，FHP）是颈椎的重要补偿定位，可保持颈椎孔大小开放，并使用 $C_0 \sim C_2$ 前凸保持注视水平。多部位 MRI 清楚地证明了后凸畸形和 FHP 的颅颈交界区 ROM 更大 [50]。换句话说，$C_2 \sim C_7$ SVA（或 $C_0 \sim C_7$ SVA）的增加导致 $C_2 \sim C_7$ 节段屈曲和 $C_0 \sim C_2$ 伸展，而较大的 T_1 倾斜角会导致下颈椎节段伸展和 $C_0 \sim C_1$ 和 $C_1 \sim C_2$ 节段屈曲（图 2-10）。此外，神经孔区域与 T_1 倾斜角的变化之间存在反比关系。当 T_1 倾斜角增加时，如在高位胸椎后凸畸形中，由于颈椎下节段的伸展 - 过度伸展，可以观察到椎间孔面积逐渐减小。神经孔区域狭窄的高峰出现在 $C_5 \sim C_7$。当 T_1 倾斜角减小时，$C_2 \sim C_7$ 节段处于屈曲状态（增强型 cSVA），并且所有中下颈椎节段的椎间孔面

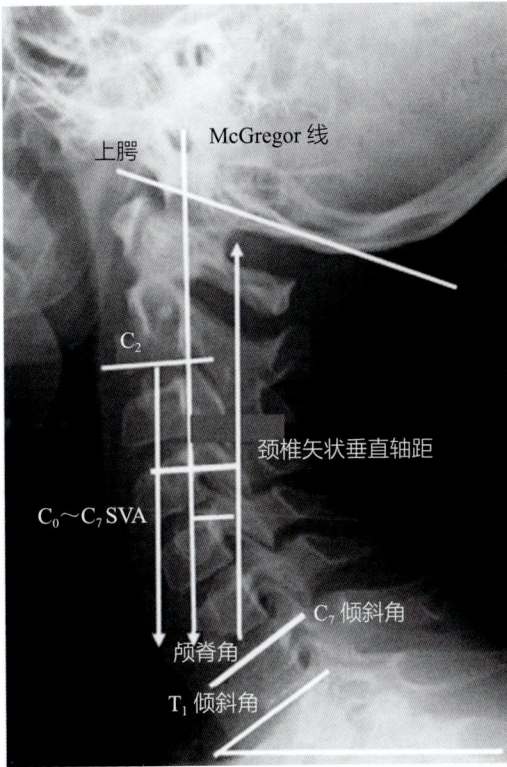

▲ 图 2-9　评估颈椎排列的影像学参数
SVA. 矢状垂直轴距

积更大。$C_5 \sim C_6$ 段水平增幅最大。FHP 通常被成年患者采用作为代偿机制，以打开狭窄的椎间孔，并在存在僵硬的胸椎后凸畸形的情况下缓解神经根病。FHP 存在的另一种代偿机制是 $C_0 \sim C_2$ 段过伸以保持水平凝视，这会导致枕下肌逐渐缩短。它们的慢性异常紧张和对枕大神经的影响可解释与颈椎后凸错位相关的颈部疼痛和头痛。

十、中间区域和颈椎稳定性

当脊柱标本处于生理负荷下时，标本不会返回到其初始位置，换句话说，保留了一定的残余位移。从中立位置开始测量的位移定义了 NZ。NZ 是 ROM 的一部分，在该部分内，脊柱的位移是在最小的内部阻力下产生的。NZ 由脊柱柔韧性或松弛度定义。EZ 简单地作为 ROM 和 NZ 之间的差异获得。EZ 也是 ROM 的一部分，从 NZ 的末端测量到弹性极限，其中位移是针对内部阻力产生的。EZ 表示脊柱的刚度。Panjabi 等[22] 和 White 和 Panjabi[51] 详细报道了人体尸体颈椎上、中、下段的 NZ、EZ 和 ROM 平均值及 FSU 的非线性负荷位移曲线。总之，在屈伸力矩负荷下，矢状面上的耦合平移在所有节段间水平上向前指向屈曲，向后指向伸展。在轴向负荷下，颈椎在 $C_1 \sim C_2$ 处表现出最大的主旋转，在 $C_0 \sim C_1$ 处

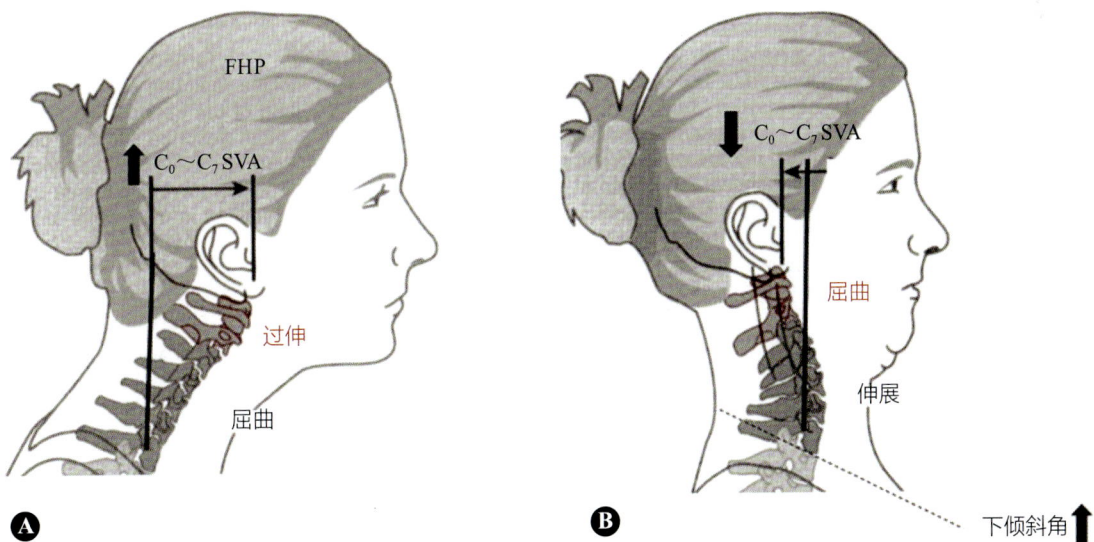

▲ 图 2-10　由前额头部姿势（FHP）（A）或 T_1 倾斜角增加（B）的代偿机制导致的颈椎形状和 $C_0 \sim C_7$ 矢状垂直轴距（SVA）的变化

表现出最大的耦合伸展。在施加扭矩的相同方向上，所有水平都存在耦合侧屈。耦合轴向旋转与所有节段间水平的侧屈方向相同。NZ 被证明在表征脊柱不稳方面比 ROM 更敏感。事实上，NZ 会因受伤和骨折而增加，而在肌肉运动时会减少。NZ 的增加可能会超过无痛区，并可能揭示脊柱完整性的丧失。当达到弹性极限并施加更多力时，就会发生脊柱创伤后衰竭（图 2-8）。

致谢：感谢 Aurelio Bertozzi（BERT 21）的原创画作。

参考文献

[1] Beyer B, Feipel V, Dugailly PM. Biomechanics of the upper cervical spine ligaments in axial rotation and flexion-extension: considerations into the clinical framework. J Craniovertebr Junction Spine. 2020;11(3):217-25.

[2] Alizadeha M, Knapika GG, Mageswarana P, et al. Biomechanical musculoskeletal models of the cervical spine: a systematic literature review. Clin Biomech. 2020;71:115-24.

[3] Jonas R, Demmelmaier R, Wilke HJ. Influences of functional structures on the kinematic behavior of the cervical spine. Spine J. 2020;20(12):2014-24.

[4] Manickam PS, Roy S. The biomechanical study of cervical spine: a finite element analysis. Int J Artif Organs. 2021;45:1-7.

[5] Yu Y, Mao H, Li J-S, et al. Ranges of cervical intervertebral disc deformation during an in vivo dynamic flexion-extension of the neck. J Biomech Eng. 2017;139:0645011.

[6] Panjabi MM, Yue JJ, Dvorak J, et al. Cervical spine kinematics and clinical instability. In: The cervical spine. 4th ed. Philadelphia: JB Lippincott; 2005. p. 55-78.

[7] Yukawa Y, Kato F, Suda K, et al. Age-related changes in osseous anatomy, alignment, and range of motion of the cervical spine. Part I: radiographic data from over 1200 asymptomatic subjects. Eur Spine J. 2012;21:1492-8.

[8] Bignardi C, Ramieri A, Costanzo G. Biomechanical consideration for dorsal-lumbar and lumbar sagittal spine disorders. Modelling in Medicine and Biology, BIOMED. 2009. p. 149-58.

[9] Benzel EC. Biomechanics of spine stabilization. In: Principles and clinical practice. 1st ed. New York: McGraw-Hill; 1995.

[10] Penning L. Functional pathology of the cervical spine. Amsterdam: Experta Medica Foundation; 1968. p. 1-23.

[11] Smith TJ, Fernie GR. Functional biomechanics of the cervical spine. Spine. 1991;16:1197-203.

[12] Menezes AH, Traynelis VC. Anatomy and biomechanics of normal craniovertebral junction (a) and biomechanics of stabilization (b). Childs Nerv Syst. 2008;24:1091-100.

[13] Jofe MH, White AA, Panjabi MM. Clinically relevant kinematics of the cervical spine. In: The cervical spine. 2nd ed. Philadelphia: JB Lippincott; 1989. p. 57-69.

[14] Rhoton AL Jr. The foramen magnum. Neurosurgery. 2000;47:S155-93.

[15] Quercioli V. Considerazioni cliniche su di un caso di frattura isolate comminuta simmetrica dello atlante senza lesioni midollari in seguito a caduta sul capo. Il Policlinico. 1908;XV:241-55.

[16] White AA, Johnson RM, Panjabi MM, et al. Biomechanical analysis of clinical stability of the cervical spine. Clin Orthop. 1975;109:85-96.

[17] Panjabi MM, Dvorak J, Duranceau J, et al. Three-dimensional movements of the upper cervical spine. Spine. 1988;13:726-30.

[18] Mercer SR, Bogduk N. Joints of the cervical vertebral column. J Orthop Sports Phys Ther. 2001;31:174-82.

[19] Bogduk N, Mercer S. Biomechanics of the cervical spine. Part I: normal kinematics. Clin Biomech. 2000;15:633-48.

[20] Ghanayem AJ, Paxinos O. Functional anatomy of joints, ligaments and discs. The cervical spine. 4th ed. Philadelphia: JB Lippincott; 2005. p. 46-54.

[21] Penning L. Normal movement in the cervical spine. Am J Roentgenol. 1978;130:317-26.

[22] Panjabi MM. The stabilizing system of the spine. Part II: neutral zone and instability hypothesis. J Spinal Disord. 1992;5:390-7.

[23] Dvorak J, Panjabi MM, Gerber M, et al. CT-functional diagnostics of the rotator instability of the upper cervical spine. Part 1: an experimental study in cadavers. Spine. 1987;12:197-205.

[24] Panjabi MM, Crisco JJ, Vasavada A, et al. Mechanical properties of the human cervical spine as shown by three-dimensional load-displacement curve. Spine. 2001;26:2692-700.

[25] Mimura M, Moriya H, Watanabe T, et al. Three-dimensional motion analysis of the cervical spine with special reference to the axial rotation. Spine. 1989;14:1135-9.

[26] Dvorak J, Hayek J, Zehnder R. Part 2: an evaluation on healthy adults and patients with suspected instability. Spine. 1987;12:726-31.

[27] Takasaki H, Hall T, Oshiro S, et al. Normal kinematics of the upper cervical spine during the flexion-rotation test. In vivo measurements using magnetic resonance imaging. Manual Ther. 2011;16:167-71.

[28] Werne S. The possibilities of movement in the craniovertebral joints. Acta Orthop Scand. 1958;28:165-73.

[29] Dvorak J, Panjabi MM, Novotny JE, et al. In vivo flexion/extension of the normal cervical spine. J Orthop Res. 1991;9:828-34.

[30] Lind B, Sihlbom H, Nordwall A, et al. Normal ranges

of motion of the cervical spine. Arch Phys Med Rehab. 1989;70:692-5.

[31] Frobin W, Leivseth G, Biggemann M, et al. Sagittal plane motion of the cervical spine. A new precision measurement protocol and normal motion data in healthy adults. Clin Biomech. 2002;17:21-31.

[32] Penning L. Kinematics of cervical spine injury: a functional radiological hypothesis. Eur Spine J. 1995;4:126-32.

[33] Mestdagh H. Morphological aspects and biomechanical properties of the vertebroaxial joint (C2-C3). Acta Morphol Neerl Scand. 1976;14:19-30.

[34] Nowitzke A, Westaway M. BogdukN: Cervical zygapophyseal joints: geometrical parameters and relationship to cervical kinematics. Clin Biomech. 1994;9:342-8.

[35] Penning L, Wilmink JT. Rotation of the cervical spine. A CT study in normal subjects. Spine. 1987;12:732-8.

[36] Mercer S, Bogduk N. The ligaments and anulus fibrosus of human adult cervical intervertebral discs. Spine. 1999;24:619-26.

[37] Lysell E. Motion in the cervical spine: an experimental study on autopsy specimens. Acta Orthop Scand. 1969;123: S41-61.

[38] Amevo B, Aprill C, Bogduk N. Abnormal instantaneous axes of rotation in patients with neck pain. Spine. 1992;17:748-56.

[39] Yoganandan N, Kumaresan S, Pintar FA. Biomechanics of the cervical spine. Part II: cervical spine soft tissue responses and biomechanical modeling. Clin Biomech. 2001;16:1-27.

[40] Pintar FA, Yoganandan N, Voo LM. Effect of age and loading rate on human cervical spine injury threshold. Spine. 1998;23:1957-62.

[41] Arun MW, Yoganandan N, Stemper BD, et al. Sensitivity and stability analysis of a nonlinear material model of cervical intervertebral disc under cyclic loads using the finite element method. Biomed Sci Instrum. 2014;50:19-30.

[42] Tortora G, Grabowski S. Principles of anatomy and physiology. 9th ed. New York: Wiley; 2000.

[43] Dvorak J, Froehlich D, Penning L, et al. Functional radiographic diagnosis of the cervical spine: flexion/extension. Spine. 1988;13:748-55.

[44] Amevo B, Worth D, Bogduk N. Instantaneous axes of rotation of the typical cervical motion segments: a study in normal volunteers. Clin Biomech. 1991;6:111-7.

[45] Dvorak J, Antinnes JA, Panjabi MM, et al. Age and gender related normal motion of the cervical spine. Spine. 1992;17:S393-8.

[46] Feipel V, Rondelet B, Le Pallec J-P, et al. Global motion of the cervical spine: an electrogoniometric study. Clin Biomech. 1999;14:462-70.

[47] Azimi P, Yazdanian T, Benzel EC, et al. Sagittal balance of the cervical spine: a systematic review and meta-analysis. Eur Spine J. 2021;30:1411-39.

[48] Patwardhan AG, Khayatzadeh S, Havey RM. Cervical sagittal balance: a biomechanical perspective can help clinical practice. Eur Spine J. 2018;27:S25-38.

[49] Le Huec JC, Thompson W, Mohsinaly Y, et al. Sagittal balance of the spine. Eur Spine J. 2019;28:1889-905.

[50] Paholpak P, Vega A, Formanek B, et al. Impact of cervical sagittal balance and cervical spine alignment on craniocervical junction motion: an analysis using upright multi-positional MRI. Eur Spine J. 2021;30:444-53.

[51] White AA, Panjabi MM. Clinical biomechanics of the spine. 2nd ed. Philadelphia: JB Lippincott; 1990.

第3章 颈椎退行性疾病的影像学诊断
Diagnostic Imaging in the Degenerative Diseases of the Cervical Spine

Giuseppe Maria Di Lella   Alessandro Maria Costantini   Edoardo Monelli   Giulia Guerri
Antonio Leone   Cesare Colosimo 著   罗志强   王克平 译

一、颈椎退行性疾病

颈椎的退行性变，无论是生理性的还是病理性的，都是随着年龄的增长而发生的，并且很容易通过现代放射学技术进行识别和定性。尤其是颈椎的老化，涉及它的所有结构（骨－椎间盘－韧带复合体）。然而，椎间关节是更早和更明显的受累靶点，也是与退行性变过程确定的症状最具体相关的靶点[1]。影像学检查还可将退行性疾病与其他原因的神经根感染或肿瘤区分开来。

在这种情况下，MRI 无疑是评估退行性疾病的最佳方式，尤其是在颈椎节段，因为颈椎的特殊解剖特征，其他检查方法，如 X 线、CT 的诊断准确性不高。不过，影像学表现只有与患者的症状相关时才能考虑临床相关性，因为 30 岁以上无症状患者容易出现颈椎退行性变[2]。事实上，单纯的影像学检查结果并不能证明积极治疗的合理性，特别是因为一些急性椎间盘突出在保守治疗的情况下，随着时间的推移，突出体积会显著减小[3]。本章旨在帮助临床医生在治疗和管理颈椎退行性疾病患者时提供日常影像学参考。

二、基本解剖结构

在颈椎中可以识别出两个解剖和功能上不同的组成部分。上颈椎（或称枕骨下颈椎）由上两个颈椎，即寰椎和枢椎组成，与枕骨连接，形成颅颈交界区（craniocervical junction，CCJ）。下颈椎从 $C_2 \sim C_3$ 关节延伸至 $C_7 \sim T_1$ 关节[4]。

（一）颅颈交界区

寰椎呈环形，它由厚的前弓、薄的后弓、2个侧块和2个横突构成。横突有一个椎动脉孔，椎动脉通过椎动脉孔即横孔。侧块有一个上关节面和一个下关节面，形成关节突关节。

枢椎由椎体（含齿突）、椎弓根、椎板和横突组成，齿突具有与寰椎的前弓关节连接的前关节面。

颅颈交界区包括6个滑膜关节，即一对寰枕关节、前后寰齿关节和一对寰枢椎外侧关节。寰枕关节是由枕髁与寰椎上关节面之间的间隙所决定的。寰齿关节在齿突与由寰椎前弓和横韧带形成的骨纤维环之间。寰枢椎外侧关节连接枢椎和寰椎的小关节。

颅颈交界区由固有韧带和外在韧带固定。外在韧带包括颈韧带，它从枕外隆起处延伸至寰椎后部、颈椎棘突和纤维弹性膜，取代前纵韧带、椎间盘和黄韧带。

位于椎管内的固有韧带提供了大部分的关节稳定性。从背侧到腹侧，包括覆膜、十字韧带和齿状韧带（尖韧带和翼状韧带）。覆膜连接枢椎的后部和枕骨大孔的前部，代表后纵韧带的头部延续。十字韧带位于覆膜前方，齿突后方。它由从枕骨大孔前缘延伸至枢椎的纵向纤维和横韧带组成，横韧带是一种坚固的纤维带，伸展于寰椎块的内部表面。滑膜腔位于齿突与横韧带之间。横韧带是避免异常前平移的最重要的韧带。齿状韧带通过尖韧带和两个翼状韧带将枢椎固定在枕骨上，防止过度的外侧和旋转运动[5]。

（二）下颈椎

下颈椎包括 $C_3 \sim C_7$ 椎体。椎体上表面凹，下表面凸。在椎体上表面出现的突起，称为钩突，每个钩突与上椎体下终板上的一个凹陷关节相连形成钩椎关节，又称 Luschka 关节（不认为是真正的关节）[6]。在大多数病例中，$C_3 \sim C_6$ 棘突分叉，而 C_7 棘突不分叉。

每个椎骨有 2 个上关节突关节和 2 个下关节突关节，1 个椎间盘 - 椎体关节和 2 个前文提到的钩椎关节。关节突关节为带纤维囊的滑膜关节。

前纵韧带（anterior longitudinal ligament, ALL）和后纵韧带（posterior longitudinal igament, PLL）分布脊柱的整个长度；前者在颈椎中发育较差，并且比后者更紧密地附着在椎间盘上。ALL 和 PLL 分别是下颈椎寰枕前膜和覆膜的尾侧延伸。棘上韧带、棘间韧带和黄韧带（后韧带复合体）维持椎弓之间的稳定性。黄韧带是最重要的，其从头侧椎骨的前表面延伸到尾椎骨的后表面，在棘间韧带的辅助下，控制过度屈曲和向前平移。黄韧带也连接并加强腹侧的小关节囊。

椎间盘位于 $C_2 \sim C_7$ 椎体之间，由髓核、纤维环和连接上下椎体的两个终板四部分组成。椎间盘前部较厚，随着生理老化，椎间盘逐渐脱水，高度降低。

从 $C_2 \sim C_3$ 到 $C_6 \sim C_7$，椎间孔逐渐变小；脊神经是前后神经根结合的结果，约占椎间孔间隙的 1/3。椎间孔的前部与钩椎关节相连，后部与小关节相连，上部与上方的椎弓根相连，下部与下方的椎弓根相连。

三、技术方法

评估颈椎退行性疾病的诊断检查的目的是确定脊椎骨 - 椎间盘 - 韧带复合体，即颈椎病、椎间盘突出等的病理，以及由此确定脊髓的改变。我们将简要描述最重要的成像方式（X 线、CT、MRI）对评估退行性疾病的影响，这些都应在任何治疗计划之前考虑[7]。

（一）X线

尽管 X 线被认为是研究颈椎退行性变检查的"第一步"技术，但如今它已经经历了关键的重新评估，其作用目前存在争议[8, 9]。在评估上肢痛时，X 线只能提供有关脊柱骨结构退行性变的信息，但在评估中央管狭窄和椎间盘突出症方面受到限制，后两者是最常见的疼痛和神经症状的原因。X 线唯一无可争议的用途是评估不稳定性，进行屈伸位 X 线检查[10]。然而，功能放射学研究本身不能证明韧带松弛、损伤是导致不稳定的最常见原因。

（二）CT

新型探测器 CT 仪的引入，彻底改变了 CT 在颈椎退行性疾病评估中的准确性和诊断能力。建议使用 $0.6 \sim 0.7mm$ 的层厚和 1mm 的重建，并增加 $0.5 \sim 0.6mm$，以实现退行性变的最佳可视化。与 X 线相反，CT 不仅能显示骨性结构，还能显示一些软组织特征，如椎间盘突出。在过去的几年里，新的剂量优化方法已出现，如自动迭代重建系统（automated system for iterative reconstruction, ASIR），可以减少 50% 的剂量，使 CT 的侵袭性更小，特别是在研究骨骼结构时。然而，成像的整体质量变差，尤其是在软组织评估方面。

在韧带和脊髓变化的研究中 CT 是不够的，这几乎完全是通过 MRI 完成的。多平面和三维重建可能是轴位检查的有用整合，特别是在手术计划中[11]。对比剂的使用现在应该严格限制在患者不适合 MRI 检查的情况下，即有强烈的幽闭恐惧症，不愿意使用镇静药，携带非磁共振兼容设备等。在任何情况下，在评估骨结构时都有必要强调碘对比剂的绝对无用性，事实上，对比剂提供的密度增加不会改变骨固有的高密度。在这些患者中，碘可用于区分突出复发和肉芽组织。最后，CT 最显著的局限性是它无法显示脊髓疾病，因此在有脊髓疾病临床证据的患者中，MRI 是首选的方式。

（三）MRI

颈椎 MRI 检查应使用高场强设备（≥ 1.5T），使用强梯度系统和相控阵线圈，随着 3T MRI 的逐步普及，这些系统应被视为新的金标准。这些成像比低场强扫描仪获得的成像有几个优势，包括改进的成像质量（更高的空间和对比度分辨率）和临床效率（更高的时间分辨率）。

然而，较高的磁场延长了 T_1 和 T_2 弛豫时间，因此需要调整成像序列，在某种程度上，还需要调整符号。这些成像方案，包括所谓的"驱动平衡"、SPACE 读数和平行成像，已证明其在评估颈椎、胸椎和腰椎退行性疾病方面的有效性。高对比度和提高的空间分辨率结合使放射科医生能描述椎间盘病理，评估脊髓和神经根撞击的存在和神经孔狭窄。

矢状位、轴位 T_1 和 T_2 加权（T_1W 和 T_2W）成像代表基线检查，应结合 2D/3D GRE $T_2{}^*W$ 轴位和矢状位成像完成，以优化骨与椎间盘 / 韧带结构的对比。然而，在某些情况下，可以增加更具体的序列和扫描平面，以完成检查和优化诊断，如斜平面研究神经根走向。

脂肪抑制序列，如脂肪抑制 T_2 加权序列（fat-suppressed T_2-weighted，FST_2W）或短时间反转恢复序列（short time inversion recovery，STIR），应常规包含在每个检查方案中，它们对于评估骨髓中各种信号变化，即 Modic 改变，有或无形态改变的创伤损伤，以及与退行性脊柱疾病相关的其他改变至关重要。

对比剂的使用仅限于选定的情况，即区分退行性、炎症性和肿瘤性疾病，在这些情况下，必须使用脂肪抑制 T_1W 序列获取后对比成像。在常规 T_1 加权成像上，钆的摄取实际上会掩盖病变，病变的信号在基础条件下呈低信号，在对比剂的作用下增强，与以脂肪为主要代表的骨髓自然高信号无法区分。

近年来，MRI 系统的整体技术改进导致弥散加权成像（diffusion weighted image，DWI）的空间分辨率显著提高，使其在颈椎诊断中的常规应用成为可能。不同的 MRI 系统开发了不同的 DWI 序列。例如，DWI 在鉴别良恶性病变及骨折和诊断化脓性积液方面表现出良好的准确性。

最后，必须考虑到 MRI 能以高灵敏度直接显示脊髓、神经根和脑膜鞘的病变，这些病变在某些情况下是由骨、椎间盘结构的退行性变决定的。

四、颈椎退行性疾病的基本发现

（一）椎间盘

椎间盘退化在生命早期就开始了，而且经常持续不断地发展。老年人常出现颈、腰椎椎间盘退行性变。

椎间盘退行性变的发病机制尚不清楚，多种因素（遗传因素、年龄相关性血管改变、椎体终板钙化等改变）单独作用可能导致椎间盘营养损害。创伤、运动或工作相关的机械因素可能对椎间盘退行性变起作用。

尽管椎间盘退行性变必须被视为多因素事件，但基本成像特征有 4 个 [12,13]（图 3-1）：①椎间盘信号强度损失（MRI）；②高度损失（所有成像方式）；③膨出（CT 或 MRI）；④突出（CT 或 MRI）。

纤维环径向撕裂通常与其他特征密切相关，必须将其视为纤维环本身的主要问题 [14]。放射状撕裂涉及纤维环的所有层，并且在 MRI 中被很好地描述为椎间盘区域中的高信号强度组织，而正常情况下以低信号强度为特征 [15]。

椎间盘退行性变的过程是逐渐失去水分，纤维环的完整性受损。

在 MRI 上，这些征象在 T_2 快速自旋回波（fast spin echo, FSE）或梯度回波（gradient echo, GRE）成像上非常明显，伴有正常信号高强度丢

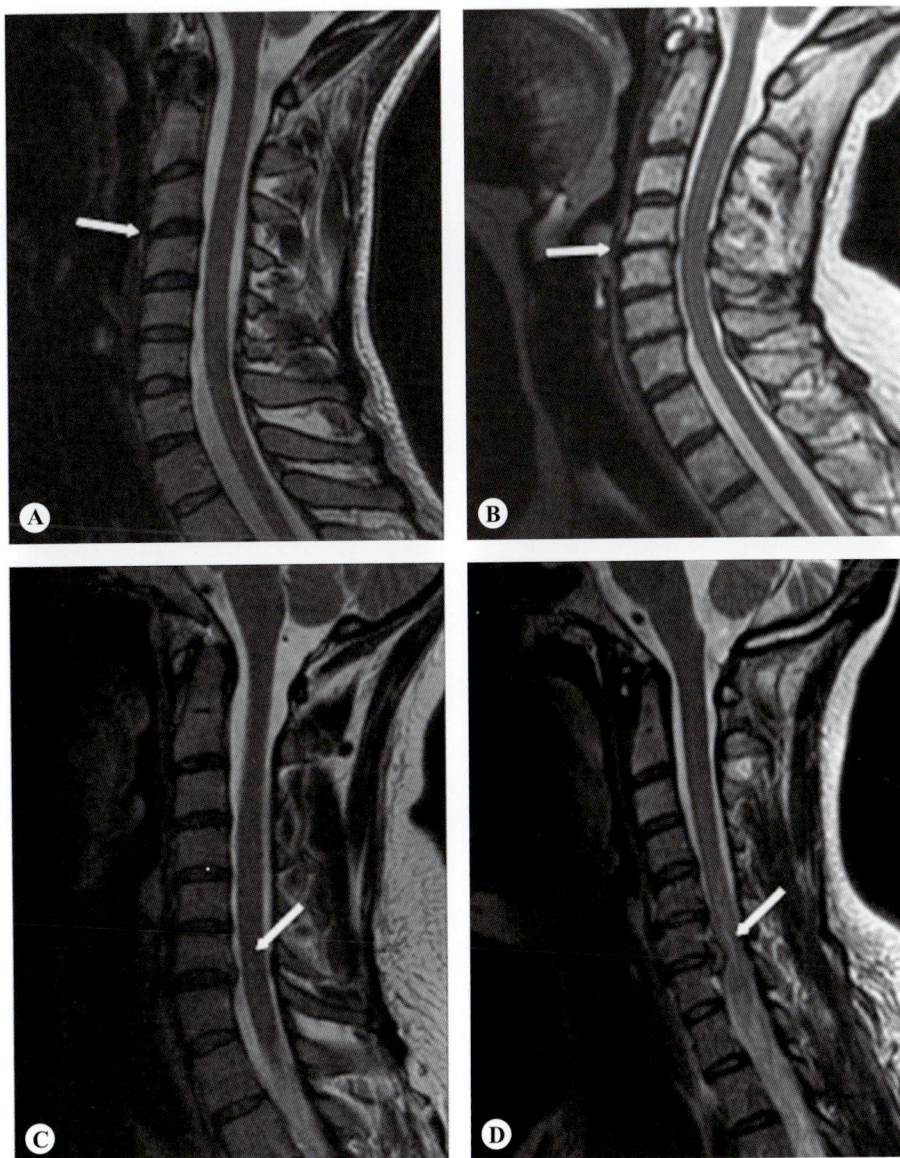

▲ 图 3-1 与年龄相关的椎间盘改变、椎间盘膨出和椎间盘突出的矢状位 FSE T_2 成像

A. 患者 1，C_3～C_4 水平轻度椎间盘脱水（箭），如 T_2 成像低信号强度所示；B. 患者 2，随着退行性变的进展，椎间盘高度降低，并伴有 C_4～C_5 水平的轻度脊椎改变（箭）；C. 患者 3，C_6～C_7 水平后椎间盘膨出（箭）；D. 患者 4，C_6～C_7 水平椎间盘突出（箭）

失和相关的高度丢失（通常在 CT 或 X 线摄影中显示真空现象）。椎间盘退行性变通常与相邻椎体终板的改变相关（椎间骨软骨病）。

Modic[16] 在 MRI 上区分了邻近终板的 3 个进行性等级的改变（图 3-2），部分对应于放射学或 CT 检查中描述的硬化。

① I 型：T_1 呈低信号，T_2 呈高信号，表现骨髓水肿。

② II 型：T_1 高信号和 T_2 等 / 高信号带，代表脂肪骨髓替代。

③ III 型：T_1 和 T_2 低信号带是骨硬化的特征。

然而，与椎间盘退行性变相关的终板骨髓改变需要与其他疾病区分开来，如感染和转移。

（二）颈椎病

椎间盘的脱水和纤维化意味着静态和动态的机械应力不能在不改变其结构的情况下，通过椎

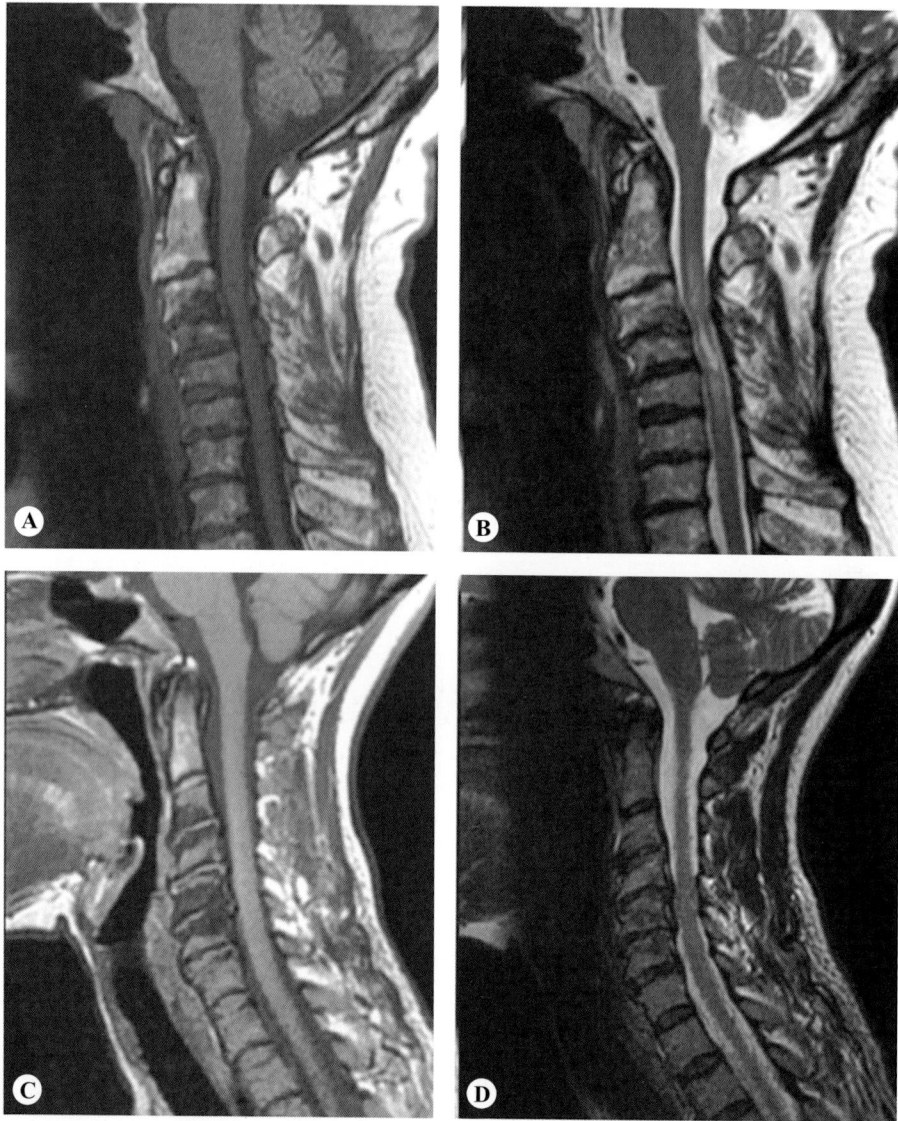

▲ 图 3-2　Modic Ⅱ～Ⅲ型变性的矢状位 FSE T_1/T_2 成像

A 和 B. 患者 1 的矢状位 FSE T_1 成像（A）和矢状位 FSE T_2 成像（B）。由于正常骨髓的脂肪转化（Modic Ⅱ），C_2～C_3 终板在两种成像序列上均显示高信号（B）。脊椎病可导致脊髓型颈椎病，其表现为脊髓受压的中央高信号。C 和 D. 患者 2 的矢状位 FSE T_2 成像（C）和矢状位 FSE T_2 成像（D）。C_5～C_6 终板在两个序列上显示低信号，代表软骨下骨性硬化（Modic Ⅲ）

间盘的水平面传递。椎间盘出现裂缝、突出并变薄。椎间盘移位超出椎间盘间隙的边缘，因此造成了增生性反应，在邻近的椎骨边缘产生成纤维细胞，这些现象代表了脊椎病的解剖病理过程。

骨赘是脊椎病最典型的症状，常见于 C_5～C_7 水平。最初，它们很薄，有一个水平的过程，然后逐渐扩大，直到在更晚期紧密结合成"桥梁"样。钩椎关节骨赘是单侧或双侧钩椎关节病的特征，它们生长于椎间孔内，可压迫脊神经根，并延伸至椎间间隙，与椎动脉形成关系[17]。

突入椎间孔的骨突间关节骨赘通常占据上部，很少能够单独引起神经根病。相反，骨赘导致了外侧椎间盘突出。

颈椎病患者前部骨质增生的发展通常不严重，也没有症状。X 线和 CT 都能很好地显示骨质增生。即使在 MRI 中，骨质增生也可以通过 T_2W 序列进行检查，该序列可以很好地显示骨结构，并与邻近的退化椎间盘区分开来。

颈椎病由年龄相关的退行性病变或创伤性事件引起，是导致颈椎不稳定的最常见原因之一。颈椎病晚期的非特异性症状（如吞咽困难），可能误导临床诊断。因此，一些研究试图评估定量方法，以 XR 或 CT 检查为基础，评估和建立脊椎病的分级。Alizada 等探索了一种基于评估中立位和屈伸位 X 线片上的一些特征［颈椎前凸、完全屈伸到完全伸展的关节活动范围（ROM）、水平位移和颈椎不稳定］的影像学指标方法[18]。Rydman 等测试了一种基于 CT 的评分系统，用于评估有颈椎外伤史和颈部疼痛症状的成年患者的椎间盘和小关节退行性变[19]。

（三）颈椎小关节疾病

小关节退行性疾病或关节病被认为是一种发生在骨突关节的骨关节炎。每个相对的关节是由薄而均匀的致密骨皮质层和上覆的软骨层组成。小关节表面覆盖有滑膜。

退行性变过程与其他滑膜关节没有什么不同。它开始于增生（肥厚）性退行性炎症改变，随后出现半脱位，从而可能产生气体（真空现象）。随后有软骨侵蚀、关节间隙狭窄。中、下颈椎是最常见的部位。

放射学上早期退行性征象可能难以证明，而后期的变化在 X 线上能很好地显示（小关节面、真空现象、蘑菇帽状小关节面外观、硬化症）。虽然软组织窗位 CT 能很好地显示软组织的增厚和炎症变化，但 MRI 显然能更好地显示炎症变化和小关节积液（线性 T_2WI 高信号），不过在 T_2WI 上往往会高估椎间孔和中央椎管狭窄的程度。本论点的金标准应该由脂肪抑制 T_2、标准 T_1 和对比后的脂肪抑制 T_1WI 组合来表示（图 3-3）。

（四）韧带退行性变

颈椎韧带也会发生退行性变，表现为钙沉积，随后发生骨化，损害其坚固性和弹性。我们还应记住，累及椎间盘和（或）滑膜关节也会引起韧带松弛，从而导致功能性脊柱单元（functional spinal unit，FSU）的改变。FSU 由两

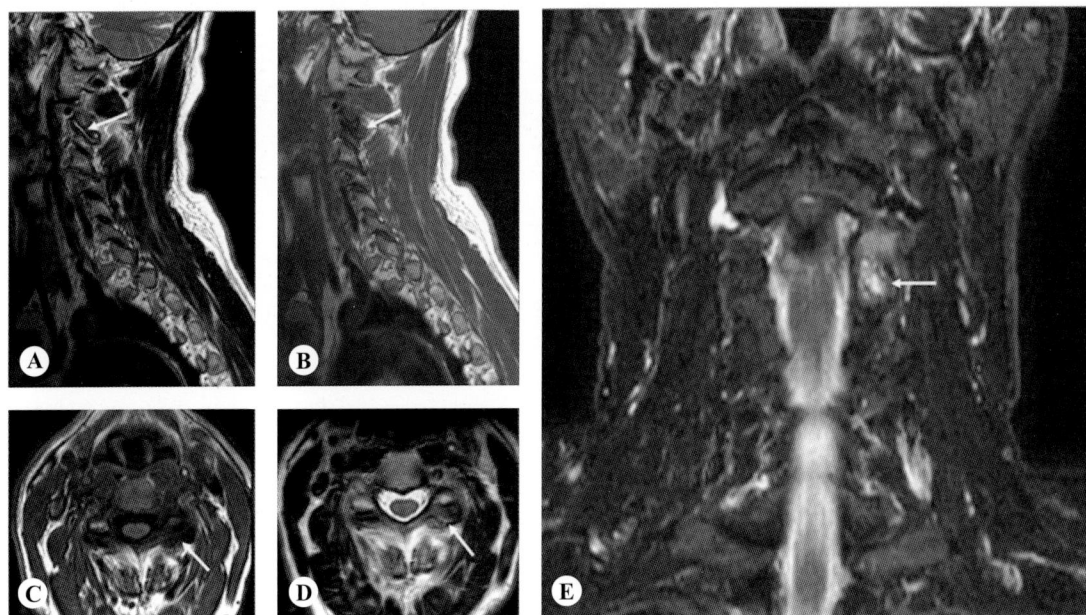

▲ 图 3-3 颈椎小关节疾病

显示左矢状旁位 T_2WI（A）和 T_1WI（B）、轴位 T_1WI（C）和 T_2WI（D）、冠状位 T_2 STIR（E）成像。本例患者表现为左侧颅颈交界区颈椎疼痛，多平面 T_2WI 几乎无法显示明显异常，仅显示 C_2～C_3 外侧关节间隙有少量积液（A 和 C，白箭）。T_1WI 更好地显示了关节面髓质骨弥漫性低信号（B 和 D，白箭）。由于脂肪信号被抑制，无论是直接还是与对侧关节面的低密度对比，骨性水肿在 FSE T_2 不饱和切面中往往信号强度很高（E，白箭），最终在冠状位 STIR 成像上显示明显

个相邻的椎骨、椎间盘和它们之间所有相邻的韧带组成。

钙化沉积和骨化最常见于黄韧带，以及前后纵韧带。

五、颈椎退行性不稳

稳定性可以定义为椎骨在各种姿势和生理负荷的作用下保持它们之间正常关系和控制它们相互位移的能力。在正常情况下，椎体的几何特征、正常的椎间盘内压力、关节突关节的结构，以及最重要的是正确的韧带张力，能保持 FSU 之间的正确运动。当上述条件没有得到保护时，脊柱就会变得不稳定。

尽管许多作者努力定义脊柱不稳定，但没有一个共同的定义。其中一个最大的问题是，这个概念在临床放射学和生物工程的不同领域有不同的含义。White 和 Panjabi[20] 用支持生物力学的方法提出了一个合理的定义，将不稳定性定义为运动节段的"刚度"丧失，在负荷作用下，运动决定了异常位移。从生物力学的角度来看，"刚度"被定义为施加在结构上的负荷与由此产生的运动之间的比率。因此，脊柱不稳定可能是创伤、退行性疾病和（或）其他各种原因的结果。

这一假设对于解释颈椎退行性不稳定不是单纯的影像学征象，而是整个椎间盘 – 韧带复合体的改变是至关重要的。根据 Kirkaldy-willis[21]，必须将各种退行性变划分为明确的病理连续阶段，即功能紊乱期、不稳定期、固定期。

（一）功能紊乱期

早期退行性变（椎间盘破裂和棘突滑膜炎）决定了棘突间关节应力，导致椎体轻度活动过度。因此，活动过度引起神经纤维的反复应激，并伴有颈椎急性疼痛。小关节半脱位可伴有椎间盘突出或症状性滑膜炎。

在这个阶段，X 线检查是阴性的，在怀疑椎间盘突出时，有必要进行 CT 或 MRI。

（二）不稳定期

随着功能紊乱的进展，椎间盘复合体（椎间盘间隙缩小、真空现象、椎间骨性软骨病）和关节突关节（硬化、关节柱"蕈样"变形、关节积液）的退行性现象加重。因此，椎间盘突出可在此阶段出现神经根病或脊髓神经根病。此外，受影响的椎体滑脱（退行性椎体滑脱）可能导致中央椎管变窄和（或）椎间孔狭窄。LL 投影、屈伸（动态研究）位 X 线检查，不仅可以检测滑脱程度，还可以确定滑脱是稳定的还是不稳定的（图 3–4）。

（三）固定期

晚期的表现是骨关节炎、运动丧失、关节变形，最重要的是骨质增生现象（骨赘和关节柱肥大）的增加。这些改变可导致中央椎管狭窄。常规影像学检查能突出骨质增生性改变，但不能评估其对神经血管结构的影响，因此，应通过 CT 和 MRI 进行检查。

六、颅颈交界区退行性疾病

颅颈交界区最常发生退行性变的关节是寰枢关节。寰枢椎晚期退行性变是导致症状（头痛）发作的主要原因，并伴有活动能力降低。也有人认为眩晕的发生可能与上颈椎传入纤维跟前庭和动眼神经核之间的严格关系相关[22]。

有时退行性变可导致大量炎性反应组织的形成，主要在齿突后方，这可确定对脊髓腹侧表面的侵犯（炎性假瘤）。

影像

CT 和 MRI 轴位成像，在下颈椎可以很好地评估椎管狭窄，这通常与颅颈交界区的退行性变相关，MRI 也能评估延髓受压和随后发生的骨髓瘤软化（以 T_2WI 上的高信号为特征）。此外，MRI 可区分 CCJ 的增生性假瘤改变（图 3–5）。对比成像后有助于排除 / 识别炎性改变（肿块）。

七、下颈椎退行性疾病

（一）颈椎间盘突出症

1. 椎间盘突出

"椎间盘突出"指椎间盘组织移位超出椎间

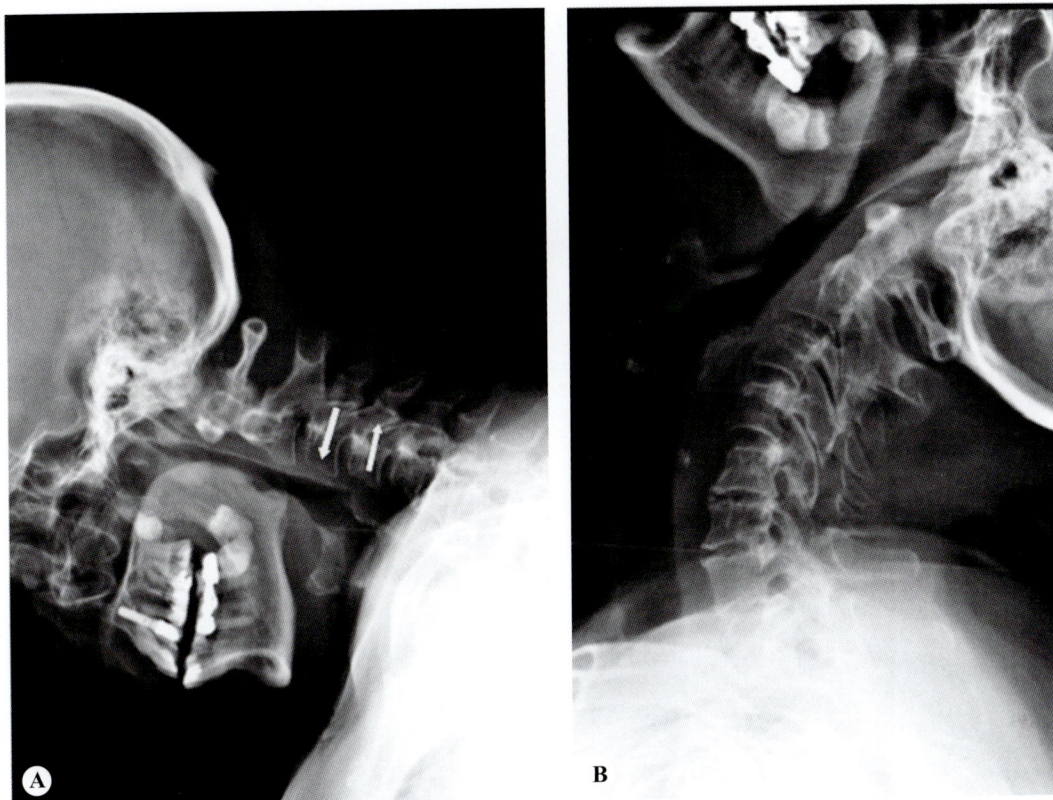

▲ 图 3-4　屈伸 X 线片显示退行性不稳定

A. 屈曲位 X 线片；B. 伸展位 X 线片。屈曲位 X 线片（箭表示 Kirkaldy-Willis 所说的"不稳定阶段"）显示极轻微的退行性椎体 $C_3 \sim C_4$ 滑脱，而伸展位 X 线片显示完全复位

盘间隙的边缘，是颈痛的主要原因之一。目前还没有统一的术语和分类来定义各种类型的椎间盘突出症，不同的定义通常用于描述同一类型的突出。单纯的病理分类在日常的放射学实践中是不合适的。例如，椎间盘膨出或椎间盘突出，分别表明髓核的一部分通过纤维环最内层纤维的裂缝（膨出），椎间盘物质穿过整个纤维环，但不包括后纵韧带（椎间盘突出）。然而，这两种病理情况即使在 MRI 上也无法区分（两者都可表现为椎间盘局灶性轮廓变形），因此我们不进行区分。我们可从形态学上区分为膨出型和突出型：膨出型是指椎间盘突出边缘之间的距离小于基底边缘之间的距离；相反，突出型是指椎间盘突出边缘之间的距离大于基底边缘的距离[23, 24]。

即使目前还没有一个被普遍接受的分类，但在临床实践中区分"椎间盘膨出"和"椎间盘突出"

是必要的。

2. 椎间盘膨出

"椎间盘膨出"（图 3-6）的特征是椎间盘广泛 / 弥漫性移位，超出了椎间隙的正常范围，而椎间盘突出是局灶性脱位。对于宽 / 弥漫性脱位是指超过 50%（180°）的椎间盘周长发生移位，这种脱位被定义为病灶，而膨出则不超过椎间盘周长的 25%。需要强调的是，"椎间盘膨出"是 40 岁以上人群的常见现象，可能与椎间盘高度降低相关，但并不一定代表一种病理状态。

椎间盘膨出时，椎间盘组织的后侧脱位通常是对称的，在中线处最大，但偶尔也可能观察到一侧的局灶性椎间盘移位，甚至更罕见的是双侧局灶性椎间盘突出。在相对狭窄的椎管中，膨出的椎间盘可使硬脊膜表面变平，但只有在存在明显狭窄的情况下，才会导致脊髓或神经根的真正

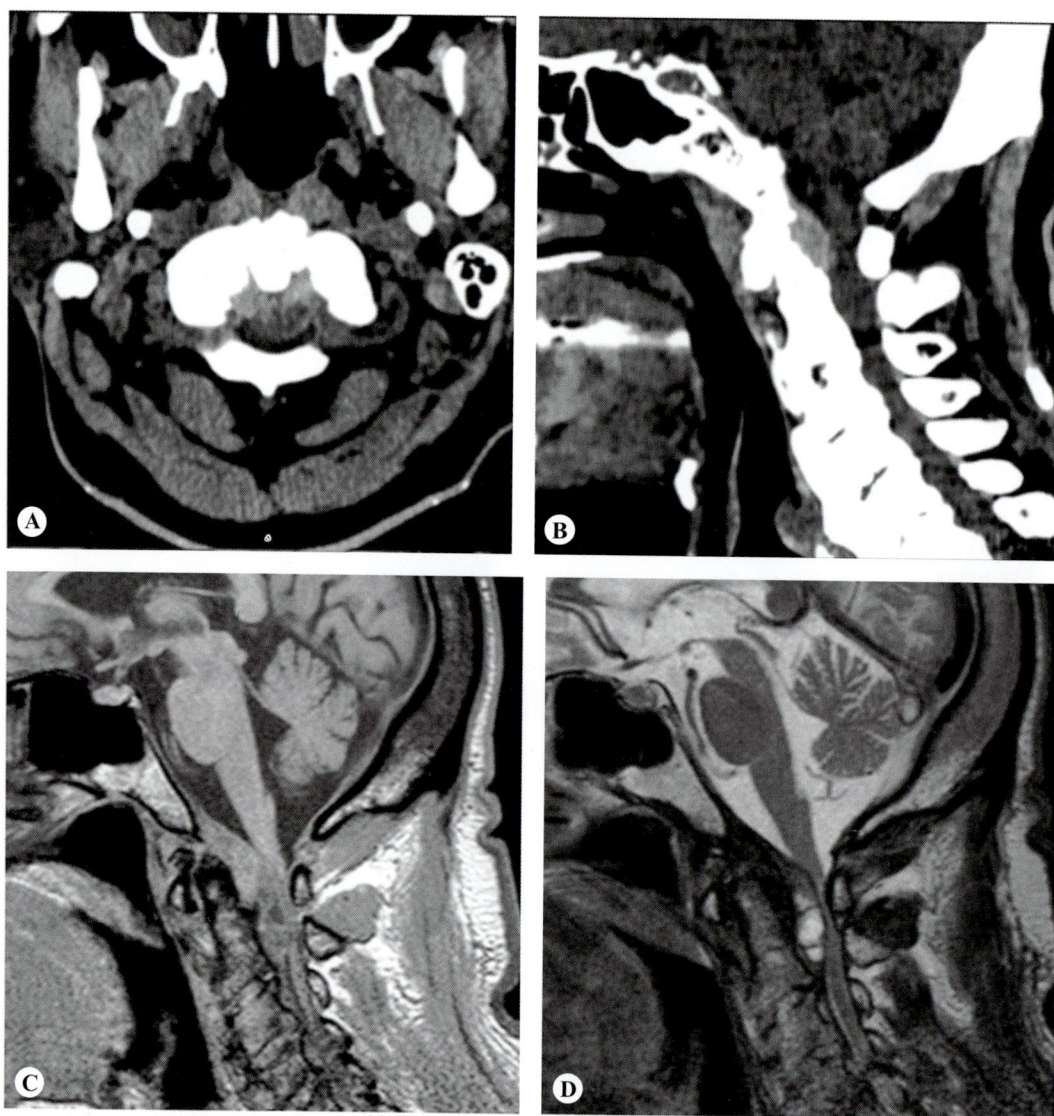

▲ 图 3-5 颅颈交界区假瘤的 CT 和 MRI

A 和 B. 轴位（A）和矢状位（B）CT 成像；C 和 D. 矢状位 GRE T_1（C）和 FSE T_2（D）成像。$C_0 \sim C_1$ 水平有大量的齿突后炎性组织，导致严重的脊髓压迫

压迫。

3. 颈椎间盘突出：分类

虽然椎间盘突出可发生在任何方向，但有临床意义的椎间盘突出常压迫椎管或神经根管，侵犯硬脊膜囊和（或）神经根。

颈椎间盘突出按位置划分如下（由中心向外侧）。

① 中央型：沿中线延伸至椎管，使硬脊膜受压变形，有时根据其大小，体积过大，可能导致双侧神经根病和（或）脊髓病（图 3-7）。

② 侧方型：不在中线，但也不延伸到外侧隐窝。突出的物质取代硬脊膜外脂肪，并可能占据神经根起源处的外侧隐窝。它导致单侧神经根病（图 3-8）。

③ 旁中央型：占据神经根（椎间孔）管，或超出相应的椎间孔（椎间孔 / 椎间孔外）。只有椎间孔成分压迫神经根时才具有临床意义（图 3-9）。

根据定义，可上下移动的突出物始终与椎间盘保持连续性。根据 PLL 的完整性，在 MRI 检查中，突出可更精确地描述为跨韧带或韧带内类型。

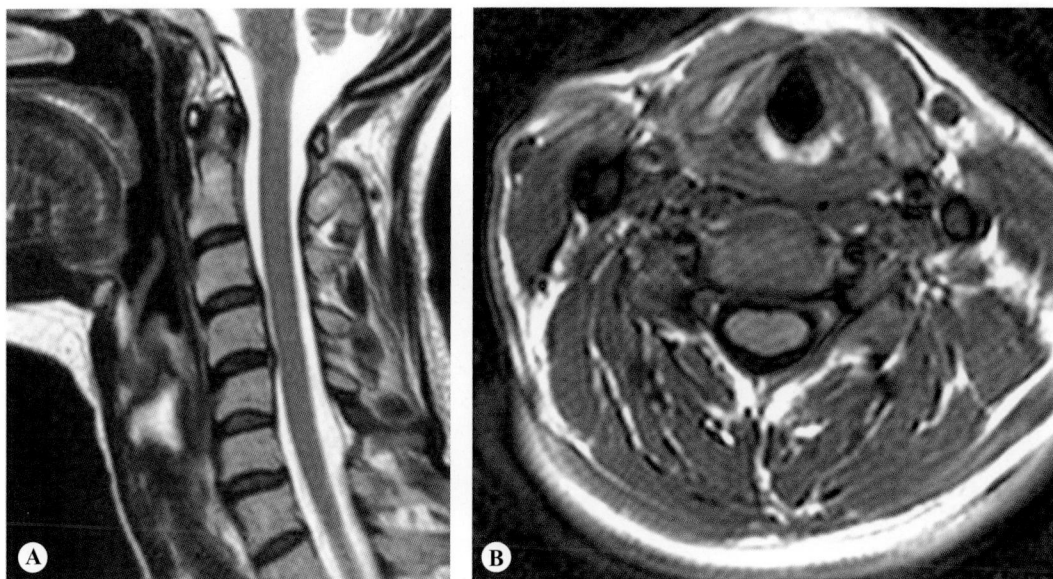

▲ 图 3-6 椎间盘膨出

A. 矢状位 FSE T_2 成像；B. 轴位 FSE T_1 成像。$C_4 \sim C_5$ 椎间盘边缘呈少量弥漫性膨出，对硬膜囊腹面有轻微影响

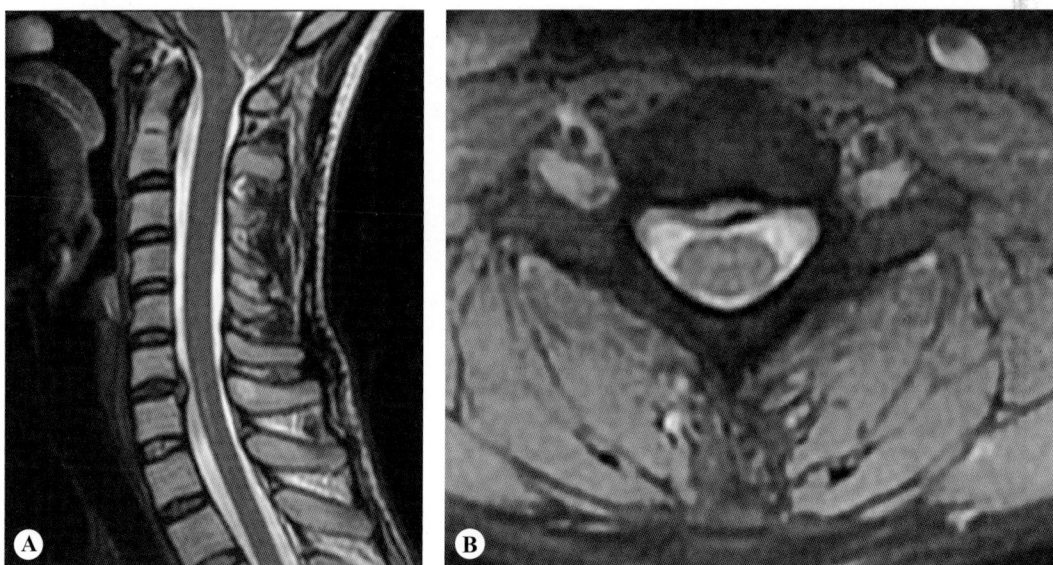

▲ 图 3-7 中央型颈椎间盘突出

A. 矢状位 FSE T_2 成像；B. 轴位 GRE T_2 脂肪抑制（B）成像。可见局灶性 $C_6 \sim C_7$ 椎间盘突出 / 膨出，使硬膜囊腹侧表面在中线处变形

当椎间盘组织的碎片位于中央椎管内而不与椎间盘连续时，我们称之为游离碎片。该碎片可向颅侧或骶侧移动，因此可压迫其起源水平以上或以下的神经根。

虽然它们可能像所有其他椎间盘突出一样，有些是急性创伤后发病，但通常是椎间盘退行性变过程的结果，如椎间隙高度降低和骨赘生成压迫脊髓或神经根。因此，评价骨赘与组织突出之间的关系是非常重要的，我们尤其要区分椎间盘的突出的成分（"软组织突出"）。后者的手术结果通常较差。

颈椎间盘突出比腰椎少见，因为颈椎间盘和

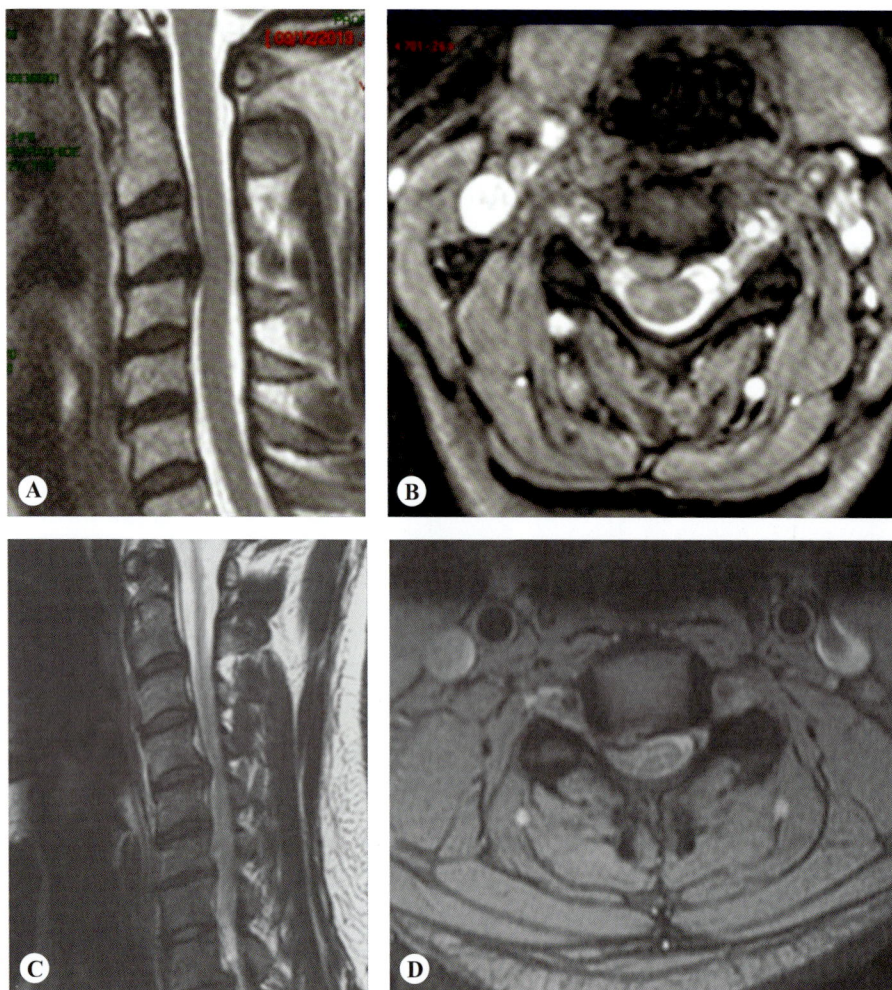

▲ 图 3-8 侧方型颈椎间盘突出（后旁正中 / 后外侧）

A 和 B. 患者 1：矢状位 FSE T_2（A）和轴位 GRE T_2 脂肪抑制（B）成像。$C_3 \sim C_4$ 旁正中椎间盘突出导致对右半脊髓的轻微撞击。C 和 D. 患者 2：矢状位 FSE T_2（C）和轴位 GRE T_2 脂肪抑制（D）成像。$C_4 \sim C_5$ 后外侧椎间盘突出压迫 C_5 神经根，占据右侧神经隐窝

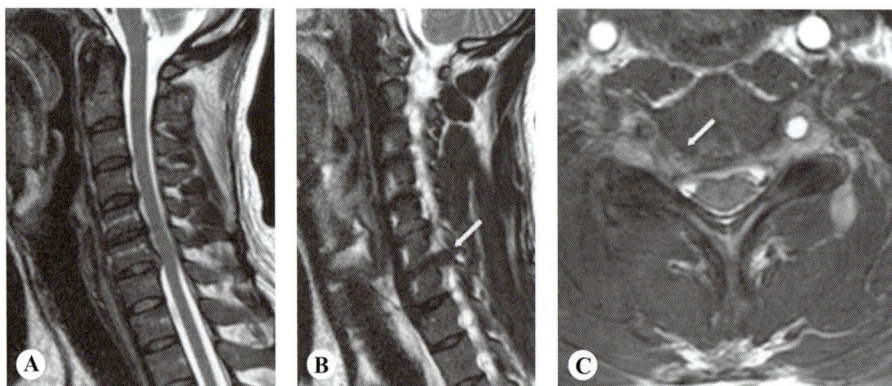

▲ 图 3-9　$C_6 \sim C_7$ 椎间孔椎间盘突出

A. 正中矢状位 FSE T_2 成像；B. 右侧旁矢状位 FSE T_2 成像；C. 轴位 FSE T_2 成像。正中仅见少量椎间盘膨出，而大的椎间盘突出（箭）完全占据右侧神经孔

椎体承受的重量较小，钩突在容纳突出物质方面起重要作用。疝在外侧更常见，因为在那个位置后纵韧带不那么坚韧。颈椎间盘突出最常见于 C_5～C_6 和 C_6～C_7 节段。

4. 颈椎间盘突出：影像学检查

颈椎的解剖结构特殊，椎间盘较薄，神经根管和椎间孔较短小，硬脊膜外脂肪较少，在进行 CT 检查时应始终考虑到这一点。CT 通常用于检查不同的突出成分（"软"突出和"硬"突出），并用于评估骨结构。例如，垂直于神经根管长轴的多平面斜位重建可很好地评估椎间孔的大小及因无椎骨骨赘的存在而可能出现的狭窄。

然而，对于硬脊膜外脂肪稀少的患者，或者对于颈部短而粗的患者，以及肩部和胸腔重叠的患者，较小椎间盘突出的检查可能是困难的。由于硬脊膜外静脉和相关肉芽组织的增强，静脉对比剂的使用可证明椎间盘突出的显著性。虽然 CT 对颈椎间盘突出的诊断可能有帮助，但由于 MRI 具有明显的优越性，通常不需要进行对比检查。在安排手术之前，评估 CT 显示的中央椎管和神经根管骨壁的状态可能非常重要。事实上，椎间盘突出通常是引起症状的原因之一，可能与钩椎骨赘引起的椎管根管狭窄相关，这在 CT 上表现得更好。

MRI 绝对是椎间盘突出引起的神经根病或脊髓病征象的首选检查。MRI 检查应使用矢状位和轴位 SE T_1WI，相应的 FSE T_2WI，以及怀疑椎间盘病变时使用 2D/3D GRE T_2W。T_1WI 提供详细的解剖信息，椎间盘呈低信号，类似于韧带结构和骨赘。由于脑脊液（cerebrospinal fluid，CSF）也表现为低信号，硬脊膜外脂肪几乎不明显，硬脊膜外结构与脑脊液之间几乎没有对比。因此，在轴位 T_1WI 中，很难区分少量的突出组织和骨赘。在 2D/3D T_2WI 中，较小的颈椎间盘突出更容易被发现，在这种成像中，骨骼信号更低，液体信号非常高，更容易将椎间盘突出与骨骼和邻近的骨赘区分开来。由于其呈低信号，迁移碎片有时可模仿骨赘，并且在 GRE T_2WI 上比在 FSE

T_2WI 上更清晰。GRE T_2WI 上 PLL 变薄、低信号是急性椎间盘突出的特征 [25]（图 3-10）。

（二）狭窄

中央椎管狭窄是指椎管和（或）侧隐窝及神经根管狭窄，可导致神经根或脊髓受压。

颈椎管狭窄患者的症状隐匿，表现为单侧或双侧神经根病或脊髓病（如上肢麻痹或感觉不良）。

颈部疼痛通常与此相关，但不是特异性的。早期诊断至关重要，因为该过程不会自发消退，手术可防止症状和脊髓损伤的进展。根据病因学标准狭窄的分类如下。

①先天性狭窄（特发性、发育不良、软骨发育不全、黏多糖病）：特征为椎体后缘至棘突基底线的距离即矢状直径短，椎板肥大和垂直，中央管变窄、减小或完全消失，出现硬脊膜外脂肪。

②获得性狭窄：可能是手术、外伤性病变或肿瘤的结果，但更常见的是源于椎体（骨赘）、关节柱（肥厚性退行性骨赘、半脱位）、椎间盘（"膨出"、椎间盘突出）、黄韧带（增生、钙化）和（或）后纵韧带骨化的退行性变。同样由于椎间盘退行性变导致的椎间隙高度降低，可以确定椎间韧带的短缩和增厚，造成对硬脊膜囊的侵犯。

③混合性狭窄：在临床实践中最常见，源于先天性狭窄条件下获得性形式的重叠。在这种情况下，椎间盘突出和（或）骨赘病即使是轻微的，也可能导致严重的神经根或脊髓压迫。

根据位置，狭窄可分为以下两种。

① 中枢性：以中央椎管缩小为特征，在退行性变中，由"膨出"椎间盘、黄韧带增生和（或）钙化、骨赘和退行性关节突肥大造成。

② 外侧性：包括外侧侧隐窝和椎间孔狭窄。外侧侧隐窝狭窄是由钩突肥大、上关节突退行性增生和（或）骨赘病所致。椎间孔狭窄主要由先天性因素（椎间孔小）、椎间盘退行性病理（"膨出"）和后外侧椎体骨赘所致。

此外，考虑到相当大的个体差异，测量管径

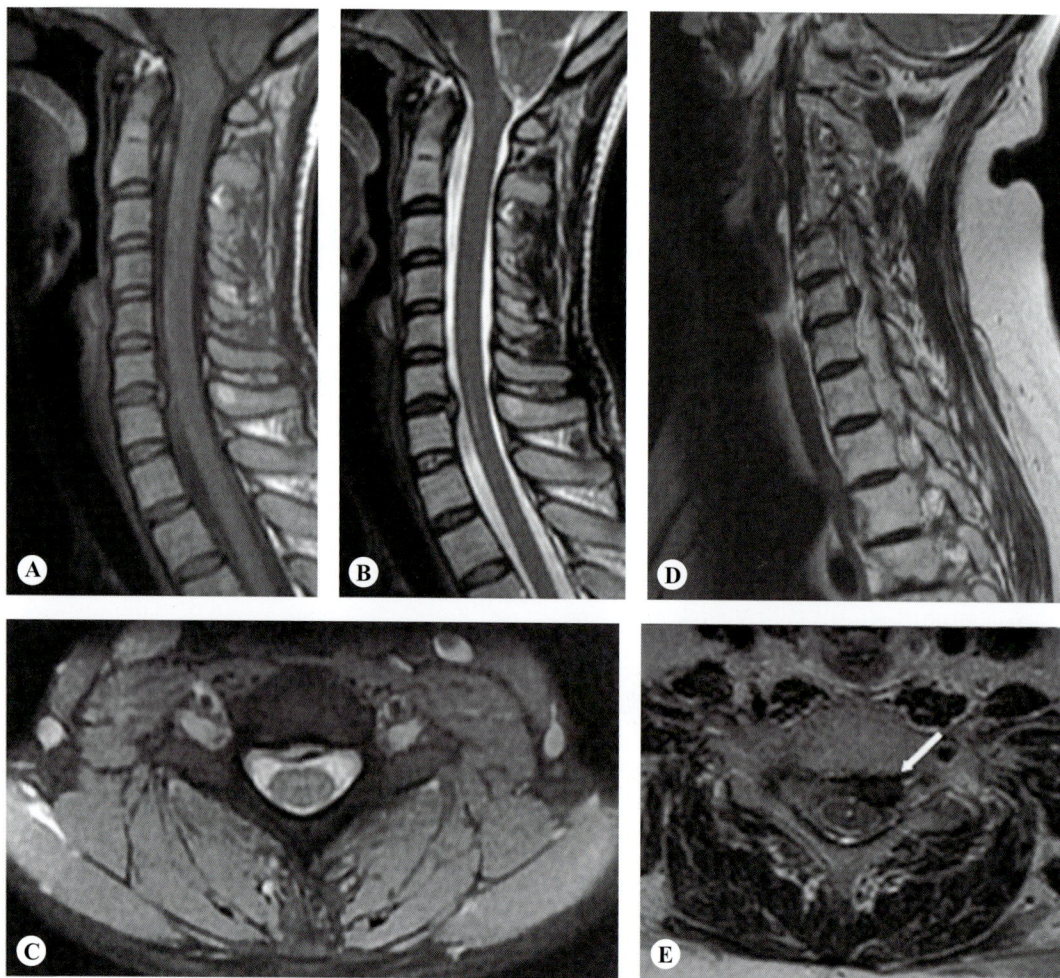

▲ 图 3-10　椎间盘突出的 MRI

A 至 C. 患者 1：矢状位 FSE T_1（A）、矢状位 FSE T_2（B）、轴位 GRE T_2（C）成像。急性椎间盘突出伴 $C_6 \sim C_7$ 高信号。D 和 E. 患者 2：矢状位 FSE T_2（D）、轴位 FSE T_2（E）成像。外侧椎间盘突出伴向颅侧移位的椎间盘碎片（箭），在 T_2 成像上显示低信号

并不十分可靠。然而，在颈椎水平确实有两条放射学参考线可评估中央椎管矢状直径：第一条与沿椎体后壁绘制的理想线一致；第二条是棘突椎板线。这条想象的线在中线上连接了每个椎体的椎板汇聚点。正常情况下，棘突椎板线向前凸出，距关节突后缘至少 3～4mm。如果棘突椎板线与关节突关节重叠，则可以推断颈椎中央管矢状直径减小。

另一种评估椎管狭窄的方法是中央椎管与椎体的比值，也称为"Torg-Pavlov 比值"，这是颈椎管直径与颈椎体宽度的比值。X 线片上该小于 0.8mm，则与颈椎狭窄一致[26]。然而，我们可考

虑宽度小于 13mm 的颈椎管狭窄[27]。CT 能很好地显示椎体和小关节骨增生过程、椎间盘退行性变和黄韧带钙化，能更好地显示退行性椎管狭窄的病因。

在退行性椎体滑脱的情况下，CT 容易识别关节半脱位，"双弓"征象，矢状位多平面重建时，可见硬脊膜囊撞击。CT 也可以更容易地测量中央椎管的直径，但它不能证明退行性损伤对脊髓的影响。此外，在颈椎中，硬脊膜外脂肪含量低和椎管相对较小不足以评估可能的韧带肥大。

影像

高质量的 X 线检查证实了退行性变，但没

有发现脊髓的压缩现象及其延伸（矢状位成像），最重要的是，没有发现对神经结构的直接影响（水肿、胶质瘤和骨髓瘤）。由于这些优势，尤其是在颈椎方面，MRI 是首选的成像方式（图 3-11）。矢状位 T_1WI 显示椎间孔根受压，表现为椎弓根周围脂肪脱位或消失；然而，硬脊膜囊受压和椎间盘退行性变在 T_2WI 上更为明显。使用体积三维 GRE 技术，切薄片（1mm 或更小），可以获得颈椎神经孔的最佳评估[28]。虽然 CT 可用于检查神经孔狭窄，但 MRI 采用轴位 GRE T_2W 或磁共振后扫描通常能提供更好的结果。T_2WI 可识别骨赘并将其与邻近的椎间盘突出区分开来。此外，它清楚地显示了后纵韧带骨化和黄韧带肥大，因为这些结构与相邻的蛛网膜下腔之间存在固有的高对比度。如果脊髓长期受压，则会发生不可逆的变化，即脊髓软化和胶质瘤，在 T_2WI 上脊髓出现高信号的病灶区域[29]，导致脊髓矢状直径缩小更明显（萎缩），腹侧裂的证据增加。

八、特定退行性疾病

（一）类风湿关节炎

即使类风湿关节炎（rheumatoid arthritis，RA）不是一种纯粹的退行性疾病，我们也在本章中纳入了这种病理实体，因为它主要累及颈椎，并且其表现与其他退行性疾病相似。

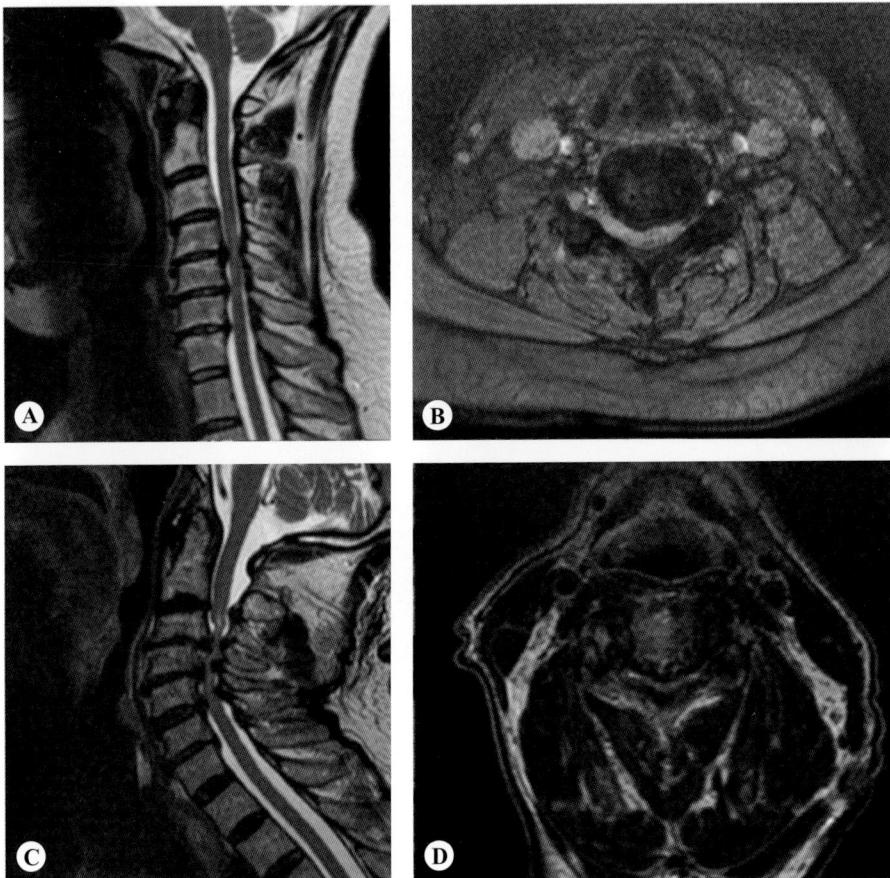

▲ 图 3-11　椎管狭窄的 MRI

A 和 B. 患者 1：矢状位 FSE T_2（A）、轴位 GRE T_2（B）成像。$C_4 \sim C_5$、$C_5 \sim C_6$ 和 $C_6 \sim C_7$ 椎间盘突出伴轻度颈椎病，表明椎管狭窄伴脊髓侵犯，表现为固有信号改变。轴位成像能更好地评价狭窄程度。C 和 D. 患者 2：矢状位 FSE T_2（C）、轴位 FSE T_2（D）成像。晚期颈椎病和椎间盘退行性变 / 突出。中央管几乎被完全堵塞了。脊髓严重受压，矢状直径减小，固有信号改变

RA 是一种慢性自身免疫病，累及小滑膜关节，导致进行性破坏，并伴有全身累及。在一般人群中 RA 的患病率为 1%，以女性为主（男女比例为 1：3）。RA 的关节受累在肢带骨中是对称的，而除颈椎外，中轴骨通常不受累。高达 86% 的患者累及颈椎，总体而言，RA 是最常见的累及颈椎段的炎症性疾病。涉及的滑膜关节包括寰枕关节和寰枢关节。这些关节的进行性破坏导致寰枢不稳定（atlantoaxial instability，AAI）或脱位或半脱位的发展，特别是寰枢半脱位（atlantoaxial subluxation，AAS）、纵向枢椎半脱位（vertical axis subluxation，VS）或颅骨沉降和枢椎下半脱位（subaxial subluxation，SAS）。颈椎受累的程度与多种因素相关［RA 的持续时间、周围关节炎的严重程度、皮质类固醇治疗的持续时间、类风湿结节的存在、血清类风湿因子（rheumatoid factor，RF）值］。

RA 的病理原动力是滑膜炎症，由一系列事件维持，免疫细胞（包括中性粒细胞、肥大细胞和巨噬细胞）涌入滑膜，局部释放促炎性细胞因子和炎症小分子介质。寰枢关节（图 3-12）、小关节、钩椎关节、齿突后滑囊、棘间韧带和寰椎周围韧带的炎症导致齿突周围炎症性血管翳的形成，伴进行性关节软骨丢失、骨侵蚀和韧带破坏的形成。接下来是颈椎不稳定和运动障碍，之后的步骤是建立半脱位（寰枢或枢椎下），导致节段的机械紊乱（图 3-13）。最终后果是神经和血管的各种压迫表现。

大多数颈椎受累患者在诊断时无症状。当出现症状时，最常见的表现是颈部疼痛，但由于颈椎结构（颈或脑神经、脑干、脊髓或者血管）受压或颈椎不稳定，也有多种可能的临床表现。在有症状的患者中，相对常见的是不同形式的疼痛，如枕部头痛（在颅沉降或 AAI 的情况下，由于穿过寰椎和枢椎的枕神经受到压迫），偏头痛或颈部、乳突、耳部或面部疼痛（由 C_2 脊神经或耳大神经受到压迫造成）。与脑干和椎动脉受压相关的症状包括耳鸣、眩晕、吞咽困难、视物障碍和复视。脊髓病症状（包括肌肉萎缩、虚弱、步态障碍、灵活性障碍、肢体感觉异常、反射亢进、痉挛、本体感觉丧失、肠或膀胱障碍等多种症状），严重者可因继发性脊髓空洞、闭锁综合征或猝死而导致瘫痪，这些症状均与脊髓受压相关。在体格检查中，Lhermitte 特征见于脊髓上

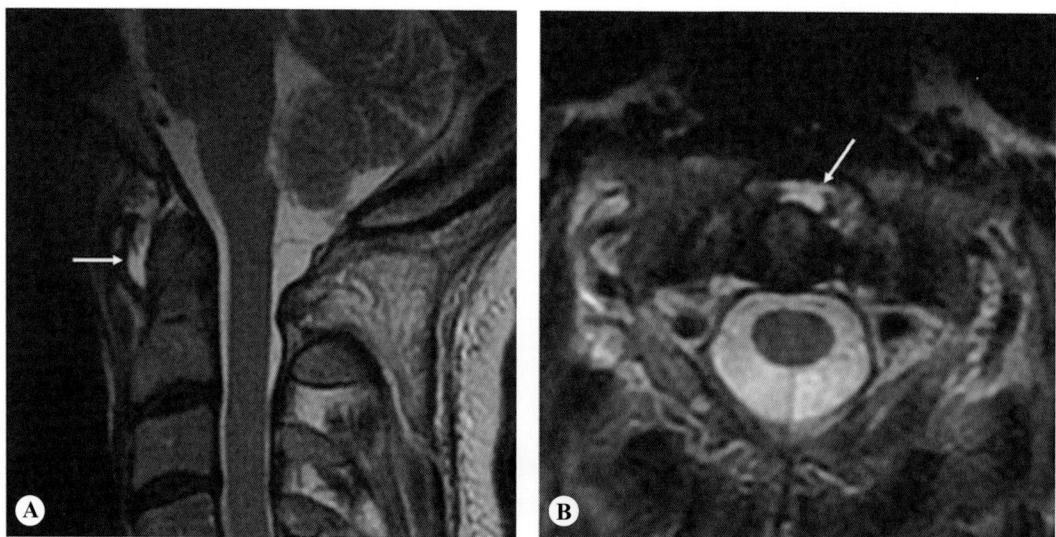

▲ 图 3-12　类风湿关节炎的 MRI
A. 矢状位 FSE T_2 成像；B. 轴位 FSE T_2 成像。前侧半脱位，齿突周围（尤其是前部）存在液体和炎症组织，T_2 序列显示高信号（白箭），这里没有侵蚀的征象

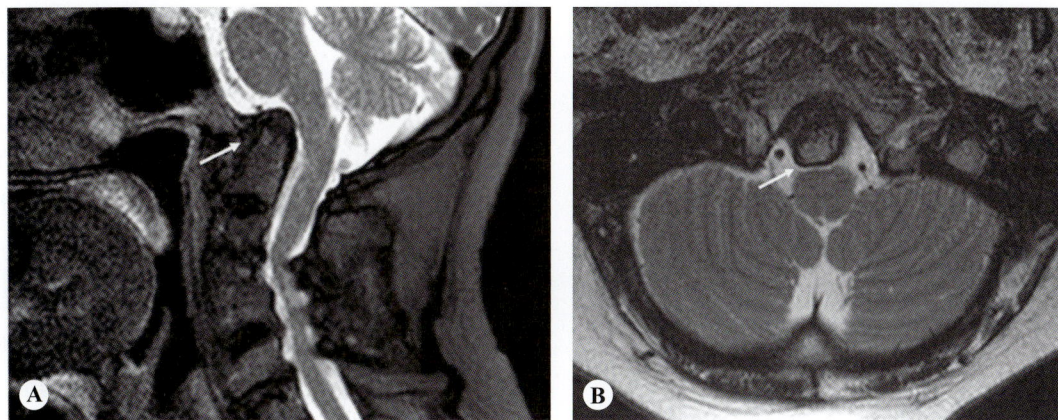

▲ 图 3-13　类风湿关节炎患者基底压迹的 MRI

A. 矢状位 FSE T_2 成像；B. 轴位 FSE T_2 成像。垂直寰枢脱位（A）；齿突尖端位于枕骨大孔上方（白箭）；在 B（白箭）中，延髓腹侧表面轻度压迫是明显的，没有白质受累

部和颈髓交界处受压的情况。颈椎不稳，特别是 AAI，与屈曲时头部前倾的感觉有关。此外，如果颈椎不稳定的后果造成椎动脉扭结，则椎基底动脉血栓栓塞的风险升高。

RA 的药物治疗基于糖皮质激素（glucocorticoids，GC）、疾病改善抗风湿药物（disease-modifying antirheumatic drugs，DMARD）和（或）生物制剂（biologic agents，BA）。DMARD 和 BA 可降低颈椎受累的发生率，但对已经出现的颈椎进行性破坏的病程没有效果。这一考虑强调了 RA 中颈椎受累的早期诊断和治疗的必要性。

影像

X 线片通常是首诊检查，尤其是无症状患者。标准的检查应包括齿突的动态屈曲 - 伸展位片和张口位片。这些投影在确定骨骼排列和畸形方面是可靠的。然而，基于 X 线片对颈椎不稳的评估可能有所不同。此外，一些影像学特征在 X 线片上无法完全分析，特别是骨质侵蚀、颅颈交界区和颈胸交界区的状态及炎性血管翳和脊髓压迫的特征。如果 X 线检查结果证实或怀疑为 RA，或出现（颈痛、神经症状）症状时，应进行 CT 或 MRI 检查。CT 结合多平面重建能很好地显示骨质侵蚀和关节强直或假关节的存在，并可用于制订手术计划。MRI 对所有脊髓型或神经根型患者都有特定的适应证，因为它代表了软组织和脊

髓评估的最佳成像方式。获得动态屈伸 MRI 序列的可能性有助于诊断静态 MRI 不能排除的蛛网膜下腔侵犯。

（二）弥漫性特发性骨质增生症

弥漫性特发性骨质增生症（diffuse idiopathic skeletal hyperostosis，DISH）又称 Forestier 病、老年性强直性骨质增生和不对称性骨骼骨质增生，是一种在老年人群中并不少见的退行性疾病，有研究报道 70 岁以上人群[30, 31]的患病率为 10%。其特点是沿脊柱前纵韧带过度骨化，导致桥接性骨赘形成。20 世纪 70 年代，Resnick 制订了诊断 DISH 的特异性放射学标准[32]：①至少 4 个相邻椎体的前外侧存在动态的钙化和骨化；②相对保留无椎间盘退行性病变的受累椎体节段的椎间盘高度；③无椎间小关节强直及骶髂关节侵蚀、硬化或骨性融合[33]。DISH 的脊柱外骨化可发生在韧带附着点和关节旁软组织。

DISH 在很大程度上是无症状的，通常被偶然发现。该病的确切病因尚不清楚：DISH 可被认为是骨化性体质的一种表现，典型的是高龄，导致骨骼结构（附着点）的肌腱和韧带附着点处骨组织的产生，韧带钙化和骨化，最后形成关节旁骨赘[1]。脊柱是该疾病的选择性靶点，其他骨骼区域也可能参与其中。

其患病率具有高度变异性（2.9%～42.0%），

取决于不同的因素，即人口学背景、使用的诊断标准，以及是否存在伴随的危险因素，如年龄较大、代谢因素（高血压、肥胖、糖尿病）和心血管疾病[34]。

影像

影像学检查结果直接来源于脊柱的组织病理学改变。DISH 的一个特征是 ALL 的骨化在椎间盘水平更为明显，形成了腹侧脊柱侧貌的"粗大"方面。

在疾病的第一阶段，影像学可能显示一个细小的骨化（厚度在 2mm 以下）；随着病情的进展有可能观察到大的韧带骨化（韧带骨化定义为起源于韧带内的骨性生长）。骨化形成的典型部位是椎体（因为 ALL 的参与）的前方。

影像学检查不足以评估骨化对气管、支气管或食管造成的压迫程度。在这种情况下，脊柱 CT 结合多平面重建，将会对诊断很有帮助（图 3-14）。

CT 在评估并发症方面也有一定的作用，如骨折、后纵韧带骨化继发的椎管狭窄、下咽部

的压力影响等。当 DISH 与骨化的 PLL 相关时，MRI 的唯一指征是显示 / 排除脊髓压迫，因为它在少数患者中观察到[35]。

诊断 DISH 最常用的标准是 Resnick 和 Niwayama 描述的标准（由新形成骨桥接相邻的 4 个椎体，没有严重的椎间盘高度丢失，没有椎间小关节和骶髂关节的退行性变），可能反映了与疾病终末期相关的发现[33]。Kuperus 等提出了区分无 DISH、早期 DISH 和确诊 DISH 的 CT 参数，以考虑早期建立诊断标准。评估的特征是骨桥的存在和位置，新形成骨的移动程度和新骨形成的位置，赋予每个特征以分数，从而实现评分系统[36]。

（三）后纵韧带骨化症

后纵韧带骨化症（ossification of the posterior longitudinal ligament，OPLL）是一种脊柱疾病，通常影响 50—70 岁人群，男性更常见。在日本人群中有较高的发病率[37]。该病通常累及脊柱的颈部区域，临床上以脊髓神经根病变为特征，即使 OPLL 可能经常无症状。

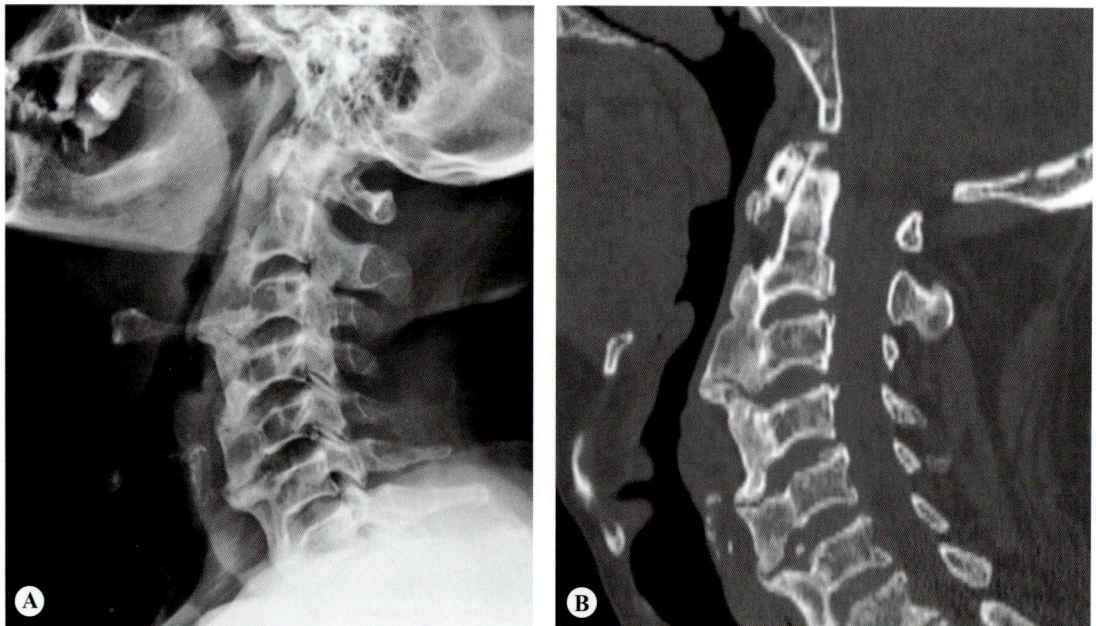

▲ 图 3-14 弥漫性特发性骨质增生症患者的 X 线片及 CT
A. 站立位侧位 X 线片；B. 矢状位 CT。沿着前纵韧带的弥漫性骨化和从 C₂ 到 C₇ 的桥接骨赘是非常明显的，并且具有保留的椎间盘高度。这些发现在 CT 中得到了很好的显示，CT 对病变的范围显示较好

有研究提出 OPLL 的发病机制可能与椎间盘突出和（或）弥漫性骨肥厚的过程相关[38]。

OPLL 在接受了后路减压手术的患者和无症状的非手术治疗的患者中都可有一个进展过程。一些研究着重于发现这些危险因素。Lee 等发现，对于特定类型的椎间盘受累和在动态 X 线片上评估的 ROM 增加的情况下接受后路椎板成形术的患者，术后 OPLL 进展的风险更高；ROM 增加也是发展为脊髓型颈椎病的危险因素[39]。Doi 等研究了无症状患者中 OPLL 进展的危险因素，发现年轻、OPLL 累及多个椎体水平、连续型 OPLL 和较高的血清尿酸水平的患者的进展风险较高[40]。

影像

X 线片可见沿后纵韧带走行的连续性钙化，尤以颈椎中间段（$C_3 \sim C_5$）为著；与之相关的椎间盘退行性变和关节突关节强直通常极少。

CT 对钙化范围的评估具有较高的灵敏度；在某些情况下，轴位成像可显示（"倒 T"和"蝴蝶结"样）韧带钙化的特征性表现。MRI 显示了脊髓损伤，特别是在骨化厚度较大的病例中（图 3-15）。

在一些 OPLL 患者中，可检测到 ALL 的广泛钙化或 DISH 的其他征象。当其发生时，通过观察小关节强直的缺失和相关椎间盘退行性变的缺乏，可以与炎症性关节病进行鉴别诊断[37]。

（四）长期血液透析患者的破坏性颈椎关节病

对于破坏性颈椎关节病（destructive spondyloarthropaty，DSA），其在 X 线上的特征是椎间隙显著缩小，伴有邻近终板的侵蚀和囊变及轻微骨赘形成。DSA 通常累及多个椎体，以颈椎下段（$C_5 \sim C_7$）受累最多，但也可累及 CCJ。临床上，DSA 可导致延髓受压，需要手术减压和稳定。然而，DSA 的神经系统症状非常罕见。DSA 的患

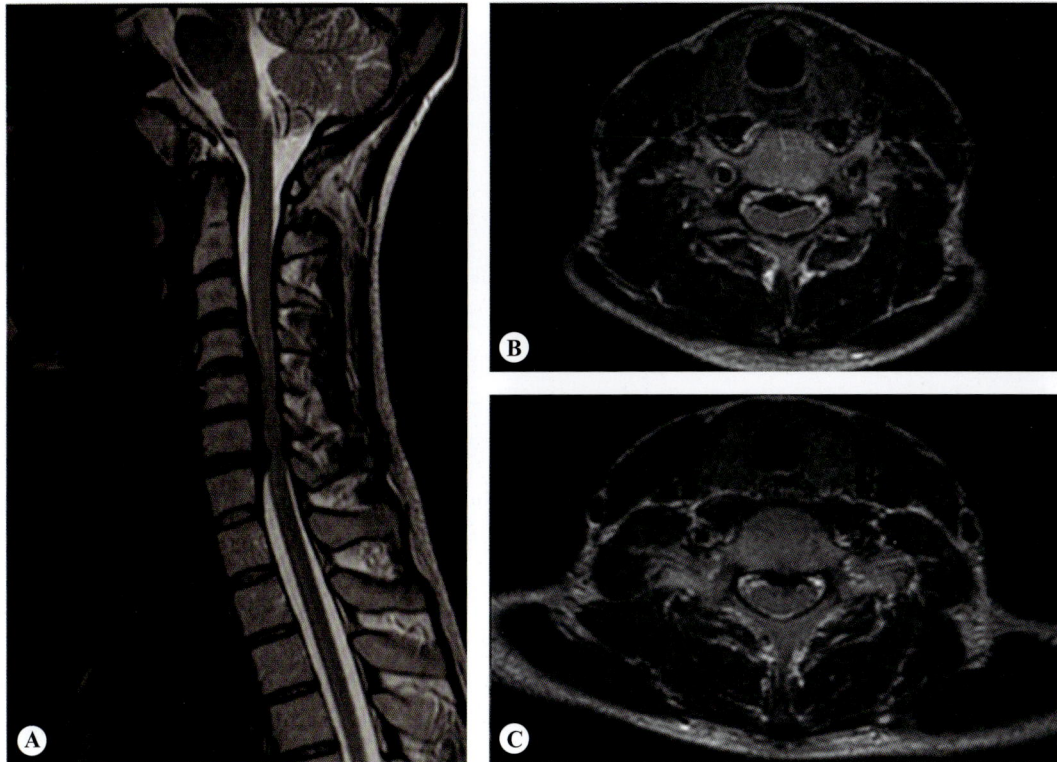

▲ 图 3-15 后纵韧带骨化症患者的 MRI
A. 矢状位 FSE T_2 成像；B 和 C. 轴位 FSE T_2 成像。后纵韧带骨化位于 $C_3 \sim C_6$ 水平，颈椎的中间束。由于增厚韧带的压迫，脊髓在该水平表现出轻度的压力升高（水肿／胶质增生）

病率很难确定，在长期血液透析患者中，DSA 的患病率为 5%～25.3%[41]。

DSA 的确切发病机制尚不完全清楚，它可能是血液透析相关系统性淀粉样变的直接后果。与 DSA 发病相关的危险因素有很多，如肾衰竭持续时间、发病年龄、血液透析时间、透析膜及患者的基本临床情况等，但迄今为止，该综合征的自然病程尚不清楚，也没有有效的治疗方法。

在 Nagamachi 等的一项研究中报道，血液透析开始的年龄也与破坏性改变的进展相关，血液透析持续时间没有显示出这种相关性[42]。

影像

该综合征的影像学征象包括与邻近终板侵蚀和（或）囊肿相关的椎间隙严重减少，以及轻微骨赘形成。

通过 X 线检查，在 DSA 的早期阶段也可检测到附着点病变的征象，类似于早期的强直性脊柱炎。随着病理的进展，与软组织肿块相关的终板破坏产生，非常类似于脊柱椎间盘炎的表现。这些改变导致椎体塌陷、半脱位或脊椎滑脱。

DSA 的退行性变过程伴随假瘤和骨侵蚀，有时可累及 CCJ，尽管这种情况并不多见。一个相关的临床问题是排除有症状的血液透析患者（呈现感染性疾病的风险升高）椎体破坏性病变的感染。放射科医生应能将 DSA 与椎间盘炎区别开来，如果在 T_2W 和 STIR 成像上显示为低信号，则 DSA 可能性较大。

（五）黄韧带骨化

本病是一种以黄韧带骨化为特征的退行性疾病。其发病机制尚不清楚，可能与（在韧带内有羟基磷灰石或焦磷酸钙沉积）代谢紊乱相关。

黄韧带骨化表现为类似于邻近椎体骨髓骨化的黄韧带线状增厚。骨化呈典型的对称性和双侧性；由于其他原因，在影像学研究中经常偶然诊断。

影像

在 X 线片上，当肉眼可见时，黄韧带骨化表现为位于椎板前方的薄层钙化。

CT 是显示骨化的最佳影像学方法，但对于确定可能的脊髓受累情况是不充分的。在 CT 上，黄韧带骨化表现为韧带内的高密度增厚，在轴位平扫上显示最佳，具有特征性的 V 形成像。

MRI 不仅可以很容易地检测到韧带的骨化，还可以检测到对脊髓的继发性影响。在 T_1WI 上，黄韧带骨化表现为韧带内低（较薄的病灶）到高（较厚的病灶）信号的线状肿块。在 T_2WI 上，由于脊髓受压，表现为与脊髓软化相关或不相关的线状低信号。在 GRE T_2WI 上，黄韧带表现为增厚的低信号带，由于易感性伪影，很难估计实际的椎管狭窄程度[6]。

（六）焦磷酸钙沉积症

焦磷酸钙沉积症（calcium pyrophosphate deposition disease，CPPD）是一种代谢性关节病，又称假性痛风，由焦磷酸钙在关节及其周围，特别是关节软骨和纤维软骨中增多和沉积引起，可能累及 CCJ，即齿突周围结构。其特征是线性椎间盘或韧带钙化沉积。该病的确切病因尚不清楚，可能与甲状旁腺功能亢进、血色病、痛风或低磷血症相关。

影像

影像学可以显示椎间盘内的线性钙化，并且常与耻骨联合或腕关节三角纤维软骨的钙化相关。CT 是评估钙化的最佳影像学工具，但 MRI，尤其是 T_2WI，不仅可以显示钙化，还可以显示肉芽组织和纤维化的数量[6]。

（七）齿突加冠综合征

齿突加冠综合征（crowned dens syndrome，CDS）是一种以急性颈枕部疼痛为主要表现的临床 – 放射学综合征，伴有发热、僵硬和一般炎症体征，持续数天至数周。CDS 的平均发病年龄为 60—70 岁，女性多见。

CDS 的病理性基质通常与晶体沉积性疾病相关，在大多数情况下，焦磷酸钙也与羟基磷灰石（hydroxyapatite，HA）相关。其他关节炎症性疾病（RA、RA-DISH 等系统性结缔组织病，统称系统性硬化症）可能与 CDS 相关。与 CDS 发生相关的其他情况有外伤、关节半脱位和肿瘤。

CDS 可无症状或引起慢性颈痛和脊髓压迫，以头痛、发热及晨起颈痛三联征为代表的经典起病是其特征，与不同的病情相关，如感染性脑膜炎或转移性颈椎性脊柱炎。不典型的临床表现包括疼痛颈臂综合征（与肩部僵硬和无力相关）或枕颞部头痛（类似于不典型风湿性多肌痛或巨细胞动脉炎相关的症状）。

影像

CT 代表诊断 CDS 的金标准：能识别 CDS（在适当的临床情况下）的表现是所有齿突关节结构（滑膜、关节囊和韧带）钙化；钙化的轮廓狭窄且不规则，围绕齿突（马蹄形外观），其他较小的钙化位于主钙化周围的齿突尖端（图 3-16）。

CT 还可以评估骨皮质、齿周钙化和齿突周围其他较小钙化的存在；此外，它还可以描述未知的齿突骨折。然而，CT 在评估急性症状发作（因为钙化可能已经被重吸收或可能发生迁移）后缓慢进行性 CDS 时具有一定的局限性。该事件更多地与羟基磷灰石沉积病（hydroxy-apatite deposition disease，HADD）、风湿病相关的 CDS 相关[43]。

（八）颅颈交界区假瘤

齿突后假瘤（retro-odontoid pseudotumor，ROP）是指寰枢椎交界处软组织的非肿瘤性增生。

ROP 通常与寰枢椎微观不稳定或半脱位相关，随着时间的推移，肿块可确定邻近脊髓的压迫性脊髓病。症状可能是多变的，从颈痛（最频繁）、头痛和（或）颈部僵硬到下肢轻瘫和瘫痪（在重症病例中）。ROP 可与多种病理状态相关。

RA 是最常见的与 ROP 相关的疾病；在高达 83% 的患者中发现了不同程度的齿突后软组织增厚[44]，在已知的外周关节炎患者中更常见；孤立性 ROP 在这组患者中较为罕见[45]。

与 ROP 相关的非类风湿性疾病，伴或不伴寰枢椎不稳，包括软骨钙质沉着症、血液透析相关性淀粉样变性、慢性齿突骨折、痛风、色素

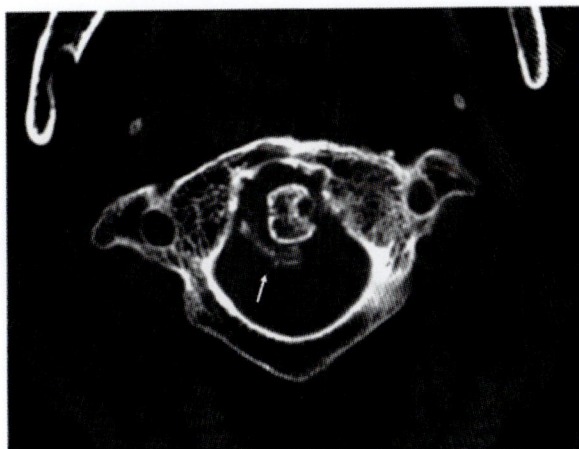

▲ 图 3-16 齿突加冠的轴位 CT
寰椎横韧带矿化，右侧更为明显（白箭）

沉着绒毛结节性滑膜炎（pigmented villonodular synovitis，PVNS）和后纵韧带骨化。其他较少见的与齿突后区肿块样结构生长有关的表现为齿突后滑膜囊肿、硬膜外血肿和（或）脂肪瘤病。

手术治疗局部不稳定被认为是最佳的治疗选择。文献报道的多个病例证实颅颈交界区手术稳定后假瘤体积缩小。

慢性寰枢椎不稳定的发展和由此产生的机械应力大多采用后路融合（伴枕颈或寰枢椎融合）手术治疗，该手术是治疗伴有寰枢椎半脱位的 ROP 的合适手术策略[46]。

Kakutani 等[47] 分析了 C_1 椎板切除术治疗无寰枢椎不稳定的 ROP 的手术效果，发现所有接受治疗并纳入研究的患者均有所改善。

Kobayashy 等和 Kakutani 等的研究均表明，术前 MRI 对比增强较高的 ROP，反映了假瘤周围较高的新生血管，术后退缩率较高。

影像

中立位和过屈过伸位 X 线是评估颈椎不稳的主要影像学方法，其中过屈过伸位 X 线被推荐应用于临床。

多排 CT 有助于识别骨质侵蚀、骨折、对线、关节关系和假瘤的存在；此外，CT 检查容易评估 ROP 或齿突周围韧带中的最终骨化。

MRI 是目前 ROP 的金标准，可发现早期 RA

的早期病理改变，并评估假瘤本身的组织特征。

与 ROP 发生、发展相关的一些情况具有特异性的影像学特征。

在 RA 中，ROP 可显示不同的组织学成分（富血供、纤维性或混合性），这反映在不同的 MRI 表现上：在 T_2 加权成像上高信号和在富血供血管翳情况下增强；在 T_2 加权成像上中等信号，在乏血供血管翳情况下没有增强；且在 T_1 及 T_2 加权序列上呈低信号，无增强情况下可见纤维血管翳。

在 CPPD 中，由于存在焦磷酸钙结晶沉积到透明软骨和纤维软骨中，通常在 T_1 加权成像中信号较低，在 T_2 加权成像中信号不均匀。

血液透析相关性淀粉样变可以显示骨结构内的囊性变和侵蚀，通过 CT 可以更好地鉴别。

在 PVNS 中，组织学上以单核组织细胞和多核巨细胞浸润为特征，在 T_1 和 T_2 加权成像中信号多变且不均匀，梯度回波成像中的"晕环"由含铁血黄素沉积决定。

痛风很少累及颅颈交界区。痛风石也可以引起轮廓清晰的骨质侵蚀，其特征是不同程序的钙化，决定了 MRI 的可变信号，不易与钙羟基磷灰石晶体的沉积区分。双能量 CT 可作为一种有用的诊断工具，可区分尿酸盐和钙化矿化（在 80kVp 和 140kVp 的采集上表现出不同的衰减）。

在 OPLL 中，CT 能较好地排除后纵韧带骨化及其纵向延伸，而 MRI 的骨化信号与骨皮质相同。

其他情况，如硬脊膜外脂肪瘤病或血肿，分别由于脂肪组织和血凝块的存在，在 T_1 加权成像中显示典型的高信号。齿突后滑膜囊肿与涉及韧带结构的退行性变相关，如果囊肿单纯，其 MRI 表现可以明确（一种带有液体信号的结构），但如果囊肿复杂，其信号可能会发生变化 [48]。

参考文献

[1] Pistolesi GF. Bergamo Andreis IA: L'imaging diagnostico del rachide. Ed Libreria Cortina Verona: Verona; 1987.

[2] Ross J. Neuroimaging clinics of North America. Philadelphia: WB Sanders; 1995.

[3] Maigne JY, Deligne L. Computed tomography follow-up study of 21 cases of nonoperatively treated cervical intervertebral soft disk herniation. Spine. 1994;19:189-91.

[4] Milligram MA, Rand N. Cervical spine anatomy. Spine State Art Rev. 2000;14(3):521-32.

[5] Johnson R. Anatomy of the cervical spine and its related structures. In: Torg JS, editor. Athletic injuries to the head, neck, and face. 2nd ed. St Louis: Mosby-Year Book; 1991. p. 371-83.

[6] Ross JS, Moore KR, Borg B, et al. Diagnostic imaging: spine. 2nd ed. Salt Lake City: Amirsys; 2010.

[7] Colosimo C, Pileggi M, Pedicelli A, Perotti G, Costantini AM. Diagnostic imaging of degenerative spine diseases. Technical approach. In: Minimally invasive surgery of lumbar spine. London: Springer; 2014.

[8] Fullenlove T, Williams AJ. Comparative roentgen findings in symptomatics and asymptomatics backs. Radiology. 1957;68:572-4.

[9] Gehweiler JA, Daffner RH. Low back pain: the controversy of radiologic evaluation. AJR Am J Roentgenol. 1983;140:109-12.

[10] Wood KB, Popp CA, Transfeldt EE, Geissele AE. Radiographic evaluation of instability in spondylolisthesis.

[11] Rothman SLG, Glenn WV. Multiplanar CT of the spine. Chapters 1-4, p. 1-112, chapters 16- 17, p. 477-504. Baltimore: University Park Press; 1985.

[12] Hirsch C, Shajowicz F. Studies on structural changes in the lumbar anulus fibrosus. Acta Orthop Scand. 1952;22:184-231.

[13] Yu S, Haughton VM, Sether LA, et al. Criteria for classifying normal and degenerated lumbar intervertebral discs. Radiology. 1989;170:523-6.

[14] Virgin WJ. Experimental investigations into the physical properties of the intervertebral disc. J Bone Joint Surg. 1951;33:607-11.

[15] Nachemson A. Some mechanicalproperties of the lumbar inteevertebral discs. Bull Hosp Joint Dis. 1962;23:130-43.

[16] Modic MT, Steinberg PM, et al. Degenerative disc disease assessment of changes in vertebral marrow with imaging. Radiology. 1988;166:193-9.

[17] Giunti A, Laus M. Le Radicolopatie Spinali. Bologna: Aulo Gaggi Editore; 1992.

[18] Alizada M, Li RR, Hayatullah G. Cervical instability in cervical spondylosis patients. Orthopäde. 2018;47:977-85. https://doi.org/10.1007/s00132-018-3635-3.

[19] Rydman E, Bankler S, Ponzer S, Järnbert-Pettersson H. Quantifying cervical spondylosis: reliability testing of a coherent CT-based scoring system. BMC Med Imaging. 2019;19(1):45.

Spine. 1994;19:1697-703.

[20] Panjabi MM, Krag MH, White AA, Southwick WO. Effects of preload on load displacement curves of the lumbar spine. Orthop Clin North Am. 1977;8:181-92.

[21] Kirkaldy-Willis WH. The pathology and pathogenesis of low back pain. In: Kirkaldy-Willis WH, editor. Managing low back pain. New York: Churchill Livingstone; 1983. p. 23-43.

[22] Weyreuther M, Heyde CE, Westphal M, Zierski J, Weber U. MRI atlas, orthopedics and neurosurgery, the spine. Heidelberg: Springer; 2007.

[23] Kramer J. Intervertebral disc disease. 2nd ed. New York: Thieme; 1992.

[24] Wiltse LL, Berger PE, McCulloch JA. A system for reporting the size and location of lesions in the spine. Spine. 1997;22(13):1534-7.

[25] Scott AW. Magnetic resonance imaging of the brain and spine, vol. 2. Philadelphia: Lippincott Williams & Wilkins; 2009. p. 1491.

[26] Kang Y, Lee JW, Koh YH, et al. New MRI grading system for the cervical canal stenosis. AJR Am J Roentgenol. 2011;197(1):W134-40.

[27] Yue WM, et al. The Torg-Pavlov ratio in cervical spondylotic myelopathy: a comparative study between patients with cervical spondylotic myelopathy and a nonspondylotic, nonmyelopathic population. Spine. 2001;26(16):1760-4.

[28] Tsuruda JS, Norman D, Dillon W, et al. Three-dimensional gradient-recalled MR imaging as a screening tool for the diagnosis of cervical radiculopathy. AJNR Am J Neuroradiol. 1989;10:1263-71.

[29] Takahashi M, Yasuyuki Y, Yuji S, et al. Chronic cervical cord compression: clinical significance of increased signal intensity on MR images. Radiology. 1989;173:219-24.

[30] Julkunen H, Heinonen OP, Knekt P, Maatela J. The epidemiology of hyperostosis of the spine together with its symptoms and related mortality in a general population. Scand J Rheumatol. 1975;4:23-7.

[31] Cassim B, Mody GM, Rubin DL. The prevalence of diffuse idiopathic skeletal hyperostosis in African blacks. Br J Rheumatol. 1990;29:131-2.

[32] Resnick D, Shaul RS, Robins JM. Diffuse idiopathic skeletal hyperostosis (DISH): Forestier's disease with extraspinal manifestation. Radiology. 1975;115:513-24.

[33] Resnick D, Niwayama G. Radiographic and pathological features of spinal involvement in diffuse idiopathic skeletal hyperostosis (DISH). Radiology. 1976;119:559-68.

[34] Kuperus JS, de Gendt EEA, Oner FC, de Jong PA, Buckens SCFM, van der Merwe AE, Maat GJR, Regan EA, Resnick DL, Mader R, Verlaan JJ. Classification criteria for diffuse idiopathic skeletal hyperostosis: a lack of consensus. Rheumatology (Oxford). 2017;56(7):1123-34.

[35] Cammisa M, De Serio A, Guglielmi G. Diffuse idiopathic skeletal hyperostosis. Eur J Radiol. 1998;27(Suppl 1):S7-11.

[36] Kuperus JS, Oudkerk SF, Foppen W, Mohamed Hoesein FA, Gielis WP, Waalwijk J, Regan EA, Lynch DA, Oner FC, de Jong PA, Verlaan JJ. Criteria for early-phase diffuse idiopathic skeletal hyperostosis: development and validation. Radiology. 2019;291(2):420-6.

[37] Resnick D, Guerra J Jr, Robinson CA, Vint VC. Association of diffuse idiopathic skeletal hyperostosis (DISH) and calcification and ossification of the posterior longitudinal ligament. AJR Am J Roentgenol. 1978;131(6):1049-53.

[38] Hanakita J, Suwa H, Namure S, et al. The significance of the cervical soft disk herniation in the ossification of the posterior longitudinal ligament. Spine. 1994;19:412-8.

[39] Lee DH, Cho JH, Kim NH, Kim S, Choi J, Hwang CJ, Lee CS. Radiological risk factors for progression of ossification of posterior longitudinal ligament following laminoplasty. Spine J. 2018;18(7):1116-21.

[40] Doi T, Sakamoto R, Horii C, Okamoto N, Nakajima K, Hirai S, Oguchi F, Kato S, Taniguchi Y, Matsubayashi Y, Hayashi N, Tanaka S, Oshima Y. Risk factors for progression of ossification of the posterior longitudinal ligament in asymptomatic subjects. J Neurosurg Spine. 2020:1-7. https://doi.org/10.3171/2020.3.SP INE2082.

[41] Leone A, Sundaram M, Cerase A, Magnavita N, Tazza L, Marano P. Destructive spondyloarthropathy of the cervical spine in long-term hemodialyzed patients: a five-year clinical radiological prospective study. Skeletal Radiol. 2001;30:431-41. Int Skeletal Soc (ISS).

[42] Nagamachi A, Takahashi M, Mima N, Adachi K, Inoue K, Jha SC, Nitta A, Morimoto M, Takasago T, Iwame T, Wada K, Tezuka F, Yamashita K, Hayashi H, Miyagi R, Nishisyo T, Tonogai I, Goto T, Takata Y, Sakai T, Higashino K, Chikawa T, Sairyo K. Radiographic changes of cervical destructive spondyloarthropathy in long-term hemodialysis patients: a 9-year longitudinal observational study. J Med Investig. 2017;64(1.2):68-73.

[43] Scutellari PN, Galeotti R, Leprotti S, Ridolfi M, Franciosi R, Antinolfi G. The crowned dens syndrome. Evaluation with CT imaging. Radiol Med. 2007;112(2):195-207. English, Italian.

[44] Stiskal MA, Neuhold A, Szolar DH, et al. Rheumatoid arthritis of the craniocervical region by MR imaging: detection and characterization. Am J Roentgenol. 1995;165(3):585-92.

[45] Del Grande M, Del Grande F, Carrino J, Bingham CO, Louie GH. Cervical spine involvement early in the course of rheumatoid arthritis. Semin Arthritis Rheum. 2014;43(6):738-44.

[46] Kobayashi K, Imagama S, Ando K, Nishida Y, Ishiguro N. Post-operative regression of retro-odontoid pseudotumors treated with and without fusion. Eur Spine J. 2018;27(12):3105-12.

[47] Kakutani K, Doita M, Yoshikawa M, Okamoto K, Maeno K, Yurube T, Sha N, Kurosaka M, Nishida K. C1 laminectomy for retro-odontoid pseudotumor without atlantoaxial subluxation: review of seven consecutive cases. Eur Spine J. 2013;22(5):1119-26.

[48] Shi J, Ermann J, Weissman BN, Smith SE, Mandell JC. Thinking beyond pannus: a review of retro-odontoid pseudotumor due to rheumatoid and non-rheumatoid etiologies. Skelet Radiol. 2019;48(10):1511-23.

第 4 章　颈椎手术的麻醉及围术期治疗
Anesthesia and Perioperative Care in Cervical Spinal Surgery

Angelo Chierichini　Marco Rossi　著　　叶凯山　王克平　译

一、麻醉管理及并发症的预防

（一）术前评估

颈椎手术（cervial spinal surgery，CSS）患者的术前情况，以及所选择的麻醉技术，可能严重影响手术的风险和结果。

本章将说明关于最常见和最重要的共存疾病的一般适应证，并强调在这类手术中需要评估的一些特殊方面。

术前风险评估最常用的方法是根据美国麻醉医师协会（American Society of Anesthesiologists，ASA）身体状况分级系统进行分级。在允许的情况下，ASA 评分也可与拟行的外科手术的负担一起使用，以便适当地将患者分配到门诊方案。与过去相比，最近的研究表明，ASA Ⅲ 级患者可以在门诊治疗，且围术期并发症并没有显著增加，而 ASA Ⅳ 级患者一般需住院治疗。

然而，大多数作者现在将注意力集中在单一的并发症及其稳定程度上，而不是 ASA 等级。

对于患有糖尿病、心血管疾病和（或）慢性阻塞性肺疾病（chronic obstructive pulmonary disease，COPD）的患者，需要仔细评估。此外，已经诊断或怀疑阻塞性睡眠呼吸暂停（obstructive sleep apnea，OSA）的患者尤其需要关注，特别是建议快速通道治疗时。未经治疗或病情不稳定的情况下应建议推迟手术或决定住院治疗[1]。

肥胖症患者，体重指数（body mass index，BMI）≥35kg/m^2 且有 2 种主要并发症或 BMI≥40kg/m^2，是颈椎手术中外科医生和麻醉医生面临的严峻挑战。大多数可能的并发症在肥胖症患者中更为严重和常见，包括干预水平错误、伤口感染、体位相关损伤等[2]。

对于糖尿病患者，根据病史、因低血糖入院次数等来评估疾病的控制水平是非常可取的。评估患者对其疾病的依从性水平也很重要。一般情况下，良好的依从性在于患者能进行血糖检测并能自行发现低血糖的早期症状。

使用胰岛素的患者常采取基础成分（单剂量长效胰岛素）和短效胰岛素餐后纠正的联合治疗。一般情况下，若患者前几个月未发生餐前低血糖，手术当天早晨给予 75%～100% 基础剂量长效胰岛素是安全、可取的。首要目标是避免低血糖，因此最好控制血糖水平，并在围术期需要时准备围术期静脉给予 5%～10% 葡萄糖溶液。

口服降糖药不应在手术当天使用，并且直到恢复正常营养前都应避免使用。

术前评估糖化血红蛋白 A1c（haemoglobin A1c，HbA1c）有助于识别病情控制不佳的患者。根据美国糖尿病协会指南[3]，HbA1c 水平低于 7% 是理想的治疗目标，与术后感染率显著降低相关[4]。

最近的一项研究表明，控制不佳的糖尿病患者平均住院时间比正常患者住院时间长 5 天，而控制良好的糖尿病患者平均住院时间仅长 1 天[5]。在糖尿病和非糖尿病患者中，血糖控制不佳与更差的平均预后相关[6]。一些非糖尿病患者可能存在未确诊的高水平 HbA1c，这与接受脊柱手术的并发症风险较高相关。因此，可考虑将 HbA1c 作为脊柱择期手术术前常规检测指标[7]。糖尿病患者由于潜在的微血管病变，尤其是在低血压或低血容量的情况下，更容易出现缺血性并发症。

受冠状动脉疾病（coronary artery disease，CAD）影响的患者应仔细检查，特别是当出现症状不稳定或近期发生变化时。颈椎手术后的不良心脏事件并不少见（4‰），并且在年龄较大（>65 岁）、并发症较多（尤其是心血管疾病）的患者中发生率显著增加[8]。

重要的研究表明，充血性心力衰竭（congestive heart failure，CHF）实际上是围术期发病率和死亡率最重要的危险因素[9]。纽约心脏病学会（New York Heart Association，NYHA）分级 CHF 高于 Ⅱ 级，建议住院治疗。

对于心脏手术患者，一般同意继续使用慢性心血管药物，直至手术当天上午。然而，一些降压药可能会被重新调整，最近的综述表明，所有肾素 - 血管紧张素 - 醛固酮系统拮抗药术前短期暂停使用。这些药物升高了麻醉诱导后或神经轴阻滞期间显著性低血压的发生率，升高了术后急性肾功能衰竭的发生率[10]。

围术期继续应用抗血小板药物应慎重考虑。尽管在存在出血风险的情况下，暂停一级预防已被普遍接受，但许多报道认为缺血性疾病二级预防过程中停用抗血小板药物可能导致严重的并发症[11]。当在血肿发展可能导致严重并发症的区域（如颈前部区域）或在像椎管这样的封闭空间进行手术时，应仔细评估出血的风险。当提示双重抗血小板治疗时，应推迟择期手术。单独使用阿司匹林或氯吡格雷，非心脏手术出血风险平均升高约 20%[12]。当阿司匹林和氯吡格雷联合使用时，出血风险比基线风险升高 50%[13]。在这种特殊情况下，最好采用由外科医生、麻醉医生和心内科或神经科医生组成的多学科团队来制订临床决策[14]。

COPD 是一种常见的疾病，尤其是在老年患者中，并且往往与肥胖和较高的术后支气管肺并发症发生率有关[15]。如果择期手术，需要全身麻醉或深度镇静，当出现重度或代偿不良的 COPD，支气管分泌物增多，临床相关的支气管反应性增加时，建议使用雾化治疗和短疗程抗生素治疗[16]。此外，在依从性好的患者中，术前至少 6～8 周禁烟显著降低了支气管及肺部并发症的发生率，并改善了手术伤口愈合和骨融合[17]。在可能的情况下，COPD 患者应首选局部麻醉和监测麻醉。然而，如果气管插管是强制性的，早期撤离有创通气和采用肺保护性通气方案有助于预防肺部并发症[18, 19]。

特别是在老年人、吸烟者和肥胖患者中，阻塞性睡眠呼吸暂停（obstructive sleep apnea，OSA）综合征并不少见，且常被低估。上呼吸道解剖异常频繁出现，可建议对可疑插管困难进行仔细评估，以及确认所有紧急气道设备的可用性[20]。在过去的几年中，已经提出了相当简单的问卷，目的是检测疑似 OSA 的患者，并与其他患者进行了比较和验证[21]。

已经诊断和治疗的 OSA 患者，如果能熟练使用自己的持续正压通气（continuous positive air pressure，CPAP）装置（可能在入院时自带设备到医院就诊），就可在门诊或日间手术环境中治疗。临床评估和问卷调查结果显示疑似 OSA 且无并发症风险的患者，只有在不使用阿片类药物，术后疼痛容易控制的情况下，才能在 OP 或 DS 环境下进行治疗。在怀疑 OSA 高风险患者中，当存在其他并发症或术后阿片类药物使用的可能性很高时，在任何情况下决定住院治疗是更安全的[22]。

（二）气道评估

与每一种手术一样，在麻醉诱导前必须进行

适当的气道评估，即使最近的调查显示直接喉镜检查（direct laryngoscopy，DL）困难的临床预测准确性很差[23]。

"困难气道"的简单定义可以是：一个技术娴熟的麻醉医生在面罩通气和（或）气管插管时遇到困难的临床情况[24]。

必须检测是否存在一种或多种可能妨碍直接喉镜检查或面罩通气的常见缺陷，以建立正确的行为（表 4-1）。在所有其他条件相同的情况下，当患者被安排进行颈椎手术时，大多数情况下如果脊柱的稳定性可能受损，则需要采取更谨慎的方法。与外科医生就术前神经系统状态、脊柱稳定性和所提出的干预措施进行集体评估，无疑是选择更合适行为甚至避免法律问题的最佳方法[25]。此外，如果最终选择清醒插管，则应评估患者的心理依从性，必须向患者提供适当的信息。

得益于电子设备和纤维内镜技术的进步，在过去的几年中，人们提出了许多克服困难插管的装置（图 4-1）。这些设备已与经典的 Mac Intosh 喉镜、纤维支气管镜或喉镜进行了比较，以提高可视化，减少颈部运动和颈椎[26, 27]的机械应力。

纤维支气管镜引导气管插管可在清醒镇静下使用局部麻醉进行，以尽量减少咳嗽和颈部运动。这已成为大多数医生在预期插管困难的全身麻醉患者中最喜欢的技术[28]。然而，纤维支气管镜引导气管插管并非没有风险。在一项封闭式索赔分析中，12 例失败的清醒气管插管病例由于技术原因或患者缺乏合作，发展为气道阻塞或水肿，导致死亡或脑损伤 9 例（75%）[29]。当建议清醒气管插管且张口不太受限时，应考虑清醒视频喉镜检查，它比纤维支气管镜检查更快、更简单[30]。

（三）术中神经监测

在颈椎手术过程中，由于错误的定位、手术或麻醉操作或血流动力学控制不良，可能导致脊髓和周围神经的医源性损伤，有些病变往往是永久性的，并且致残[31]。脊髓的血供来自脊髓前、后动脉。脊髓前动脉主要在脊髓前部和中央区供血，约占脊髓的 2/3，其流动呈离心性。脊

表 4-1 术前气道体格检查的组成 [24]

检查部位	不乐观的结果
上切牙的长度	相对较长
正常闭合时上、下颌切牙的关系	突出的"覆咬合"（上颌门牙位于下颌门牙之前）
下颌主动前伸时上、下颌切牙的关系	患者不能将下颌切牙置于上颌切牙前面
切牙间距离	<3cm
悬雍垂的能见度	当患者坐位伸舌时不可见（如 Mallampati 分级＞2 级）
上腭的形状	高度拱形的或非常狭窄的
下颌间隙顺应性	僵硬的、被压扁的、被肿块占据的，或无弹性的
甲状腺距离	<3 个普通指宽
颈部长度	短
颈部厚度	厚
头部和颈部的活动范围	患者不能将下颏尖接触到胸部或不能伸展颈部

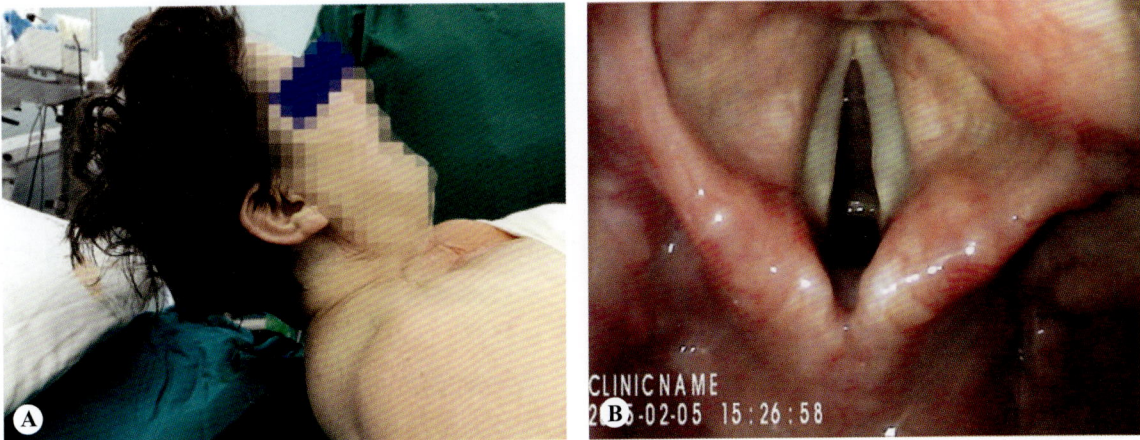

▲ 图 4-1　"困难气道"使用 Glidescope® 视频喉镜

髓后动脉供应后角灰质的后部和前外侧及后部白质的较外部分，其流动呈向心性。除后角后半部分仅由脊髓后动脉供血外，这两个系统都有不同程度的重叠。不幸的是，在两个系统中的一个系统受阻的情况下，互通的实际效率通常很低，而且不能真正起到补偿作用。此外，脊髓的血供并不均匀，颈椎血管丰富，前、后系统均有良好的供应，而胸椎和腰椎分别有较弱的前、后血流[32]。

为了早期发现脊柱手术中的神经改变，各种神经生理学技术被提出和使用。体感诱发电位（somatosensory-evoked potential，SSEP）最早被研究和采用。施加外周刺激后记录皮质或皮质下电位，并评估反应幅度和潜伏期的变化，有助于检测后传入通路可能的功能损伤。通常，刺激电极应用于手臂的正中神经或膝远端的胫后神经。刺激部位根据手术部位的不同而选择，当进行颈椎手术时，通常使用正中神经，而对于颈部远端的手术，刺激胫神经[33]。该技术在大多数情况下提供了有关髓质前区域功能状况的间接信息。

然而，最近的一项回顾研究表明，颈椎手术期间 SSEP 的变化具有高度特异性，但在预测术后不良结局方面不是很灵敏[34]。同样由于上述解剖学和功能原因，SSEP 可能无法检测到仅累及下行运动通路前外侧区域且没有背柱和灰质损伤的脊髓损伤。

引入经颅刺激运动诱发电位（transcranial electric stimulation motor evoked potential，TcMEP）监测是为了克服以上假阴性记录。在肌肉反应的手术水平下，通过外周记录对中央前运动皮质进行电刺激或磁刺激，有助于评估前降支通路的完整性。

在脊椎手术期间，TcMEP 和 SSEP 似乎具有不同的灵敏性模式：虽然 TcMEP 更有助于检测低血压和脊髓灌注不足相关损伤，但 SSEP 可能更有助于预防臂丛神经损伤[35]。

文献强烈建议连续记录 SSEP 和运动诱发电位（motor-evoked potential，MEP），因为它们在一起使用时可以提供高度灵敏度和特异度，从而使情况恢复，否则可能会导致非常糟糕的结果。尽管缺乏大型研究，但最近提出了多模态方法，涉及临床和放射学数据及电生理结果，目的是预测手术结局。当使用椎弓根螺钉时，也推荐使用术中肌电图[36, 37]。

在计划监测 SSEP 和（或）MEP 时，需要特殊的麻醉监测，以发现术中脊髓通路的功能损伤。麻醉药会严重影响监测的质量，特别是对于皮质直接抑制的皮质 SSEP。全身麻醉也会导致脊髓内在活动的抑制，这在使用氧化亚氮或卤化剂时更明显。使用一串刺激而不是单一刺激，往往可以克服这种较差的兴奋性，但抑制效应也是显著的。

因此，在必要时，同时监测皮质和皮质下部位可能有助于解释皮质 SSEP 波幅的降低和（或）潜伏期的增加，因为皮质下反应受麻醉效果的损害要小得多。一般来说，首选完全静脉麻醉（totally intra venous anesthesia，TIVA），因为吸入麻醉药即使在低浓度下也会对诱发电位产生影响。丙泊酚抑制前角细胞的活性，但明显小于卤代麻醉药[38]。静脉给药也应谨慎选择，苯二氮䓬类药物和巴比妥类药物产生 CMEP 抑制的剂量低于影响 SSEP 的剂量，并且这种作用持续数分钟。相反，氯胺酮显示皮质磁兴奋性增加，导致更大的 CMEP 幅度[39]。最近的研究表明，在临床剂量的 TIVA 期间使用右美托咪定可能会影响一些术中神经监测（intraoperative neurological monitoring，IONM）参数，并且没有任何优势[40]。

阿片类药物是诱发电位监测麻醉的重要组成部分，它们在脊髓或皮质下 SSEP 记录中产生微小的变化，在皮质 SSEP 和 MEP 的肌源性反应中产生轻微的波幅降低和潜伏期增加[41]。

最近有研究发现，瑞芬太尼在较高剂量下使用时，会影响 SSEP 监测，特别是对信号的幅度产生影响[42]。

脊髓 MEP（经颅刺激至手术水平）或脊柱内固定期间的椎弓根螺钉测试（肌电图记录）实际上对麻醉药物不敏感，但可能会受到肌松药的阻碍。大多数麻醉医生更倾向于使用少量的罗库溴铵（约 0.3mg/kg）以利于气管插管，通常手术开始时残留的神经肌肉阻滞对 tEMG 的质量影响较小。必要时，可以给予小剂量的舒更葡糖钠（即 1~2mg/kg），以达到更好的 TOF 响应并消除 IONM 的干扰[43]。

无论如何，由于麻醉和术中神经生理监测之间存在复杂的干扰模式，所有参与者之间持续的信息交换可以改善数据的解释和患者的结局[41, 44]。

（四）患者体位及相关并发症

颈椎手术中的定位具有潜在的挑战性。一项对 75 例接受颈椎手术联合 IONM 的患者的研究显示，3 例患者在经颅 MEP 定位过程中突然恶化，2 例患者在 MEP 和 SEP 定位过程中突然恶化。尽管立即调整了体位并稳定了适当的血压，但在 1 例患者中，诱发电位在术中持续抑制，患者在术后出现迟发性神经功能缺损（四肢轻瘫），但幸运的是在 2 周后完全恢复。另外 4 例患者复位后诱发电位逐渐好转，手术结束时无神经功能缺损[45]。最近的一系列 103 例病例显示，在脊髓型颈椎病的 CSS 中，有 10.7% 的 IONM 在头部定位时发生了有意义的变化，其中 10 例复位后信号完全恢复或部分恢复，1 例信号改善不佳。仅在该患者中观察到术后缺陷[46]。

即使在非颈椎手术后，尤其是在老年患者中，神经损伤大多是短暂的，但这些患者往往存在颈椎管狭窄。这表明始终谨慎的头部定位，在任何假设的脊髓压迫情况下，适当地维持平均动脉血压，可能对改善缺血区域的血液供应有潜在的好处[32]。

周围神经损伤是一种罕见的术后并发症，通常由患者体位不良引起，总体发生率为 0.03%～0.1%[47]。合并糖尿病、酒精依赖和血管疾病等疾病的患者，尤其是老年人和体重指数处于极端范围的患者，并发症似乎更为常见[2]。在关于该问题的随机试验中，文献数据贫乏且缺失；在任何类型的手术中，都没有指南来解决正确的定位；仅根据专家意见、病例报道和共识调查提出了一些建议。手臂的外展在俯卧位时似乎比仰卧位更容易接受，但建议不要超过 90°[47]。在仰卧位手臂外展时，前臂在仰卧位或中立位时能更好地保护尺神经；当手臂被夹在躯干旁时，前臂应处于中立位，在任何情况下都必须避免对肘部的尺骨沟和肱骨的放射状螺旋沟施加压力。肘关节屈曲可能会增加尺骨损伤的发生率，而过度伸展超出术前评估为舒适的范围可能会牵拉正中神经。手术过程中，应定期复查上肢位置。建议使用凝胶或泡沫填充物，但必须由经验丰富的工作人员谨慎使用。垫片的错误使用甚至可以升高而不是降低术后神经病变的发生率[48]。幸运的是，这些神经病变往往是不完全的，而且缺陷和症状往往会自发愈合，即使有时在数周或数月后[49]。

在非眼科手术中，最严重的并发症之一是围术期视力丧失（peri-operative visual loss，POVL），在某些情况下是由错误的体位引起的。POVL 在整个手术人群中罕见，发生率为（1∶1 250 000）~（1∶60 000），但在脊柱手术后更常见（3.09∶10 000）；只有心脏外科手术发生 POVL 的风险较高（8.64∶10 000）。POVL 的病因主要有两种，即视网膜中央动脉阻塞（central retinal artery occlusion，CRAO）和缺血性视神经病变（ischemic optic nerve neuropathy，ION）。CRAO 导致整个视网膜的缺血，而较不严重的动脉分支阻塞（branch of the artery，BRAO）仅在一个扇区导致功能受损。在心脏手术中，较常见的机制是动脉微栓塞，而在脊柱手术中，并发症主要由于头部位置不当，导致单眼或双眼受压[50]。ION 发生的机制尚不完全清楚，其发病机制似乎是多因素的[50]。ION 的发生似乎与手术时间严格相关。在一项对 83 例脊柱手术后 ION 的调查中，大多数（94%）发生在麻醉持续时间 6h 或更长的时间时，而只有 1 例与手术持续时间小于 4h 相关[51]。ION 的其他危险因素包括肥胖、男性、Wilson 架使用、估计失血量增加、胶体使用比例减少等。最近，ASA 的一个工作组提出了一些在脊柱手术中预防 POVL 的实用建议[52]。为预防 CRAO 等眼部损害，避免直接压迫眼部，应定期对俯卧位患者的眼部进行评估并记录[52]。ION 较 CRAO 少见，约占脊柱手术后 POVL 病例的 89%。ION 的发病机制尚不明确。最流行的理论涉及静脉压的升高和间质水肿的发展导致供养视神经的血管变形和阻塞。所有能增加头部静脉压的因素，如肥胖患者俯卧位腹部压迫或头部位置低于心脏，或降低肿瘤性压力的因素，如大量失血导致低蛋白血症和胶体给药不充分，都可能导致 ION 的发生[53]。

其他因定位不当引起的并发症应在外科医生、护士和麻醉医生的积极配合下，使用凝胶或泡沫制作的专用设备甚至普通枕头进行预防。最终的结果必须确保尽可能多的压力分布在更大范围的组织上，避免过度和局部的压迫，以及肘部、肩部和颈部的过度伸展或屈曲。应尽量避免腹部压迫，以利于间歇正压通气，限制气压伤。此外，胸内平均压的降低有助于静脉回流的改善，并有助于减少手术出血。这在颈椎手术中尤其重要，在颈椎手术中，必须避免故意的动脉性低血压，以确保适当的血液灌注到脊髓。如上所述，头部和面部应经常被控制（图 4-2），以避免对眼和耳造成有害的压迫（图 4-3）。

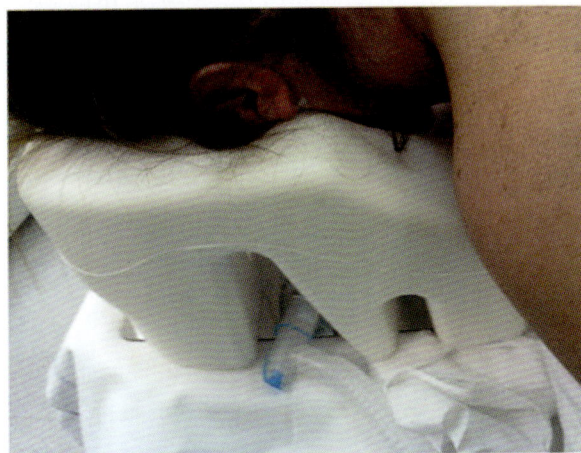

▲ 图 4-2 俯卧位的头托
这面镜子可以控制眼部和面部

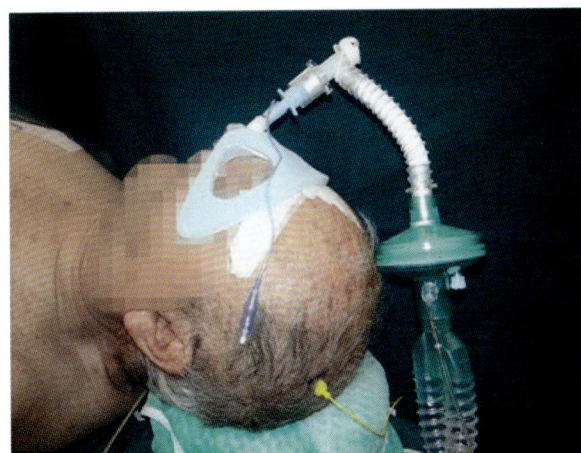

▲ 图 4-3 经鼻气管插管
用于 C_3 水平颈椎前路手术（ACSS）。眼部由壳状装置保护

（五）预防手术部位感染

手术部位感染（surgical site infection，SSI）是脊柱外科手术中一种可怕且代价高昂的并发症。一项关于 90 例接受颈椎后路手术患者的回顾性研究显示，上颈椎手术（所有感染患者均在 C_3 或以下水平手术）无感染，同时强调术后使用硬质颈围是下颈椎手术伤口感染的重要危险因素[54]。其他已知的危险因素，如吸烟[优势比（odds ratio，OR）=2.10]和围术期类固醇（OR=3.42），但均无统计学意义。318 例接受颈椎后路减压手术的患者中，需要再次手术的 SSI 发生率为 1.6%（5 例），且术后感染与减压节段数具有显著的统计学相关性[55]。在一项对 1615 例腰椎融合术（1568 例患者）的回顾性研究中，总体感染率为 2.2%，检出的危险因素有糖尿病（6 倍）、吸烟（2 倍）、脊柱手术史阳性（3.7 倍），风险随着融合等级数的增加而升高[56]。在一项 264 例颈椎后路减压融合术患者中的研究表明，SSI 的发生率与术后血糖水平的变异性显著相关[57]，最近的 SSI 预防指南也强调了血糖优化的重要性，建议围术期血糖目标值小于 200mg/dl[58]。除其他适应证外，指南建议特别关注常温的维持和组织氧输送的优化，不仅要在围术期增加吸入氧浓度（fraction of inspired oxygen，FiO_2），还要优化血容量和局部压力。

文献数据支持在所有使用或不使用器械的骨科脊柱手术中围术期抗生素预防的有效性，强度或推荐等级为 A 级[59]。成人患者（体重>120kg 者 3g，小儿 30mg/kg）的标准推荐用药为头孢唑林静脉注射 2g，于切皮前 60min 内给药（表 4-2）。β- 内酰胺类抗生素过敏患者应选择克林霉素或万古霉素作为替代药物。如果组织 SSI 监测显示革兰阴性菌与感染相关或手术部位存在革兰阴性菌污染的风险，对于经口途径[60]，如果患者对 β-内酰胺类抗生素不过敏，除头孢唑林外，还应使用克林霉素或万古霉素；如果患者对 β- 内酰胺类抗生素过敏，则应使用氨曲南、庆大霉素或单剂量氟喹诺酮类药物。在已知有耐甲氧西林金黄色葡萄球菌定植的患者中，应在头孢唑林基础上添加万古霉素。对于需要缓慢输注 1～2h 的药物，如氟喹诺酮类或万古霉素，应在切皮前 120min 内开始给药。对于有肾脏或肝脏损害的患者，在手术切开前给予单次术前给药时，剂量往往不需要调整。为了维持足够的血液和组织药物浓度，当手术持续时间超过药物的 2 个半衰期或存在过度失血时，术中推荐再次给药[61]。

在清洁的非器械手术中，对于术后停止抗生素预防有广泛共识。对于脊柱内固定手术，72h 的抗生素使用与 SSI 的发生率显著低于术前单次剂量（3.6% vs. 7.1%）[62]。

一般不推荐将局部抗生素作为粉末用于手术部位或冲洗伤口，因为它们的有效性不确定，而且可能会选择耐药细菌，甚至变得有害[58, 63]。

（六）深静脉血栓形成及肺栓塞的预防

深静脉血栓形成（deep venous thrombosis，DVT）使 CSS 复杂化的发生率为 0.5%～4%，后

表 4-2　成人颈椎手术中常用抗菌药物的剂量和再给药间隔

药　物	术前给药	再给药间隔（h）
头孢唑林	2g（体重>120kg，3g）	3～4
克林霉素	900mg	6
庆大霉素	5mg/kg	—
环丙沙星	400mg	—
万古霉素	15mg/kg	—

路内固定术后发生率（1.3%）高于前路或后路减压术后（<0.5%），男性、肺部疾病、教学医院的手术风险更高。尽管 DVT 的发生率很低，但当发生 DVT 时，住院时间比正常情况延长 7～10 倍，死亡率增加 10～50 倍 [64-66]。在 CSS 患者的前瞻性临床试验中，间歇充气加压（intermittent pneumatic compression，IPC）的机械预防在预防 DVT 和肺栓塞（pulmonary embolism，PE）方面与普通肝素或低分子肝素效果相当，但避免了术后出血的风险 [67]。

美国胸科医师学会第 9 版《抗血栓治疗和预防血栓指南》建议，机械预防最好使用 IPC，而不是没有预防或药物预防。对于静脉血栓栓塞（venous thromboembolism，VTE）高风险的脊柱手术患者，包括合并恶性疾病或前后路联合手术的患者，指南建议在机械预防的基础上增加药物预防，一旦充分止血，出血风险降低 [68]。

（七）术后镇痛

脊柱手术后的疼痛往往比其他手术环境下的疼痛更严重。皮肤切口多累及多个相邻皮节，常累及疼痛的解剖结构，如骨膜、韧带、小关节、肌筋膜组织等。在深层躯体结构中，骨膜似乎是痛阈最低的神经纤维，也是最痛的组织之一 [69]。痛觉感受器和脊髓通路的外周和中枢敏化的复杂机制也参与解释了对治疗的抵抗和即使在几天后仍持续存在的趋势。计划进行脊柱手术的患者往往在术前接受慢性疼痛治疗。在一些患者中，术前阿片类药物的大量使用在术后造成了严重的治疗挑战，使疼痛对阿片类药物的递增剂量反应较小 [70]。

当采用微创技术时，对于一般较小的皮肤切口，疼痛可能会更轻，并减少了肌肉和深层组织的损伤。然而，在手术的术后"副作用"中，疼痛是导致患者再次入院或延迟出院的最常见原因之一，尤其是在计划进行门诊（outpatient，OP）或日间手术（day surgery，DS）治疗时 [71]。目前，疼痛治疗的多模式方法被认为是最佳的治疗模式，减少了单一药物的使用剂量，并最大限度地减少了潜在的不良反应。多模式或平衡治疗在于从术前开始，阿片类和非阿片类镇痛药的相加或协同作用相结合，有时与非药物性方法 [72]。

其他技术可与药物治疗配合使用，有助于减轻术后疼痛。在手术切开前使用长效局部麻醉药加肾上腺素浸润皮肤和组织是一种常见的做法，可以减少术中出血和镇痛药的需求，至少在术后早期，减少住院时间和术后恶心呕吐（postoperative nausea and vomiting，PONV）的发生 [73]。通过不同长度的微导管进行局部麻醉药的持续术后伤口浸润也是可用的，但并没有广泛应用，尽管其疗效和并发症的缓慢速度已经被证明 [74]。近年来，为了在脊柱手术中提供良好的围术期镇痛，竖脊肌平面（erector spinae plane，ESP）阻滞的使用引起了人们极大的兴趣（图 4-4）。该技术在颈椎水平的风险 / 效益比尚不清楚。虽然最初的研究报道了非常令人鼓舞的数据 [75-77]，但在一个特殊的尸体研究发现后，一些作者警告说，双侧颈部 ESP 阻滞后可能发生双侧膈神经阻滞 [78, 79]。

由于对乙酰氨基酚具有较宽的安全范围和非常罕见的并发症，在颈椎手术术后疼痛管理中具有特殊的地位。对乙酰氨基酚单独或联合其他非甾体抗炎药（non-steroidal anti-inflammatory drug，NSAID）或弱阿片类药物，可有效控制中度疼痛或显著减少术后其他镇痛药的用量。口服和静脉注射制剂的可获得性使其既适用于围术期和术后使用，也允许患者出院后继续支持治疗 [72]。

NASID 和环氧合酶 -2 抑制药（cyclooxygenase-2 inhibitor，COX-2）导致脊柱融合手术后骨不连的风险升高，但这种不利影响似乎仅限于长时间使用（>14 天）或大剂量使用。使用酮咯酸超过 120mg/d，甚至数天或使用超过 300mg 的双氯芬酸都会显著影响骨不连的风险 [80]。当在较低的剂量和几天内使用时，这些药物肯定有助于术后疼痛的治疗。

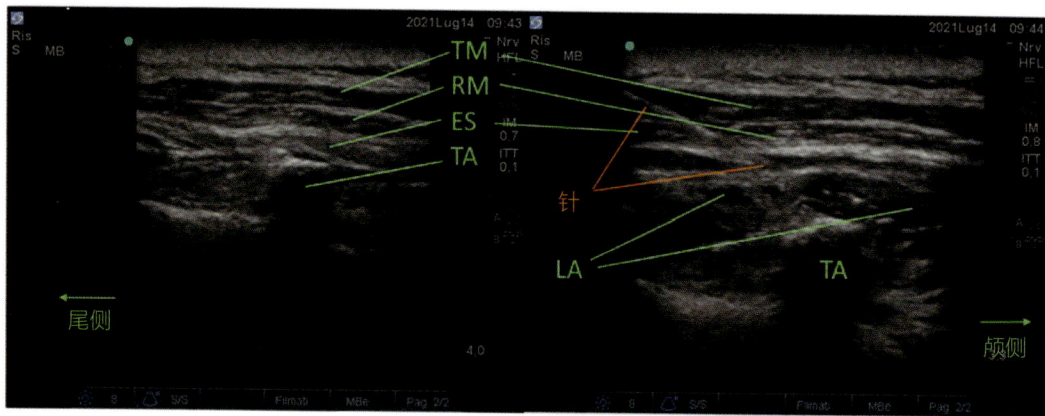

▲ 图 4-4　高位胸段竖脊肌平面阻滞用于后路颈椎手术
TM. 斜方肌；RM. 菱形肌；ES. 竖脊肌；TA. T₃ 的横突；LA. 局部麻醉药从注射部位向颅尾扩散

阿片类药物在中重度术后疼痛的治疗中仍具有重要作用，但由于其严重的不良反应，在多模式方案中减少剂量是可取的。与静脉注射吗啡相比，NSAID 或塞来昔布与术前给予羟考酮缓释剂的联合应用改善了脊柱手术的结果，提供了更早的肠道功能恢复[81]。术前使用阿片类药物治疗慢性疼痛的患者在围术期可能需要大剂量的阿片类药物。这些患者术中输注使用氯胺酮后显著降低了脊柱手术后 6 周以上的阿片类药物用量，尤其是 CSS 术后[82]。在减少阿片类药物相关 PONV 方面，CSS 的临床获益高于腰椎手术，而氯胺酮相关的不良反应如干扰梦境和幻觉在腰椎手术[83, 84] 后更常见。加巴喷丁类似物（加巴喷丁、普瑞巴林）也已与其他药物联合用于多模式术后疼痛治疗，但其作用仍不确定，因为一些研究未能证明阿片类药物的消耗减少。此外，嗜睡和镇静、头晕、共济失调、视物模糊等不良反应会减缓患者的生理和心理恢复，尤其是老年[72, 85]患者。

（八）术后恶心呕吐的预防和治疗

即使该主题在 CSS 患者中相当重要，但由于 PONV 与经常需要仰卧位和颈部活动受限之间的关系所产生的特殊不适，在特定领域的研究报道较少[73]。PONV 严重影响患者的满意度，部分患者可能升高其他严重并发症如肺误吸的风险。术后 1 天或日间手术后，PONV 是疼痛后再入院或延迟出院的第二个原因。已有一些研究致力于这个问题，并建立了指南来帮助医生在临床决策[86, 87]。

术前检测危险因素，对为每位患者提供正确的 PONV 预防至关重要。一种简单评估全身麻醉术后 PONV 风险的方法已经被提出，它仅基于女性性别、晕动病或 PONV 病史、非吸烟状态、术后阿片类药物需求 4 个特征进行评估[88]。当不存在任何风险时，不建议预防性用药。较高的风险评分提示预防使用一种或多种药物和（或）采用特定的麻醉技术。当需要全身麻醉时，TIVA 比吸入麻醉具有更低的 PONV 发生率，尤其是在术后的第 1 小时[89]。

如果没有禁忌证，充分的术前和术中补充水分对 PONV、嗜睡和头晕的保护作用是普遍接受的[87]。出于同样的原因，允许在术前 3h 口服透明液体，这可能有助于预防术后恶心，同时对于吸入的风险被认为是安全的[90]。

地塞米松是一种长效糖皮质激素，具有显著降低 PONV 的活性[91]。其作用机制可能是多因素的，目前尚不清楚。当麻醉诱导时地塞米松静脉给药，剂量为 0.05～0.1mg/kg，可显著降低各种手术环境中 PONV 的发生率，并且在不良反应方面被认为是安全的[92, 93]。尽管许多作者建议抢救药物不应包括地塞米松，但当加入昂丹司琼或氟哌利多时，它与建立的 PONV 显著减少相关[94]。

5- 羟色胺 -3（5-hydroxytryptamine-3，5-HT$_3$）受体拮抗药被广泛用于预防 PONV 和化疗副作用。昂丹司琼是该家族最著名的药物，通常在手术结束时静脉注射 4mg。帕洛诺司琼是一种 5-HT$_3$ 受体拮抗药，具有较长的半衰期和较高的受体结合率，特别是在预防 PDNV 方面具有很好的应用前景。即使比昂丹司琼（缺乏对 QT 间期的作用）更有效、更安全，但帕洛诺司琼的使用仍然是有限的[92, 95, 96]。

东莨菪碱经皮给药是有效的，尽管总体来说是温和的、耐受性良好，但不良反应相当频繁[97]。然而，在老年人中，可以观察到意识混乱或过度镇静的发生，建议去除贴片。贴片在术前晚上或麻醉诱导前至少 2h 使用，因为起效时间为 2～4h[98]。

D$_2$ 受体拮抗药也用于 PONV 的治疗和预防。甲氧氯普胺单独或者与地塞米松或其他药物联合应用已被研究，其疗效受到质疑。最近的综述表明，当术前给予时[99, 100]，静脉注射甲氧氯普胺 10mg 可有效预防全身麻醉术后 PONV，但可能会加重锥体外系症状、便秘、视物障碍[93]。即使在非常低的（麻醉结束前 5～15min 静脉注射 0.625～1.25mg）剂量下，氟哌利多也能非常有效地预防 PONV，所需治疗次数（number needed to treat，NNT）为 5，并且在患者阿片类药物（NNT=3）自控镇痛期间高度有效地预防恶心。然而，2001 年美国食品药品管理局发布"黑匣子警告"以来，氟哌利多的使用受到了极大的限制。氟哌利多与不良心脏事件如 QT 间期延长和尖端扭转型室性心动过速相关。由于缺乏支持"黑匣子警告"的证据，一些作者建议对该决定进行修订[101, 102]。该警告仍然是有效的，只是将氟哌利多的使用限制在对其他适当的治疗没有表现出可接受反应的患者的治疗中。最近，在麻醉诱导前几分钟静脉注射氨磺必利 5mg 被批准用于预防 PONV 和静脉注射 10mg 用于 PONV 治疗，建议避免在先天性长 QT 综合征患者和服用氟哌利多的患者中使用。它在预防和治疗 PONV 方面似乎

是非常有效的，且不良反应少[93, 103]。

最近的药物，神经激肽 -1 受体拮抗药，特别是阿瑞匹坦，在预防 PONV 方面显得非常引人关注。与昂丹司琼相比，阿瑞匹坦、卡沙匹坦和罗拉匹坦在 PONV 高风险患者的临床试验中显示出更好的结果，并且呕吐的减少比恶心的减少更明显[93]。

针刺已被提出作为预防和治疗 PONV 的非药物工具，与传统方法相比，没有副作用。最近一项包含 1653 例患者的 14 项 RCT 的 Meta 分析得出结论，经皮穴位电刺激是一种合理的用于预防 PONV 的多模式方法，不良反应发生率低[104]。

二、其他并发症

（一）术后气道损伤

气道阻塞使颈椎前路手术复杂化，其发生率为 1.2%～6.1%。这种情况可能会迅速恶化，需要紧急重新插管。阻塞主要是吸气性的，由于胸腔内压力显著负值的发展，会引起肺水肿。幸运的是，随着阻塞的解除和患者的氧合，这种水肿倾向于迅速消退[105]。

阻塞更多是由于咽部、椎前组织和喉部的水肿，并最终可能在困难插管期间因直接创伤而恶化。较少见的是伤口内血肿的发展或喉返神经的受累，伴有声带麻痹。在涉及 40 000 多例患者的研究中，血肿的发生率为 0.4%～1.2%，据报道死亡原因是机械性窒息[106]。颈椎椎间融合器移位也有术后急性气道阻塞的报道[107]。当手术累及 3 个以上椎体或高位颈椎（C$_2$～C$_4$）、失血量 >300ml、手术时间 >5h 或前后路联合手术时，阻塞事件发生率较高。肥胖、OSA 及其他呼吸系统并发症[108, 109] 的患者发病率升高。这些考虑可能有助于发现需要更谨慎的临床监测和管理的病例。针对手术特点，术后气道阻塞风险高的病例，特别是存在其他患者相关因素的病例，需要入住重症监护室（ICU），头部最好抬高 30% 左右，就像颅内术后一样[108]。拔管必须延迟 24～36h，仅在纤维支气管镜检查或气囊漏气试验后进

行 [110]。此外，这些病例在拔管后需要几小时的观察。最近的研究表明气囊漏气试验在预测拔管后气道阻塞方面具有良好的特异度，但只有中等的灵敏度 [111, 112]。

（二）吞咽困难、喉麻痹及误吸

早期吞咽困难在颈椎前路手术后更常见，在使用钢板和老年人中也更常见 [113]，但在后路手术中也不罕见。术后 2 周和 6 周，颈椎后路手术组分别有 11% 和 8% 出现吞咽困难，颈椎前路手术组分别有 61.5% 和 44% 出现吞咽困难。术后 12 周两种手术方式无差异，发生率接近 12% [114]。为了降低术后吞咽困难的发生率和缩短持续时间，人们提出了许多不同的策略，主要涉及手术方面，如选择较薄的钢板和避免钢板突出、限制手术持续时间、限制回缩等 [115]。在麻醉区域，压力或拔除气管导管（extraction of tracheal tube，ETT）袖带被用于手术牵拉导致恶化的最终神经损伤。Apfelbaum 在连续 900 例接受加压法颈椎前路手术的患者中观察到，当采用手术牵开器定位或复位后系统调整 ETT 袖带压力后，暂时性声带麻痹的发生率从 6.4%（P=0.002）显著降低至 1.7%（P=0.002）。使用 10ml 或 20ml 注射器进行袖带手动充气时，往往会超过 $20\sim30cmH_2O$ 的可接受袖带压力 [116, 117]，使用手术牵开器进行颈椎前路手术可能会进一步增加压力。在这种类型的手术中，可以建议常规采用自动套囊压力控制装置 [117]，即使逐渐和持续的压力调整可能不允许 ETT 脱离气管。

Apfelbaum 认为，颈椎前路手术过程中喉返神经的大部分损伤可能来源于不对称的声带压迫。ETT 固定袖带的远端和近端；气管回缩时导管压迫同侧声带，可能压迫损伤咽内段神经。袖带放气时远端释放 ETT，允许被动调整到声带之间的"中立"位置，并释放对同侧神经的压迫 [118]。

引起吞咽困难和声音嘶哑的许多因素通常也参与了颈椎手术后的另一个严重并发症吸入性肺炎，约占所有手术的 0.5%。然而，即使前路手术更常伴有喉返神经和食管损伤的风险，以及颈部组织肿胀可能导致吞咽障碍，但颈椎后路手术术后非预期误吸更常见（约 1%∶0.4%）。其他危险因素为体重下降、液体电解质紊乱、充血性心力衰竭、神经系统疾病，OR 值分别为 8.3、6.2、3.1、2.1。它在老年人（＞65 岁）和有并发症的患者中更常见 [119]。当发生吸入性肺炎时，颈椎手术的总体死亡率从基线的 0.07% 急剧升高到 3.44%。

特别是在颈椎前路手术翻修病例中，外科医生可能更倾向于选择对侧入路，以避免瘢痕和解剖结构改变。然而，对于这些患者，以及任何怀疑喉功能障碍的患者，术前耳鼻喉科医生的会诊是必需的，以防止双侧喉神经损伤的严重事件。对于单侧喉麻痹的患者，手术必须在原有损伤的同侧进行，以避免急性气道阻塞和（或）严重吞咽障碍合并肺部并发症 [115]。

（三）术后谵妄

术后急性谵妄（postoperative acute delirium，POD）是颈椎手术后的第三大常见并发症，发生率超过 5%。多见于术前痴呆、年龄＞85 岁、有脑卒中或短暂性脑缺血发作病史的患者 [120]。在有手术指征，进行或未进行手术的颈椎制动的老年患者中也观察到了谵妄。在这种情况下，评估和平衡过度镇静的风险与颈椎矫形器固定不足的风险是相当具有挑战性的 [121]。美国老年医学会针对老年人 POD 管理提出了实践指南 [122]。从医生和其他保健专业人员的信息和培训开始，应特别注意预防和治疗 POD 的非药物性措施。重要的非药物干预措施包括早期活动、定向、物理治疗、沟通，以及尽早归还眼镜、助听器和义齿等实际行动。此外，保护睡眠 – 觉醒周期也是可取的，例如，如果不是强制性的，避免术后进入 ICU [123]。

为避免过度抑制脑电活动，应监测麻醉深度；术中使用脑电双频指数监测与术后谵妄和长期认知功能障碍的风险显著降低相关 [124]。疼痛控制在谵妄预防中至关重要，最好采用阿片类药物节制方案。对于术后谵妄的老年人，不应使用抗精神病药物或苯二氮䓬类药物治疗，这些老年人没有情绪激动，不会产生对自己或他人造成严重伤害的威胁。只有当患者严重激动，且任何行为措施的尝试都失败时，才能使用抗精神病药物，滴定最低有效剂量并尽可能短的时间。苯二氮䓬类药物只有在严格说明的情况下才能使用，如治疗酒精或苯二氮䓬类药物戒断，但应以尽可能短的时间和最低有效剂量使用。一些抗胆碱能、抗组胺药和哌替啶应尽量避免使用，因为它们作为导致 5- 羟色胺综合征的药物会升高谵妄风险。不推荐预防性使用抗精神病药物或胆碱酯酶抑制药预防术后患者谵妄 [122]。

（四）颅内并发症

远端颅内出血（remote intra cranial hemorrhage，RICH）是在任何水平的脊柱手术后观察到的罕见并发症 [125]。这些事件可能会发生微妙的演变。如果它们在手术过程中出现，它们可以模拟简单的延迟苏醒，这可能是由于持续的麻醉效果或长时间的俯卧位导致的脑水肿 [126, 127]。更多的并发症出现在术后 10h 或更长时间，以头痛、恶心、呕吐为主；有时可出现嗜睡、意识改变、构音障碍、共济失调、运动或视觉障碍等其他症状。在最近的一篇综述中，所有描述的 8 个病例都有术中脑脊液漏和术后引流，并有中等程度的血清和

血液流出。RICH 可能是由于意外或故意的硬脊膜切开或硬脊膜漏引流造成的脑脊液过多损失。这可能导致小脑和脑的尾端疝出，并伴有一些桥静脉的牵拉和损伤。在有明确或可疑硬脊膜病变的患者中，应仔细考虑手术引流管的位置，但神经状态的任何变化都值得通过头颅影像学进行调查 [128]。此类血肿多发生于颅后窝，但有时也可发生于幕上区域 [127]。

脊柱手术中颅内血肿的另一个罕见原因是当采用 Mayfield 钳（图 4-5）进行定位时，针头可能穿透颅骨 [129]。

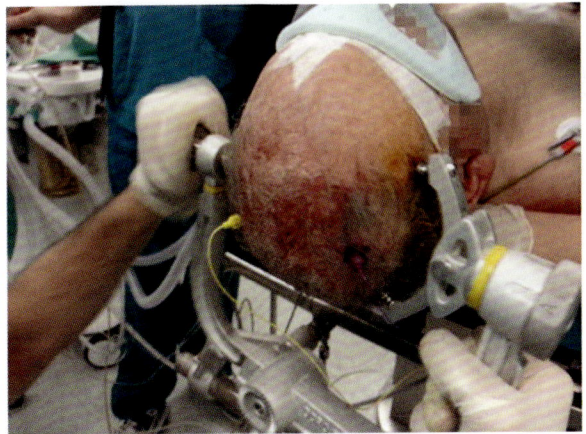

▲ 图 4-5　颈椎前路手术用 3- 针 Mayfield 钳定位

参考文献

[1] Bettelli G. Anaesthesia for the elderly outpatient: preoperative assessment and evaluation, anaesthetic technique and postoperative pain management. Curr Opin Anaesthesiol. 2010;23(6):726-31.

[2] Epstein NE. More risks and complications for elective spine surgery in morbidly obese patients. Surg Neurol Int. 2017;26(8):66.

[3] American Diabetes Association. Executive summary: standards of medical care in diabetes. Diabetes Care. 2012;35(Suppl 1):S4-S10.

[4] Joshi GP, Chung F, Vann MA, Ahmad S, Gan TJ, Goulson DT, Merrill DG, Twersky R. Society for Ambulatory Anesthesia. Society for Ambulatory Anesthesia consensus statement on perioperative blood glucose management in diabetic patients undergoing ambulatory surgery. Anesth Analg. 2010;111(6):1378-87.

[5] Guzman JZ, Skovrlj B, Shin J, Hecht AC, Qureshi SA, Iatridis JC, Cho SK. The impact of diabetes mellitus on patients undergoing degenera-tive cervical spine surgery. Spine (Phila Pa 1976). 2014;39(20):1656-65.

[6] Nair BG, Neradilek MB, Newman SF, Horibe M. Association between acute phase perioperative glucose parameters and postoperative outcomes in diabetic and non-diabetic patients undergoing non-cardiac surgery. Am J Surg. 2019;218(2): 302-10.

[7] Walid MS, Newman BF, Yelverton JC, Nutter JP, Ajjan M, Robinson JS Jr. Prevalence of previously unknown elevation of glycosylated hemoglobin in spine surgery patients and impact on length of stay and total cost. J Hosp Med. 2010;5(1):E10-4.

[8] Fineberg SJ, Oglesby M, Patel AA, Singh K. Incidence and mortality of perioperative cardiac events in cervical spine

surgery. Spine (Phila Pa 1976). 2013;38(15):1268-74.

[9] Hammill BG, Curtis LH, Bennett-Guerrero E, O'Connor CM, Jollis JG, Schulman KA, Hernandez AF. Impact of heart failure on patients undergoing major noncardiac surgery. Anesthesiology. 2008 Apr;108(4):559-67.

[10] Auron M, Harte B, Kumar A, Michota F. Renin-angiotensin system antagonists in the perioperative setting: clinical consequences and recommendations for practice. Postgrad Med J. 2011;87(1029):472-81.

[11] Biondi-Zoccai GG, Lotrionte M, Agostoni P, Abbate A, Fusaro M, Burzotta F, Testa L, Sheiban I, Sangiorgi G. A systematic review and meta-analysis on the hazards of discontinuing or not adhering to aspirin among 50,279 patients at risk for coronary artery disease. Eur Heart J. 2006;27(22):2667-74.

[12] Burger W, Chemnitius JM, Kneissl GD, Rücker G. Low-dose aspirin for secondary cardiovascular prevention - cardiovascular risks after its perioperative withdrawal versus bleeding risks with its continuation - review and meta-analysis. J Intern Med. 2005;257(5):399-414.

[13] Chassot PG, Marcucci C, Delabays A, Spahn DR. Perioperative antiplatelet therapy. Am Fam Physician. 2010;82(12):1484-9.

[14] Fleisher LA, Fleischmann KE, Auerbach AD, Barnason SA, et al. 2014 ACC/AHA guideline on perioperative cardiovascular evaluation and management of patients undergoing noncardiac surgery: executive summary: a report of the American College of Cardiology/American Heart Association Task Force on practice guidelines. Developed in collaboration with the American College of Surgeons, American Society of Anesthesiologists, American Society of Echocardiography, American Society of Nuclear Cardiology, Heart Rhythm Society, Society for Cardiovascular Angiography and Interventions, Society of Cardiovascular Anesthesiologists, and Society of Vascular Medicine Endorsed by the Society of Hospital Medicine. J Nucl Cardiol. 2015;22(1):162-215.

[15] Chung F, Mezei G, Tong D. Pre-existing medical conditions as predictors of adverse events in day-case surgery. Br J Anaesth. 1999;83(2):262-70.

[16] Taylor A, DeBoard Z, Gauvin JM. Prevention of postoperative pulmonary complications. Surg Clin North Am. 2015;95(2):237-54.

[17] Verla T, Xu DS, Davis MJ, Reece EM, Kelly M, Nunez M, Winocour SJ, Ropper AE. Failure in Cervical Spinal Fusion and Current Management Modalities. Semin Plast Surg. 2021;35(1):10-3.

[18] Spieth PM, Güldner A, de Abreu MG. Chronic obstructive pulmonary disease. Curr Opin Anaesthesiol. 2012;25(1):24-9.

[19] Algahtani R, Merenda A. Multimorbidity and critical care neurosurgery: minimizing major perioperative cardiopulmonary complications. Neurocrit Care. 2021;34(3):1047-61.

[20] Porhomayon J, El-Solh A, Chhangani S, Nader ND. The management of surgical patients with obstructive sleep apnea. Lung. 2011;189(5):359-67.

[21] Abrishami A, Khajehdehi A, Chung F. A systematic review of screening questionnaires for obstructive sleep apnea. Can J Anaesth. 2010;57(5):423-38.

[22] Joshi GP, Ankichetty SP, Gan TJ, Chung F. Society for Ambulatory Anesthesia consensus statement on preoperative selection of adult patients with obstructive sleep apnea scheduled for ambulatory surgery. Anesth Analg. 2012; 115(5): 1060-8.

[23] Nørskov AK, Rosenstock CV, Wetterslev J, Astrup G, Afshari A, Lundstrøm LH. Diagnostic accuracy of anaesthesiologists' prediction of difficult airway management in daily clinical practice: a cohort study of 188 064 patients registered in the Danish Anaesthesia Database. Anaesthesia. 2015;70(3):272-81.

[24] Apfelbaum JL, Hagberg CA, Caplan RA, Blitt CD, Connis RT, et al. American Society of Anesthesiologists Task Force on Management of the Difficult Airway. Practice guidelines for management of the difficult airway: an updated report by the American Society of Anesthesiologists Task Force on Management of the Difficult Airway. Anesthesiology. 2013;118(2):251-70.

[25] Durga P, Sahu BP. Neurological deterioration during intubation in cervical spine disorders. Indian J Anaesth. 2014;58(6):684-92.

[26] Brück S, Trautner H, Wolff A, Hain J, Mols G, Pakos P, Roewer N, Lange M. Comparison of the C-MAC® and GlideScope® videolaryngoscopes in patients with cervical spine disorders and immobilisation. Anaesthesia. 2015;70(2):160-5.

[27] Singleton BN, Morris FK, Yet B, Buggy DJ, Perkins ZB. Effectiveness of intubation devices in patients with cervical spine immobilisation: a systematic review and network meta-analysis. Br J Anaesth. 2021;126(5):1055-66.

[28] Ezri T, Szmuk P, Warters RD, Katz J, Hagberg CA. Difficult airway management practice patterns among anesthesiologists practicing in the United States: have we made any progress? J Clin Anesth. 2003;15(6):418-22.

[29] Peterson GN, Domino KB, Caplan RA, Posner KL, Lee LA, Cheney FW. Management of the difficult airway: a closed claims analysis. Anesthesiology. 2005;103(1):33-9.

[30] Moore A, Schricker T. Awake videolaryngoscopy versus fiberoptic bronchoscopy. Curr Opin Anaesthesiol. 2019 Dec;32(6):764-8.

[31] Hindman BJ, Palecek JP, Posner KL, Traynelis VC, Lee LA, Sawin PD, Tredway TL, Todd MM, Domino KB. Cervical spinal cord, root, and bony spine injuries: a closed claims analysis. Anesthesiology. 2011;114(4):782-95.

[32] Martirosyan NL, Feuerstein JS, Theodore N, Cavalcanti DD, Spetzler RF, Preul MC. Blood supply and vascular reactivity of the spinal cord under normal and pathological conditions. J Neurosurg Spine. 2011;15(3):238-51.

[33] Pajewski TN, Arlet V, Phillips LH. Current approach on spinal cord monitoring: the point of view of the neurologist, the anesthesiologist and the spine surgeon. Eur Spine J. 2007;16(Suppl 2):S115-29.

[34] Reddy RP, Chang R, Rosario BP, Sudadi S, Anetakis KM, Balzer JR, Crammond DJ, Shaw JD, Thirumala PD. What is the predictive value of intraoperative somatosensory evoked potential monitoring for postoperative neurological deficit in cervical spine surgery? A meta-analysis. Spine J. 2021;21(4):555-70.

[35] Li F, Gorji R, Allott G, Modes K, Lunn R, Yang ZJ. The usefulness of intraoperative neurophysiological monitoring in cervical spine surgery: a retrospective analysis of 200 consecutive patients. J Neurosurg Anesthesiol. 2012;24(3):185-90.

[36] Jannelli G, Nouri A, Molliqaj G, Grasso G, Tessitore E. Degenerative cervical myelopathy: review of surgical outcome predictors and need for multimodal approach. World Neurosurg. 2020;140:541-7.

[37] Rajappa D, Khan MM, Masapu D, Manchala R, Rudrappa S, Gopal S, Govindasamy R, Horasuku SK. Multimodal intraoperative neurophysiological monitoring in spine surgeries: the experience at a spine centre through years. Asian Spine J. 2020;15(6):728-38.

[38] Stecker MM. A review of intraoperative monitoring for spinal surgery. Surg Neurol Int. 2012;3(Suppl 3):S174-87.

[39] Di Lazzaro V, Oliviero A, Profice P, Pennisi MA, Pilato F, Zito G, Dileone M, Nicoletti R, Pasqualetti P, Tonali PA. Ketamine increases human motor cortex excitability to transcranial magnetic stimulation. J Physiol. 2003;547(Pt 2):485-96.

[40] Pacreu S, Vilà E, Moltó L, Fernández-Candil J, Fort B, Lin Y, León A. Effect of dexmedetomidine on evoked-potential monitoring in patients undergoing brain stem and supratentorial cranial surgery. Acta Anaesthesiol Scand. 2021;65(8):1043-53.

[41] Sloan TB, Heyer EJ. Anesthesia for intraoperative neurophysiologic monitoring of the spinal cord. J Clin Neurophysiol. 2002;19(5):430-43.

[42] Asouhidou I, Katsaridis V, Vaidis G, Ioannou P, Givissis P, Christodoulou A, Georgiadis G. Somatosensory Evoked Potentials suppression due to remifentanil during spinal operations; a prospective clinical study. Scoliosis. 2010;12(5):8.

[43] Lu IC, Wu SH, Wu CW. Neuromuscular blockade management for intraoperative neural monitoring. Kaohsiung J Med Sci. 2020;36(4):230-5.

[44] Nuwer MR, Schrader LM. Spinal cord monitoring. Handb Clin Neurol. 2019;160:329-44.

[45] Plata Bello J, Pérez-Lorensu PJ, Roldán-Delgado H, Brage L, et al. Role of multimodal intraoperative neurophysiological monitoring during positioning of patient prior to cervical spine surgery. Clin Neurophysiol. 2015;126(6):1264-70.

[46] Delgado-López PD, Montalvo-Afonso A, Araus-Galdós E, Isidro-Mesa F, et al. Need for head and neck repositioning to restore electrophysiological signal changes at positioning for cervical myelopathy surgery. Neurocirugia. 2021;S1130-1473(21):00031-2.

[47] Kamel I, Barnette R. Positioning patients for spine surgery: avoiding uncommon position-related complications. World J Orthop. 2014;5(4):425-43.

[48] American Society of Anesthesiologists Task Force on Prevention of Perioperative Peripheral Neuropathies. Practice advisory for the prevention of perioperative peripheral neuropathies: an updated report by the American Society of Anesthesiologists Task Force on prevention of perioperative peripheral neuropathies. Anesthesiology. 2011;114(4):741-54.

[49] Antoniadis G, Kretschmer T, Pedro MT, König RW, Heinen CP, Richter HP. Iatrogenic nerve injuries: prevalence, diagnosis and treatment. Dtsch Arztebl Int. 2014;111(16):273-9.

[50] Roth S. Perioperative visual loss: what do we know, what can we do? Br J Anaesth. 2009;103(Suppl 1):i31-40.

[51] Lee LA, Roth S, Posner KL, Cheney FW, Caplan RA, Newman NJ, Domino KB. The American Society of Anesthesiologists Postoperative Visual Loss Registry: analysis of 93 spine surgery cases with postoperative visual loss. Anesthesiology. 2006;105(4):652-9.

[52] American Society of Anesthesiologists Task Force on Perioperative Visual Loss. Practice advisory for perioperative visual loss associated with spine surgery: an updated report by the American Society of Anesthesiologists Task Force on Perioperative Visual Loss. Anesthesiology. 2012;116(2):274-85.

[53] Nickels TJ, Manlapaz MR, Farag E. Perioperative visual loss after spine surgery. World J Orthop. 2014;5(2):100-6.

[54] Barnes M, Liew S. The incidence of infection after posterior cervical spine surgery: a 10 year review. Global Spine J. 2012;2(1):3-6.

[55] Halvorsen CM, Lied B, Harr ME, Rønning P, Sundseth J, Kolstad F, Helseth E. Surgical mortality and complications leading to reoperation in 318 consecutive posterior decompressions for cervical spondylotic myelopathy. Acta Neurol Scand. 2011;123(5):358-65.

[56] Schimmel JJ, Horsting PP, de Kleuver M, Wonders G, van Limbeek J. Risk factors for deep surgi-cal site infections after spinal fusion. Eur Spine J. 2010;19(10):1711-9.

[57] Patel PD, Canseco JA, Wilt Z, Okroj KT, Chang M, Reyes AA, Bowles DR, Kurd MF, Rihn JA, Anderson DG, Hilibrand AS, Kepler CK, Vaccaro AR, Schroeder GD. Postoperative glycemic variability and adverse outcomes after posterior cervical fusion. J Am Acad Orthop Surg. 2021;29(13):580-8.

[58] Berríos-Torres SI, Umscheid CA, Bratzler DW, Leas B, Stone EC, et al. Centers for Disease Control and Prevention Guideline for the Prevention of Surgical Site Infection, 2017. JAMA Surg. 2017;152(8):784-91.

[59] Shaffer WO, Baisden JL, Fernand R, Matz PG, North American Spine Society. An evidence-based clinical guideline for antibiotic prophylaxis in spine surgery. Spine J. 2013;13(10):1387-92.

[60] Macki M, Basheer A, Lee I, Kather R, Rubinfeld I, Abdulhak MM. Surgical site infection after transoral versus posterior approach for atlantoaxial fusion: a matched-cohort study. J Neurosurg Spine. 2018 Jan;28(1):33-9.

[61] Bratzler DW, Dellinger EP, Olsen KM, Perl TM, Auwaerter PG, et al. Clinical practice guidelines for antimicrobial prophylaxis in surgery. Surg Infect. 2013;14(1):73-156.

[62] Maciejczak A, Wolan-Nieroda A, Wałaszek M, Kołpa M, Wolak Z. Antibiotic prophylaxis in spine surgery: a comparison of single-dose and 72-hour protocols. J Hosp Infect. 2019;103(3):303-10.

[63] Vakayil V, Atkinson J, Puram V, Glover JJ, Harmon JV, Statz CL, et al. Intrawound vancomycin application after spinal surgery: a propensity score-matched cohort analysis. J Neurosurg Spine. 2021;5:1-11.

[64] Oglesby M, Fineberg SJ, Patel AA, Pelton MA, Singh

K. The incidence and mortality of thromboembolic events in cervical spine surgery. Spine (Phila Pa 1976). 2013;38(9):E521-7.

[65] Sato K, Date H, Michikawa T, Morita M, Hayakawa K, Kaneko S, Fujita N. Preoperative prevalence of deep vein thrombosis in patients scheduled to have surgery for degenerative musculoskeletal disorders. BMC Musculoskelet Disord. 2021;22(1):513.

[66] Wewel JT, Brahimaj BC, Kasliwal MK, Traynelis VC. Perioperative complications with multilevel anterior and posterior cervical decompression and fusion. J Neurosurg Spine. 2019;20:1-6.

[67] Epstein NE. Intermittent pneumatic compression stocking prophylaxis against deep venous thrombosis in anterior cervical spinal surgery: a prospective efficacy study in 200 patients and literature review. Spine (Phila Pa 1976). 2005;30(22):2538-43.

[68] Gould MK, Garcia DA, Wren SM, Karanicolas PJ, Arcelus JI, Heit JA, Samama CM. Prevention of VTE in nonorthopedic surgical patients: antithrombotic therapy and prevention of thrombosis, 9th ed: American College of Chest Physicians Evidence-Based Clinical Practice Guidelines. Chest. 2012;141(2 Suppl):e227S-77S.

[69] Buvanendran A, Thillainathan V. Preoperative and postoperative anesthetic and analgesic techniques for minimally invasive surgery of the spine. Spine (Phila Pa 1976). 2010;35(26 Suppl):S274-80.

[70] Sharma S, Balireddy RK, Vorenkamp KE, Durieux ME. Beyond opioid patient-controlled analgesia: a systematic review of analgesia after major spine surgery. Reg Anesth Pain Med. 2012;37(1):79-98.

[71] Soffin EM, Wetmore DS, Barber LA, Vaishnav AS, Beckman JD, et al. An enhanced recovery after surgery pathway: association with rapid discharge and minimal complications after anterior cervical spine surgery. Neurosurg Focus. 2019;46(4):E9.

[72] Elvir-Lazo OL, White PF. The role of multimodal analgesia in pain management after ambulatory surgery. Curr Opin Anaesthesiol. 2010;23(6):697-703.

[73] Li K, Li H, Luo D, Feng H, Ji C, Yang K, Liu J, Zhang H, Xu H. Efficacy of local infiltration analgesia with ropivacaine for postoperative pain management in cervical laminoplasty: a retrospective study. Sci Rep. 2020; 10(1): 4217.

[74] Liu SS, Richman JM, Thirlby RC, Wu CL. Efficacy of continuous wound catheters delivering local anesthetic for postoperative analgesia: a quantitative and qualitative systematic review of randomized controlled trials. J Am Coll Surg. 2006;203(6):914-32.

[75] Goyal A, Kamath S, Kalgudi P, Krishnakumar M. Perioperative analgesia with erector spinae plane block for cervical spine instrumentation surgery. Saudi J Anaesth. 2020;14(2):263-4.

[76] Goyal A, Kalgudi P, Sriganesh K. Ultrasound-guided erector spinae plane block for perioperative analgesia in cervical and thoracic spine surgeries—a case series. Neurol India. 2021;69(2):487-9.

[77] Diwan S, Koh WU, Chin KJ, Nair A. Bilateral high thoracic continuous erector spinae plane blocks for postoperative analgesia in a posterior cervical fusion. Saudi J Anaesth. 2020;14(4):535-7.

[78] Elsharkawy H, Ince I, Hamadnalla H, Drake RL, Tsui BCH. Cervical erector spinae plane block: a cadaver study. Reg Anesth Pain Med. 2020;45(7):552-6.

[79] Kwon AH, Xu JL. Cervical erector spinae plane block: is it feasible for cervical spine surgeries? Reg Anesth Pain Med. 2021;46(6):552-3.

[80] Li Q, Zhang Z, Cai Z. High-dose ketorolac affects adult spinal fusion: a meta-analysis of the effect of perioperative nonsteroidal anti-inflammatory drugs on spinal fusion. Spine (Phila Pa 1976). 2011;36(7):E461-8.

[81] Blumenthal S, Min K, Marquardt M, Borgeat A. Postoperative intravenous morphine consumption, pain scores, and side effects with perioperative oral controlled-release oxycodone after lumbar discectomy. Anesth Analg. 2007;105(1):233-7.

[82] Park PJ, Makhni MC, Cerpa M, Lehman RA, Lenke LG. The role of perioperative ketamine in postoperative pain control following spinal surgery. J Spine Surg. 2020;6(3):591-7.

[83] Yamauchi M, Asano M, Watanabe M, Iwasaki S, Furuse S, Namiki A. Continuous low-dose ketamine improves the analgesic effects of fentanyl patient-controlled analgesia after cervical spine surgery. Anesth Analg. 2008;107(3):1041-4.

[84] Loftus RW, Yeager MP, Clark JA, Brown JR, Abdu WA, Sengupta DK, Beach ML. Intraoperative ketamine reduces perioperative opiate consumption in opiate-dependent patients with chronic back pain undergoing back surgery. Anesthesiology. 2010;113(3):639-46.

[85] Peene L, Le Cacheux P, Sauter AR, Joshi GP, Beloeil H, PROSPECT Working Group Collaborators, European Society of Regional Anaesthesia. Pain management after laminectomy: a systematic review and procedure-specific post-operative pain management (prospect) recommendations. Eur Spine J. 2020; https://doi.org/10.1007/s00586-020-06661-8.

[86] Gan TJ, Meyer TA, Apfel CC, Chung F, Davis PJ, Habib AS, et al. Society for Ambulatory Anesthesia guidelines for the management of postoperative nausea and vomiting. Anesth Analg. 2007;105(6):1615-28.

[87] Elvir-Lazo OL, White PF, Yumul R, Cruz EH. Management strategies for the treatment and prevention of postoperative/postdischarge nausea and vomiting: an updated review. F1000Res. 2020;9:F1000 Faculty Rev-983.

[88] Apfel CC, Läärä E, Koivuranta M, Greim CA, Roewer N. A simplified risk score for predicting postoperative nausea and vomiting: conclusions from cross-validations between two centers. Anesthesiology. 1999;91(3):693-700.

[89] Apfel CC, Kranke P, Katz MH, Goepfert C, Papenfuss T, et al. Volatile anaesthetics may be the main cause of early but not delayed postoperative vomiting: a randomized controlled trial of factorial design. Br J Anaesth. 2002;88(5):659-68.

[90] White PF, Eng M. Fast-track anesthetic techniques for ambulatory surgery. Curr Opin Anaesthesiol. 2007; 20(6): 545-57.

[91] Henzi I, Walder B, Tramèr MR. Dexamethasone for the prevention of postoperative nausea and vomiting: a

quantitative systematic review. Anesth Analg. 2000; 90(1): 186-94.

[92] Melton MS, Klein SM, Gan TJ. Management of postdischarge nausea and vomiting after ambulatory surgery. Curr Opin Anaesthesiol. 2011;24(6):612-9.

[93] Weibel S, Rücker G, Eberhart LH, Pace NL, Hartl HM, et al. Drugs for preventing postoperative nausea and vomiting in adults after general anaesthesia: a network meta-analysis. Cochrane Database Syst Rev. 2020;10(10):CD012859.

[94] Ormel G, Romundstad L, Lambert-Jensen P, Stubhaug A. Dexamethasone has additive effect when combined with ondansetron and droperidol for treatment of established PONV. Acta Anaesthesiol Scand. 2011;55(10):1196-205.

[95] Dogan U, Yavas G, Tekinalp M, Yavas C, Ata OY, Ozdemir K. Evaluation of the acute effect of palonosetron on transmural dispersion of myocardial repolarization. Eur Rev Med Pharmacol Sci. 2012;16(4):462-8.

[96] Tan HS, Dewinter G, Habib AS. The next generation of antiemetics for the management of postoperative nausea and vomiting. Best Pract Res Clin Anaesthesiol. 2020;34(4): 759-69.

[97] Antor MA, Uribe AA, Erminy-Falcon N, Werner JG, Candiotti KA, Pergolizzi JV, Bergese SD. The effect of transdermal scopolamine for the prevention of postoperative nausea and vomiting. Front Pharmacol. 2014;9(5):55.

[98] Apfel CC, Zhang K, George E, Shi S, Jalota L, Hornuss C, Fero KE, et al. Transdermal scopolamine for the prevention of postoperative nausea and vomiting: a systematic review and meta-analysis. Clin Ther. 2010;32(12):1987-2002.

[99] De Oliveira GS, Jr Castro-Alves LJ, Chang R, Yaghmour E, McCarthy RJ. Systemic metoclopramide to prevent postoperative nausea and vomiting: a meta-analysis without Fujii's studies. Br J Anaesth. 2012;109(5):688-97.

[100] Masiongale AJ, Garvin JT, Murphy MJ, Hooper VD, Odom-Forren J, Masiongale JI, Looney SW. Reexamining metoclopramide's role in the prevention of postoperative nausea and vomiting: a secondary analysis. AANA J. 2018;86(3):213-9.

[101] Jackson CW, Sheehan AH, Reddan JG. Evidence-based review of the black-box warning for droperidol. Am J Health Syst Pharm. 2007;64(11):1174-86.

[102] Halloran K, Barash PG. Inside the black box: current policies and concerns with the United States Food and Drug Administration's highest drug safety warning system. Curr Opin Anaesthesiol. 2010;23(3):423-7.

[103] Zhang LF, Zhang CF, Tang WX, He L, Liu Y, Tian DD, Ai YQ. Efficacy of amisulpride on postoperative nausea and vomiting: a systematic review and meta-analysis. Eur J Clin Pharmacol. 2020;76(7):903-12.

[104] Chen J, Tu Q, Miao S, Zhou Z, Hu S. Transcutaneous electrical acupoint stimulation for preventing postoperative nausea and vomiting after general anesthesia: a meta-analysis of randomized controlled trials. Int J Surg. 2020; 73:57-64.

[105] Willms D, Shure D. Pulmonary edema due to upper airway obstruction in adults. Chest. 1988;94(5):1090-2.

[106] Epstein N. Frequency, recognition, and management of postoperative hematomas following anterior cervical spine surgery: a review. Surg Neurol Int. 2020;21(11):356.

[107] Sokhal N, Chaturvedi A, Rath GP, Bala R. Airway obstruction following cervical spine surgery: a diagnostic dilemma. J Anaesthesiol Clin Pharmacol. 2017;33(2): 266-7.

[108] Palumbo MA, Aidlen JP, Daniels AH, Bianco A, Caiati JM. Airway compromise due to laryngopharyngeal edema after anterior cervical spine surgery. J Clin Anesth. 2013;25(1):66-72.

[109] Anastasian ZH, Gaudet JG, Levitt LC, Mergeche JL, Heyer EJ, Berman MF. Factors that correlate with the decision to delay extubation after multilevel prone spine surgery. J Neurosurg Anesthesiol. 2014;26(2):167-71.

[110] Girard TD, Alhazzani W, Kress JP, Ouellette DR, Schmidt GA, et al. An Official American Thoracic Society/ American College of Chest Physicians Clinical Practice Guideline: liberation from mechanical ventilation in critically ill adults. Rehabilitation protocols, ventilator liberation protocols, and cuff leak tests. Am J Respir Crit Care Med. 2017;195(1):120-33.

[111] Kuriyama A, Jackson JL, Kamei J. Performance of the cuff leak test in adults in predicting post-extubation airway complications: a systematic review and meta-analysis. Crit Care. 2020;24(1):640.

[112] Schnell D, Planquette B, Berger A, Merceron S, Mayaux J, Strasbach L, Legriel S, Valade S, Darmon M, Meziani F. Cuff leak test for the diagnosis of post-extubation stridor: a multicenter evaluation study. J Intensive Care Med. 2019;34(5):391-6.

[113] Zeng JH, Zhong ZM, Chen JT. Early dysphagia complicating anterior cervical spine surgery: incidence and risk factors. Arch Orthop Trauma Surg. 2013;133(8): 1067-71.

[114] Radcliff KE, Koyonos L, Clyde C, Sidhu GS, Fickes M, Hilibrand AS, Albert TJ, Vaccaro AR, Rihn JA. What is the incidence of dysphagia after posterior cervical surgery? Spine (Phila Pa 1976). 2013;38(13):1082-8.

[115] Anderson KK, Arnold PM. Oropharyngeal Dysphagia after anterior cervical spine surgery: a review. Global Spine J. 2013;3(4):273-86.

[116] Khan MU, Khokar R, Qureshi S, Al Zahrani T, Aqil M, Shiraz M. Measurement of endotracheal tube cuff pressure: instrumental versus conventional method. Saudi J Anaesth. 2016;10(4):428-31.

[117] Jain MK, Tripathi CB. Endotracheal tube cuff pressure monitoring during neurosurgery—manual vs. automatic method. J Anaesthesiol Clin Pharmacol. 2011;27(3):358-61.

[118] Apfelbaum RI, Kriskovich MD, Haller JR. On the incidence, cause, and prevention of recurrent laryngeal nerve palsies during anterior cervical spine surgery. Spine (Phila Pa 1976). 2000;25(22):2906-12.

[119] Fineberg SJ, Oglesby M, Patel AA, Singh K. Incidence, risk factors, and mortality associated with aspiration in cervical spine surgery. Spine (Phila Pa 1976). 2013; 38(19): E1189-95.

[120] Radcliff K, Ong KL, Lovald S, Lau E, Kurd M. Cervical spine surgery complications and risks in the elderly. Spine (Phila Pa 1976). 2017;42(6):E347-54.

[121] Peck GE, Shipway DJH, Tsang K, Fertleman M. Cervical

spine immobilisation in the elderly: a literature review. Br J Neurosurg. 2018;32(3):286-90.

[122] American Geriatrics Society Expert Panel on Postoperative Delirium in Older Adults. American Geriatrics Society abstracted clinical practice guideline for postoperative delirium in older adults. J Am Geriatr Soc. 2015;63(1):142-50.

[123] Peden CJ, Miller TR, Deiner SG, Eckenhoff RG, Fleisher LA, Members of the Perioperative Brain Health Expert Panel. Improving perioperative brain health: an expert consensus review of key actions for the perioperative care team. Br J Anaesth. 2021;126(2):423-32.

[124] Luo C, Zou W. Cerebral monitoring of anaesthesia on reducing cognitive dysfunction and postoperative delirium: a systematic review. J Int Med Res. 2018;46(10):4100-10.

[125] Feng L, Han Y, Wang Y, Li G, Wang G. Remote medulla ablongata ventral acute subarachnoid hemorrhage following cervical spinal surgery: a case report. Int J Surg Case Rep. 2021;80:105675.

[126] Nakazawa K, Yamamoto M, Murai K, Ishikawa S, Uchida T, Makita K. Delayed emergence from anesthesia resulting from cerebellar hemorrhage during cervical spine surgery. Anesth Analg. 2005;100(5):1470-1. table of contents.

[127] Chen Z, Zhang X, Jiang Y, Wang S. Delayed emergence from anesthesia resulting from bilateral epidural hemorrhages during cervical spine surgery. J Clin Anesth. 2013;25(3):244-5.

[128] Kaloostian PE, Kim JE, Bydon A, Sciubba DM, Wolinsky JP, Gokaslan ZL, Witham TF. Intracranial hemorrhage after spine surgery. J Neurosurg Spine. 2013;19(3):370-80.

[129] Lee MJ, Lin EL. The use of the three-pronged Mayfield head clamp resulting in an intracranial epidural hematoma in an adult patient. Eur Spine J. 2010;19(Suppl 2):S187-9.

第5章　颈椎的临床神经生理学：手术指征
Clinical Neurophysiology of the Cervical Spine: Indication for Surgery

Rodolfo Quadrini　Chiara Lepre　Antonio Luzzo　**著**　　王永刚　王克平　**译**

外科手术的成功除取决于外科医生的技能外，还有许多其他因素，其中最重要的是正确的诊断。正确手术指征的基本前提是有正确的诊断。一个正确的诊断过程包括临床方面和检查方面。第一步是发现症状，在此期间，临床推理开始，并制订诊断假设。随后通过体格检查进行评估，以验证最初的假设并进行鉴别诊断。一旦临床方面完成，检查阶段就开始了，应用合适的检测来确认或排除临床病因（图 5-1）。

神经根和脊髓的症状通常是并存的，是与手术相关的主要颈椎疾病。原因可能会有多种多样的变化（创伤、肿瘤疾病等），但颈椎病是最普遍的原因[1]。影像学和神经生理学研究是颈椎疾病的主要检查方法。影像学，特别是 MRI，是最常见的选择。MRI 的引入使首次以可靠和无创的方式检查脊髓和神经根成为可能，彻底改变了脊柱诊断技术。MRI 有很多优点，但像任何检查一样，它也有局限性。矛盾的是，如果忽视充分的临床方面的判断，MRI 的高形态学敏感性很容易导致错误的诊断[2]。

我们以一个病例为例：一例年轻患者患有括约肌障碍和下肢感觉障碍。MRI 显示大量 $C_5 \sim C_6$ 椎间盘突出和脊髓变形。医生建议进行手术，但患者要求重新评估。神经系统检查显示疼痛和温度觉减退与椎间盘突出的定位不一致。进一步的

检查，其中包括腰椎穿刺，发现了巨细胞病毒横贯性脊髓炎。

此外，MRI 提供了对脊柱形态的细致成像，但不提供任何功能信息，因此，尽管它具有很高的诊断价值，但它必须始终与临床和神经电生理学评估相结合。事实上，放射学资料通常与脊髓型颈椎病的临床状况不一致[3]。只有当形态学信息与功能数据相关时，才能得到正确的解释[4]。在未来，MRI 也有可能能够提供脊髓的功能评估，至少在今天，功能性磁共振成像在大脑的检查中已经出现了。然而，目前对脊髓功能的评估只能通过神经电生理学研究来提供。在某些情况下，放射学改变与功能损害无关，因此不是病理学的。众所周知的例子是非磁共振成像的非特异性脑胶质细胞病灶。

相反，MRI 可能无法检测到脊髓功能损伤。例如，大多数脊髓退行性疾病并不显示放射学变化。只有在一些晚期脊髓退行性变的病例中，MRI 才能显示非特异性萎缩。这些疾病通过神经电生理学检查被研究得很透彻。

神经电生理学检查在颈椎疾病的诊断和管理中起着至关重要的作用，特别是在放射学数据与临床状态不一致的情况下。此外，它们还有助于预后评估和手术效果评估。

神经电生理学检查在历史上被认为是对神经

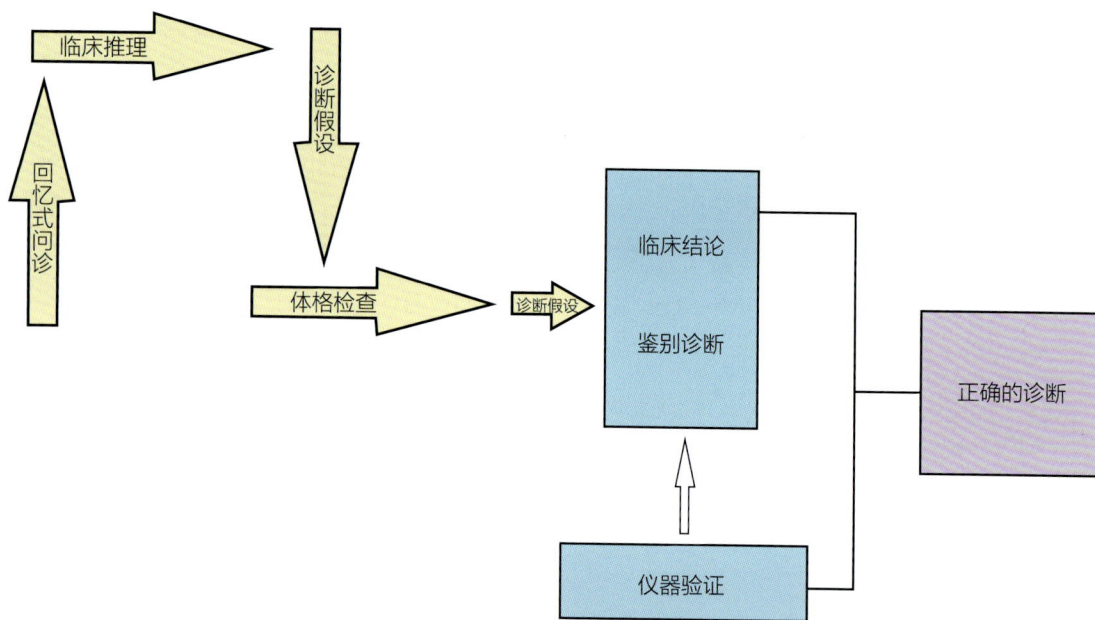

▲ 图 5-1　正确诊断的临床流程

学检查的一种延伸。例如，让我们一起来考虑一下关于神经系统检查中肌肉力量的评估。当一个人举起手臂时，我们分析皮质区域规划运动的能力，得出必要的肌肉被激活，阻碍运动的肌肉被抑制；我们还会分析大脑皮质产生的神经冲动沿锥体束传递到脊髓运动神经元的能力，神经根、神经干和运动终板的功能；我们也分析肌肉的功能完整性。这些结构的损坏都可能导致举臂力量减弱或消失。病变可以位于辅助运动皮质中阻碍运动规划，并表现为失用症（无法执行运动，尽管力量正常，通常由于脑卒中），也可以位于初级运动皮质（脑卒中、肌萎缩性侧索硬化症）、大脑的锥体通路（脑卒中或肿瘤）、脊髓（颈椎狭窄）、脊髓、神经、运动终板和肌肉。

继续检查，神经科医生寻找其他相关的体征，以帮助确定损伤的定位。在极少数情况下，可以仅通过临床评估来确定损伤的部位。然而，临床实践表明，诊断很难的原因有几个：有不明确的体征，有掩盖缺陷的体征，在疾病的早期阶段症状尚未显示体征等。神经生理学检查有助于正确诊断，因为它们与临床结论相一致或相矛盾，识别临床上无法检测到的功能障碍，定位损

伤，并确定成像的变化是否与临床图像一致。运动诱发电位（motor evoked potential，MEP）和体感诱发电位（somatosensory evoked potential，SEP）测试中枢感觉和运动神经通路的功能；肌电图（electromyography，EMG）和神经传导检查（nerve conduction study，NCS）测试周围神经系统的功能；重复刺激测试可以识别肌肉终板的损伤（肌无力），而肌电图可以识别肌肉的主要损伤（肌萎缩症、肌炎）。最终，因为一些神经疾病往往定位特殊，所以对于特定病例中损伤神经的精确定位有助于确定病因。因此，神经生理学家不仅在诊断中不可或缺，而且可以帮助外科医生确定何时需要进行手术，以及何时对患处进行干预是有害的也没有指示。

一、颈椎病理学的临床探讨

由于症状的复杂性，一些症状与附近解剖结构的病理相同，以及许多可能与颈椎病理相似的病理，如肌萎缩侧索硬化症、腕管综合征等，导致颈椎疾病的诊断往往很困难。因此，应用适当的诊断方法是正确诊断的基础。这是唯一可以保证治疗成功并减少法律纠纷风险的方法。

正确的诊断过程包括彻底的临床体查，然后进行设备检查。全面了解健康史在诊断过程中起着至关重要的作用。然而，健康史经常被忽视，因为它很费时间。在问诊时，确保患者是否放松很重要。为了避免误导性的资料，有时需要问同样的问题，增加获得重要信息的机会。比如问题是："你哪里不舒服？"，答案是"我有颈椎间盘突出"。只有在重复问了几次同样的问题之后，我们才会发现如手臂、颈部或手的不适。只有非常罕见的情况下，患者能够提供对疼痛类型、位置和持续时间的充分描述。10 例腕管综合征患者中约有 4 例报告拇指至中指感到不适，另外 6 例报告全手不适；只有 1/10 感觉异常在拇指至环指的桡侧，而不是尺侧。最难以察觉的症状是疼痛症状。然而，充分识别运动障碍的特征，往往需要付出巨大的努力。患者可以很容易地指出下肢缺乏力量，但几乎不知道他是由于膝盖或足踝无力，还是由于重心移位后无法平衡自己而摔倒。

神经根型颈椎病和脊髓型颈椎病可以治疗，因为他们的治疗主要是颈椎手术。

由于疾病的临床表现复杂，我们强烈建议了解作为脊髓病理临床表现基础的脊髓解剖学和病理生理学的概念。

（一）脊髓的解剖学和病理生理学

脊髓的直径较小（1～1.5cm），长度约为45cm。它位于椎管内，浸入蛛网膜下腔的脑脊液中，也受到硬膜外脂肪、硬膜外血管和硬膜的保护。

脊髓的轴切面显示两个不同的结构，一个深，一个浅。深部因其颜色而被称为灰质，呈 H形，有两个前角和两个后角（脊髓角），主要由神经元的胞体形成。前角包含运动神经元。后角包含感觉神经元。浅部被称为白质，由上行和下行的神经纤维组成（图 5-2 和图 5-3）。

脊髓运动神经元接收从大脑下行的运动神经元。它们的轴突来自脊髓，形成前运动根，随后形成臂丛神经和周围神经。后感觉根的轴突起源于脊髓神经节的感觉神经元，穿透脊髓，主要上

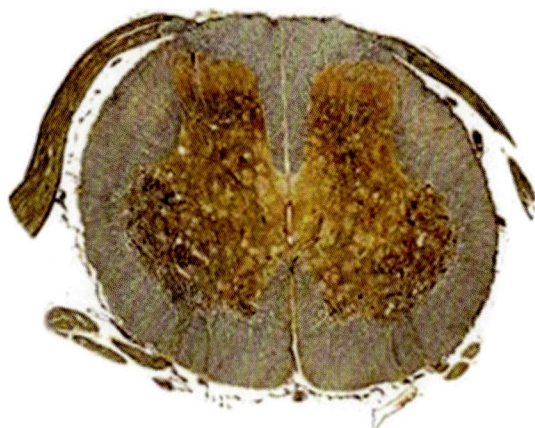

▲ 图 5-2　脊髓轴切面

升到丘脑，然后依次流向感觉皮质（图 5-3）。

颈髓被分为 8 个节段，称为髓节，从 C_1 到 C_8（比颈椎椎体的数量多一个）。每个髓节都有一个肌肉和皮肤神经支配的节段性组织。C_1～C_4 支配颈部肌肉，C_5～C_7 支配上臂和前臂的肌肉，C_8～T_1 支配手内在肌。与每个髓节有关的皮肤节段被称为皮节。直到 C_4 时，皮节在颈部和部分头部都有带状分布。C_5～T_1 皮节呈平行下降条带的形式沿肢体长轴分布在上肢。C_5 支配上臂外侧区域的皮肤，皮肤区域逐渐在向心方向上被支配，直到 T_1 支配腋窝区域。

由于脊髓和脊柱之间的长度不同，髓节和同名椎骨的水平之间没有精确的对应关系。越向腰骶节下降，距离就越大。在临床实践中，这种现象导致脊髓损伤的定位水平低于椎体水平（例如，中央型 C_6～C_7 椎间盘突出压迫 C_8 脊髓水平）（图 5-4）。

（二）脊髓的运动功能

脊髓运动神经元受到来自皮质运动神经元的锥体束的控制。它的活动也受到其他下行脑通路、激活剂和抑制剂的调节，这是通过脊髓回路的中介形成的，包括脊髓反射弧。下行运动路径的任何一个点的病变都剥夺脊髓运动神经元执行运动的命令，因此患者会失去肌肉力量。同样的，运动神经元也被剥夺了抑制性，因此即使在静息状态下，它仍然被激活，因为脊髓的正常

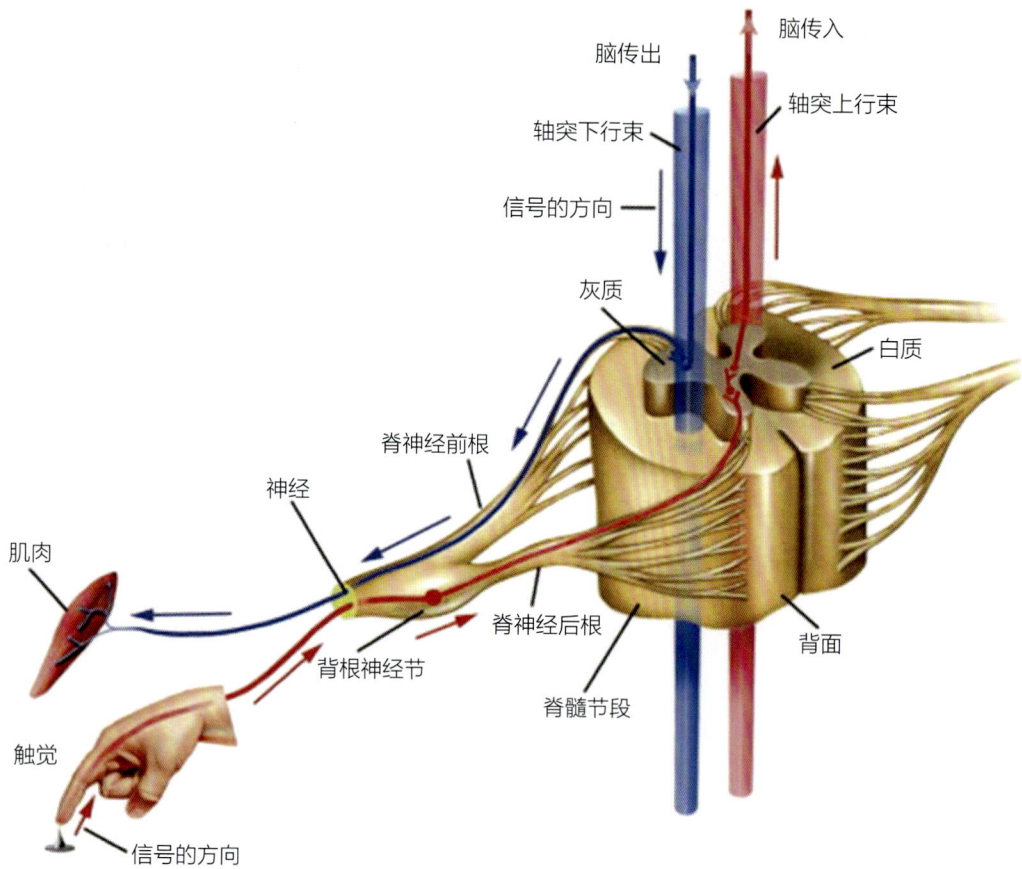

▲ 图 5-3　脊髓解剖学及生理学

功能变得过度活跃。这将导致痉挛，这种情况进一步使活动增强。通过这种方式，确定了痉挛性瘫痪的状态（无力、痉挛、肌腱反射亢进）（图 5-5）。

脊髓运动神经元轴突来自脊髓，参与前根、臂丛神经和周围神经的形成。运动神经元胞体和（或）轴突（脊髓内束、脊髓根、臂丛、周围神经）的损伤会导致力量丧失和肌张力丧失，导致脊髓传出神经损伤（无力、张力减退、反射降低）引起的面部麻痹（图 5-5）。

（三）脊髓的感觉功能

脊髓感觉传入神经可分为两组：①粗感觉系统（来自希腊语 πρωτος= 原始感觉），系统发育较老，其中包括粗糙的触觉、热感觉和疼痛感觉；②精细觉系统，系统发育较新，感官辨别更专一，其中包括可辨别性的触觉和本体感觉能力（身体部位的位置感和运动感、压力感和振动感）。

脊髓中的上行感觉纤维以不同的束排列。粗感觉通过脊髓丘脑束。精细感觉上升至后束。

粗感觉的纤维在穿过感觉根后，穿透脊髓，向上，并与同侧后角某个较近节段的感觉神经元连接。源自第二个神经元的轴突交叉并反向移动，构成脊髓丘脑束并上升到丘脑，第三个神经元将其轴突发送到受刺激身体区域对侧的感觉皮质（图 5-6）。

精细觉形成后索，并在进入脊髓的同一侧上升。一旦进入脊髓球，它们就连接到位于两个感觉核（Goll 和 Burdach 核）中的神经元，这些神经元的轴突交叉到达对侧丘脑和感觉皮质的核团（图 5-6）。

这两种感觉通路都将信息从身体的一半传递

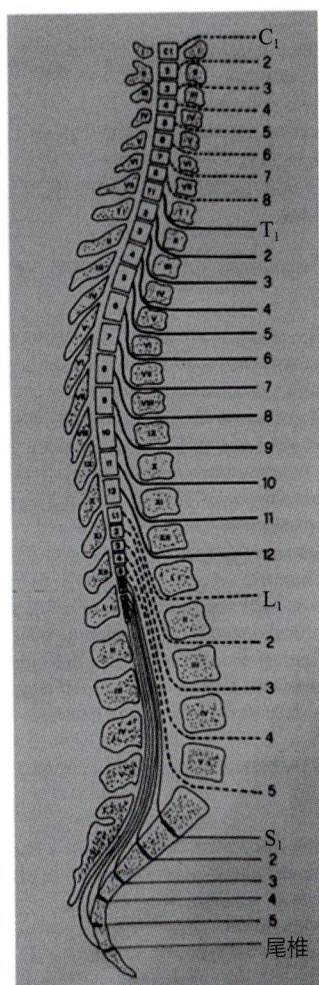

▲ 图 5-4　脊髓节段及与相应椎体的关系

到大脑的另一半。脑损伤，例如，在右大脑半球，损害了身体另一边的感觉和运动通路，临床上将在左侧建立运动和感觉防御。

在大多数情况下，由于脊柱体积小，损伤会导致大部分或整个脊髓节段损伤，临床表现是双侧的。

然而，虽然很少发生，但只能影响一半的脊髓，导致一种被称为 Brown-Sequard 综合征（Brown-Sequard syndrome）的特殊神经系统疾病。

如前所述，两种感觉通路都将身体的一半的感觉传递给大脑的对侧一半。然而，由于脊髓丘脑纤维和后索纤维的交叉位置不同，脊髓的外侧损伤可以决定感觉缺陷分布的分离。

例如，脊髓右半部分的损伤导致右侧锥体通路的中断、右侧后神经索（均与身体的右半部分相连）的中断，它还会导致脊髓丘脑束的中断，该束承载着身体左半部分的感觉。

这种现象的后果是：精细觉障碍和右侧的运动损伤，而左半身有热障碍和疼痛障碍。这种罕见的现象被称为精细觉障碍和粗感觉障碍的分离（图 5-7）。

脊髓损伤的另一个特点是粗感觉减退的程度总是低于脊髓损伤的程度。这是由于一些粗感觉纤维在进入脊髓后，在连接到后角之前上升。

应该注意的是，感觉检查是困难的，需要时间和耐心。它不能被临床客观化，因为它只是基于患者感知刺激的主观能力。它容易受到个体差异、文化和智力因素的影响，并受到集中注意力能力的影响。然而，如果操作得当，它可以提供准确定位损伤程度的有用信息，甚至比运动检查更好。

（四）神经根型颈椎病

颈椎病是一种非常常见的疾病，神经根型颈椎病（spondylotic cervical radiculopathy，SCR）是最常见的疾病类型之一，占所有颈椎病的 60%～70%。2012 年美国陆军的一项研究发现，每年发病率为 1.79‰[5]。SCR 是由神经根的机械性压迫引起的。

神经根型颈椎病是颈椎病理中最常见的需要手术的类型。

1. 神经根型颈椎病的病理生理学

SCR 最常见的原因是椎关节病，其次是椎间盘突出，最后是外伤[1]。颈椎病是一种随着年龄增长而发展的退行性现象。它会导致椎间盘变薄，进而导致椎间孔狭窄。椎间盘缓冲系统的变薄和减小导致了椎间关节和椎体的功能过载。这些现象会导致骨营养过度反应（骨赘）和椎间孔进一步变窄（椎间孔狭窄）。

椎间孔狭窄和椎间盘突出可通过机械性和化性学两种方式引起神经根损伤。机械性表现为：①神经纤维的拉伸导致髓鞘损伤，轴突的压迫；

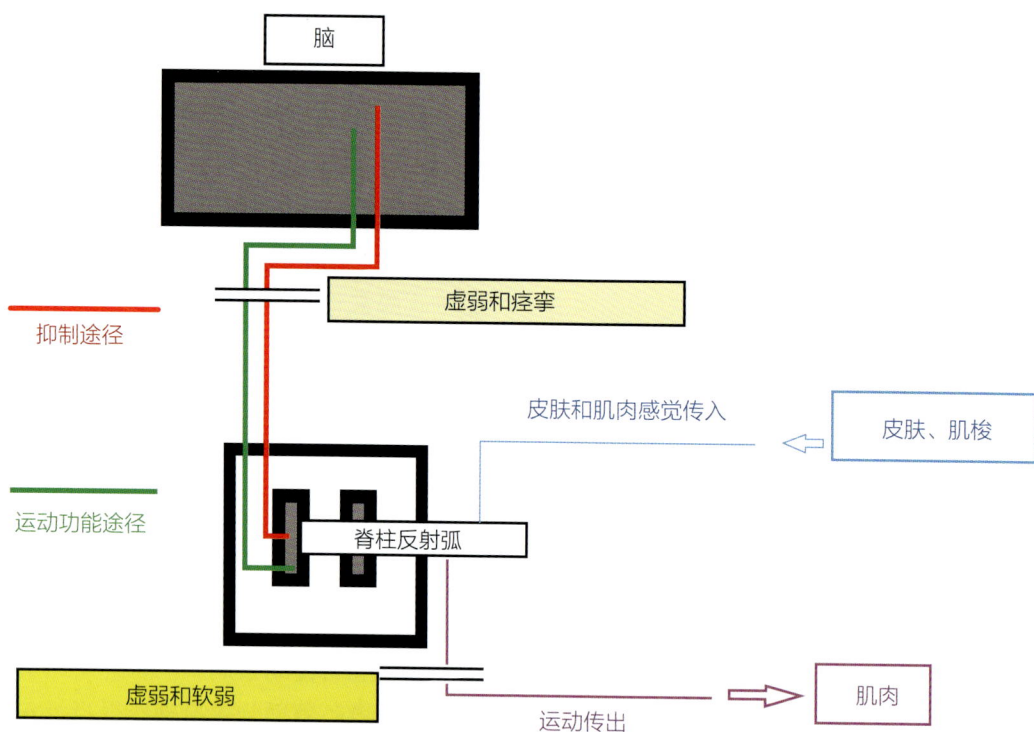

▲ 图 5-5 痉挛性瘫痪的病理生理学

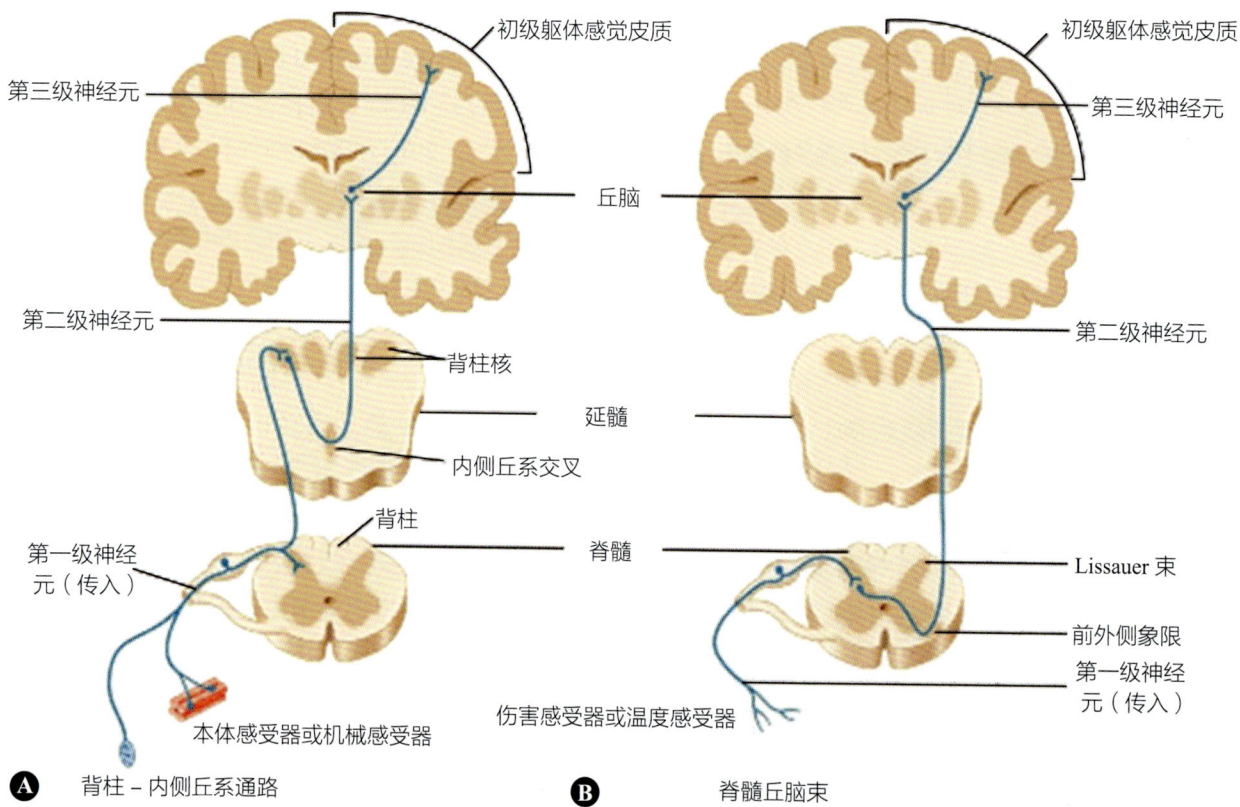

▲ 图 5-6 精细觉（A）和粗感觉（B）通路

Brown-Sequard 综合征（脊髓半横断）

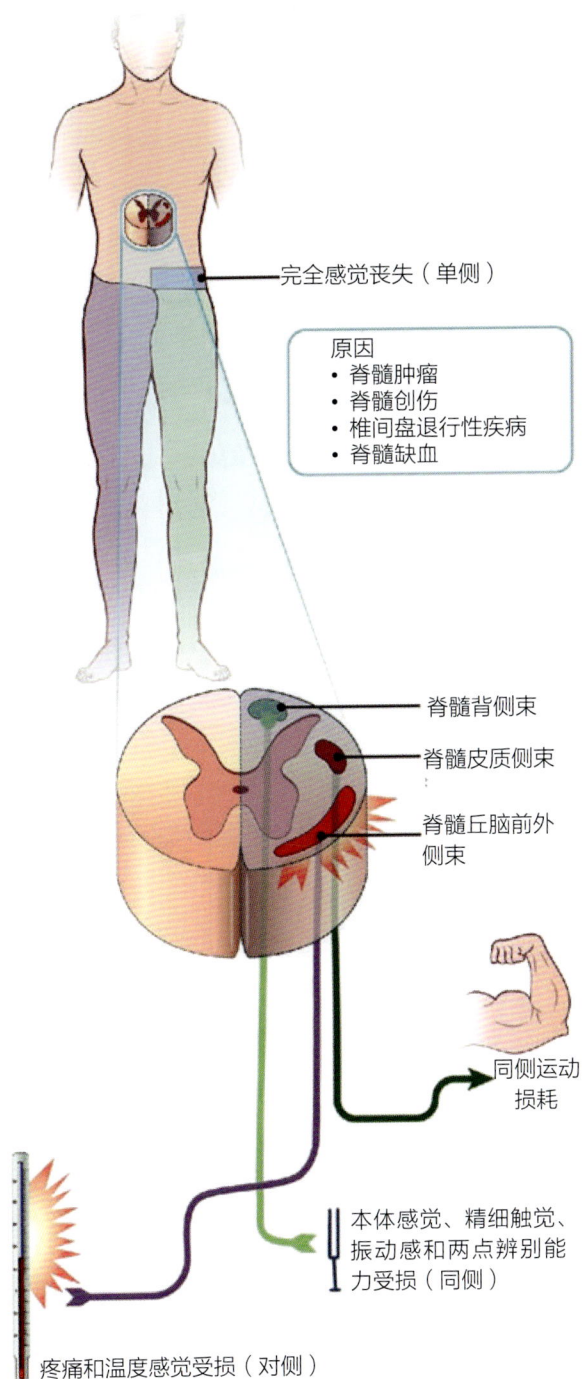

完全感觉丧失（单侧）

原因
• 脊髓肿瘤
• 脊髓创伤
• 椎间盘退行性疾病
• 脊髓缺血

脊髓背侧束

脊髓皮质侧束

脊髓丘脑前外侧束

同侧运动损耗

本体感觉、精细触觉、振动感和两点辨别能力受损（同侧）

疼痛和温度感觉受损（对侧）

▲ 图 5-7 Brown-Sequard 综合征的表现

②由神经血管受到压迫而引起的局灶性缺血。此外，与神经根接触的椎间盘髓核也会通过肿瘤坏死因子 α（tumor necrosis factor alpha，TNF-α）、白细胞介素 -6 和基质金属蛋白酶介导的促炎症级联反应而导致化学性损伤[6, 7]。

C_7 是 $C_6 \sim C_7$ 椎间盘突出最常见损伤的神经根，其次按频率顺序排列为 C_8（$C_7 \sim T_1$ 间隙）、C_6（$C_5 \sim C_6$ 间隙）和 C_5（$C_4 \sim C_5$ 间隙）。与一般不同的是，创伤是导致神经根型颈椎病的一种相对罕见的原因。患者经常报告在站立、坐着或行走时出现疼痛[8]。

2. 神经根型颈椎病的症状学

神经根压迫可引起：①刺激症状（疼痛、感觉异常）；②感觉障碍（感觉减退）；③运动无力（减弱）。

椎间盘突出引起的神经根型颈椎病突然、单侧发病，可引起功能性颈椎侧凸，向疼痛侧凸出，疼痛肢体外展（反射现象以降低神经根的张力）。由椎间孔狭窄引起的神经根型颈椎病通常发病缓慢，但除此之外，两种形式没有区别。

疼痛影响了相对应的皮节（图 5-8 和图 5-9）。它累及颈部和上肢，但通常主要在或局限在远端区域。它是抽痛的、持续的、强烈的，经常与感觉异常和感觉障碍有关。它会因拉伸神经根的运动和任何引起内压增加的原因而加剧，例如，排泄导致腹部压力增加，也会累及脊柱结构。

在 C_5 神经根型颈椎病中，疼痛和感觉减退影响肩膀和手臂的外侧区域。在 C_6 神经根型颈椎病中，影响前臂外侧区域和拇指和示指的桡侧。在 C_7 中，影响手臂后外侧和前臂后部直至中指。C_8 为前臂远端内侧区域、环指和小指。

感觉减退与患者的疼痛分布相同，但由于相邻神经根的功能重叠，其传播范围通常较小（由于一个神经根损伤引起的感觉减退，相邻的神经根通过重叠神经支配区域来部分补偿）。

肌肉萎缩具有分节的分布：C_5 损伤主要引起手臂外展和伸展功能障碍，C_6 损伤主要引起前臂屈伸无力，C_7 损伤主要引起前臂和手伸展功能障碍，C_8/T_1 损伤主要引起前臂无力和手内肌无力。体节神经支配和皮节神经支配没有明确的边界，因此在大多数情况下，每条肌肉至少由两个神经根支配。例如，三角肌受 C_5 和 C_6 支配。在进化

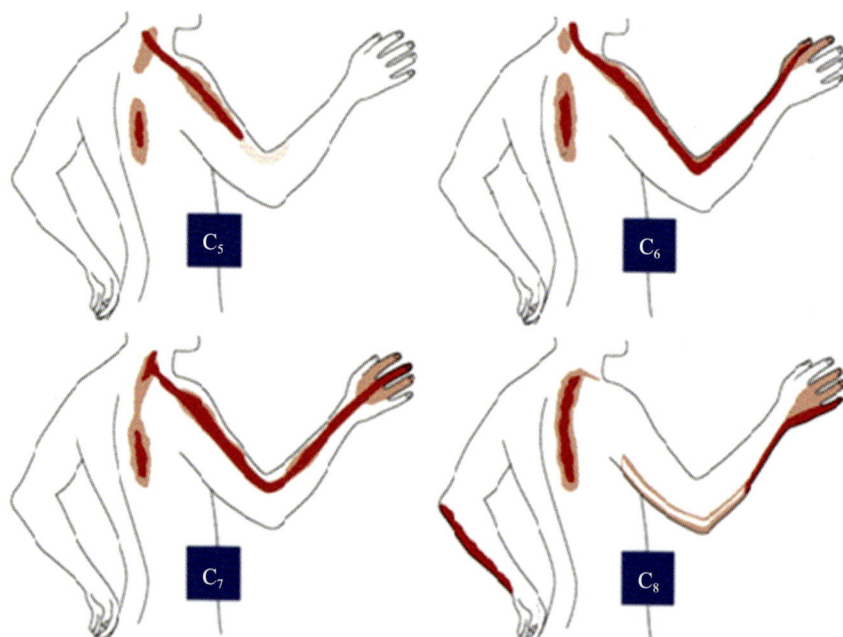

▲ 图 5-8 最常见的神经根病（C₅、C₆、C₇ 和 C₈）中的疼痛和感觉减退分布区域

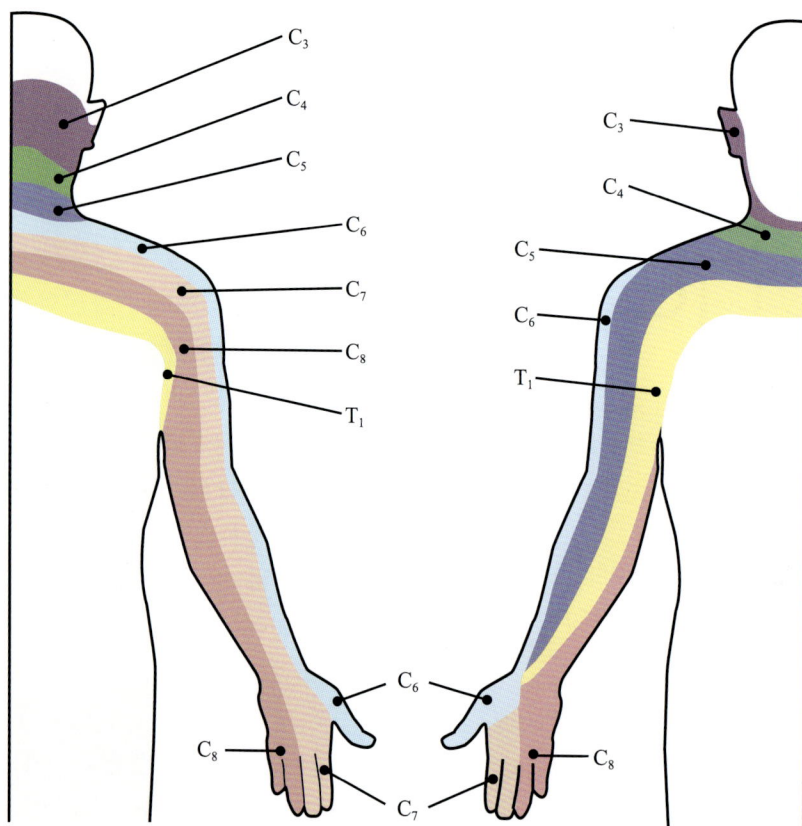

▲ 图 5-9 颈椎皮节

过程中一直保持了多种肌肉神经支配，因为它允许一个功能优势：在神经根损伤的情况下，肌肉可以继续发挥功能，即使肌力减小。大多数肌肉的复杂神经支配增加了临床和设备诊断难度。只有菱形肌仅受 C_5 支配。这一特征有助于 C_5 或 C_6 神经根病的诊断。事实上，如果神经和肌电图检查显示受 C_5 和 C_6 支配的三角肌、二头肌、棘上肌和棘下肌无力，那么检查菱形肌就足够了，如果菱形肌受损，就是 C_5 损伤。相反，如果菱形肌没有受损，则该部位的诊断为 C_6。病变部位诊断，在剩余颈神经根受损的情况下会导致更大的困难。有必要检查几种具有不同内部血管的肌肉，并且像在构建"拼图"时一样，将各种碎片放在一起以确定潜在的最受损最重的神经根（表 5-1）。

椎间孔挤压试验和肩外展试验是诊断颈神经根病最常用的临床试验[9]。前者从上到下按压头部，朝向疼痛侧，导致椎间孔进一步狭窄，从而加重疼痛。第二种是基于相反的现象，即手臂外展使椎间孔变宽，神经根受压减轻，症状缓解（图 5-10）。手臂压迫试验，在手臂的中间 1/3 进行，是另一种测试，剧烈疼痛的发作高度提示是神经根型颈椎病[9]。

3. 神经根型颈椎病的鉴别诊断

在开始讨论鉴别诊断之前，应该强调的是，在任何颈神经根病的病例中，必须寻找脊髓病的体征，因为这两种病理都有同样的原因。

SCR 的诊断通常很简单，但在某些情况下，它可能与其他疾病相混淆，特别是一些周围神经病变（腕管综合征、尺神经卡压）和肩部疾病。较少见但隐匿的疾病是胸廓出口综合征和神经痛性肌萎缩，由于他们的诊断困难。

（1）神经根型颈椎病和腕管综合征的鉴别诊断：C_6～C_7 神经根型颈椎病和腕管综合征（carpal tunnel syndrome，CTS）均可表现为患者前三指的感觉异常和疼痛。此外，在 CTS 中，该疾病通常会放射到肘部，有时会放射到肩部，从而导致与神经根病的进一步混淆。然而，疼痛的空间分布是这两种病理的唯一共同因素。疼痛的时间表现是一个重要的差异，在 CTS 中是不稳定的，但在 SCR 中是持续的。在早期阶段，CTS 在睡醒时引起感觉异常，主要是在中指和环指。之后，CTS 在夜间睡眠时出现。随着损伤的发展，它会引起白天的症状，特别是在重复的手腕屈伸或手抬高时，如长时间驾驶或持有电话。在最严重的情况下，疼痛是永久存在的。患者经常因为疼痛而醒来，并抖抖手以获得缓解。这被称为 Flick 征[10]。与 SCR 不同，头部运动不影响 CTS 疼痛。CTS 通常是双侧的，虽然通常是不对称的。在 CTS 中，肌腱反射没有改变，而在 SCR 中，它们可以减弱。严重的 CTS 很容易识别，因为仅限于隆起大鱼际的肌肉萎缩。CTS 和 SCR 可以共存，因为两种病理都常见，使诊断复杂化。如果这两种病理情况都与临床检查和设备检查相结合，就有必要确定哪一种是导致这些症状的普遍原因。因此，神经生理学检查在选择最迫切的治疗方法

脊髓节段 / 脊神经根	单个神经支配的肌肉	多个神经支配的肌肉
C_2～C_4		颈肌、斜方肌、膈肌
C_5	菱形肌	前锯肌、冈上肌、冈下肌、三角肌、二头肌、肱桡肌
C_6		前锯肌、冈上肌、冈下肌、三角肌、二头肌、肱桡肌
C_7		前锯肌、胸肌、三头肌、手指的伸肌和屈肌
C_8～T_1		手内在肌

表 5-1　颈髓节段和脊神经根支配的肌肉

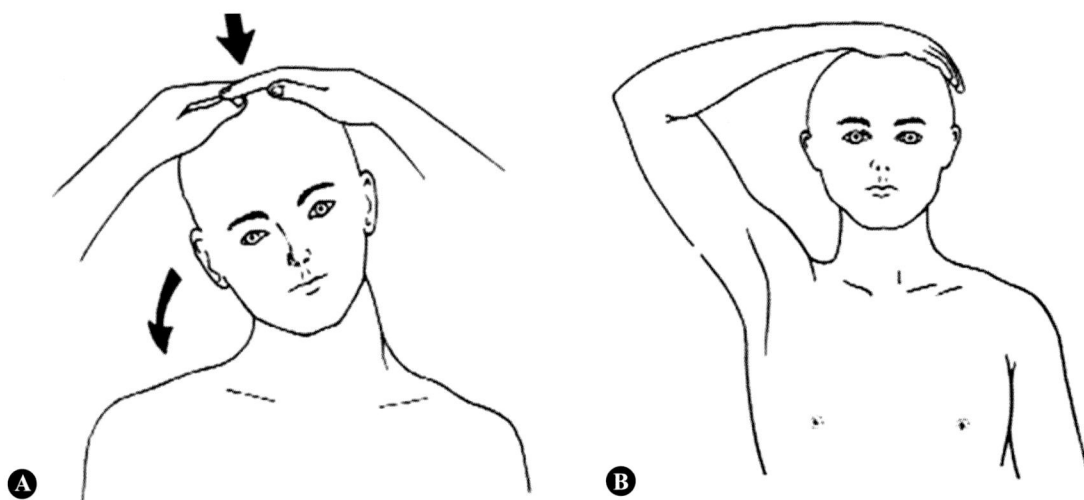

▲ 图 5-10　椎间孔挤压试验（A）和肩外展试验（B）

中发挥了最重要的作用。

夜间症状的普遍存在，环指的感觉受累仅限于其桡侧，Flick 征，无法通过头部移动加剧疼痛，这是腕管综合征的症状和特征性体征，有助于将其与神经根型颈椎病区分开来。

（2）神经根型颈椎病与肩部疾病的鉴别诊断：C_5 神经根型颈椎病很容易与肩部疾病相混淆，反之亦然，因为两者都有共同的肩痛[11]。如果患者不能充分识别疼痛的区域，误诊的风险就特别高。由于肩关节病理与神经根型颈椎病的频繁关联，诊断难度也经常增加。据报道，高达 24% 的颈神经根病[12] 患者可能发生肩关节撞击痛。一致性研究表明，大约 1/10 的颈神经根病患者合并肩关节疾病[13]。此外，颈部的疼痛可能代表肩部引起的疼痛，反之亦然[14, 15]。

神经根性疼痛可以通过其特征和缓解或恶化的因素与肩痛区分开来。钝痛更符合肩部疾病，而灼烧或放电样疼痛更可能是神经来源[16]。如果头部倾斜到与疼痛相反的一侧，这很可能是一种神经根型颈椎病[17]。手臂外展加重肩关节疼痛，但减轻神经根性疼痛[18, 19]。休息时疼痛的定位在区分疼痛是肩关节病或 C_5 神经根病时通常不太

有用。然而，如果疼痛是准确地局限于三角肌区域的一小部分区域，这几乎可以肯定是由于肩部疾病。肌肉力量可能会引起误导，因为它的评估经常会导致两种疾病的疼痛。C_5 皮节感觉减退，放射痛和肱二头肌反射减弱提示神经根病。夜间疼痛的特点，通常在肩部病理的情况下恶化，有助于鉴别诊断。强体力活动后或创伤后引起的疼痛主要是由肩部损伤引起的，创伤后神经根病相当罕见[20]。然而，在创伤性肩周损伤的情况下，特别是在暴力创伤中，必须始终寻求与神经根损伤有关的可能联系。

一个特殊的病例是肩胛上神经卡压，必须怀疑在任何情况下肩无力和肩胛骨萎缩无疼痛，其原因可能是直接的创伤或神经节囊肿[12]。

夜间疼痛的加重和随着手臂外展的恶化是区分肩部疾病和神经根型颈椎病的主要特征。

（3）神经根型颈椎病与神经痛性肌萎缩的鉴别诊断：神经痛性肌萎缩，又称 Parsonage-Turner 综合征（Parsonage Turner syndrome，PTS）或臂丛神经炎，是一种影响臂丛神经的炎症性免疫不良疾病。患者在肩带处经历了突然的、持续强烈

的疼痛[21]，几乎总是单侧的，可以放射到斜方肌、手臂、前臂和指尖[22]。

PTS 是一种罕见的综合征，但由于与神经根型颈椎病的不同区别，诊断可能被轻视。与神经根型颈椎病不同，PTS 的疼痛不受肢体或头部的位置而改变，通常在夜间增加。增加硬膜内压力的活动不会加重疼痛。在某些情况下，疼痛在 1 周或 2 周后逐渐减轻，并且疼痛在完全好转后会出现进行性肌肉无力，发生敏感性改变和肌腱反射减弱。肌肉萎缩在 1 个月内很明显。在胸长神经受累的情况下，可能会出现翼状肩胛骨。

PTS 的一个显著特征可以帮助其诊断，但同时需要非常彻底的检查，即肌肉受累不均，其不遵循臂丛神经或神经根分布的经典模式。

例如，PTS 可以损伤肩胛上神经和（或）胸长神经，并避免了三角肌和二头肌，尽管它们共享相同的根和相同的干[23]。这可能是由于 PTS 中神经损伤的空间分布极不规则。

> PTS 的主要特征是典型的两阶段进展：第一阶段有剧烈疼痛，但没有明显的力量减弱，第二阶段疼痛消失并发生力量减弱；不遵循经典臂丛神经损伤的肌肉力量减弱的不规则分布。

(4) 神经根型颈椎病与胸廓出口综合征的鉴别诊断：胸廓出口是锁骨上区和腋窝之间的一条解剖学通道。它被来自颈部和胸部的结构穿过，这对上肢的功能至关重要。特别是，它被锁骨下动脉、静脉和臂丛交叉。

胸廓出口综合征（thoracic outlet syndrome，TOS）的特征是通道内的神经血管束受压。重复的运动会导致肌肉肥大，并导致压迫。这种情况尤其发生在一些运动或工作中，需要上肢伸展（游泳运动员、棒球运动员、健美运动员、仓库工人）。此外，一些解剖变异可导致神经血管束的压迫。其中有颈部增生肋骨，在一般人群中

估计患病率为 1%～2%，大多数人仍无症状。在 20% 的病例中，TOS 是由颈部肋骨引起的[24]。引起 TOS 的先天性肌肉变异，如也有报道多生斜角肌[24]，恶性或良性肿瘤，另一个有充分记录的 TOS 病因，如肺上沟瘤或骨软骨瘤导致的压迫[25, 26]。

臂丛下干起源于 C_8 和 T_1，是臂丛神经中受影响最严重的节段。肩痛通常发生在腋窝，手臂内侧，前臂和最后两个手指，以及手内在肌肉组织的运动障碍是最常见的症状。

与颈臂动脉症状的区别可能具有挑战性[27]。触诊锁骨上区域可能会感到疼痛。积极的 Adson 手法有助于诊断（伸展肩膀和外侧旋转肢体时桡骨脉搏消失）。神经生理学研究和多普勒超声在 TOS 的诊断中具有重要作用。

TOS 的诊断是不同的，但一个彻底的临床检查可以提示疾病。医生在他们对肩关节和上肢疼痛症状的鉴别诊断时必须考虑 TOS，以便适当地指导患者进行及时的治疗干预。

> 腋窝剧烈疼痛，夜间醒来时上肢抬过头顶，锁骨上区压力引起的疼痛可能是提示诊断 TOS 的特征。

（五）脊髓型颈椎病

脊髓型颈椎病（cervical spondylotic myelopathy，CSM）是最常见的脊髓疾病[1]。它的发病是隐匿的，逐渐发展的，很少"逐步"，通常在 40 岁后开始，流行于男性[28]。临床表现复杂，混合运动障碍（中枢和外周），感觉和括约肌疾病相关。最常见的症状是上肢和（或）下肢感觉障碍、颈部僵硬、"重腿症"、步态笨拙、膀胱和肠道功能障碍[29]。退行性脊柱病现象影响椎骨、椎间盘、小关节和韧带，通过直接压迫或血管压迫引起的缺血对脊髓造成损伤。

脊髓损伤及其由此产生的功能损伤是不可逆的。因此，及时识别其对于在不可逆转的损伤

和永久性残疾发生之前提供有效的治疗至关重要[30]。近几十年来，由于对更好的诊断技术的进步，接受 CSM 手术的患者数量显著增加。另外，颈椎病患者的平均年龄的逐渐增加，因此，是 CSM 诊断增加的一个重要原因。出于同样的原因，CSM 很可能会在未来几十年变得更加广泛。因此，医生必须尽早识别 CSM，特别是在尚未致残的初始阶段。

1. 脊髓型颈椎病的症状

由于脊髓具有特殊的解剖学和生理学，CMS 的临床表现是复杂的。症状包括：①脊髓灰质中体细胞的局灶性损伤；②上行和下行脊髓束的局灶性中断。脊髓运动神经元的损伤会导致受神经支配的肌肉的瘫痪，类似于同源神经根的损伤。事实上肌肉瘫痪发生于周围神经、运动根或脊髓运动神经元损伤。出于同样的原因，肌腱的反射也减少。这些症状因髓节的损伤而不同，可能因患者而异。在同一水平上，向下行髓节的神经纤维也受损。这种病变会导致受损下方部分直至脊髓圆锥的所有肌肉出现痉挛性瘫痪。上行感觉纤维的局灶性损伤导致身体下方区域的感觉减弱，其限制对应于一些皮节。这些症状在所有病例中都很常见，无论损伤部位如何，这些症状包括：下肢僵硬和软弱，步态的特征性变化，包括步态速度较慢，步长缩短，步幅时间更长，步宽更大[31]，下肢膝反射亢进，巴宾斯基征阳性，尿和肠道运输障碍。颈脊髓可分为高节段（$C_1 \sim C_4$ 节段）和低节段（$C_5 \sim T_1$ 节段）。高节段供应颈部肌肉、膈肌以及头部、颈部和上胸部后部的感觉。节段控制上肢。

(1) 颈椎高位病变：由于受脊柱节段支配的肌肉和皮肤的重叠，要准确地确定上颈椎脊髓的损伤部位是非常困难的。只有通过肌电图检查才能提供帮助。

$C_1 \sim C_4$ 脊髓损伤导致颈部肌肉、斜方肌和膈肌无力性麻痹（表 5-1）、C_5 以下痉挛性四肢轻瘫、C_5 下锁骨感觉障碍以及所有 CSM 病例中常见的其他症状。高节段脊髓病是最危险的，因为它有累及膈肌和呼吸衰竭的风险。

(2) 颈椎低位病变：C_5 脊髓损伤导致三角肌、二头肌、菱形肌、棘上肌和棘下肌的瘫痪（手臂外展和外旋以及前臂屈曲）+ 常见症状。患者表现为肩胛骨、三角肌和二头肌萎缩，肱二头肌和肱桡肌萎缩，三头肌、旋前圆肌和下肢反射亢进，直至上胸部的感觉减退。

C_6 脊髓损伤引起肱二头肌和肱桡肌的瘫痪（前臂扭伤）+ 常见症状。患者表现为肱二头肌萎缩、肱二头肌和肱桡肌功能减退、三头肌、旋前肌圆肌和下肢反射亢进，直至上胸部的感觉减退。

C_7 脊髓损伤导致三头肌、指和腕伸肌（前臂、指和腕伸展肌）的瘫痪 + 常见症状。患者表现为三头肌萎缩、肱二头肌和桡反射正常、三头肌、旋前肌和下肢反射亢进、乳腺区及 C_7 皮节的感觉减退。

C_8 脊髓损伤导致手部内在肌肉的瘫痪 + 常见症状。患者表现为手部肌肉萎缩、肱二头肌和肱桡肌反射正常、三头肌反射减退、旋前圆肌和下肢反射亢进，直至乳腺区域的感觉减退和 C_8 皮节的感觉减退。

CSM 不仅影响膈肌损伤引起的高脊髓损伤，也影响 $C_5 \sim T_1$ 损伤。普遍认为，这是由于上胸廓肌肉的自主和感觉运动结构的参与以及随之而来的呼吸交换的减少而发生的[32]。

2. 脊髓型脊椎病的鉴别诊断

肌萎缩性脊髓侧索硬化症（amyotrophic lateral sclerosis，ALS）、多发性硬化症、脊髓空洞症、脊髓肿瘤、维生素 B_{12} 缺乏性脊髓病（合并亚急性脊髓退行性变）是与 CSM 最常被混淆的疾病。

ALS 的发展是由于一级皮质运动神经元和二级脊髓运动神经元的变性。与 CSM 类似，ALS 多发生在 30—60 岁患者通常具有对称的力量缺陷；肌萎缩和束支影响所有肌肉组织，包括颅骨肌肉组织，而 CSM 仅存在于上肢。疼痛总是不存在的，感觉和括约肌不发生变化。

肌电图研究中 ALS 的肌束状组织，涉及所有肌肉组织，包括颅肌，是与 CSM 相比最重要的区别。

多发性硬化症发生在年轻人（10—40 岁）；60 多岁发病是非常罕见的。与 CSM 类似，它可引起痉挛性四肢体麻痹或截瘫、感觉和括约肌障碍。与 CSM 不同的是，它有一个主要的复发缓解的过程（然而，一些病例逐渐发展），经常导致视力障碍（复视和视野障碍）和其他颅神经损伤。精神障碍经常出现。

脊髓空洞症由于其病理生理学，很容易与 CSM 混淆。这是由于脊髓内的囊性空化保持了液体循环的连续性，并且由于瓣膜效应而趋于扩大，从而决定了渐进性椎管内压迫。因此，它的发病隐匿，症状与 CSM 非常相似：上肢萎缩，痉挛性截瘫，感觉障碍，括约肌障碍。只有 MRI 允许诊断。

与 CSM 类似，由维生素 B_{12} 防御引起的亚急性联合退行性变发生于感觉和运动障碍，包括步态共济失调、运动防御、巴宾斯基征。它与 CSM 不同的是肌腱反射，后者通常由于周围神经严重的感觉受累而缺失，以及频繁的精神症状，主要是痴呆。

脊髓肿瘤可以类似脊椎病的方式引起脊髓压迫，因此确定无法区分的临床表现。

许多其他疾病的临床表现与脊髓型脊髓病相似：硬膜外脓肿或血肿、Arnold-Chiari 畸形、血管炎和脊髓损伤、炎症和免疫功能障碍性脊髓炎、类风湿关节炎、血管畸形 [33]。外周神经系统的一些病理学可以模拟脊髓病或神经根病，如多灶性运动神经病、乳头神经病、多发性神经病。

肌束扩散到所有肌肉，包括颅肌、正常感觉和括约肌，是临床上区分 ASL 和 CSM 的主要特征。

临床上区分多发性硬化症和 MSM 的体征是进展，主要是复发 - 缓解，和频繁累及视神经。

对脊髓空洞症或肿瘤的临床区分几乎是不可能的。

如果肌腱反射缺失且伴有精神障碍，应怀疑亚急性联合退行性变。

二、慢性颈部疼痛

在讨论神经生理学研究之前，治疗慢性颈部疼痛（chronic neck pain，CNP）是有意义的。这种疾病由于其在人群中的出现频率较高，值得特别关注。2/3 的人口在他们生活的某个时刻遭受过任何形式的颈部疼痛 [34]。CNP 的患病率为 1.7%～11.5% [35]。CNP 导致工作生产力降低，工作缺勤增加，并具有较高的健康成本 [36]。

患者主诉为钝痛、肌肉紧张或颈部肌肉僵硬，持续 3 个月以上。CNP 的病程不规则，波动强度较大。患者很少有疼痛的暂时缓解。疼痛在压力过程中加剧，在运动活动过程中减轻。在某些情况下，CNP 源于急性颈部疼痛，持续数月或数年，但在大多数情况下，如果适当询问，患者会将疼痛的发作与压力事件联系起来。事实上，他很少报告在压力期间自发发作这种疾病，如果压力被认为是一种可能的病因，那么首先患者往往会意识到持续疼痛继发的压力。

虽然颈部疼痛可归因于创伤性疾病（如鞭击相关疾病）或炎症性疾病 [37]，但大多数慢性颈部疼痛没有明显的原因被认为是特发性的 [38]。然而，近几十年来，关于慢性疼痛的病理生理学的研究成倍增加，引起慢性疼痛的其他原因是包括那些确定疼痛中枢调节的改变是最重要的因素之一 [39]。一些抗抑郁药和抗焦虑药有效性的证据似乎也符合这一假设。事实上，众所周知，疼痛的中枢通路与焦虑和情绪的大脑回路密切相关，它们共同使用一些神经递质，其中最著名的是血清素和去甲肾上腺素。研究表明，这些神经递质在慢性疼痛、抑郁和焦虑中都减少。因此，情绪的改变经常伴随着疼痛感知的改变[40]。因此，与人们通常认为的不同，疼痛不会引起压力，反之亦然，但这两种现象通常由于一种常见的神经递质改变而联系在一起。然而，这两种现象确实相互影响，创造了一个恶性循环。CNP 患者的影像学影像常显示为颈椎病。然而，这些功能缺陷在无症状患者中很常见。此外，在脊髓型脊椎病中，尽管脊椎病通常很严重，但颈椎疼痛不存在或非常轻微[1, 28, 30]。

椎体小关节的改变也是引起 CNP 的原因之一。根据这一理论，这些结构的丰富的感觉末梢通过关节囊的拉伸激活，用于脊椎骨改变和关节关系的改变。然而，这一假设似乎与患者在颈部拉伸时经常感到的缓解形成了对比，即使这种操作会导致关节囊突然而广泛的拉伸。

颈椎变直是 CNP 中常见的影像学检查，它是颈部扭伤的特征，继发于椎旁肌肉组织的挛缩。然而，很少有 CNP 患者伴有颈部扭伤。

在压力的事件中，颈部紧张、腹泻、心动过速和出汗的感觉很常见。在压力条件下，肌肉紧张的普遍表现是一种生理现象的表现，这是由于一种普遍的防御反应，在大多数情况下，这种挛缩仅限于压力性焦虑诱发事件的持续存在。肌肉被激活，为对危险事件的运动反应做准备。然而，在病理性焦虑的情况下，即使没有可识别的触发事件，患者也会持续地感知到危险感。在这种情况下，焦虑的大脑回路持续激活，抑制和焦虑诱导神经递质之间存在不平衡。

一种恢复这些神经递质之间平衡的药理学干预决定了压力状态及其身体后果的减少。由于这个原因，大多数 CNP 患者受益于服用调节血清素和去甲肾上腺素功能的 SSRI 和三环类药物。

然而，慢性颈部疼痛患者更常用的治疗方法包括抗炎症药物、物理疗法、按摩疗法、麻醉药或类固醇。这些治疗的结果是暂时的，不会显著影响患者的健康状况。通常，由于这些治疗的局限性，患者在经历了很长一段时间的挫折后，有时会去看神经科医生，开始进行抗抑郁药或 SSRI 治疗，效果迅速而持久，并停止咨询几位专家。

大多数慢性颈部疼痛的高血压性质可能通常被低估，因为他们倾向于忽视应激障碍作为一种病理。这种方法可能是次要的，因为人们根深蒂固地认为，属于精神领域的一切都没有"身体"，不是"由物质组成的"，因此不会导致身体系统的功能障碍。要理解思维不是抽象的，只要研究一个受试者的功能性磁共振成像就足够了，该活动显示了大脑区域的功能激活。因此，可以"看到"思想的形成（图 5-11）。

因此，如果患有焦虑或抑郁的人经常担心事情即将发生，即使他不知道是什么，也不应该惊讶脊柱肌肉的持续性挛缩和颈部疼痛通常与腰痛有关。

对于上述情况，如果患者患有慢性颈部疼痛，应怀疑为紧张型疼痛。这使患者能够获得一种有效的、持久的治疗方法来控制疼痛。

三、颈椎病理学：神经生理学的方法

如果在测试之前没有进行临床评估，那么得出不正确或不完整的电生理结论的风险就非常高。神经生理学研究必须被认为是神经学检查的扩展，以确认或反驳不确定的诊断，像所有其他设备检查一样，如果与临床分开，它就没有什么价值了。它在识别所有在临床上不确定的功能缺陷方面是有用的。检查方法和检查区域的选择是基于症状和查体。

诊断一种疾病的第一步是初步诊断。如果不进行进一步的诊断，一种疾病可能仍然无法得到明确诊断。例如，为了避免将肱神经炎与神经根病混淆，必须考虑这两种疾病，并使用适当的检查来区分它们。

一个符合全面临床检查重要性的例子是，一个上肢无力的患者和 MRI 显示颈椎管狭窄。神

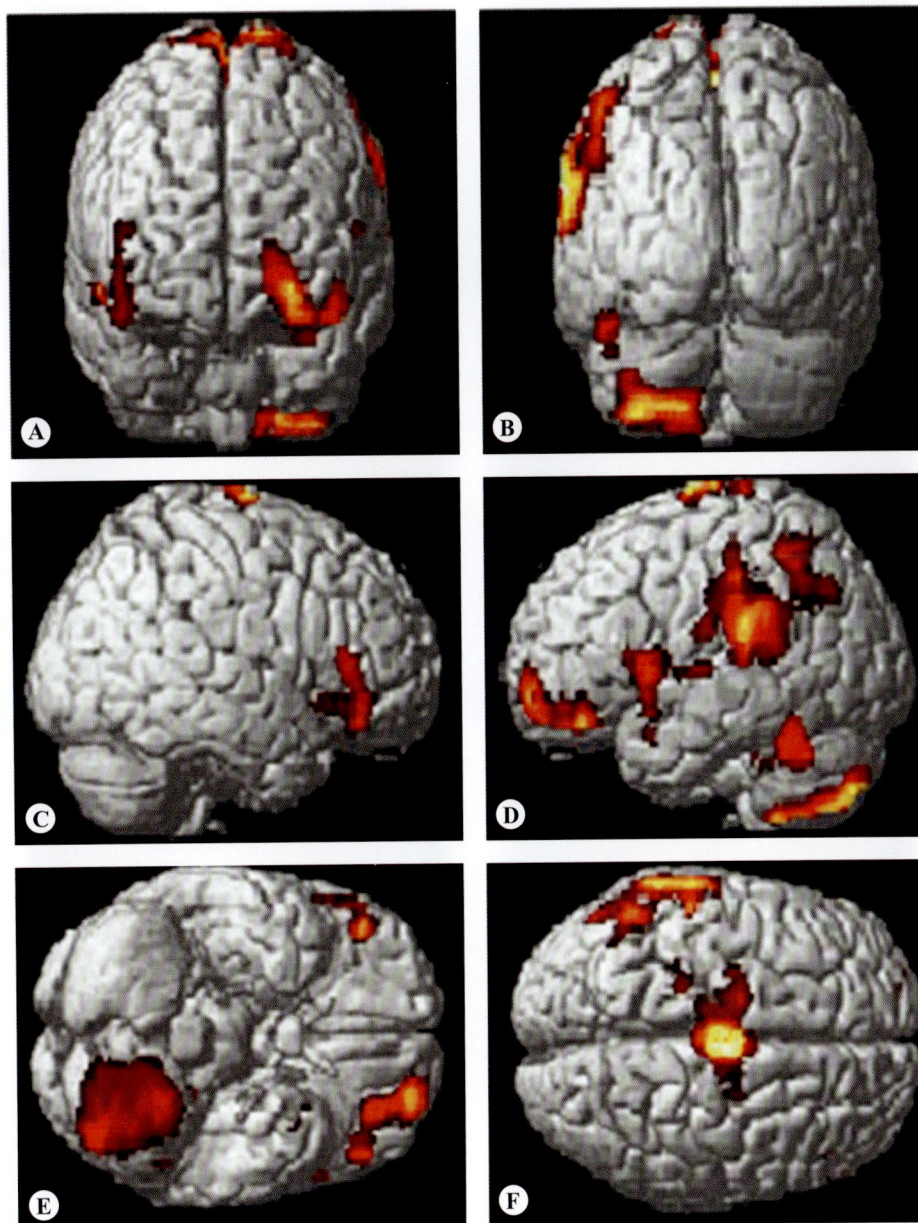

▲ 图 5-11 正常受试者想象自己身体表现时的功能性 MRI，显示在任务过程中被激活的大脑区域

经生理学家必须确定 MRI 检查是否与临床表现一致。患者可能患有脊髓神经型颈椎病，可以进行手术，或者相反，MRI 检查不能反映临床表现。他可能患有肌萎缩性侧索硬化（amyotrophic lateral sclerosis，ALS）、多灶性运动神经病（multifocal motor neuropathy，MMN）、多神经经病变、易患压力麻痹（susceptibility to pressure paralysis，HNPP）的神经病变。因此，神经生理学家必须进行神经学检查，以寻找进入鉴别诊断的每个病理学的特征性体征，并最终应用最合适的神经生理学测试。

进一步的例子有助于阐明临床评价的基本作用。

如果手肌萎缩伴有前旋肌过度活跃，均与 $C_8 \sim T_1$ 根有关，应怀疑 ALS。事实上，这种病理的一个特征是肌肉萎缩的痉挛，这与神经根病和脊髓病的情况相反。这种现象是由于脊髓运动神经元退化和皮质运动神经元退化共存导致萎缩肌肉痉挛。一旦出现这种诊断怀疑，神经生理学家就会进行肌电图检查，这是诊断 ALS 的最佳选择。患有 MMN 或多发性神经病的患者可能有诊断或多发突出的 MRI 图像，这可能会错误地选择手术。MMN 在电生理检查中显示出典型的运动传导阻滞。在多发性神经病变中，该测试显示了神经干的广泛损伤。

这些疾病和脊髓型颈椎病的共存是可能的。在这种情况下，由于临床表现的复杂性，神经生理学家的作用甚至更加重要。他提供了建立这些病理在临床表现中的作用，并提供了最适当的治疗的指示。

神经生理学研究可以提供一个精确的脊髓损伤部位，但也可以提供功能损伤的定量。肌电图检查还可以区分近期的损伤（如椎间盘突出）和慢性损伤，持续数月或多年（如狭窄性神经根病），通常可以确定损伤之前稳定，现在稳定，因此不再负责活动性症状（旧病变的结果）。这些区别允许选择正确的治疗方法，并减少可能产生的医疗纠纷的风险。

一个例子是一个患者的急性臂痛和 MRI 报告的椎间孔狭窄，这可能显得与疼痛一致。如果肌电图检查显示以前的神经根损伤的症状，现在已经稳定，这不太可能是患者急性疼痛的原因，因此，还必须寻找其他疼痛原因（如臂丛神经炎、肩部病理学），避免进行无效手术的风险，这也会导致可能的并发症。

神经生理学研究可以为手术治疗的预期结果提供预后判断，这对外科医生和患者都很重要。对于非常疼痛的神经根病伴有较小的肌电损伤，术后疼痛缓解而没有明显的功能障碍的可能性非常高。事实上，在神经根病中，疼痛的强度通常与损伤无关。同样，重要的是在手术前了解是否存在严重的根部损伤，尽管疼痛已经缓解，也要告知外科医生和患者手术后持续功能损伤的可能性也是很高。这一信息非常重要，因为患者总是希望术后疾病得到完全解决，而失败的期望可能会导致法律纠纷。手术前后电生理功能的比较提供了治疗效果的适应证，这在临床恢复缓慢的情况下很重要，因为神经生理学的改善可能比临床表现更早出现。

最后，外科医生越来越多地要求进行神经生理学测试，以进行术中监测，以突出早期神经结构的损伤，并修改手术方案，从而减少可能的并发症。

四、神经生理学研究

用于颈椎疾病的神经生理学研究有肌电图、神经传导检查（nerve conduction study，NCS）、体感诱发电位和运动诱发电位（motor evoked potential，MEP）。

（一）肌电图

EMG 检查肌纤维的电活动。它提供了对肌肉和神经的功能评估。

EMG 只研究运动神经纤维。EMG 不能提供关于感官信号的信息。

EMG 可以通过将针状电极插入肌肉或放置在肌肉外面皮肤上的表面电极来进行。第一种方法是微创的，但提供了最好的信息；表面电极不会引起任何干扰，但提供的信息不足。因此，我们只描述针状 EMG 检查。

EMG 研究运动单元（motor unit，MU）。它是一个解剖学功能单元，包括：①单个脊髓运动神经元的胞体；②其沿脊根和神经干的轴突延伸；③运动终板；④由单个运动神经元支配的一组肌纤维（图 5-12）。

每个 MU 的肌纤维都是分散的，并与属于其他 MU 的肌纤维混合。不同 MU 的肌纤维的混合确保了肌肉收缩的最大线性和均匀性，并允许在针的每个插入点检查更多的 MU（图 5-13）。

由针记录的电信号被发送到一个放大器，这对于使记录的小电信号可见是必要的，这些小电信号被闪烁并与其他环境隔离所有的电信号。一种转换器将模拟信号转换为数字信号，适合于用

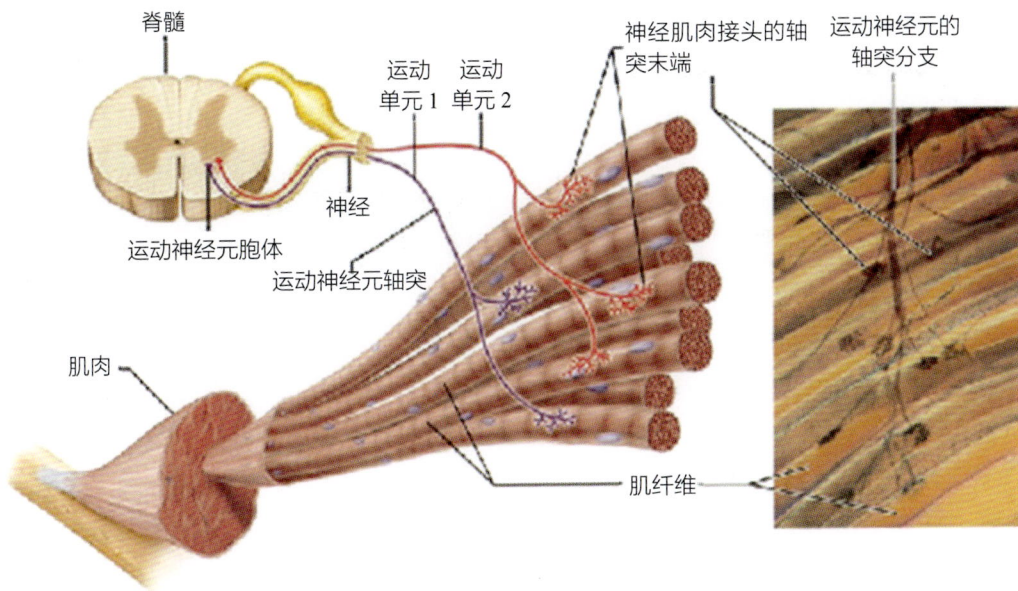

▲ 图 5-12 运动单元示意及各运动单元肌纤维的混合示意

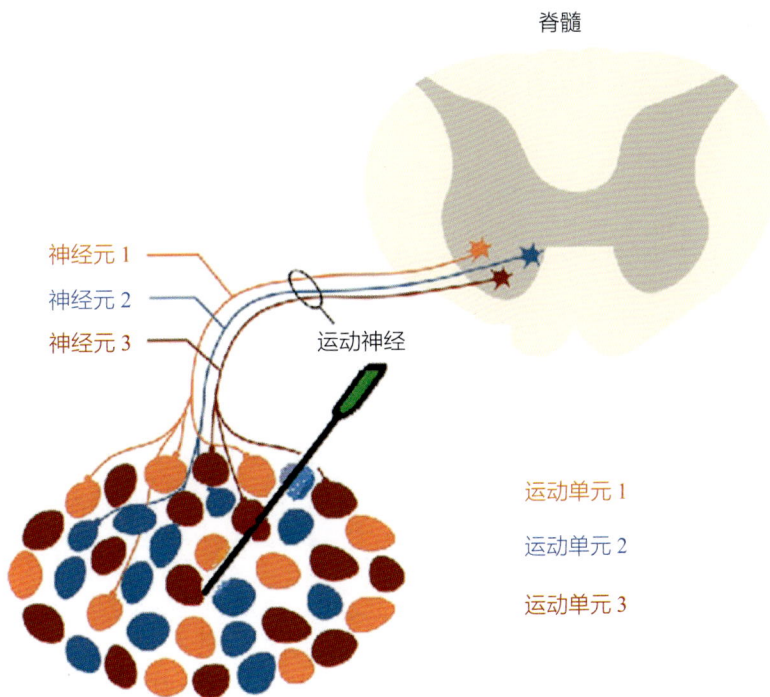

▲ 图 5-13 针状电极在每个插入点检查更多的运动单元

计算机化的系统进行显示和记录。

EMG 提供肌肉状况的信息，在疾病的情况下，可以将主要病理（营养不良、肌炎等）与脊髓运动神经元、脊神经根或神经的损伤区分开来。

单个运动单元的肌肉块的电活动被记录为一种称为运动单元电位（motor unit potential，MUP）的电势。

肌电图中检测的参数为：①静止时肌肉的电活动；② MUP 的形态学特征；③肌肉激活程度。

在休息时，正常肌肉不接收神经脉冲，针电

极不记录任何电活动：休息时的正常电沉默。如果脊髓运动神经元、脊根或神经受损，即使在休息时也会记录到小的电活动，定义为休息时的自发活动，表现为肌纤维颤动和尖锐波（图 5-14）。这些起源于缺乏神经冲动和营养支持的肌肉膜。

受影响的膜变得电不稳定，并自主地产生病理电势。肌纤维颤动出现在肌肉去神经后至少 2 周，损伤的时间日期非常重要。如果提前进行肌电图，不到 2 周，不能记录颤动电位（图 5-14）。然而，即使如此，它也可以提供有用的信息：如果在肌

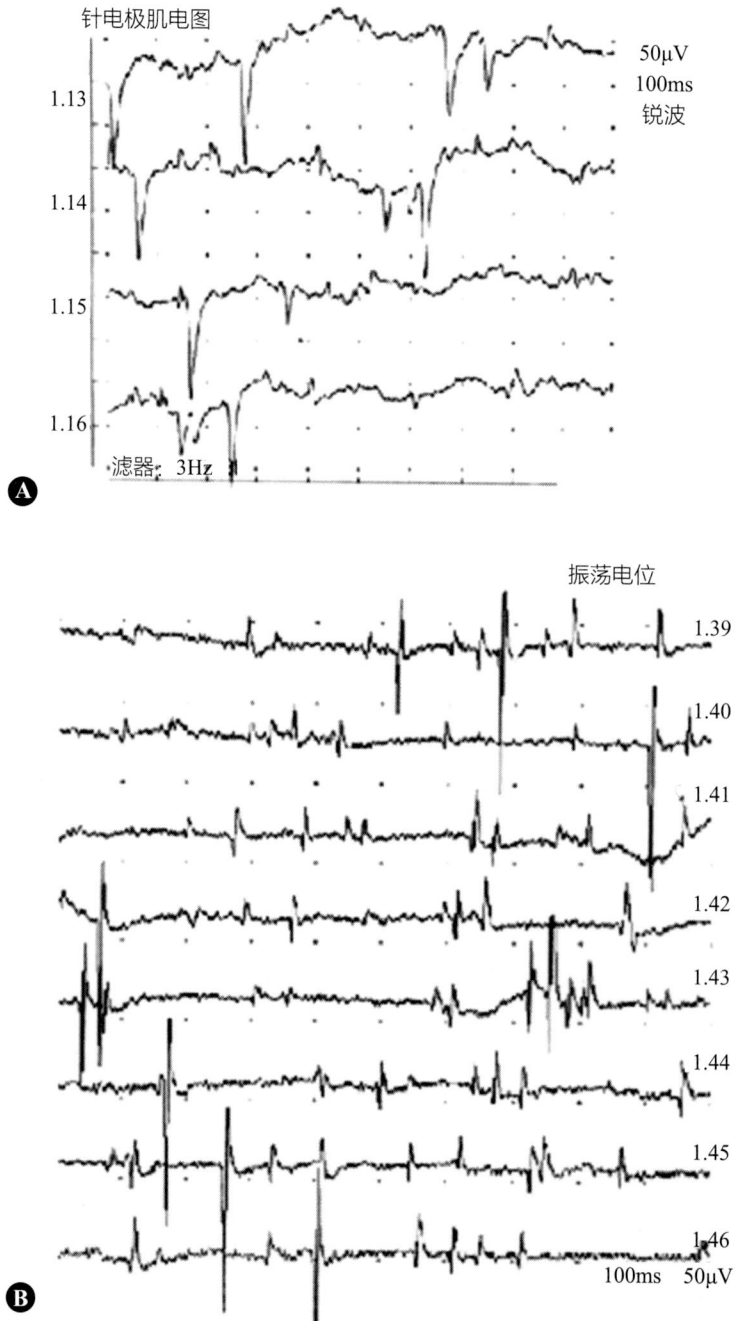

▲ 图 5-14 失神经肌肉的自发性活动
A. 锐波；B. 振荡电位

肉牵引过程中记录到的形态正常的 MUP 很少，并且在休息时没有自发的电活动，则可以得出结论，损伤在 2～3 周前就开始了，病变被定义为急性。当自发性活动出现时，病变被称为亚急性期。自发的活动一直持续到肌肉恢复正常功能或死亡。

普通 MU 的电位具有良好的防御特性。它们具有多相形态，不超过五个正相和负相峰值，持续时间在 6～16ms，振幅为 0.5～5mV（图 5-15）。轴突或脊髓运动神经元的损伤会导致肌纤维去神经，而肌纤维仍处于"孤立"状态。对于未知的刺激，分支开始从幸存者 MU 的轴突中出现，即"吸收"被孤立纤维。这种现象需要数周时间，当完成时，运动单元拥有更多的肌纤维，并随着振幅和持续时间的增加以及多相形态的改变而变得更大。这是由于现在形成运动单元的纤维数量增加（振幅增加）、神经支配区域扩大（持续时间增加）以及神经脉冲传导速度不同（多相电位）的纤维增加（图 5-16）。用这样的字符记录电位，可以将损伤追溯到最近的时间。

如果损伤随着时间的推移而持续，如椎间孔狭窄，不同的神经纤维可能在不同的时间受到损伤，因此可以观察到纤颤电位与增大的多相电位相关。这种现象被称为慢性主动去神经支配，因为同时一些纤维有长期损伤的迹象，而另一些纤维则有近期损伤的迹象。

肌肉的去神经支配决定了运动单位的减少，在自主收缩过程中，很少记录到 MUP。MUP 的纤颤和形态学是肌电图评价中最重要的参数。MUP 的纤颤和形态是 EMG 评估中最重要的参数。自愿激活是一个诊断价值很低的参数，因为患者经常对最大程度的自愿收缩反应不足，当针头插入肌肉时会引起不适。

1. 颈椎病理学中的肌电图

肌电信号的目标是运动单元。因此，它不能提供关于感觉神经传导的信息。因此，在颈椎疾病中，肌电图只能诊断前根病变，而不能诊断后根病变。神经根病理学中的 EMG 记录一下变化。

(1) 损伤发生方式（急性，如椎间盘突出或缓慢进行性，如椎间孔狭窄）。

(2) 损伤严重程度（完全性根损伤，如神经根撕脱或部分损伤）。

(3) 从损伤开始到检查之间的时间间隔。

2. 运动根的急性完全性损伤

在运动根的急性完全性损伤中，如创伤性撕脱伤，如果在 2 周内进行检查，则没有颤动的可能性，并且尽管患者努力激活肌肉，但没有记录 MUP。

至少 2 周后，出现大量纤维性颤动，MUP 缺失。

几个月后，死亡的肌纤维将被完全替代，无论是休息还是自动收缩，都不会记录到电活动。

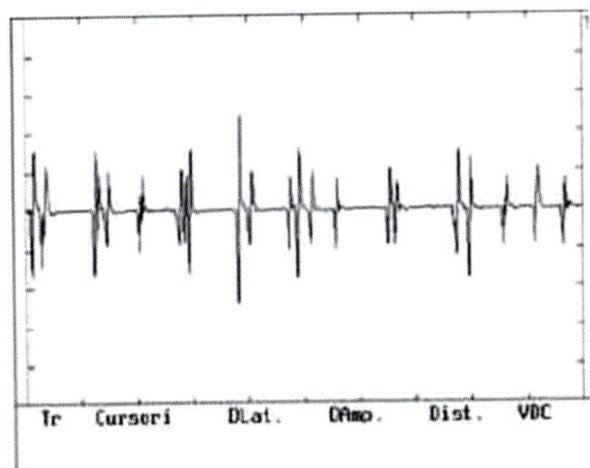

▲ 图 5-15 正常运动单元电位

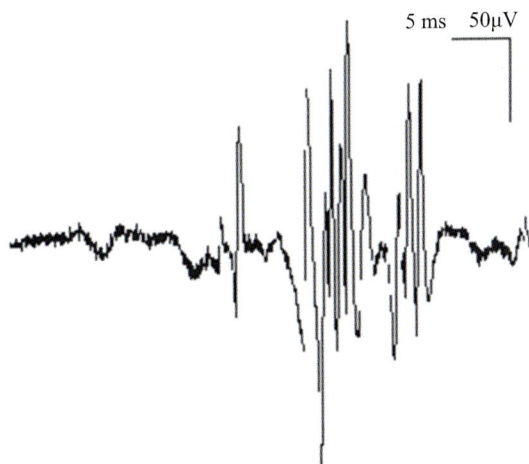

▲ 图 5-16 多相运动单元电位

3. 部分急性 / 亚急性运动神经根病

几乎所有的急性神经根损伤病例都是由椎间盘突出引起的。

如果在损伤后 2 周内进行 EMG，则没有记录到静息时的自发活动，MUP 的数量低于正常，并且 MUP 保持正常形态（急性部分损伤）。随后，记录到纤颤电位，损伤越大，纤颤电位就越丰富；MUP 的募集减少和正常形态保持不变。急性和亚急性损伤之间的区别仅通过纤颤的存在与否来确定，并使我们能够确定损伤是否发生在 2 周内或之后。

> 总之，急性运动神经根病发作后至少 2 周的典型肌电图图像是颤动电位和维持规则形态的运动单位电位募集减少的关联。这种现象被称为亚急性部分根损伤，是外科医生最感兴趣的现象（表 5–2）。

急性和亚急性神经根病的手术指征：在急性部分神经根病的情况下，外科医生可以采取保守观察的方法，因为临床上有可能快速改善。椎间盘突出的唯一紧急手术是脊髓和马尾神经的急性压迫。药物治疗可以在短时间内减轻突出的压迫作用。在脱出的椎间盘，失去了与椎间盘的连续性的情况下，突出的椎间盘更可能迅速缩小。这是因为，椎间盘不再给"营养"，突出的椎间盘碎片很容易被巨噬细胞破坏。此外，保守的方法是允许的，因为在某些情况下，力量不足是由于神经的短暂"失用"（神经失用），这种情况会迅速消退。

最后，谨慎的等待也是可以接受的，因为一旦发生结构损伤，即使病因已经消除，疼痛也很快消退，根部的手术减压也很难改变损伤的功能纠正。手术适应证因病例而异。疼痛的强度、持续时间及其工作和社会影响被认为是评估手术适应证的最重要可变情况。

如果疼痛中度或迅速减轻，建议等待，但如果疼痛严重致残或持续，则可以进行手术。手术评估时的疼痛持续时间非常重要。在几天前开始的情况下，等待是可取的。如果致残性疼痛持续，可能需要手术治疗。

然而，椎间孔突出引起的神经根病是这一原因要例外。事实上，在这些情况下，即使是近期开始的压迫，通常也需要手术。椎间孔空间非常小，不可扩展，因此，椎间盘的较小突出使神经根长时间受压的可能性非常高，因此最好尽早开始受压。

4. 慢性活动性运动神经根病的肌电图研究

随着时间的推移，椎管狭窄会对脊髓根造成渐进性和长期的损伤，因此，在特定的时刻，有些运动纤维最近受到了损伤，有些则长期受到损伤（慢性活动性损伤）。因此，EMG 记录颤动电位（来自最近受损的肌纤维）和增大的多相 MUP（来自由于神经再支配现象而重塑的较旧损伤的纤维）。这张肌电图照片出现在许多外科手术中。

表 5–2 不同类型神经根病的肌电图变化				
肌电图结果	急性神经根病	亚急性神经根病	慢性活动性神经根病	陈旧性神经根病
静息电位	√			
颤动		√	√	
运动单元电位正常	√	√		
多相运动单元电位增加			√	√
募集正常				
募集减少	√	√	√	√

5. 肌电图在退行性神经根病中的应用

退行性神经根病的肌电图显示静息时的电静默（没有持续的损伤）和增大的 MUP 数量减少。这种类型的损伤没有手术指征。

6. 肌电图的局限性

肌电图只研究运动神经纤维，而不研究感觉神经纤维。因此，有可能有许多神经根病的病例不会被发现。

感觉纤维的抵抗力不如运动纤维，因此，压迫对神经纤维的影响因程度而异。在轻微压迫中，感觉纤维首先会受损，仅表现为功能改变，没有任何解剖学损伤。这在临床上表现为感觉异常和疼痛，这是感觉纤维刺激现象的表现。对于更大程度的压迫，感觉纤维的解剖学损伤通过髓鞘的初始损伤来确定，对于更大的压迫，还通过轴突的损伤来确定；在这两种情况下，损伤的临床表现为疼痛、感觉异常和感觉减退。只有在最大的损伤中，运动纤维也会受损，肌力减退与感觉异常和感觉减退有关。

总之，在压迫性神经根病的情况下，损伤可分为三个层次。
(1) 刺激 / 感觉阶段，对于轻微损伤的情况，仅通过敏感纤维的刺激来确定，没有引起疼痛和感觉异常的结构损伤，没有感觉和运动缺陷，肌腱反射正常。
(2) 感觉缺陷阶段，由于更大程度的损伤，其中感觉异常和疼痛与感觉缺陷有关，通常是由于脊髓反射的传入感觉弓损伤引起的肌腱反射减退。
(3) 运动缺陷阶段，由于更大的损伤，其中上述症状与运动缺陷有关，由于脊髓反射的传入感觉弧和传出运动弧的损伤，肌腱反射总是减少。
由于肌电图只研究运动纤维，它只能在疾病状态下显示病理结果。因此，即使有明确的颈背痛和 MRI 一致性椎间盘突出的临床图像，外科医生也可能意外地收到正常的肌电图报告。神经生理学家必须向外科医生澄清这一明显的矛盾，解释肌电图的正常是由于仅限于感觉纤维的损伤和运动纤维的保留。

（二）神经传导研究

周围神经由运动、感觉和植物纤维组成。NCS 主要用于检查运动纤维和感觉纤维，在运动神经传导和感觉神经传导研究中有区别。这项技术将较少描述，因为它只有对感觉神经传导的研究才有诊断价值。

为了了解感觉神经传导研究的目标，我们简要介绍了周围感觉系统的解剖功能描述。

感觉系统的第一个神经元位于脊神经节。它被定义为假单极神经元，因为单个轴突起源于细胞体，然而，细胞体立即分叉为两个延伸部分：①形成神经并将神经冲动传递到细胞体的外周分支；②进入根然后进入脊髓的中央分支。

感觉神经传导是用电神经刺激和沿着神经的电反应记录来进行的。例如，对于正中神经的常规研究，在手的手指周围放置金属环以刺激神经末梢；记录电极放置在手腕、肘部和腋下。手指上的电脉冲激活神经；脉冲朝向手腕和电极记录电波通过的其他记录部位上升。波形分析提供了功能性感觉电纤维数量（通过记录的反应幅度）和髓鞘完整性（通过神经传导速度）的指示。如果神经在刺激和配准点之间受损，则由于功能性轴突的减少而记录到幅度降低的神经电位；此外，由于髓鞘损伤，神经电位的传导速度减慢。

一些神经可以很容易地以这种方式进行长时间的检查（特别是正中神经和尺神经），但由于明显的解剖学原因，这种方法不允许直接研究更近端的感觉神经束，特别是脊神经根。

无论如何，感觉 NCS 提供了有关脊神经根功能状态的重要信息。事实上，在正常情况下，源自外周受体的感觉电脉冲沿着神经上升，到达脊神经节中的神经元胞体，并沿着感觉根中的中央分支继续，直到脊髓。由于脊神经节神经元的特殊解剖结构，如果感觉根被压迫，中央分支就会受损，而外周分支则保持完整。后者实际上继续接受来自细胞体的营养元素，并继续正常发挥作用。患者临床表现为敏感性改变，但感觉神经传导研究正常。这是周围病变的唯一情况，其中感觉缺陷和神经传导研究的正常结果之间存在分离（图 5-17）。因此，NCS 在脊神经根损伤的定位中发挥着重要作用。如果 EMG 显示病理结果，具有相同根神经支配的神经的正常 NCS 可以肯定地表明损伤局限于脊神经根。如果存在感觉传导异常，损伤肯定在脊神经节的下游（臂丛或神经干）。

EMG 和 NCS 的联合研究是鉴别诊断颈神经根病和其他周围神经系统疾病的基础。它可以以良好的可靠性诊断根部损伤，但前提是损伤涉及运动神经根部。此外，它还提供了一种量化神经根部损伤、确定损伤数据的可能性，尤其是确定损伤是否是近期的，是否符合急性症状。

然而，NCS 只允许在点上研究神经，可能适合直接记录神经冲动的通过。外周神经系统的最近端束（臂丛神经和脊根）和颈脊髓不能直接进行肌电图和神经图形评估，但可以通过诱发电位进行有效检查。

（三）诱发电位

诱发电位是由外部刺激引起并记录在中枢神经系统或肌肉中的电反应。它们可以在刺激适当的传入（体感诱发电位 [somatosensory evoked potential，SEP]；视觉诱发电位 [visual evoked potential，VEP]；脑干听觉诱发电位 [auditory evoked potentials of the brainstem，BAEP]）后由大脑的不同结构（感觉、视觉和听觉）记录，也可以通过刺激大脑运动皮质和脊髓从肌肉记录。

在颈椎疾病中，使用 SEP 和 MEP。

EP 研究整个感觉或运动通路的完整性。通过电刺激正中神经，可以跟随神经冲动到达感觉大脑皮质。通过用电磁刺激运动皮质，我们可以跟随神经冲动到达肌肉。

1. 体感诱发电位

SEP 检查整个躯体感觉通路（外周神经、神经丛、脊根、脊髓、脑干、脑深部结构、大脑皮质）的功能。该检查提供了一种客观和可量化的灵敏度测量，由于需要患者的全面合作，以及患者反应的可变性和可靠性差，因此很难评估。此外，SEP 可以提供损伤的定位，检测放射学研究无法检测到的亚临床感觉障碍或感觉损伤，如退行性疾病。这种方法的一个缺点是进行研究需要很长时间。

(1) SEP 研究的解剖学 - 生理学前提：SEP 研究本体感觉通路。用表面电极电刺激周围神经。神经的电刺激激活大直径的本体感受纤维，并由于本体感受纤维的高髓鞘形成而产生高速传导的动作电位。这些纤维是脊神经节假单极神经元的外周分支。冲动沿着神经传播，直到到达脊神经节中的神经元，并激活沿着感觉根传播并进入脊髓的中央分支。进入脊髓后不久，中央分支将侧支发送到后角，然后向上移动形成后索。到达脊髓球后，轴突连接到楔形核（上肢）或股薄肌核（下肢）的神经元。离开这些神经元的轴突交叉形成内侧丘系，向对侧丘脑的细胞核上升，丘脑 - 皮质通路由此开始。

对于上肢，检查最多的神经是刺激手腕的正

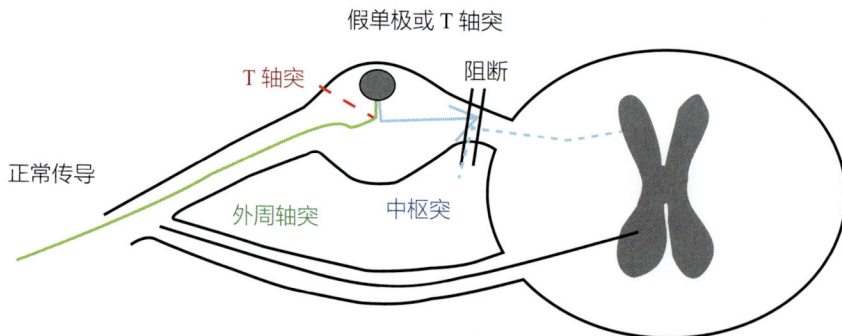

▲ 图 5-17　即使中央分支受损，外周轴突分支仍被保留

中神经和尺骨神经。位于 Erb 点的表面电极记录诱发电位沿臂丛的通过，由称为 P9 的宽波表示（P 表示正极性，9 是平均正常潜伏期，以毫秒为单位）。位于棘突的表面电极记录颈椎结构的激活。棘突 C₇ 上的一个电极和 C₂ 上的一个电极用于研究颈椎病理。神经冲动进入脊髓会产生 N11 波。然后，脉冲到达后角并产生 N13 波。与被检查肢体相对的顶叶区域上的电极对应于手的皮质表示，记录 N20 波。N13 波和 N20 波是颈椎病变中最重要的 SEP 波（图 5-18）。诱发电位的幅度和记录位点 Erb-C₇ 和 C₇ 头皮之间的潜伏期间隔是使用的参数。SEP 研究脊髓和根部功能。

(2) 神经根型颈椎病的 SEP：感觉根的损伤不会引起 T 轴突外周分支中神经传递的改变，因此臂丛未受损。因此，SEP 在 Erb 点（P9）记录了正常振幅和正常潜伏期的电位。相反，颈根神经冲动的中断会导致从剩余神经结构到皮质的所有波的振幅减小，因此，脊髓波 N11 和 N13 以及皮质波 N20 的振幅都减小了。这种潜力很小，

但并不缺乏，因为受刺激的神经来自多个根。只有在多发性根部撕脱伤的情况下，如在道路创伤中，N13 波和 N20 波可能不存在。

> 颈神经根病变中的 SEP 的特征是对 Erb 点的正常反应，以及在脊髓和大脑皮质记录的电位振幅降低。

(3) 脊髓损伤中的 SEP：SEP 可以区分颈脊髓更多的延髓部分（C₁~C₅）和尾部（C₆~T₁）的损伤。为此，有必要在棘突 C₇ 和 C₂ 上应用电极记录。通过刺激正中神经，可以更好地研究 C₇ 以上的病变，而尺神经可以更好地研究 C₈/T₁ 病变[41]。

① "低"脊髓病：在 C₆ 和 T₁ 之间，臂丛神经冲动的传导不受阻碍，Erb 点的 P9 波正常。脉冲沿着颈根保持不受阻碍并到达脊髓，但此时，由于 C₆ 和 T₁ 之间的脊髓损伤，神经脉冲停止，

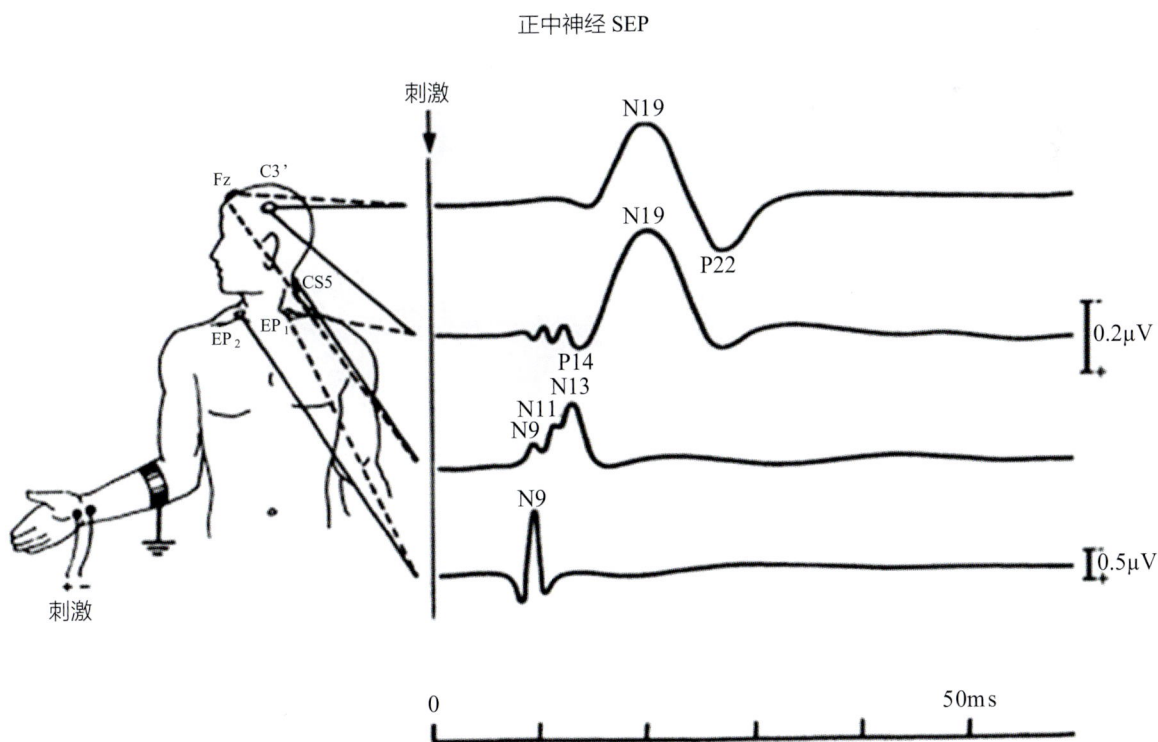

▲ 图 5-18 来自 Erb 点、脊髓和顶叶皮质的体感诱发电位（SEP）波

形成正中神经的根来自 C_6 和 T_1 之间的脊髓，并且 N13 波在电极 C_7 和 C_2 中都很低或不存在。

> 在 C_6 和 T_1 之间有损伤的"低"脊髓病中，N13 波在 C_7 和 C_2 棘突中都很小或不存在。

②"高"脊髓病：在 C_1 和 C_5 之间，C_7 上的电极记录正常的 N13 波。事实上，位于受损区域下方的脊髓后角通常被激活。然而，进一步地，脉冲被中断，较高脊髓的后角激活不良，并且 N13 波明显较小或不存在于 C_2 电极中。

> 在"高"脊髓病 $C_6 \sim T_1$ 中，N13 波在 C_7 水平上为正常波，但在 C_2 记录电极上较小或不存在。

(4) SEP 对脊髓病治疗的贡献：SEP 以良好的敏感性识别损伤脊髓的功能，因此对脊髓病的治疗做出了重大贡献。在临床实践中，常见的是发现多发性颈椎间盘突出或多节段中央管狭窄。在这些情况下，外科医生需要知道受影响最大的脊髓水平，以限制手术的侵袭性。SEP 可以识别受损最严重的脊柱水平并指示正确的手术部位。

SEP 的高灵敏度为脊髓病的诊断提供了重要贡献，特别是与 MEP 联合使用时。如果单独进行，SEP 和 MEP 的灵敏度为 60%～70%，但如果两者都进行，则灵敏度达到 83%。两种技术的结合有助于 CSM 的早期诊断[4]。

2. 运动诱发电位

对人类皮质脊髓运动通路的研究始于 1874 年，当时 Bartholow 证明在神经外科手术中可以通过电脉冲刺激大脑皮质。由于技术（如电流过度分散）和道德（疼痛、致痛机制激活的高风险）问题，随后通过头皮上的电刺激对大脑皮质进行非侵入性刺激的诊断应用尝试失败。

1985 年，谢菲尔德大学的 Anthony Barker 提出了一种无创、安全、无痛的经颅磁刺激（transcranial magnetic stimulation，TMS）方法，克服了这些问题。该技术基于法拉第定律的电磁感应原理，根据该原理，运动电场能够产生磁场。Barker 制作了一个磁刺激器的原型，该磁刺激器由一个线圈组成，他在其中通过一个持续时间短且强度高的电脉冲，从而产生能够到达大脑皮质的磁场，而不会通过头皮和脑膜衰减，从而在大脑中诱导二次离子电流，从而激活运动通路。

来自经颅磁刺激的研究迅速发现了广泛的诊断和治疗应用，包括肿瘤、血管疾病、帕金森病等退行性神经疾病、头痛、情绪障碍和其他精神疾病。

为了这项工作的目的，将仅检查 TMS 在沿中央皮质脊髓通路和外周运动通路的神经传导研究中的应用。

作为 MRI，MEP 禁忌用于有心脏起搏器、皮下输液泵、金属夹或支架的患者。

(1) 设备和方法：MEP 设备由一个中央单元和一个控制面板、一个分配装置、一个圆形线圈组成。表面电极应用于肌肉的腹部，就我们的目的而言，肌肉是三角肌和大鱼际肌或大鱼际肌。磁刺激在头皮上传递，与上肢的运动区域相对应，随后在脊柱水平传递。

磁刺激激活皮质锥体细胞，脉冲沿着皮质脊髓通路传递，到达脊髓运动神经元、脊根、臂丛、神经干，最后到达肌肉。

同时记录三角肌和手部肌肉组织。刺激头皮后，评估以下参数：①脑肌三角肌传导时间；②脑隆起大鱼际传导时间；③这两次之间的区别。

然后将磁刺激应用于颈椎并检测脊髓肌肉传导时间。通过从脑-肌肉时间中减去该传导时间，可以获得中枢脑-脊髓传导时间，该时间与运动通路到记录的肌肉的髓核的传导时间一致（图 5-19）。

利用这些参数，就有可能定位脊髓损伤。如果损伤接近 C_5 脊髓节段 MEP 记录如下。

① 三角肌和手部肌肉的脑肌传导时间和中枢脑脊髓传导时间均增加。

运动诱发反应

头部刺激

5mV

5ms

颈部刺激

5mV

5ms

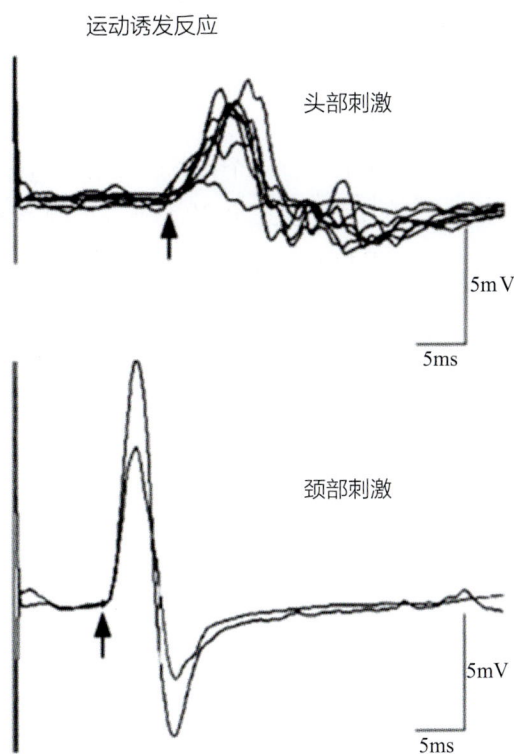

▲ 图 5-19 运动诱发反应

② 三角肌和手部 MEP 潜伏期之间的正常间隔，因为两个脊髓节段之间的脊髓部分功能良好。

在 C_6 和 T_1 之间受伤的情况下，三角肌记录的 MEP 呈现正常的脑肌传导时间和中枢脑脊髓传导时间，因为运动冲动不会遇到障碍，因为脊髓病变更远端。手记录的诱发电位减慢，中枢脑脊髓传导时间和脊髓肌传导时间增加，三角肌记录的 MEP 与手记录的 MEP 之间的潜伏期间隔增加。

MEP 可以通过区分 C_1 与 C_4 之间的位置和 C_5 与 T_1 之间的位置来指示功能性脊髓损伤的部位。

(2) SEP + MEP 对脊髓病治疗的贡献。

脊髓损伤导致不可逆的功能损伤。

及时诊断和治疗脊髓病对于防止神经功能障碍至关重要。因此，有必要应用所有有助于早期诊断的程序。

与颈神经根病不同，脊髓病总是需要外科手术。

如前所述，MRI 是首选方法。如果 MRI 信号改变的部位与临床表现明显一致，如果延迟手术，则可以立即给出手术指征，而无须等待诱发电位。

MRI 被广泛使用。颈脊髓受压的证据越来越频繁，其轮廓畸形但 MRI 信号没有改变。这些案例对于它们决定治疗决策的复杂影响具有重要意义。

临床实践表明，在这些情况下，有两种可能的情况：①患者没有主诉神经功能障碍，也没有表现出神经系统检查的改变；②患者主诉行走有轻微困难，神经系统检查显示轻度锥体束损伤的迹象，如下肢肌腱反射的持续性，过度兴奋性和上肢反射正常。

在前一种情况下，观察方法可能是合适的，因为没有脊髓功能损伤的临床症状，也没有 MRI 信号改变。事实上，由于脊髓轮廓受压而导致的畸形可以保持很长时间而不会成为功能或解剖损伤。

然而，患者可能患有亚临床脊髓损伤。在这种情况下，治疗方法发生了变化，必须对患者进行手术。唯一能够突出脊髓亚临床损伤的测试是 SEP 和 MEP，因此对于手术治疗的适应证具有决定性意义。在诱发电位正常的情况下，可以采取观察的方法，例如，几个月后重复诱发电位和 MRI。如果诱发电位在一致的位置提供功能损伤的迹象，则在没有 MRI 改变的情况下也应进行手术干预的指征。

考虑到脊髓型颈椎病的进展，亚临床功能损伤和症状性图片的情况是手术适应证最有利的情况，因为患者尚未出现损伤，手术会阻止其发展。

参考文献

[1] Brain WR, Northfield D, Wilkinson M. The neurological manifestations of cervical spondylosis. Brain. 1952;75:187-225.

[2] Quadrini R, La Cesa I, Scarongella P, De Angelis D, Casali C. Risonanza Magnetica Nucleare: una comoda diagnosi. Riv Neurol. 1990;60:N. 5.

[3] Nové-Josserand A, André-Obadia N, Mauguière F. Cervical spondylotic myelopathy: motor and somatosensory evoked potentials, clinical and radiological correlation. Rev Neurol (Paris). 2002;158:1191-7.

[4] Nardone R, Höller Y, Brigo F, Frey VN, Lochner P, Leis S, Golaszewski S, Trinka E. The contribution of neurophysiology in the diagnosis and management of cervical spondylotic myelopathy: a review. Spinal Cord. 2016;54:756-66.

[5] Schoenfeld AJ, George AA, Bader JO, et al. Incidence and epidemiology of cervical radiculopathy in the United States military: 2000 to 2009. J Spinal Disord Tech. 2012;25:17-22.

[6] Kang JD, Stefanovic-Racic M, McIntyre LA, et al. Toward a biochemical understanding of human intervertebral disc degeneration and herniation. Contributions of nitric oxide, interleukins, prostaglandin E2, and matrix metalloproteinases. Spine (Phila Pa 1976). 1997;22:1065-73.

[7] Van Boxem K, Huntoon M, Van Zundert J, et al. Pulsed radiofrequency: a review of the basic science as applied to the pathophysiology of radicular pain: a call for clinical translation. Reg Anesth Pain Med. 2014;39:149-59.

[8] Kelsey JL, Githens PB, Walter SD, et al. An epidemiological study of acute prolapsed cervical intervertebral disc. J Bone Joint Surg Am. 1984;66:907-14.

[9] Thoomes EJ, van Geest S, van der Wind DA, et al. Value of physical tests in diagnosing cervical radiculopathy: a systematic review. Spine J. 2018 Jan;18(1):179-89.

[10] Pryse-Phillips WE. Validation of a diagnostic sign in carpal tunnel syndrome. J Neurol Neurosurg Psychiatry. 1984;47(8):870-2.

[11] Rhee JM, Yoon T, Riew KD. Cervical radiculopathy. J Am Acad Orthop Surg. 2007;15:486-94.

[12] Date ES, Gray LA. Electrodiagnostic evidence for cervical radiculopathy and suprascapular neuropathy in shoulder pain. Electromyogr Clin Neurophysiol. 1996;36:333-9.

[13] Cannon DE, Dillingham TR, Miao H, et al. Musculoskeletal disorders in referrals for suspected cervical radiculopathy. Arch Phys Med Rehabil. 2007;88:1256-9.

[14] Gerber C, Galantay RV, Hersche O. The pattern of pain produced by irritation of the acromioclavicular joint and the subacromial space. J Shoulder Elb Surg. 1998;7:352-5.

[15] Dwyer A, Aprill C, Bogduk N. Cervical zygapophyseal joint pain patterns. I: a study in normal volunteers. Spine. 1990;15:453-7.

[16] Throckmorton TQ, Kraemer P, Kuhn JE, et al. Differentiating cervical spine and shoulder pathology: common disorders and key points of evaluation and treatment. Instr Course Lect. 2013;63:401-8.

[17] Wainner RS, Fritz JM, Irrgang JJ, et al. Reliability and diagnostic accuracy of the clinical examination and patient self-report measures for cervical radiculopathy. Spine (Phila Pa 1976). 2003;28:52-62.

[18] Gerber C, Fuchs B, Hodler J. The results of repair of massive tears of the rotator cuff. J Bone Joint Surg Am. 2000;82:505-15.

[19] Woods BI, Hilibrand AS. Cervical radiculopathy: epidemiology, etiology, diagnosis, and treatment. J Spinal Disord Tech. 2015;28:E251-9.

[20] Radhakrishnan K, Litchy WJ, O'Fallon WM. Epidemiology of cervical radiculopathy. Brain. 1994;117:325-35.

[21] Parsonage MJ, Turner JWA. The shoulder girdle syndrome. Lancet. 1948;1:973-8. https://doi. org/10.1016/S0140-6736(48)90611-4.

[22] Crooks RJ, Jones DA, Fiddian AP. Zoster-associated chronic pain: an overview of clinical trials associated with acyclovir. Scand J Infect Dis Suppl. 1991;80:62-8.

[23] Feinberg JH, Radecki J. Parsonage-turner syndrome. HSS J. 2010;6(2):199-205.

[24] Stewman C, Vitanzo PC, Harwood MI. Neurologic thoracic outlet syndrome: summarizing a complex history and evolution. Curr Sports Med Rep. 2014;13(2):100-6.

[25] Davis GA, Knight SR. Pancoast tumors. Neurosurg Clin N Am. 2008;19(4):545-57.

[26] Abdolrazaghi H, Riyahi A, Taghavi M, Farshidmehr P, Mohammadbeigi A. Concomitant neurogenic and vascular thoracic outlet syndrome due to multiple exostoses. Ann Card Anaesth. 2018;21(1):71-3.

[27] Campbell WW, Landau ME. Controversial entrapment neuropathies. Neurosurg Clin N Am. 2008;19(4):597-608.

[28] Clair SS, Bell GR. Natural history of cervical spondylotic myelopathy. Spine Surg. 2007;19:2-5.

[29] White AA, Panjabi MM. Biomechanical considerations in the surgical management of cervical spondylotic myelopathy. Spine. 1988;13:856-60.

[30] Matz PG, Anderson PA, Holly LT, et al. The natural history of cervical spondylotic myelopathy. J Neurosurg Spine. 2009;11:104-11.

[31] McCormick JR, Sama AJ, Schiller NC, Butler AJ, Donnally CJ. Cervical spondylotic myelopathy: a guide to diagnosis and management. J Am Board Family Med. 2020;33(2): 303-13.

[32] Toyoda H, Nakamura H, Konishi S, Terai H, Takaoka K. Does chronic cervical myelopathy affect respiratory function? J Neurosurg Spine. 2004;1:175-8.

[33] Kim HJ, Tetreault LA, Massicotte EM, et al. Differential diagnosis for cervical spondylotic myelopathy. Spine. 2013;38:78-88.

[34] Côté P, Cassidy JD, Carroll L. The Saskatchewan Health and Back Pain Survey: the prevalence of neck pain and related disability in Saskatchewan adults. Spine (Phila Pa 1976). 1998;23:1689-98.

[35] Monticone M, Cedraschi C, Ambrosini E, et al. Cognitive-behavioural treatment for subacute and chronic neck pain. Cochrane Database Syst Rev. 2015;(5):CD010664.

[36] Hoy DG, Protani M, De R, et al. The epidemiology of neck

pain. Best Pract Res Clin Rheumatol. 2010;24(6):783-92.

[37] Bogduk N. Neck pain: an update. Aust Fam Physician. 1988;17:75-80.

[38] Stanton TR, Leake HB, Jane Chalmers K, Lorimer Moseley G. Evidence of impaired proprioception in chronic, idiopathic neck pain: systematic review and meta-analysis. Phys Ther. 2016 Jun;96(6):876-87.

[39] Keisuke S, Yasuo H, Gen K, et al. Central sensitization in

neurological, psychiatric, and pain disorders: a multicenter case-controlled study. Pain Res Manag. 2021;2021:665691.

[40] Martinowich K, Bai L. Interaction between BDNF and serotonin: role in mood disorders. Neuropsychopharmacology. 2008;33:73-83.

[41] Stöhr M, Buettner UW, Riffel B, Koletzki E. Spinal somatosensory evoked potentials in cervical cord lesions. Electroencephalogr Clin Neurophysiol. 1982;54(3):257-65.

第 6 章　射频治疗颈椎小关节疼痛：适应证和结果

Role of Radio Frequency for Cervical Facet Pain: Indication and Results

Luigi Manfrè　Allan Brook　Georgy Bassem　Joshua Adams Hirsch　Adrian Kastler　著

张　辉　王克平　译

颈部疼痛（简称颈痛）是非常普遍的一种疾病，在全球有 20% 的人口受其影响[1]。在众多导致颈痛的病因中，颈椎关节突功能障碍通常是出创伤和颈椎小关节退行性变引起的。颈椎小关节突疼痛可引起上臂牵涉性疼痛[2] 和慢性颈痛。然而，正如相关腰椎的文献报道，症状和影像学资料之间的相关性可能不一致。在病史和体格检查提示但不确定小关节是疼痛的来源时，通常采用神经阻滞来确定是否为小关节综合征。射频等去神经支配技术因其微创性和良好的疗效而在临床中被广泛应用。

一、流行病学与临床特征

尽管小关节疼痛的发生率尚不清楚，但据估计，25%～40% 的颈痛可归因于小关节综合征，如果有颈部扭伤病史，则可上升至 55%。颈椎小关节综合征的其他病因包括不正确的颈部姿态、创伤和退行性疾病[2, 4]。

颈椎关节突疼痛常以轴性颈痛为特征，可向枕下放射至肩部或背部中间区域，不表现出神经根痛的特征。疼痛区域见图 6-1。

二、颈椎小关节解剖

每个脊柱节段由一个椎间盘和后方成对的小关节组成。椎间盘和后方成对的小关节组成一个"三关节复合体"，其中每个部分都会影响另外两个部分，其中一个关节的退行性变会影响另一个关节的生物力学，也会影响整个复合体的力学。小关节构成连接相邻椎体间后弓的后外侧关节。颈椎小关节是由上关节突与相应的下关节突关节面接合而成的微动关节。每个小关节被关节囊包围，内衬滑膜，并包含关节软骨和韧带。颈椎小关节的神经支配由 Bogduk[5] 报道。从 C_3～C_4 到 C_8～T_1，小关节受到关节上下颈背支后内侧支的支配，这些分支沿脊柱向腰部方向走行（图 6-2）。

三、传统治疗

一线治疗包括以保守治疗在内的多模式治疗，如镇痛药（对乙酰氨基酚、非甾体抗炎药、肌肉松弛药、抗抑郁药）、理疗、针灸，以及必要时的心理治疗。

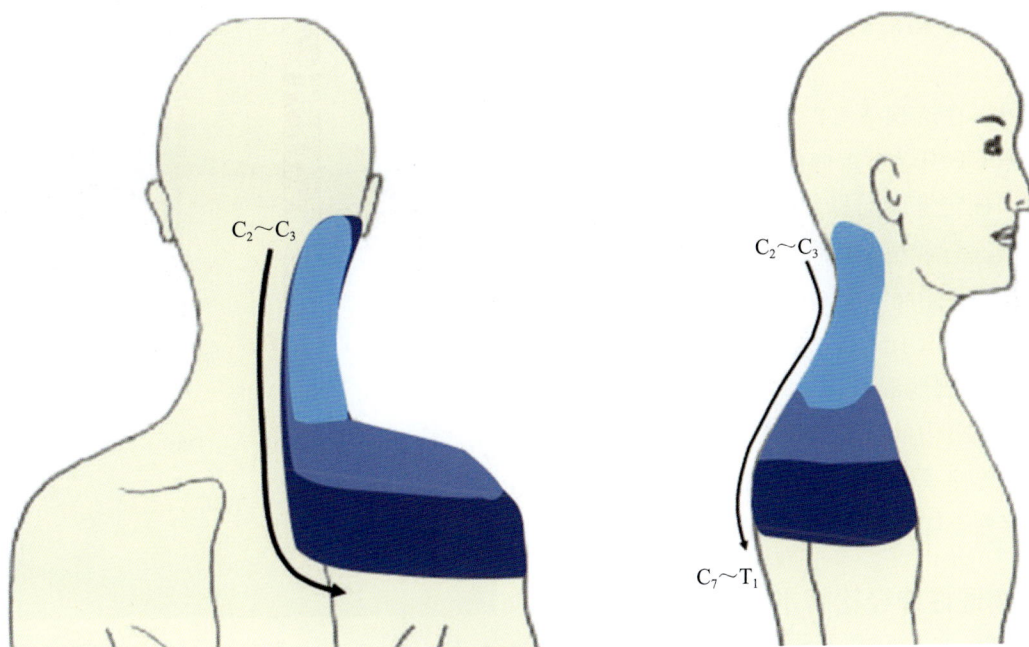

▲ 图 6-1 颈椎小关节疼痛区域

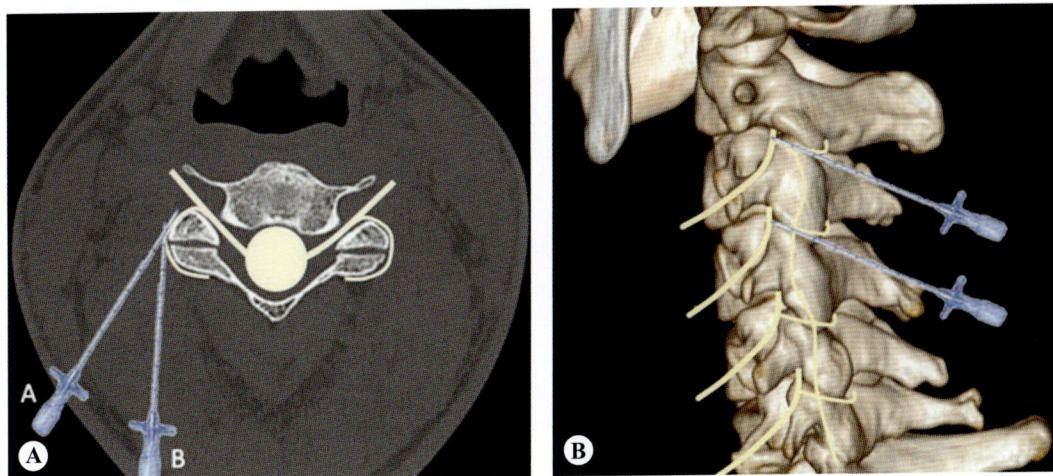

▲ 图 6-2 根据斜位（A）或矢状旁位（B）进针，小关节神经支配和进针位置的解剖学描述

如上所述，由于颈痛患者症状和影像学资料之间的相关性可能不一致，已有报道在针对保守治疗失败的慢性颈痛患者中，小关节疼痛的神经阻滞治疗在其诊断和治疗中发挥重要作用。也可选择在小关节内注射类固醇，但对于难治性的保守治疗患者，可建议行内侧分支坏死松解术。这种神经阻滞治疗的第一步是进行注射阻滞，并根据体格检查和影像学选择准确的平面。事实上，小关节疼痛水平，可以通过比较患者的疼痛和关节突疼痛区域图，以及 MRI 或 SPECT CT 成像数据来明确，这可能有助于识别疼痛的关节。

神经阻滞

由于没有临床特征或诊断性影像学研究可以确定小关节是否疼痛，因此神经阻滞是诊断小关节疼痛是否为颈椎痛[6]病因的唯一可靠方式。可以对疑似引起疼痛的相关部位进行诊断性阻滞，以评估目标结构在疼痛综合征中的作用。

然而，对于神经阻滞的技术和定义存在着一些争议。

手术可以在透视或 CT 引导下进行。我们的首选是使用 CT 引导下行内侧支阻滞。患者为俯卧位。为了确定穿刺目标和最安全的进针入路，对穿刺的节段行常规 CT 平扫。针尖应置于椎间孔水平的关节突侧面（图 6-3）。快速和缓慢作用的麻醉药混合物（1ml 1% 盐酸利多卡因和 2mg/ml 盐酸罗哌卡因的混合物）。然后要求患者报告在接下来的 12h 内的疼痛缓解情况，通过自我情况的改善（疼痛减少的百分比）和 VAS 评分。两者阻滞后疼痛会明显减轻。

四、物理性神经松解术

（一）原则

射频消融包括在成像引导下放置电极，输送正弦电流（400～500kHz）。电流穿过的区域会经历离子搅拌通过粒子摩擦，导致组织加热。其目的是将神经细胞暴露在 45℃ 的温度下，引起不可逆的细胞变性。文献中已经报道了宽泛的温度（70～90℃），具有良好的结果。另一种可能性是使用脉冲射频（在不超过 42℃ 的温度下以脉冲时间周期施加射频能量）。使用脉冲射频的基本原理是避免对相邻神经根造成任何潜在的意外损伤，以及由于肌肉去神经支配后可能导致的继发性脊柱不稳定。然而，从长远来看，这种技术的使用似乎不太有效。因此，脉冲射频不能替代常规的腰椎内侧支神经切断术。

（二）技术

Lord 等强调了选择患者和使用正确操作技术的重要性 [3]。由于对小关节的双神经支配，射频消融神经松解术可以在假定的疼痛节段和以上节段进行，Bogduck 建议在同一节段矢状面和斜面进行双重操作，以增加成功的机会 [3, 7]（图 6-2）。此外，操作人员不应依赖于电极的单一放置，而可能需要多次放置，以覆盖所有可能的神经变异。

进针时应非常小心，并且必须准确放置针

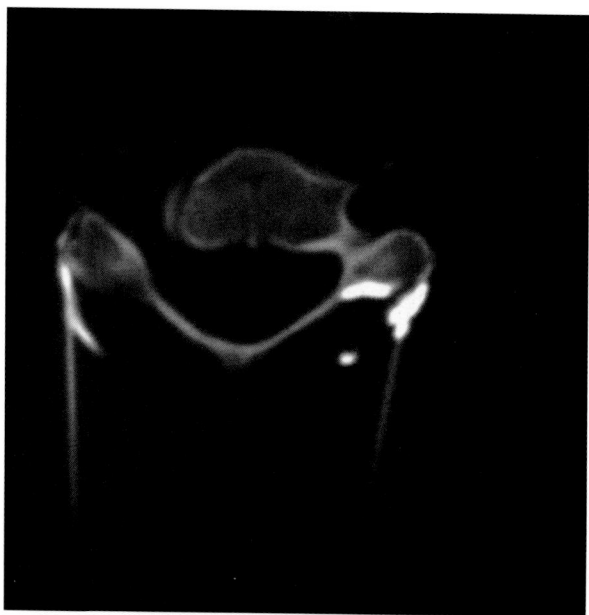

▲ 图 6-3　CT 引导下在 C_4～C_5 小关节侧面进行阻滞的示例

头。CT 有助于提高精确度，一旦针头插入（图 6-4），就会以 50～100Hz 的频率进行敏感刺激，这会在疼痛区域重现刺痛感。然后进行运动刺激（频率为 2～5Hz），并且不应引起手臂肌肉收缩。在镇静的情况下，必须谨慎，因为刺激阈值被神经阻滞剂所偏置。在射频消融的情况下，可以在 70～90℃ 执行 1～3 个周期（90s），在每个周期之间稍微重新调整定位针。在加热过程中出现疼痛的情况下，可能需要局部麻醉。可以增加类固醇注射，以避免继发性神经炎。

（三）不良事件

已报道的可能会出现的小关节突神经松解术后并发症包括：神经炎（疼痛加重），神经根损伤，在频繁重复治疗的情况下肌肉萎缩。然而，颈椎小关节突射频消融仍然是一种非常安全有效的治疗方法。

（四）结果

现有的数据表明，在诊断颈椎小关节疼痛后，颈椎射频神经切断术的长期改善为 II 级，推荐强度适中 [4]。平均疼痛缓解高于 75%，普遍报道的平均疼痛改善期为 12 个月。

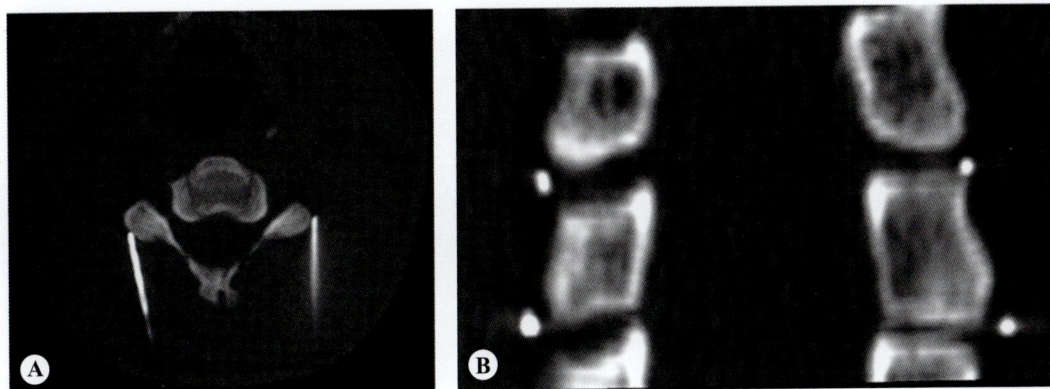

▲ 图 6-4 **32 岁创伤后颈部疼痛年轻患者的颈部 C$_3$～C$_4$ 和 C$_4$～C$_5$ 射频治疗示例，2 次阻滞试验阳性。将针放置在每个节段的小关节侧面，并于 70～75℃ 和 80℃ 下在每个节段进行 3 次循环。术后 2 年疼痛改善**
A. 轴位视图；B. 冠状面重建

参考文献

[1] Hoy DG, Protani M, De R, Buchbinder R. The epidemiology of neck pain. Best Pract Res Clin Rheumatol. 2010;24:783-92.

[2] Aprill C, Bogduk N. The prevalence of cervical zygapophyseal joint pain. A first approximation. Spine (Phila Pa 1976). 1992;17:744-7.

[3] Lord SM, Barnsley L, Wallis BJ, McDonald GJ, Bogduk N. Percutaneous radio-frequency neurotomy for chronic cervical zygapophyseal-joint pain. N Engl J Med. 1996;335:1721-6.

[4] Manchikanti L, Boswell MV, Singh V, Pampati V, Damron KS, Beyer CD. Prevalence of facet joint pain in chronic spinal pain of cervical, thoracic, and lumbar regions. BMC Musculoskelet Disord. 2004;5:15.

[5] Bogduk N. The clinical anatomy of the cervical dorsal rami. Spine (Phila Pa 1976). 1982;7:319-30.

[6] Lord SM, Barnsley L, Bogduk N. The utility of comparative local anesthetic blocks versus placebo-controlled blocks for the diagnosis of cervical zygapophysial joint pain. Clin J Pain. 1995;11:208-13.

[7] Lord SM, Barnsley L, Bogduk N. Percutaneous radiofrequency neurotomy in the treatment of cervical zygapophysial joint pain: a caution. Neurosurgery. 1995; 36: 732-9.

第7章 颈椎体间植入物稳定性的生物力学研究

Biomechanical Approach to Stability of Intersomatic Implants in Cervical Spine

Stefan Freudiger **著** 成 鹏 王克平 **译**

本文解释了植入物 – 骨界面的相容应变，除了植入物材料的弹性模量外，其几何形状的特性也很重要。轴向刚度为横截面面积，弯曲刚度为横截面面积惯性矩。此外，对于轴向压缩界面，还需要考虑侧向应变（$\varepsilon_q = v \times \varepsilon$）。

通过一个头部及其颈椎的概念模型，它表明，从脊椎的强度来看，在日常生活活动中，颈部运动部分的载荷似乎并不重要。虽然塌陷仍然是主要的并发症，但需要寻找静态超载以外的其他原因。一个原因可能是在骨重建过程中，由于失去平衡或融合器倾斜，应力集中，或仅仅是固定不充分，导致小关节没有传递剪切力。

一、椎体终板

椎体终板是一种特殊的结构。它在骨松质的弹性基底上包含一个由骨皮质制成的薄壳（图7-1）[1, 2]。壳与椎体壁相连，与弹性基底一起，能够承受较大的压缩载荷和冲击[3]。这些压缩载荷是最佳分布的，因为这些载荷是通过具有流体静力学特性的髓核施加的（即均匀压力载荷）。载荷通过骨松质的支架 – 骨小梁进一步传递到整个椎体。

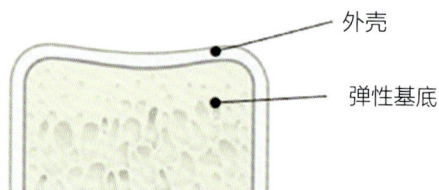

▲ 图7-1 椎体平台

尽管对终板功能的研究仍然存在争议[4-7]。然而，从生物力学的角度来看，终板的功能是可以解释的。根据 Mosekilde[8] 的说法，根据人体组织学，终板的骨应该被认为是浓缩的骨小梁，而不是骨皮质。作为外壳的终板和作为弹性基底的海绵状骨的组合可以与公路（图7-2）或跑道（图7-3）进行比较，它们也是顶层与子结构的组合。它们结合在一起，就能够分别承载相当大的高负荷，如卡车和飞机。但就它们个体而言，没有一个能承受这么大的负荷。许多研究者建议，由于结构完整性的丧失，不应该牺牲终板来容纳植入物。尽管考虑到任何骨植入物的血管供应原因，终板的最小开口被认为是必要的。这导致需要在保持最大机械强度和必要的生物相互作用之间进行权衡[4, 5, 9, 10]。因为从力学的角度来

096

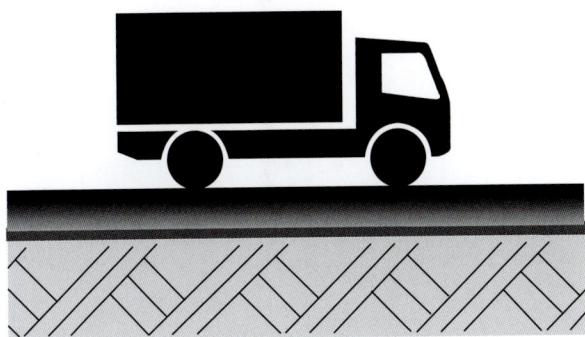

▲ 图 7-2 公路上的卡车

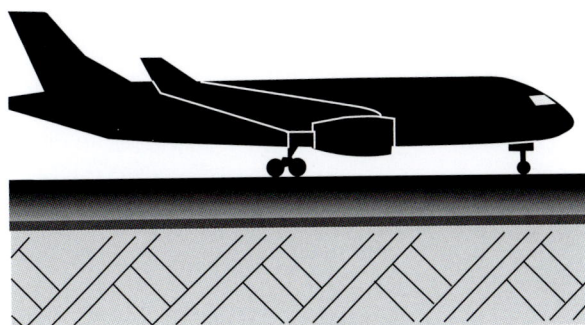

▲ 图 7-3 跑道上的飞机

看，终板被认为是一个壳，这种壳的数值分析不能像通常所做的那样用线性有限元分析方法进行可靠的分析。由于壳体的基本特性是其形变，并且形变会导致加载模式的改变（参考二阶理论），因此需要几何非线性有限元分析，适当地考虑反作用力的重新分布（例如：下垂绳索的张力，而不是平板的弯曲）。根据 Jackman 等的研究，无论如何，终板的缺陷可达（0.9±0.6）mm。终板和下面的骨松质之间的载荷分配存在模糊性。文献资料表明，终板对椎体抗压缩承载能力的贡献率分别为 33%、45%～75%[11]、44%～52%[12] 和 50%。

二、终板敏感度说明

为了说明椎体终板的敏感特性，本文提到了一个个案试验。在使用激光摘除髓核时，有人提出用填充物填充髓腔以防止椎间盘高度损失。其中一个想法是用小球（直径 6mm，由聚碳酸酯制成）来填充（图 7-4）。

切取人类椎骨（如 L$_4$，男性，30 岁），头侧终板保持完好无损（包括软骨层）（图 7-5）。使用合成的纤维环（微孔聚氨酯）代替天然的纤维环，以承受环向应力并使球保持在适当的位置。

在椎骨上铺上一层薄薄的保护性薄膜，在球下面放置一层压敏薄膜（富士预膜片）。为了在装置上施加载荷，使用了透明压力板（聚碳酸酯），以便直接了解核替换的动力学（图 7-6）。使用通用试验机（Zwick 1456），施加的载荷为 3375N（老年人髓核上 4500N 的 75%）[13]。压敏薄膜的总接触面积约为 150mm²，从富士压力表中获取的压力产生约 22.5MPa（图 7-7）。

有趣的是，这种压力所导致的终板的局部损坏。最好的治疗方法是将残留的髓核物质留在球之间的空腔中，这可以恢复终板上正常的均一核压力，防止终板受到任何损伤。

三、椎间盘

椎间盘的特点是由于纤维的对角线排列，其纤维环具有压缩性和延伸性。因此，纤维环能够传递旋转载荷，同时允许侧屈及屈曲和伸展运动。同时，它作为髓核的封闭物，在任意倾斜角度下提供均匀的压力（图 7-8）。

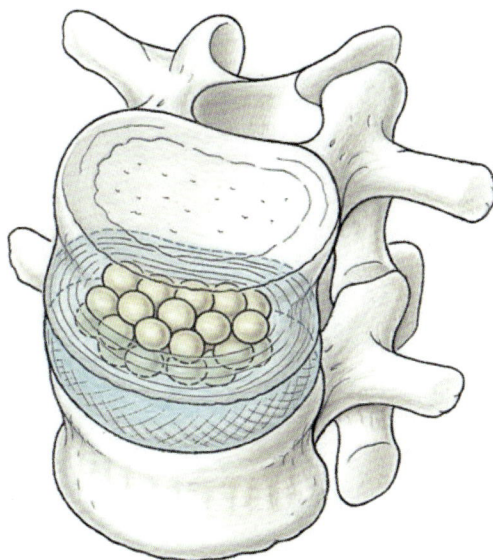

▲ 图 7-4 髓核成形术

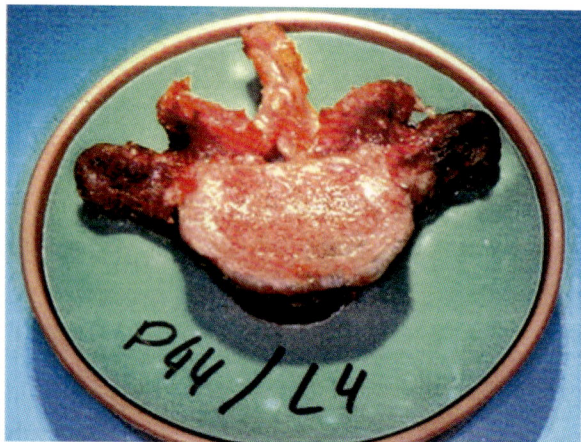

▲ 图 7-5 手术标本

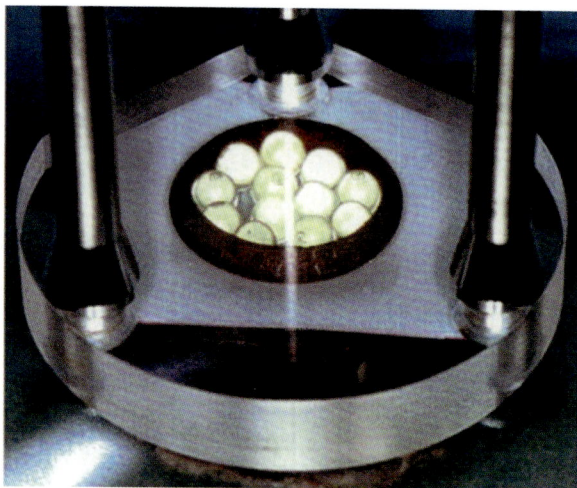

▲ 图 7-6 透明压力板

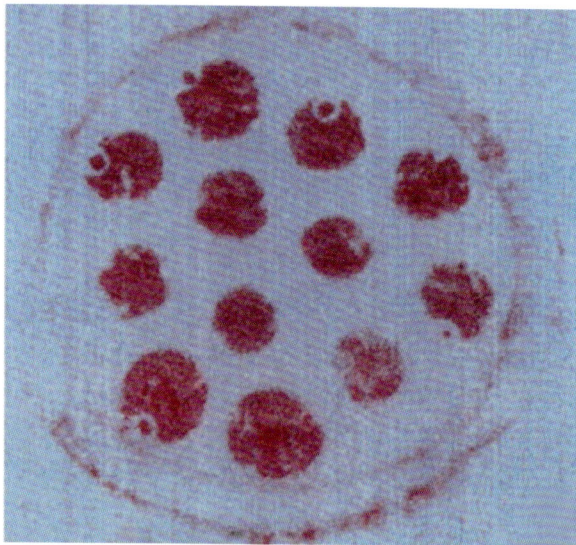

▲ 图 7-7 压敏薄膜上的印迹

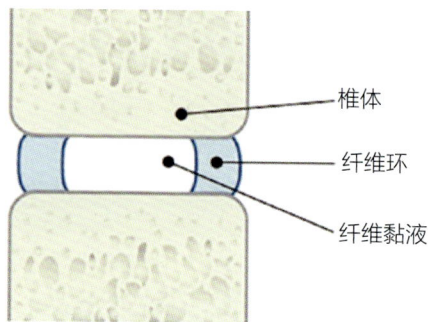

▲ 图 7-8 椎间盘

四、外科治疗

每当椎间盘发生严重退化并丧失正常性能时，通常会部分或全部切除。作为替换，一般采用两种手术方法。一种手术方法的结果是保持运动，而另一种手术方法的结果是实现与相邻椎骨的融合 [14, 15]。

（一）人工椎间盘植入

椎间盘假体有两种类型。第一种，沿着几何硬质滑动核芯移动的椎间盘假体（图 7-9）（也称为"球窝"）主要由超高分子量聚乙烯（ultra high molecular weight polyethylene，UHMWPE）和两个钛合金终板制成。当相邻的椎骨经历屈曲和伸展运动时，一个终板在另一个终板上滑动，从而产生瞬时旋转中心（instantaneous center of rotation，ICR）。这种 ICR 通常与天然 ICR 相差甚远。该类型进一步受到聚乙烯芯对金属终板磨损的影响。该类型不提供沿脊柱轴线的轴向弹性，因为与天然椎间盘相比，滑动芯太硬。第二种，椎间盘假体（也称为"静音块"）。由于弹性体芯的弹性而移动（图 7-10）所使用的材料模仿椎间盘，因此具有明显的弹性。最常用的材料是聚碳酸酯（polycarbonateurethane，PCU）（如 Bionate®）或者与有机硅混合（如 Carbosil®）。弹性体芯不施加任何约束，它允许在特定的载荷轴上根据其弹性进行运动。弹性体芯能够吸收轴向载荷并提供沿脊柱轴线的轴向弹性。

（二）节段融合

两个相邻椎体的融合通常通过插入植入体来

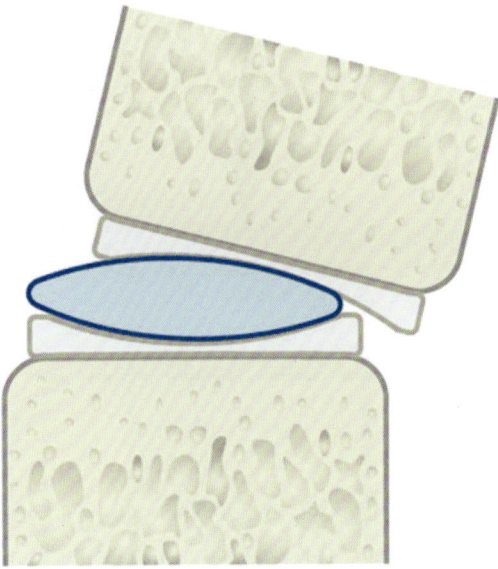

▲ 图 7-9　带滑动核芯的椎间盘假体

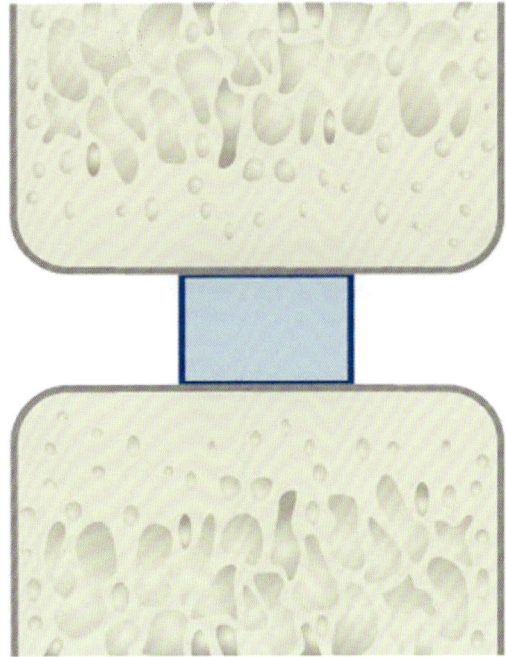

▲ 图 7-11　椎体间的植入体

无论是椎间盘假体还是融合器，应尽可能多地覆盖椎骨表面[16-18]。如果接触面积较小，则需要通过随后的骨重塑[19]来实现强骨黏附。

五、融合器

植入材料的一个基本特征是刚度，而刚度的基本特征是弹性模量（也称为杨氏模量）（记为 E）[20]。但是，当比较一个物体与另一个物体的刚度时，弹性模量只能说明一半的情况。为了比较刚度，除了材料常数外，还需要考虑一个几何参数，该参数取决于载荷的类型。对于轴向载荷（图 7-12），几何参数是横截面面积（记为 A），对于弯曲载荷（图 7-13），几何参数是横截面面积转动惯量（记为 I）。因此，轴向刚度为 E×A，弯曲刚度为 E×I。

用于支架的典型材料有聚醚醚酮（polyetheretherketone，PEEK）、钛、碳纤维复合材料、聚甲基丙烯酸甲酯（polymethylmetacrylate，PMMA）和磷酸三钙（tricalciumphosphate，TCP）作为填料。

融合器通常与骨正面接触，并承受压缩载荷。因此，融合器主要承受横向应变（图 7-14），

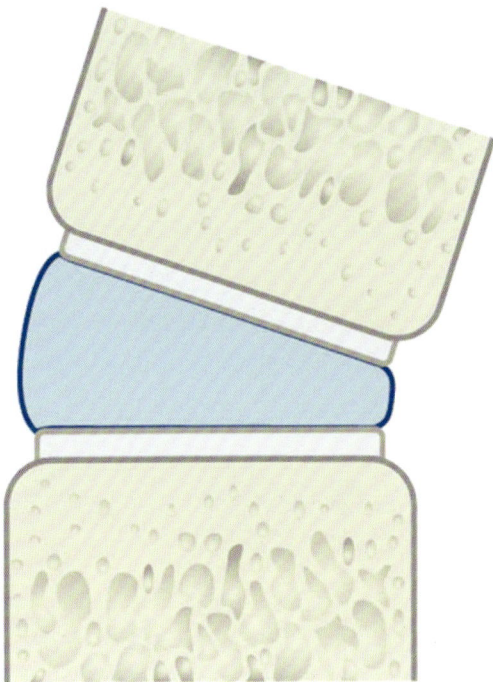

▲ 图 7-10　带弹性体芯的椎间盘假体

保持高度。这样的植入体可以是自体骨、融合器或两者的组合（图 7-11）。

必须非常小心地从植入体到椎骨进行载转移。一旦天然终板被切除或以其他方式损坏，最大承载能力可能会减少一半。通常建议植入体，

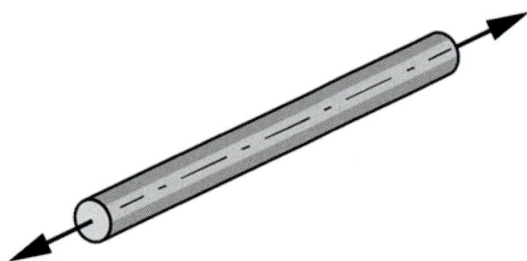

▲ 图 7-12　轴向载荷

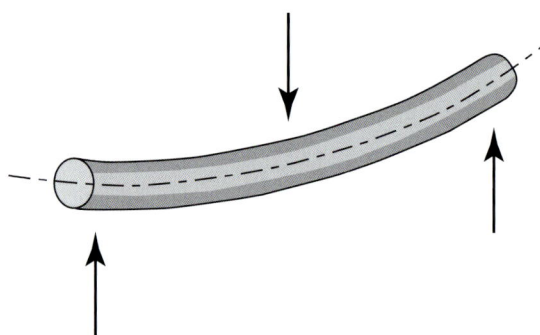

▲ 图 7-13　弯曲载荷

如果界面剪切特性彼此不一致，在最坏的情况下可能会产生针对骨骼的微运动。此外，椎体终板只能加载在有限的表面上，在那里终板本身被周围的骨皮质包围；两者都限制了横向应变。

　　横向应变（记为 ε_q）由纵向应变（记为 ε）乘以泊松比（记为 ν）得出，其中纵向应变 ε 等于应力（即力除以表面，记为 σ）除以弹性模数（E）。如果融合器和骨骼的力和表面相同，则横向应变与泊松比和弹性模量的商或 $\varepsilon_q \approx \nu/E$ 成正比。

　　由于自然壳强度作用的消除，融合器必须覆盖切除椎体的足够大的面积。融合器需要达到良好的骨黏附才能成功传递预期载荷。如果融合器表面不具有足够的骨诱导性，则需要用适当的涂层进行表面处理。

六、基本工程方法

　　为了进行粗略的应力分析，我们在图 7-15 中提出了一个概念模型来表示头部在日常生活活动过程中的应力。头部的重量来自文献，其中

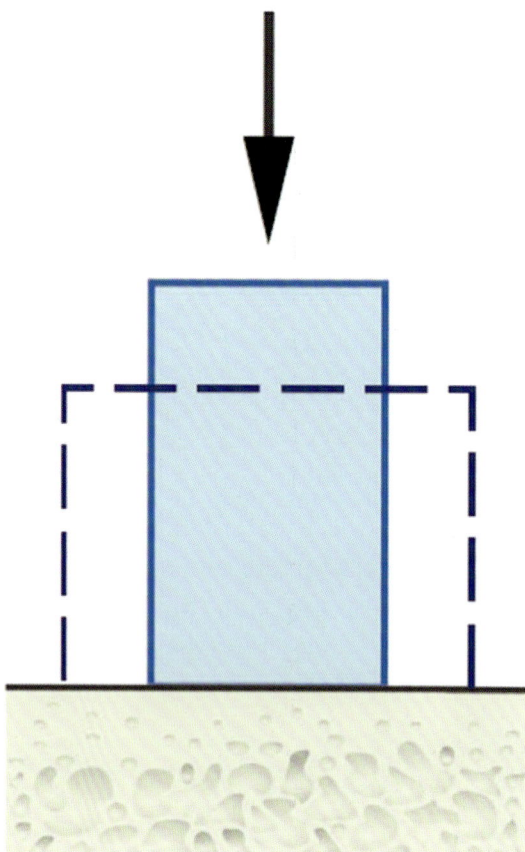

▲ 图 7-14　横向应变

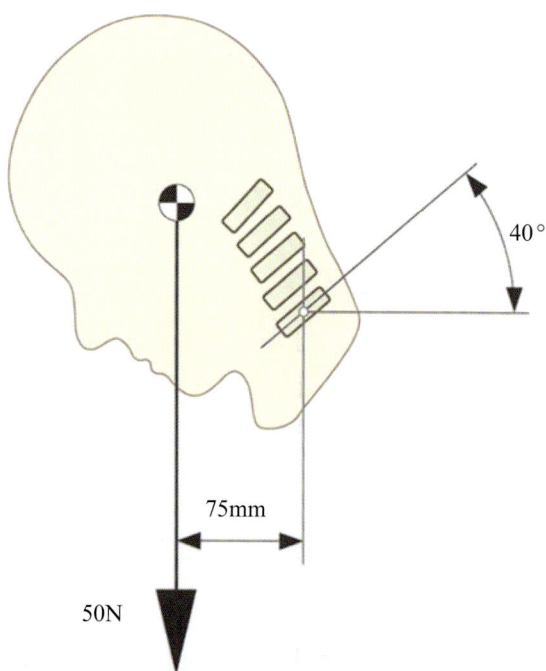

▲ 图 7-15　头和脊柱的概念模型

给出了这个数量级的绝对数字或体重的百分比。假设头部重心的杠杆臂及典型 C5 椎体的倾斜度 [21-23]，由此得出的 3.7N·m 的弯矩（图 7-16）与 Harms-Ringdahl 等的研究结果一致。他们发现，当头部和颈椎固定时，C7/Th1 水平为 4.3N·m。脊柱和头部的非等向运动被 White 和 Panjabi 称为"悖论运动"[24]。

颈部结构的示意图取自解剖学图集，如图 7-17 所示，估计杠杆臂从椎间盘中心到累积后肌中心的净横截面为 40mm。计算出垂直于椎体平台的总压缩载荷为 131N，平行于椎体平台的剪切载荷为 32N（图 7-18）。虽然这些负荷代表 1g（重力）的情况，但在步行过程中可以实现更高的 ADL 负荷。根据 Hwang 等 [25] 和 Kavanagh 等 [26] 的研究，头部可能会经历大约 10% 的加速度。1.4g 可产生 183N 的正常载荷和 45N 的剪切载荷。

这个正常载荷出奇的小，因为它会导致相当低的压缩应力。假设一个体间植入体的接触面只有 100mm²（最坏情况），将产生 1.83MPa。该应力远低于大多数已发表的完整椎体和切除骨终板椎体的强度数据。文献数据记录老年人颈椎应力范围为 6.3～56MPa。这些高差异可能是由于以下原因：与骨形态相关的测试压头直径（如小梁间距）、压痕速度、失效标准的定义、在椎体平台上的位置等。然而，对于椎体平台上最坚固的部分的位置存在共识，这些部分位于外侧和后部，而不是前部和中央 [4, 9, 12, 27-29]。

在这个概念模型中，忽略了任何永久性肌肉张力，无论如何，鉴于能量最小化的自然概念，它应该是相当低的。此外，我们假定拮抗肌不会根据神经互向支配原理同时收缩。Moroney 等 [22] 也提出了这一假设。

七、并发症：塌陷

尽管 ADL 的最坏情况下的操作对椎骨并不重要，即使其载荷通过最小接触面积的植入体转移，但在椎骨之间植入植入体后，塌陷仍然是最

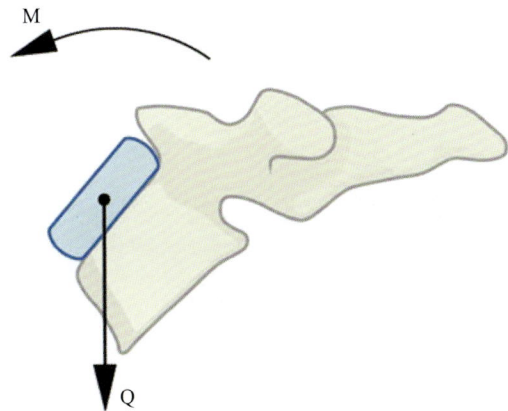

▲ 图 7-16　椎体的总负荷

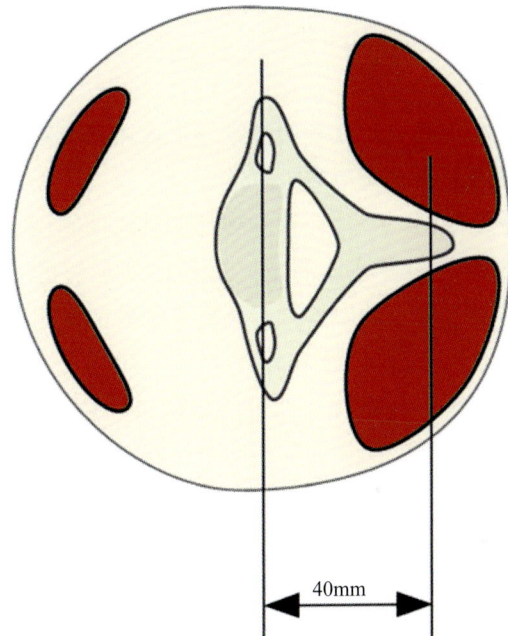

▲ 图 7-17　颈部横截面概念模型

常见的并发症。理解和解释这一结果对生物力学和临床研究人员来说是一个真正的挑战。

需要更准确地记录塌陷情况。主要问题是，这是否是真正的塌陷，仅与椎体平台成直角下沉，同时严格保持植入体的痕迹，或者塌陷是否伴随着平行于椎体平台的任何骨横向破坏。此外，必须研究骨损伤区域，因为损伤也可能发生在植入物与骨接触的区域下方，这种机制称为 Hertzian 压力。

在第一种情况下，这可能与骨骼重塑阶段的

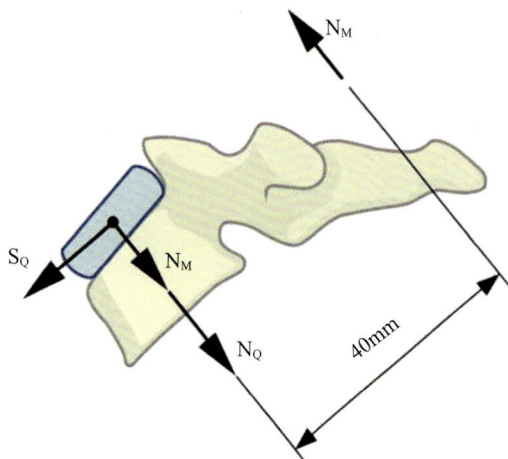

▲ 图 7-18　椎骨负荷分解

$N_M=3.7/0.04=93N$；$N_Q=50 \times \cos 40°=38N$；$S_Q=50 \times \sin 40°=32N$；$N=N_M + N_Q=131N$

骨骼弱化有关。或者通过倾斜植入体并将均匀支撑改为具有相应应力集中的边缘支撑，使相邻椎体继续倾斜。一种补救方法是在重建期间用支具有效地保护种植体部位，直到达到足够的骨长入。对于独立的融合器，还需要额外的固定手段（如螺钉、锚、板等）。

在第二种情况下，剪切载荷可能位于原点。由于下颈椎的明显向前和向下倾斜，任何压缩载荷都会自动耦合到前向剪切载荷。椎体间的剪切载荷基本上应该通过小关节转移到另一个椎体，前提是植入后的载荷仍然是完全平衡的。否则，需要实现一种形式或摩擦，其中植入物的表面可以"钩"到骨结构中，或者通过具有骨生长刺激的植入物表面（如钛或羟基磷灰石）可以迅速形成足够的摩擦。此后，需要足够的骨黏附以防止不相容的应变导致植入体松动的微运动。

八、材料的对比

考虑的材料是具有经过验证的生物相容性的生物材料，必须证明符合相关国际标准（如 ISO10993）。

表 7-1 列出了相关材料的总体机械性能。数据为数量级，仅供参考。特别是聚合物特性可能随应变率、体温和环境而变化。

为了便于说明，感兴趣材料的初始刚度（$E=\sigma/\varepsilon$）绘制在图 7-19 中。这些曲线是高度理想化的。使用其他数据库的其他斜率也是可能的。TCP 曲线必须经过坐标变换才能进行比较。为了便于说明，拉伸和压缩数据显示在同一象限中。

然而，UHMWPE、Bionate® 和 Carbosil® 不应用于与骨骼直接接触。它们更多地被用作椎间盘假体的核心材料。

由于 TCP 的可吸收行为，TCP 也不会用作融合器。TCP 更适合用于填充融合器中的空隙以加速骨向内生长。

结论

通常认为，塌陷的主要并发症与植入体的接触表面及其对椎骨产生的压力以及植入体底座的准备有关。特别注意椎体平台的准备，通常建议对骨终板进行最小范围的切除。

对日常生活活动中固定头部的粗略应力分析表明，与有或没有骨终板的椎体平台的强度相比，椎骨上的应力相当低。因此，必然存在导致塌陷的其他机制。从机械角度来看，它们可能存在于剪切力传递方式（通过小关节或植入体横向或旋转）或倾斜植入体导致局部应力集中的风险中。从生物学的角度来看，对平衡良好的终板-椎间盘-终板系统的破坏需要进一步研究。

自然运动节段显然是为比日常生活活动高得多的载荷而设计的，其原因很可能是在极高的安全阈值或对意外载荷的合理高保护。

最后，大自然的另一个机制似乎值得一提，那就是胶体渗透压，控制髓核中的水分含量。在运动节段负荷升高的情况下，拮抗剂肌肉收缩是相当不可能的，在运动节段被动结构（如纤维环或各种韧带）上保持预张力似乎更合适，以便提供足够的稳定性。

材　料	强度（MPa）	模型 a（MPa）	极限应变（%）	横向变形系数	后期应变 b（%）	参考文献	注　释
骨松质	2.37（c）	352.00	1.19	0.20	0.057	[20, 30]	
聚醚醚酮	107.00（t）	2853.00	20.00	0.36	0.013	[31]	
Ti6A14V	950.00（t）	113 800.00	14.00	0.34	0.000	[32]	
碳纤维	1315.00（t）	235 000.00	0.56	参见注释 *	0.000	[33]	①
Bionate®80A	46.61（t）	8.74	531.00	0.50 c'	5.721	[34]	②
Carbosil®80A	35.03（t）	9.70	473.00	0.50 c'	5.155	[35]	②
碳酸三钙	21.13（c）	1198.00	2.24	0.28	0.023	[36]	
聚甲基丙烯酸甲酯	100.00（c）	2700.00	5.10	0.40	0.015	Var.	
超高分子量聚乙烯	21.00（t）	770.00	350.00	0.42 c'	0.055	Var.	

表 7-1　感兴趣的生物材料概述

a. 割线模量（第一个独特的分段理想化）

b. 单位应力的侧向应变

c'. Ex:http://ocw.mit.edu/courses/materials-science-and-engineering/3-11-mechanics-of-materials-fall-1999/modules/ props.pdf

*. ①碳纤维植入物的力学性能还取决于复合材料中纤维的取向和负荷轴。脊柱笼内的确切纤维方向未披露。所示数据为参考文献 [13] 的平均值。② Bionate® 和 Carbosil® 也可用于其他等级。在假体椎间盘中使用的确切等级没有披露。③ Bionate® 和 Carbosil® 是 DSM 的商标

c. 压缩测量；t. 拉伸测量

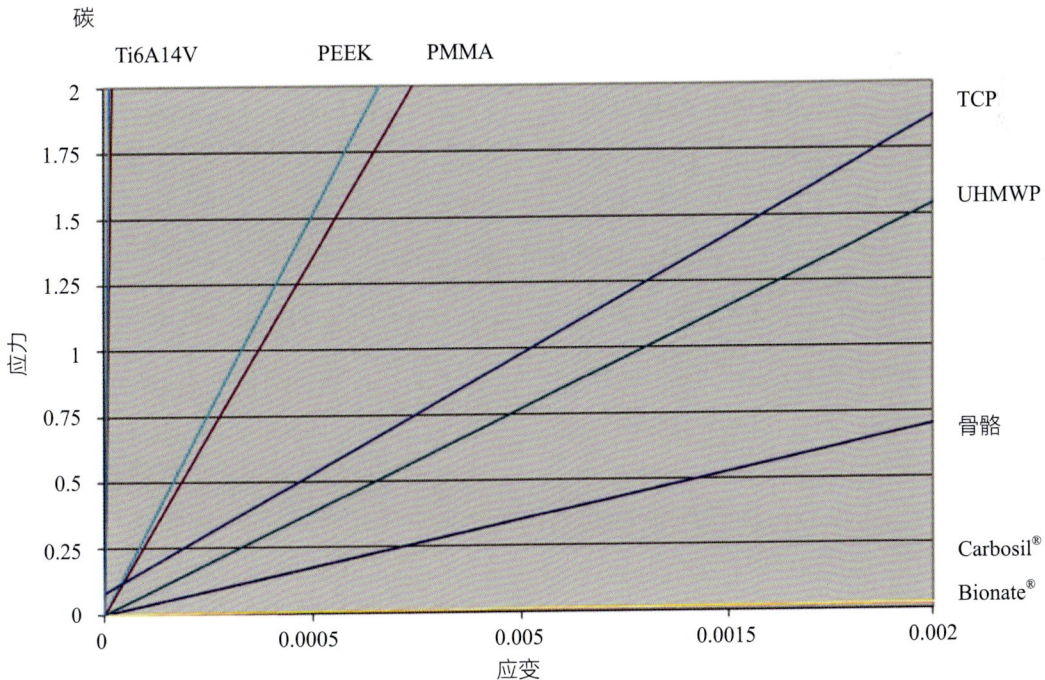

▲ 图 7-19　特定生物材料的应力 / 应变图

PEEK. 聚醚醚酮；PMMA. 聚甲基丙烯酸甲酯；TCP. 碳酸三钙；UHMWP. 超高分子量聚乙烯

参考文献

[1] Yang H, et al. Micromechanics of the human vertebral body for forward flexion. J Biomech. 2012;45(12):2142-8.

[2] Ferguson S, Steffen T. Biomechanics of the aging spine. Eur Spine J. 2003;12(Suppl 2):S97-103.

[3] Currey J. The mechanical adaptations of bones. Princeton: Princeton University Press; 1984.

[4] Lowe TG, et al. A biomechanical study of regional endplate strength and cage morphology as it relates to structural interbody support. Spine. 2004;29: 2389-94.

[5] Steffen T, Tsantrizos A, Aebi M. Effect of implant design and endplate preparation on the compressive strength of interbody fusion constructs. Spine. 2000;25:1077-84.

[6] Eswaran SK, Gupta A, Adams MF, et al. Cortical and trabecular load sharing in the human vertebral body. J Bone Miner Res. 2006;21:307-14.

[7] Jackman TM, Hussein AI, Adams AM, et al. Endplate deflection is a defining feature of vertebral fracture and is associated with properties of the underlying trabecular bone. J Orthop Res. 2014;32:880-6.

[8] Mosekilde L. Vertebral structure and strength in vivo and in vitro. Calcif Tissue Int. 1993;53:S121-6.

[9] Hou Y, Luo Z. A study on the structural properties of the lumbar endplate histological structure, the effect of bone density, and spinal level. Spine. 2009;34:E427-33.

[10] Lim TH, Kwon H, Jeon CH, et al. Effect of endplate conditions and bone mineral density on the compressive strength of the graft-endplate interface in anterior cervical spine fusion. Spine. 2001;26:951-6.

[11] Rockoef SD, Sweet E, Bletjstein JRY. The relative contribution of trabecular and cortical bone to the strength of human lumbar vertebrae. Calc Tiss Res. 1969;3:163-75.

[12] Cheng CC, Ordway NR, Zhang X. Loss of cervical endplate integrity following minimal surface preparation. Spine. 2007;32:1852-5.

[13] Kapandji IA. The Physiology of the joints. In: The trunk and the vertebral column, vol. 3. 2nd ed. Edinburgh: Churchill Livingstone; 1974.

[14] Grob D. A comparison of outcomes of cervical disc arthroplasty and fusion in everyday clinical practice: surgical and methodological aspects. Eur Spine J. 2010;19:297-306.

[15] Nabhan A. Assessment of adjacent-segment mobility after cervical disc replacement versus fusion: RCT with 1 year's results. Eur Spine J. 2011;20:934-41.

[16] Tan JS, Bailey CS, Dvorak MF, et al. Interbody device shape and size are important to strengthen the vertebra- implant interface. Spine. 2005;30:638-44.

[17] Hasegawa K, Abe M, Washio T, et al. An experimental study on the interface strength between titanium mesh cage and vertebra in reference to vertebral bone mineral density. Spine. 2001;26:957-63.

[18] Truumees E, Demetropoulos CK, Yang KH, et al. Failure of human cervical endplates: a cadaveric experimental model. Spine. 2003;28:2204-8.

[19] Wolff J. Das Gesetz der Transformation der Knochen. Hirschwald; Berlin; 1892. Translated by Maquet P, Furlong R. The law of bone remodelling. Heidelberg: Springer. p. 1986.

[20] Banse X, Sims TJ, Bailey AJ. Mechanical properties of adult vertebral cancellous bone: correlation with collagen intermolecular cross-links. J Bone Miner Res. 2002;17(9):1621-8.

[21] Ordway NR, et al. Anterior cervical interbody constructs: effect of a repetitive compressive force on the endplate. J Orthop Res. 2012;April:587-92.

[22] Moroney AP, Schultz AB, Miller JAA. Analysis and measurement of neck loads. J Orthop Res. 1988;6:6713-20.

[23] Harms-Ringdahl K, Ekholm J, Schüldt K. Load moments and myoelectric activity when the cervical spine is held in full flexion and extension. Ergonomics. 1986;29:1539-52.

[24] White AA, Panjabi MM. Clinical biomechanics of the spine. Philadelphia: J.B. Lippincott Company; 1990.

[25] Hwang TH, Reh J, Effenberg AO, et al. Real-time gait analysis using a single head-worn inertial measurement unit. IEEE Trans Consumer Electron. 2018;64:240-8.

[26] Kavanagh JJ, Morrison S, Barrett RS. Coordination of head and trunk accelerations during walking. Eur J Appl Physiol. 2005;94:468-75.

[27] Zhang X, Ordway NR, Tan R. Correlation of ProDisc-C failure strength with cervical bone mineral content and endplate strength. J Spinal Disord Tech. 2008;21:400-5.

[28] Xavier F, Jauregui JJ, Cornish N. Regional variations in shear strength and density of the human thoracic vertebral endplate and trabecular bone. Int J Spine Surg. 2017;10: 41-9.

[29] Grant JP, Oxlnd TR, Dvorak MF, et al. The effects of bone density and disc degeneration on the structural property distributions in the lower lumbar vertebral endplates. J Orthop Res. 2002;5:1115-20.

[30] Carter DR, et al. Relationships between loading history and femoral cancellous bone architecture. J Biomechanics. 1989;22(3):231-44.

[31] Kurtz SM, Devine JN. PEEK biomaterials in trauma, orthopedic and spinal implants. J Biomaterials. 2007; 28(32): 4845-69.

[32] http://www.aerospacemetals.com/titanium-ti-6al-4v-ams-4911. html.

[33] Petersen RC. Bisphenil-polymer/carbon-fiber-reinforced composite compared to titanium alloy bone implant. Int J Polym Sci. 2011;2011:Article ID 168924. 11 p.

[34] Datasheet Bionate ® (2009) by DSM PTG, 2810 7th Street, Berkeley, CA 94710.

[35] Datasheet Carbosil ® (2009) by DSM PTG, 2810 7th Street, Berkeley, CA 94710.

[36] Martínez-Vázquez FJ, et al. Improving the compressive strength of bioceramic robocast scaffolds by polymer infiltration. Acta Biomater. 2010;6:4361-8.

第8章 材料在颈椎融合中的作用
Role of Materials in Cervical Spine Fusion

Carlo Doria　Francesco Muresu　Fabio Milia　Andrea Baioni　著　邢帅　王克平　译

超过 50% 的中年人存在颈椎退行性变，是神经功能障碍的最常见原因。通常，第一种方法是保守治疗，然而，对于有症状且对保守治疗无反应的患者，需要手术治疗[1]。颈椎病是颈椎神经功能障碍的最常见原因。随着年龄的增长，椎间盘突出、骨赘形成和韧带肥大等退行性变会压迫脊髓，表现为颈部疼痛、神经根病、脊髓病或神经根 – 脊髓病[2]。

前路颈椎椎体切除术和融合术（anterior cervical corpectomy and fusion，ACCF）及前路颈椎椎间盘切除术和融合术（anterior cervical discectomy and fusion，ACDF）是治疗疼痛和（或）神经功能缺损且对保守治疗无反应的患者的常用手术方法[3]。当压缩仅局限于椎间盘水平时，ACDF 优于 ACCF，因为其出血量少，住院时间短，术后并发症少。然而，当压迫扩展到椎体水平时，ACCF 比 ACDF 更受欢迎，因为它可以在椎体水平实现满意的减压[4-6]。然而，ACDF 是治疗退行性椎间盘疾病和伴有神经根病或脊髓病的颈椎病的金标准，迄今为止，从生物学和生物力学的角度来看，理想的植入物尚未确定，这很大程度上取决于外科医生的偏好和训练[7-10]。

Smith-Robinson[11]、Cloward[12]、Bailey 和 Badgley[13] 及 Simmons[14] 等作者描述了颈椎前路融合的各种方法。这些方法是在 20 世纪 50 年代和 20 世纪 60 年代发展起来的，是现代重建技术的历史基础。Robinson 等描述了从髂前上嵴取出马蹄形三皮质移植物的使用；在他们的技术中，椎间盘切除术期间保留骨终板，三皮质移植物嵌塞到椎间盘间隙。Cloward 描述了一种使用圆柱形钻头在椎间盘中心打圆孔的技术；融合是通过将一个略大的圆柱形骨钉撞击到洞中来实现的。Simmons 等描述了拱心石形移植物用于颈椎前路融合；开发楔形移植物是为了增加移植物的稳定性，并提供更大的骨松质表面积，以加强骨融合。Bailey 和 Badgley 描述了一种颈椎前路融合术的方法，将髂骨支架置入颈椎内预备的槽内。这些手术的成功依赖于彻底的减压和固体骨融合的发展[15, 16]。融合的优点包括维持颈椎前凸，通过扩大椎间孔直径实现间接减压，稳定手术节段，防止后路病变进展[17-19]。

对于自体骨融合的单节段椎间盘切除术，颈椎前路椎间盘切除术融合可达到 92%～100% 的融合率[20]，70%～90% 的神经和症状改善[21, 22]。然而，在多节段椎间盘切除术或椎体切除术中，成功率随着节段数的增加而下降[23]。在颈椎退行性疾病中，文献支持单节段前路椎间盘切除术和自体骨融合术的不融合率（假关节）为 10%～12%，2 节段融合术为 20%～27%，3 节段融合术为 30%～56%[24, 25]。不融合占脊柱手术失败的 80%[26]。在 20%～30% 的多节段融合中，自体骨的移植物塌陷也有报道[27]。自体髂骨植骨融合的多节段椎间盘切除术中，即使进行了固顶融合，脊柱后凸也经常发生[28, 29]。

一些外科医生更倾向于在融合手术中添加前钢板，以减少颈椎的微活动，增加稳定性，提高融合率并纠正脊柱弯曲到生理性前凸（图 8-1）[30]。然而，钢板的加入并非没有副作用：尽管目前的前路钢板比早期设计的钢板更薄，但钢板并发症的发生率为 2.2%～24%，包括螺钉拔出和断裂[31, 32]、喉神经损伤[33]、食管损伤、脊髓或脊神经根损伤、椎动脉损伤、伤口感染[34, 35]、应力屏蔽和邻接水平影响[36, 37]。术后早期，2%～67% 的患者可出现吞咽困难。在手术后的前 3 个月内，这些症状大多会自行消失，但并非所有患者都能完全恢复，也并非所

有患者都能完全从吞咽问题中恢复[39]。通常，ACDF 的并发症报道为邻近节段疾病（8.1%，范围 0.9%～52.2%）、吞咽困难（5.3%，范围 0.2%～87.5%）、C_5 麻痹（3.0%，范围 0.1%～7.7%）、移植物或硬体失败（2.1%，范围 0%～50.0%）、假关节（2.0%，范围 0%～55.0%）、喉返神经麻痹（1.3%，范围 0.1%～60.9%）、感染（1.2%，范围 0%～16.7%）、血肿（1.0%，范围 0%～12.5%）、脑脊液漏（0.5%，范围 0.03%～7.7%）。新发 / 加重神经缺损（0.5%，范围 0%～25.7%）、霍纳综合征（0.4%，范围 0.1%～2.5%）、椎动脉损伤（0.4%，范围 0.2%～2.2%）、食管穿孔（0.2%，范围 0%～0.46%）[40]。

为了解决这些并发症，我们设计了独立的椎间固定器，以提供稳定性并促进颈椎间的融合，而无须使用前钢板[3, 41]。然而，该技术有其自身

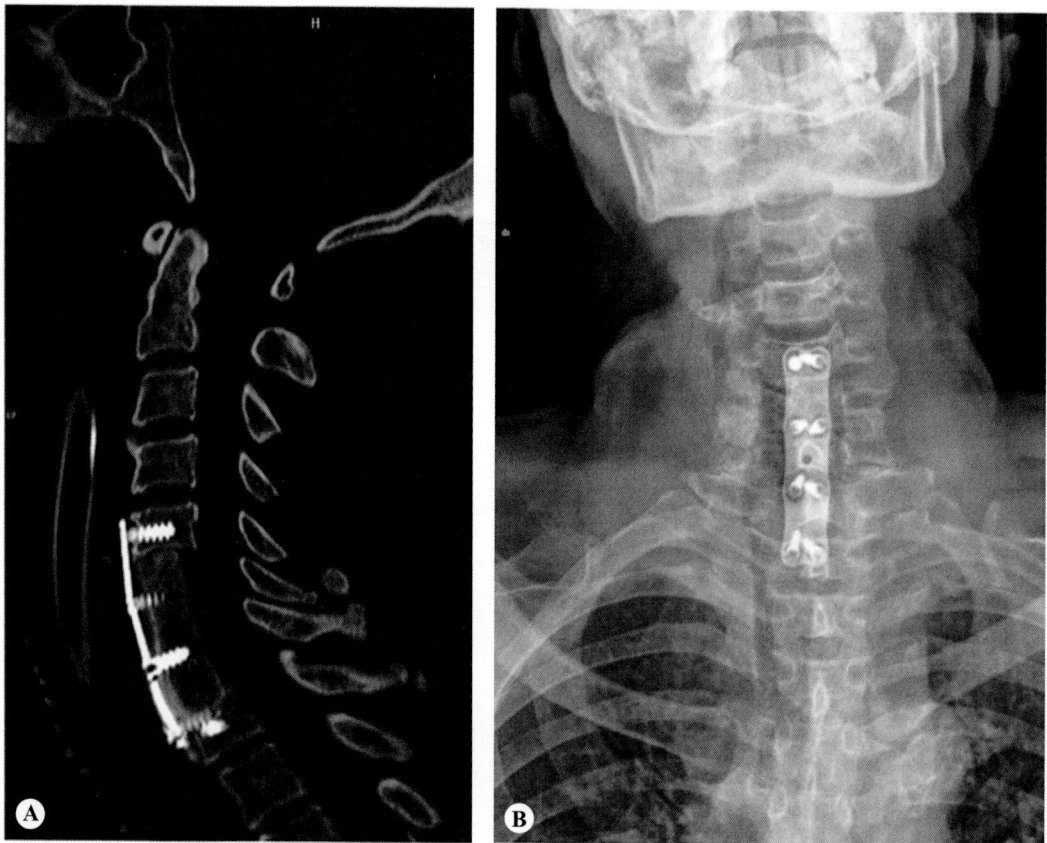

▲ 图 8-1　A. 矢状位 CT 显示 C_6～C_7 椎体切除术、三皮质髂骨支柱移植和前钢板；B. 同一患者术后正位 X 线片

的并发症，如融合器下沉、颈椎脱位和颈椎后凸[17]。过去的研究比较了这两种技术，但尚未就一种技术优于另一种技术达成共识。迄今为止，已经发表了两篇 Meta 分析，比较了 ACDF 中使用零切迹装置和笼钢板技术[42, 43]。Cheung 等[44] 的系统综述和 Meta 分析表明，与传统的 cage-plate 技术相比，单纯使用 cage-plate 技术的 ACDF 可降低术后吞咽困难、术中失血和 ASD 的发生率。然而，仅使用椎笼技术会增加椎融合器下沉率，降低术后椎间盘高度，减少颈椎前凸的恢复。骨移植在颈椎前路手术中被用来达到几个目的。结构移植物用于重建前柱缺损和恢复颈椎的承重能力。骨移植物可被塑形以恢复颈椎段正常的前凸姿势。骨移植物还在促进骨融合方面发挥生物学作用，骨融合跨越脊柱缺损并实现长期稳定。为了获得成功，骨移植物必须能够成功地完成提供结构支持和实现牢固融合的双重作用[45]。颈椎前路融合术中椎间移植物采用了多种材料[46]。为了补充骨移植物，在过去的几十年里，已经开发了几种融合装置，用于单独使用或与前路或后路内固定相结合（图 8-2）。

一、颈椎器械

近几十年来，自体髂骨三皮质骨移植一直是首选的骨移植材料。虽然这表明了高的融合率，但由于自体移植物潜在的供区并发症[47, 48]和同种异基因移植物的低骨融合率和移植物塌陷[24]，外科医生将注意力集中在其他移植物材料上[42, 49]。

1988 年，Bagby 等[50] 提出了一种笼融合技术，从那时起，独立的笼设计，有或没有额外的固定，已经成为 ACDF 的主流，实现了出色的安全性、初步稳定性和长期融合，没有移植物选择的局限性和并发症。笼状体间植入物改善了生物力学性能，设计逐年改进，最大限度地实现了生物相容性和骨整合[51]。笼式种植体的基本设计是一个小的中空种植体，具有外侧、上下或两边的窗口，中心腔内填充自体骨、同种异基因骨或骨诱导材料[52]。

从历史上看，融合器的设计多种多样，有螺纹设计和无螺纹设计。自 ACDF 问世以来，通过对理想形状、尺寸、材料和生物生长因子增强等广泛领域的研究，已经实现了 ACDF 程序的优

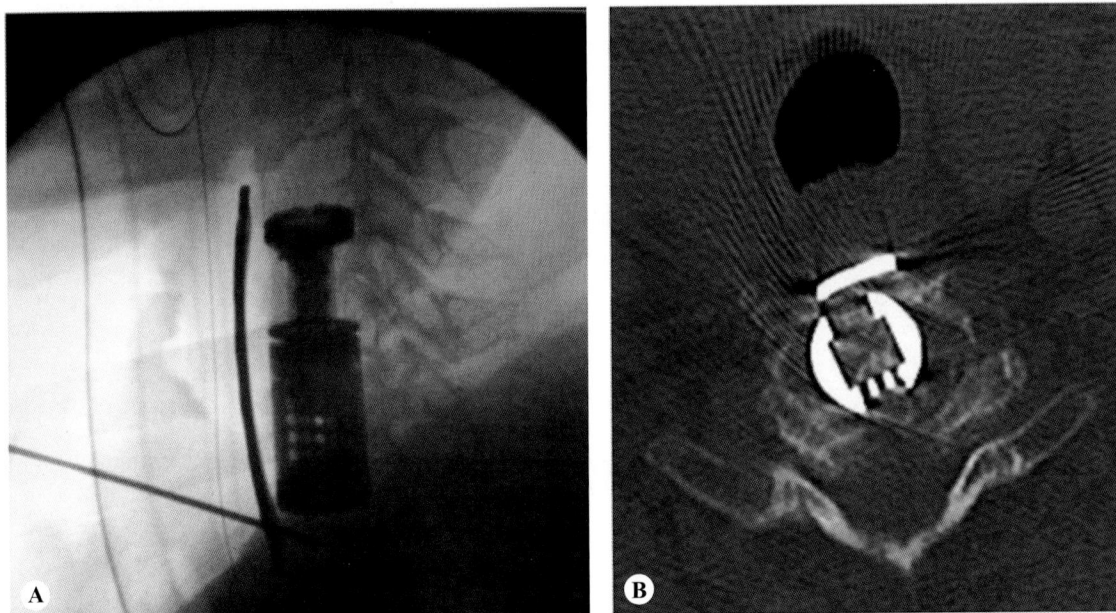

▲ 图 8-2 A. 术中 X 线显示多节段椎体切除术后前路钢板和可扩张椎体替代物定位；B. 轴位 CT 显示同一患者可扩张装置内成熟的骨小梁

化。理想的融合器设计可以恢复正常序列和椎间盘高度，并立即实现术后稳定、高融合率和低并发症发生率。历史上，三种主要材料被用于颈椎融合器的制造：钛（titanium，Ti）及其合金、聚醚醚酮（polyetheretherketone，PEEK）、碳纤维和碳纤维 –PEEK[53]。大量临床研究和生物力学试验均表现出优异的性能和效果；然而，每一种设备都有其原材料的先天不足[54, 55]。

这些脊柱装置的目的是固定不稳定的退变运动节段，以便发生骨融合。目前有三种类型的脊柱融合装置可用水平圆柱形、垂直环形和开放式箱形融合器（图 8-3）。

（一）碳纤维植入物

碳纤维笼在 20 世纪 90 年代初推出。在他们的研究中，Brantingan 等[56] 证明了碳比钛更可取，首先因为它是透辐射的，其次因为它也不会引起任何类型的骨腐蚀或炎症反应[57, 58]。此外，碳纤维植入物的高弹性几乎与骨皮质相当，其优点是在植入物内部重新分配骨移植物的负荷，从而刺激骨形成，提高融合质量，减少相邻椎体水平的应力。潜在的缺点包括作为一个独立的骨折装置，没有前路钢板或对碳的反应性炎症反应[59]。一些研究已经探讨了将碳纤维笼与自体移植物、同种异基因移植物和羟基磷灰石移植物材料一起应用于颈椎的可行性。很少有随机研究将碳纤维笼与标准程序进行比较[60]。Brooke 等报道了颈椎碳纤维笼的初步经验[61]，在所有 19 例病例中，17 例颈部疼痛和骨融合患者中有 14 例得到改善。Agrillo 等[62] 植入了 57 个填充珊瑚羟基磷灰石的笼，并报道所有患者在 12 个月时间内均无植入物相关并发症并完全融合。Tancredi 等[63] 也报道了 119 个碳纤维笼填充自体移植物、同种异基因移植物或羟基磷灰石。6 个月后的所有扫描均显示融合。为了完全避免供体部位并发症，Payer 等[64] 放置了空碳纤维导骨聚合物笼，他们报道了所有 25 例患者的节段稳定性和 24 例患者的骨融合。Hacker 等[65] 报道了螺纹碳纤维笼和自体骨移植的融合率接近 100%，而单独无固

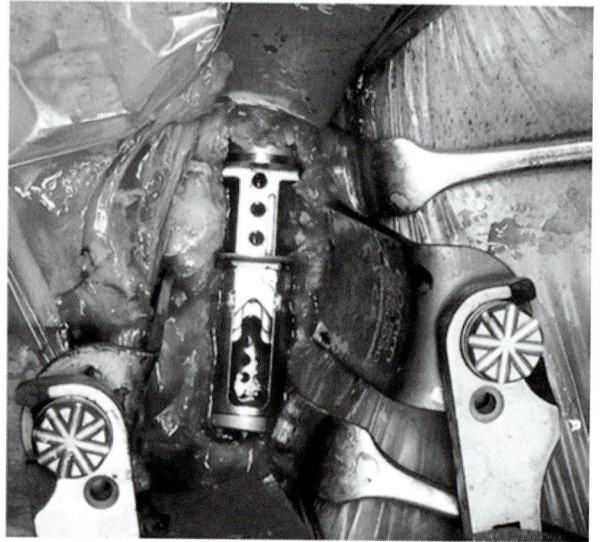

▲ 图 8-3 术中照片显示可扩张椎体替代物插入椎体切除后的缺损

定骨移植的融合率为 90%。Salame 等[66] 报道了 100 例椎间融合碳笼患者 98% 的融合度。然而，这些融合结果与一项试验的融合结果不同，该试验报道碳纤维笼的融合率仅为 62%，Cloward 手术的融合率为 86%，平均随访 36 个月[67]。作者认为，造成这种差异的原因是基于确定融合的标准。在 Marotta 等[68] 的研究中，使用含有羟基磷灰石的碳纤维笼显然是一种安全的手术，具有良好的临床和放射学结果。在本研究中，根据文献，使用碳纤维笼获得了良好的融合率（87%），而未融合率为 13%。该研究是第一个使用碳纤维固定架治疗 ACDF 的研究，随访时间长达 77 个月（54～90 个月），也是唯一使用 CT 评估椎间融合率的研究。Cawley 等[69] 证实融合率为 92.8%。11 例发生螺钉松动或断裂，包括 2 例假关节。他们使用碳纤维固定架的经验表明，在颈椎椎间盘手术中，碳纤维固定架是恢复椎间盘间隙和促进关节融合术的有效选择，同时其弹性特性可将后凸、下陷和邻近节段疾病的风险降至最低[70]。

（二）聚醚醚酮

PEEK 是一种半结晶聚芳线型聚合物，具有强度、刚度、韧性和耐环境性能的良好组合。

PEEK 融合器在 20 世纪 90 年代由 AcroMed 引入，作为钛笼的替代品；它们是生物惰性的，具有高通用性和突出的机械性能，包括在所有方向平面上的高强度，接近骨骼的弹性，抗冲击和抗疲劳。此外，PEEK 具有透辐射性，可以比钛更好地评估骨融合；融合器的位置可以通过融合器内的不透辐射性来评估。PEEK 融合器与 MRI 和 CT 兼容，不会产生降低成像清晰度的相关伪影。此外，PEEK 融合器不会对相邻的椎体产生腐蚀反应，并且在拔出和机械压缩试验中表现出优异的性能[71]。PEEK 的主要缺点是它是生物惰性的，限制了宿主骨的整合[72]。已经提出了各种策略来改善 PEEK 的生物整合，包括用移植物扩展剂（如脱矿骨基质或细胞产物）增加 PEEK 装置，以及对 PEEK 装置进行修改[73, 74]。提出的改进包括表面增强，如增加表面孔隙度或钛涂层，以及用羟基磷灰石等生物活性材料浸渍 PEEK[75]。这些改良对融合成功和临床结果的影响尚不清楚。大多数研究报道了 PEEK 比钛笼更高的融合率、更低的沉降率和透辐射率[76]，Chen 等的一项长期研究[77] 报道了术后早期差异很小，但在 7 年随访中 PEEK 融合器更好地维持了椎间高度、颈椎前凸和临床结果。Jain 等[78] 对文献进行了系统回顾，比较了结构性同种异基因移植物与 PEEK 椎体间装置在行 ACDF 的颈椎退变患者中的融合率。在他们回顾的 14 项研究中，结构性同种异基因移植的总体融合率为 82%～100%，PEEK 椎体间装置的总体融合率为 88%～98%。Suess 等[79] 随访了 356 例 ACDF 患者，这些患者使用 PEEK 椎体间装置，没有任何促骨填充物，也没有额外的前路内固定。43% 的患者在 6 个月、73% 的患者在 12 个月和 83% 的患者在 18 个月时实现了完全的 X 线融合。由于延迟融合，作者建议不要单独使用 PEEK 椎体间装置而不使用填充物。Ahmed 等[80] 在他们的综述中发现，与空的 PEEK 融合器相比，填充的 PEEK 融合器具有高融合率和低沉降率，因为空的 PEEK 融合器的融合率为 81.3%～100%，沉降率为 0%～48.3%。除 PEEK

融合器外，还可以使用植骨扩展剂或生物材料来提高融合成功率[81]。然而，据报道，与羟基磷灰石等材料的融合率约为 85%，与结构同种异基因移植物或单独使用 PEEK 的融合率相似[82]。

虽然 PEEK 具有良好的生物相容性和强度，但它不能直接与骨结合并实现骨整合[83]。为了解决骨整合问题而对 PEEK 进行的修改已经得到了广泛的应用。这些改性包括羟基磷灰石涂层 PEEK、多孔 PEEK、钛等离子体涂层 PEEK、碳纤维增强 PEEK 和聚醚酮[84]。

一项 Meta 分析包括 6 项比较颈椎前路椎间盘切除术和经椎间孔椎间融合的研究，发现 PEEK 融合器和钛笼的融合率没有差异，但钛笼的沉降率更高[85]。PEEK 保持架可以与陶瓷结合以获得额外的骨传导效果，并且已被证明是颈椎前路椎间盘切除术和融合中自体移植物的合适替代品。未来研究椎间装置对融合率影响的研究应该调整植骨扩展剂和融合增强材料的使用。

（三）钛金属

钛的好处不胜枚举，这使得它对一些行业非常有用，包括汽车、航空航天和建筑领域。但由于钛抗腐蚀，具有生物相容性，并且天生具有与人体骨骼结合的能力，它也已成为医疗领域的主要材料。从手术用钛器械到骨科用棒、笼、网、针、板，医用钛真正成为医学使用的基础材料。Ti 6Al-4V 和 Ti 6Al-4V ELI 是由 6% 的铝和 4% 的钒制成的合金，是医学上最常用的钛。医用钛的优点是强度大、重量轻、耐腐蚀、经济、无毒、生物相容性（无毒且不被身体排斥）、持久、非铁磁性、骨整合（用人工植入物连接骨头）、可用性长、柔韧性和弹性可与人骨相媲美。钛的两个最大的好处是它的高强度重量比和耐腐蚀性。再加上它的无毒状态和抗所有腐蚀的能力，难怪钛成为医学领域的首选金属。

钛网笼（titanium mesh cages，TMC）的使用于 1986 年首次引入[86]。从那时起，TMC 被广泛应用于脊柱重建。TMC 是一种固定的圆柱形装置，可以填充自体骨，为前柱提供结构支持，重建脊柱的自然排列。由于 TMC 具有即时的承载能力，当椎体受损伤时，切除的椎体碎片会填充到 TMC 中，如果病变仅限于椎间盘水平，则将少量的髂骨和其他自体骨移植区域的骨移植物置入 TMC 中，而不是结构性骨移植片。2001 年 Kandziora 等[87] 介绍了几种钛网的设计，包括螺纹式钛网、箱式钛网和圆筒式钛网。通过比较它们在 ACDF 后的羊模型中的生物力学特性，他们认为圆柱形设计的 TMC 能够比其他设计的笼更有效地控制伸展和侧屈。传统的圆柱式 TMC 仍广泛应用于颈椎手术[88-90]。除了这些传统的 TMC 外，还引入了更多类型的 TMC 用于退行性颈椎疾病。许多先前的研究报道了传统 TMC 用于治疗退行性颈椎疾病的有效性和安全性[91, 92]。虽然它避免了供体部位的并发症，实现了坚实的骨融合，但随访时仍会出现 TMC 下沉等并发症[93]。近年来，为了降低 TMC 的沉降速率，设计了一种新型的 TMC[94]。

尽管这些新型 TMC 各不相同，但首要原则是将 TMC 设计的解剖结构与相邻终板相匹配，并增加它们之间的接触面积。Yu 等[95] 和 Liu 等[96] 比较了新型 TMC 和传统 TMC 的放射学和临床结果，发现新型 TMC 的沉降率明显低于传统 TMC。考虑到 TMC 足够的生物力学稳定性以及 TMC 在避免供区并发症和实现高融合率方面的优势，TMC 在颈椎退行性病变中值得推广使用。使用 3D 打印多孔钛植入物的构建能够潜在地促进整个融合器的骨长入，而不是像 PEEK 和固体钛植入物那样仅围绕融合器生长。Arts 等[97] 比较了 3D 多孔钛颈椎笼与自体移植物 PEEK 颈椎融合器的患者。他们的研究能够证明，在较早的时间点，融合的速度有所增加。在 3D 打印钛笼中，84% 的患者在 3 个月时实现融合，89% 的患者在 6 个月时实现融合，而 PEEK 对照组分别为 67% 和 72%。虽然 1 年融合组间无统计学差异，但 3D 打印多孔钛笼的椎体融合速度更快。

（四）钽金属

钽是一种具有生物相容性的、相对惰性的惰性金属，其首次报道是在 1940 年由 Burke 作为手术缝合线的组成部分[98]。自问世以来，已成功应用于骨科、牙科、疝修补、血管吻合、神经重建、颅面等多个领域[99]。

多孔钽是一种由重复十二面体结构的钽组成的开细胞结构，其外观类似骨松质[100]。多孔钽支架的弹性模量较小（3～25GPa）[101]。多孔钽的弹性模量与骨松质（3.78GPa）和骨皮质（14.64GPa）相似，减少了屏蔽作用，但弯曲强度提高了 10 倍[102]。钽也被证明具有相对较高的摩擦特性，与其他材料相比，这使其对骨保持较强的初始稳定性[103]。钽优异的耐蚀性是其高生物相容性的标志[104]。这种特性是由金属表面的一种稳定的氧化物（Ta_2O_5）提供的，它偶尔伴随着巨噬细胞，但几乎没有炎症反应。

多孔钽最吸引人的一个方面是其高孔隙率，材料体积的 75%～80% 由孔隙组成[105]。多孔植入物，通过其允许骨、血管和其他组织浸润的能力，可以有效地为植入物提供继生物固定之后的稳定性。Wang 等[106] 最近的一项研究表明，在多孔钽样品上培养的成骨细胞在第 3 天黏附在表面和孔壁上。到第 12 周时，表面和孔隙被交织的骨完全覆盖，表明钽是成骨细胞黏附和增殖，以及营养物质浸润的理想材料。关于多孔钽在人类受试者中骨整合的报道已经在髋臼壳、股干、胫骨托盘和髌骨标本中报道，显示出不同程度的骨长入[107]。一份报道显示，术后 7 个月移植的颈椎多孔钽标本长入约 50% 的孔隙中，主要是板层骨围绕血管通道，83% 的骨已重新形成，无炎症反应[108]。此外，多孔钽植入物的感染率较低[109]。钽的这些生物学特性使其成为脊柱融合术中使用的有利金属。然而，一些研究报道了多孔钽装置在 ACDF 中的临床结果和融合率不同，这导致脊柱外科医生的观点相互矛盾。

Patel 等[110] 的综述、Wang 等[111] 的系统综述和 Meta 分析、Li 等[112] 的 Meta 分析分析了几项研究。King 等[113] 研究回顾性观察了 10 例使用钽独立笼治疗的 ACCF 患者。他们在 2 年的随访中发现稳定的颈椎前凸和100%的融合率。在Fernandez-Fairen研究[114, 115]中，钽和自体移植物组的融合率相似（2018年：96% vs. 100%，2008年：89.3% vs. 84.4%，两者均无显著差异）。Lofgren等研究[116]发现，在2年随访中，钽组的融合率为69%，自体移植物组的融合率为92%。三项研究考察了钽在ACDF治疗中的独立应用，进一步为钽在颈椎融合中的应用提供了强有力的支持。Tom-bermejo等[117]、Mastronardi等[118]、Papacci等[119]的融合率为97.7%~100%。Mastronardi等还注意到吸烟者和非吸烟者在钽处理ACDF组的融合率的差异；6个月后，不吸烟者和吸烟者的融合率分别为87.8%和48.9%。尽管两组在12个月时都达到100%。Kasliwal等[120]和Wigfield等[108]的研究除了观察自体移植物对照组和钽环（填充髂骨自体移植物）组外，还观察了ACDF放置中的钽独立笼。Kasliwal研究中最重要的结果是它们的低融合率。然而，他们发现自体移植物组100%融合，在2年随访中，他们的钽组只有38%融合。作者没有对他们的低融合率提供任何解释。这与Wigfield的研究结果形成鲜明对比，当他们发现钽组最初的融合率很低时，他们不得不停止研究招募，在24个月的随访中，他们发现钽组的融合率为100%，对照组的融合率为85.7%。他们将这种晚期融合归因于两个因素。第一个原因，AO ASIF研究所的一项研究表明，最初观察到的骨重塑可能是由于骨膜损伤或血液供应中断导致的暂时性的骨质疏松，并伴有坏死。一旦血液供应恢复，骨长入即可进行[121]。他们的第二个原因是放射学解释融合的困难。他们说钽的高不透性使它很容易在X线上可见，但难以评估桥接骨小梁以评估融合情况。Levi等[122]的研究发现，钽在CT上产生更多的条纹伪影，但在MRI上产生的条纹伪影较少，这使得MRI读数能够更好地成像周围骨骼结构以评估融合[123]。Blumenthal等[124]认为X线片可能低估了1/5的病例的融合程度，不同的接受角度阈值导致融合率差异很大。需要进一步的随机试验来梳理出在颈椎内实施钽融合的时间和标准。

二、骨移植替代物

骨移植物和骨替代物在脊柱外科手术中是实现和维持融合稳定不可或缺的。自体骨长期以来被认为是获得可靠脊柱融合的金标准，主要是因为其微结构和生物学特性使其具有骨导电性、骨诱导性和成骨性。然而，自体骨移植的储备是有限的。此外，骨质疏松患者的骨质量不佳和移植后供体部位发病率的问题导致骨科医生寻找替代方案：同种异基因移植物、脱矿骨基质（demineralized bone matrix，DBM）、陶瓷（羟基磷灰石、磷酸三钙、双相磷酸钙）、磷酸钙水泥、生物活性玻璃、成骨生长因子（即骨形态发生蛋白）、自体生长因子（autologous growth factor，AGF）（血小板衍生生长因子）、干细胞产品和合成肽[125]。

（一）自体移植物

从髂骨采集的带皮质骨松质骨被广泛用于颈椎（图8-4）。一项系统文献综述报道自体移植物的平均关节融合率为77%[45]。据报道，在单节段无器械手术中，自体移植物融合率为83%~99%[126]，但随着融合节段的增加而降低[127]。自体移植物的移植物并发症发生率相对较低，如移植物塌陷或迁移，没有疾病传播风险，非免疫原性[58]。

自体移植物还具有骨再生的所有三个支柱的优势，包括成骨、骨诱导和骨传导能力，这是其他移植物可能提供也可能不提供的。由于这些原因，自体移植物仍然是颈椎融合的标准治疗方法[128]。

自体移植物可根据骨类型进一步分类：骨皮质和骨松质。骨皮质被描述为一种非常致密的骨，孔隙率有限，而骨松质则相反，多孔性极大。虽然骨皮质因其高密度而具有早期稳定性的优势，但可能会牺牲早期血运重建和骨诱导。破骨细胞首先需要重新吸收骨，为骨管腔的形成铺平道路。一旦到达根管，成骨细胞就能够开始骨形成。最终，这导致移植物完全被吸收并被新骨

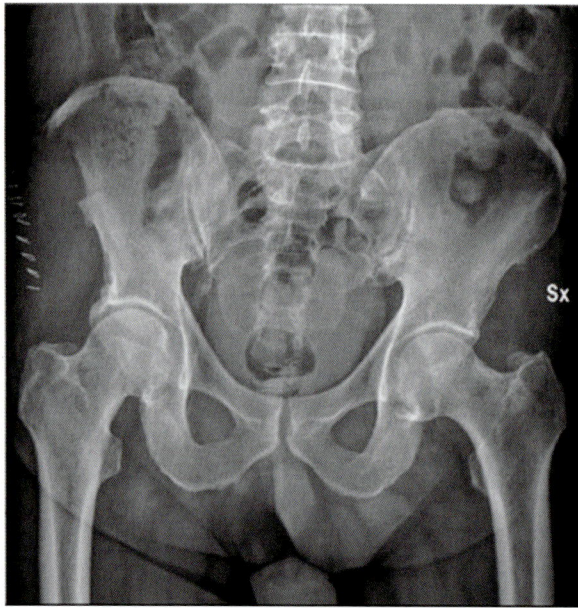

▲ 图 8-4　右侧三皮质髂支柱移植物收获后骨盆前位 X 线

取代。相比之下，骨松质因其表面积大非常容易成骨，与骨皮质移植相比，成骨细胞可以迅速合并新骨，并且血管重建相对较快。尽管早期机械强度有限，但在大多数患者中，快速开始生成新骨的能力通常大于风险[128]。虽然能够促进强融合和完全组织相容性的优势已牢固地确立了其广泛应用，但自体移植物并非没有缺点。单个移植物的质量可以根据年龄和代谢活动而变化[129]。

历史上，对于 ACDF，髂嵴是最常引用的自体骨移植来源。然而，尽管髂嵴骨移植（iliac crest bone graft，ICBG）被认为是移植的金标准，不幸的是，第二手术部位的规定不仅增加了手术时间和出血量，还引入了显著的供区发病率。虽然供区发病的风险认为被夸大了，但文献中普遍认为这是一个值得关注的问题[130]。一项单节段颈椎前路融合术的回顾性研究发现，26.1% 的患者持续疼痛，15.7% 的患者在供区出现麻木[47]。功能评估显示行走障碍（12.7%）和其他日常活动障碍。其他并发症包括感染、血肿、瘀青、骨盆骨折、腹膜穿孔、疝、步态、输尿管损伤、再手术和影响美容等[131]。

Rawlinson 报道称，31% 的患者认为供区疼

痛导致他们在医院停留的时间比未进行该手术的患者更长[132]。

最后，自体移植物的供应和偶尔的质量存在固有的限制。一些作者研究了从其他位置获取自体移植物，如腓骨[133]、颈椎、锁骨[134] 和胸骨柄[135]，以保留自体移植物的优点，同时避免其相关的发病率，取得了不同的成功。其他研究也探讨了使用合成材料重建髂嵴以减轻术后疼痛的有效性，结果好坏参半[136]。

（二）同种异基因移植物

同种异基因移植物是脊柱外科中使用最多的非自体移植材料，35% 的骨移植涉及使用人类同种异基因移植组织[137]。除容易获得外，同种异基因移植物还有一个额外的优点，即不需要从患者的多个切口处获取移植物。矿化同种异基因移植物主要具有骨导电性，骨诱导能力弱，由于移植物细胞不能在加工和移植中存活，因此没有成骨潜力。用于骨科应用的同种异基因移植物可新鲜冷冻、冷冻干燥或脱矿[138]。制备方法对移植物强度、免疫原性、结合能力和疾病传播潜力有显著影响。新鲜冷冻的同种异基因移植物保留了大部分原有的机械强度，而冷冻干燥可使移植物强度降低 50%[139]。冷冻过程也会降低同种异基因移植物的免疫原性[140]。免疫原性对移植物结合的影响可能是显著的[141]。疾病从供体到受体的传播是人类同种异基因移植的一个问题。所涉及的主要病原体是人类免疫缺陷病毒（human immunodeficiency virus，HIV）和乙型肝炎病毒和丙型肝炎病毒。疾病传播的风险取决于供体和组织筛选程序的严谨性，迄今为止，通过移植物制备方法在肌肉骨骼同种异基因移植物中传播疾病的唯一病例涉及冷冻的、未经处理的移植物。组织处理技术包括清除骨髓元素和供体细胞的高压灌洗，以及消除病毒和降低移植物免疫原性的化学治疗。通过涉及伽马辐射破坏微生物来消除疾病传播风险的标准方法，伽马辐射已被广泛证明能够有效灭活病原体，同时理想情况下对组织结构完整性的影响尽可能小[142]。然而，灭菌过

程会破坏脆弱的生物制剂的分子结构，如细胞因子、趋化因子和生长因子可改变骨骼的生物力学特性。与其他方法相比，伽马辐射具有几个优点，包括穿透性更好、无菌性更确定以及不受温度和压力影响的有效性[143]。

供体筛选、组织检测和组织处理的结合将病毒传播的风险降低到每百万次移植物中不到一例[144]。然而，同种异基因移植也有一些缺点。由于同种异基因移植物也来源于人类，它们既具有骨导电性，又具有弱骨诱导性。然而，由于灭菌过程，同种异基因移植物缺乏活细胞，没有成骨特性[145]。同种异基因移植物有多种制备方法。然而，大多数骨主要由骨松质或骨皮质组成。骨皮质同种异基因移植物提供了显著的机械稳定性和结构支持，而骨松质在植入时几乎没有机械稳定性，但具有更快的融合速度。

同种异基因骨松质移植物和颗粒同种异基因移植物制剂（松质或皮质）与小梁表面的新骨形成结合，具有大的表面积可用于新骨形成。相比之下，皮质结合是通过骨膜在同种异基因移植物周围形成新骨的过程缓慢发生的，作为来自宿主骨的外部愈伤组织。颗粒移植物和结构移植物在结合的组织学上表现出显著的差异。颗粒移植物比结构移植物表现出更快和更完全的血运重建。颗粒骨随着时间的推移完全重塑，而骨皮质仍然是坏死骨和活骨的混合物。匍匐替代的过程在这些同种异基因移植物之间也有显著差异，新骨的形成与骨松质的吸收相反，而皮质同种异基因移植物的吸收过程则相反[146]。不同移植物类型间生物容量的差异导致最佳临床应用的显著差异。以前资深作者已经回顾了同种异基因骨移植在脊柱中的应用[147]。结构皮质同种异基因移植在腰椎和颈椎椎体间关节融合术中最有用，移植率低的三皮质同种异基因移植在促进脊柱前路关节融合术中可能与髂嵴一样有效[148]。

粉碎的皮质或松质同种异基因移植物可作为后路脊柱融合的自体移植物延伸品。在胸腰椎畸形中，带内固定的同种异基因松质移植物在儿童

人群中可能获得满意的结果，但在成人中效果较差。从资深作者的经验得出的结论是，在脊柱中成功使用同种异基因骨取决于所使用的同种异基因骨的类型，融合的解剖部位和患者的年龄。回顾同种异基因骨与自体骨在脊柱手术中的其他临床应用是有益的。在颈椎中，自首次前路椎间盘切除术和椎间融合术以来，同种异基因移植物与自体移植物的使用一直存在争议。Smith 和 Robinson 使用自体髂骨移植物，并报道了 18/21 例患者的影像学愈合[149]。

同时，Cloward 报道，使用他的销钉技术和新鲜冷冻的同种异基因移植物，只有 3/46 的移植物被吸收[150]。最近的研究表明，自体和异基因移植物在单节段颈椎手术中的融合率相似，但在多节段颈椎融合中存在显著差异[151]。Park 等[152]将皮质 / 松质复合同种异基因骨移植与自体髂骨移植进行了比较：两组在 X 线片和 CT 上的融合率相似。

Graham 等[153]在一项前瞻性随机对照试验中，比较甘油保存与冷冻干燥同种异基因颈椎前路融合，两组融合率均大于 95%，无统计学差异。在另一项前瞻性半随机对照研究中，Suchomel 等[154]对 80 例接受颈椎前路融合术的患者进行了冻干异基因腓骨移植物与自体髂骨移植物的比较。在单节段手术中，自体移植物和同种异基因移植物的融合率分别无显著差异（100% vs. 93.3%，P=0.197）。在两段式手术中，差异也不显著：自体移植物和同种异基因移植物的融合率分别为（90.9% vs. 93.5%，P=0.709）；然而，同种异基因移植物组的融合时间较长。每个病例融合的节段数对结果均值没有显著影响。最近的研究也报道了使用器械增强同种异基因移植物结构的高融合率，范围为 91.9%～94.3%[155-157]。

脱矿骨基质

脱矿骨基质（demineralized bone matrix，DBM）是由人同种异基因骨经酸化处理，去除矿物质基质，同时保留有机基质和生长因子，如骨形态发生蛋白（bone morphogenetic protein，BMP）[158]、

胰岛素生长因子（IGF）、转化生长因子（TGF）或成纤维细胞生长因子（fibroblast growth factor，FGF）[159]。在比例上，93% 的 DBM 由胶原蛋白组成，5% 由生长因子组成。由于维持了一些生长因子，DBM 可以通过胶原结构的存在显示出骨诱导能力和骨传导特性[160-162]。

然而，骨的成骨能力在其加工过程中丧失了很大一部分。DBM 没有表现出免疫排斥反应，因为骨的抗原表面结构在酸的脱矿过程中被破坏[163]。DBM 的使用避免了供体部位的发病率，研究表明，与自体移植手术相比，手术后的疼痛强度相当[164]。它具有良好的可用性，但这种替代方法比自体髂骨移植手术更昂贵，而且其机械性能相当低。因此，DBM 仅用于填充目的，通常不作为独立的骨替代品。各种 DBM 制剂已经以粉末、颗粒、凝胶、腻子和条的形式在商业上可用。An 等[165] 的一项前瞻性研究评估了 DBM（Grafton DBM™）联合同种异基因移植物治疗颈椎间盘疾病的应用。在这项涉及无器械融合的研究中，同种异基因移植组在 33.3% 的治疗颈椎水平中发现放射学假关节，而自体移植组为 22%（P=0.23）。其他研究[166-169] 报道了可接受的良好融合率（范围 88.9%～97%）和使用 DBM 和椎间固定器联合进行颈椎融合的类似临床结果。

三、人工骨移植替代物

陶瓷

陶瓷是脊柱外科中研究最多的骨替代物之一，主要用作骨移植扩展剂，与自体骨或骨髓吸液器和体间装置联合使用。陶瓷为骨生长提供了支架，并显示出骨传导特性，但没有任何成骨或骨诱导潜能[170, 171]。羟基磷灰石（hydroxyapatite，HA）、β- 磷 酸 三 钙（beta-tricalcium phosphate，β-TCP）、磷酸钙（calcium phosphate，CaP）、硫酸钙和生物活性合成材料，如硅酸取代磷酸钙（silicate-substituted calcium phosphate，Si-CaP）和生物玻璃（bioglass，BAG），是已研究用于人类脊柱融合的最值得注意的陶瓷支架。在新一代

陶瓷中，生物活性合成材料不仅具有骨传导作用，而且具有促进细胞刺激成骨和生长因子产生的成骨特性。陶瓷是一个有吸引力的替代品，因为它们是一种惰性物质，无毒，无免疫原性，没有感染的风险。它们完全可定制，易于存储，并且几乎可以无限供应。最后，与其他移植材料相比，它们也是一种更便宜的选择[172]。其主要缺点是固有的机械强度不足。陶瓷易碎，抗断裂性和抗拉强度较低，限制了其作为独立骨替代品的使用[173]。因此，它们通常受到保护，直到骨头长入为止。

1. β- 磷酸三钙

β- 磷 酸 三 钙（beta tricalcium phosphate，β-TCP）是最早用于骨移植的磷酸钙化合物之一。β-TCP 是一种类似于正常骨的人工骨移植替代物[174]。它由 39% 的钙和 20% 的磷酸盐组成[171]。β-TCP 具有与其他陶瓷相同的骨传导特性，使其能够作为细胞和生长因子的有效载体。1920 年，Albee 和 Morrison 报道将 β-TCP 注入节段性骨缺损的间隙，其骨愈合率提高[175]。β-TCP 以颗粒或块状多孔或固体形式存在。结构多孔的 β-TCP 具有与骨松质相似的抗压强度和抗拉强度[176]。与其他磷酸钙制剂类似，它在拉伸和剪切作用下呈脆性和弱态，但抗压缩载荷[177] 通常以颗粒状多孔形式使用。由于纤维血管向内生长更早，多孔颗粒往往比固体颗粒迁移更少[178]。β-TCP 在 6～18 个月的时间内通过溶解和破碎进行再吸收。不幸的是，骨替代 β-TCP 均匀。也就是说，产生的骨体积总是小于 β-TCP 重吸收的体积[179]。由于这个原因，β-TCP 的临床应用一直是作为其他不易再吸收的骨移植替代物的辅助物或作为自体骨移植的扩展剂。

Dai 等[180] 得出结论，在一节段或两节段椎间盘切除术后，含有 β-TCP 的椎间融合器被证明是治疗神经根型颈椎病和（或）脊髓病的有效方法，在 6 个月的随访中，所有患者均成功融合（P<0.05）。在回顾性队列研究中，Sugawara 等[181] 报道了 β-TCP（Osferion™）与羟基磷灰石填充

在圆柱形钛笼中用于 ACDF 手术的比较。β-TCP 组在 6 个月和 1 年的完全融合率（6 个月时为 46%，1 年时为 69%）明显优于 HA 组（6 个月时为 24%，1 年时为 49%）（$P<0.05$）。其他已有的研究报道，与自体骨移植物相比，β-TCP 使用效果良好，结果令人满意[182]。

2. 羟基磷灰石

羟基磷灰石（hydroxyapatite, HA）[$Ca_{10}(PO_4)_6(OH)_2$] 是磷酸钙的羟基化合物，是天然矿化骨的主要成分。合成形式是高度结晶的，通过高温反应产生，在化学和晶体学上与天然透明质酸相似。这种与天然骨的化学相似性以及随之而来的生物相容性和骨导电性是透明质酸的特殊特性[183-185]。透明质酸移植物的化学物理特性允许诱导快速和完全的椎体间融合，但也恢复生理前凸并保持椎间和椎间孔高度。混合这些材料的过程产生具有高骨导电性的多孔陶瓷。移植物可以被新形成的骨直接生长到孔隙中[186]。羟基磷灰石移植物具有骨导电性、抗塌陷性好、使用简单、组织相容性好等优点[187]。在实验研究中，特别是通过电子显微镜观察，作者已经证明了血凝素移植物的生物活性特性及其直接与骨结合的明显能力，再现了天然骨胶结机制[176]。然而，与其他合成移植物不同的是，在种植体和骨之间没有纤维组织的介入[188]。在 Senter 等的研究中，他们对 84 例患者使用了合成的、致密的、无吸收性的 HA 垫片，尽管 HA 垫片在症状缓解、脊柱对齐和稳定性方面与自体髂骨移植物相似，但在长期缓解症状、减少再手术需求以及随后椎间盘间隙塌陷后无吸收方面表现出优势[189]。与自体移植物和同种异基因移植物不同，血凝素不能被宿主细胞吸收。在细胞和溶液介导的过程中，透明质酸的吸收都非常有限，而 β-TCP 化合物则被迅速吸收[190]。Koyama 和 Handa 于 1986 年[191] 发表了初步临床结果，随后 Senter 等于 1989 年[189] 和 Böker 等于 1993 年[192] 分别发表了初步临床结果。这些研究报道了 HA 移植物结合钢板放置的使用，并证明这种移植物材料在诱导颈椎间融合方面非常有效。融合的第一步通常是骨移植界面的重塑。逐渐地，骨桥在移植物周围出现，主要是在后方，并逐渐扩大，直到移植物完全融合。

在一项回顾性研究中，Kim 等[193] 分析了使用羟基磷灰石融合器进行颈椎前路椎间融合的临床和影像学结果。他们招募了 29 名患者参与研究，涉及 40 个节段，所有患者都使用 HA 融合器和电镀系统进行了颈椎前路椎间融合。手术指征：椎间盘突出或颈椎病引起的神经根病 18 例，脊髓型颈椎病 1 例，脊柱外伤 10 例。所有患者术后 1 天、1 周、1 个月、2 个月、6 个月、12 个月分别拍摄颈椎 X 线片，评估椎间盘高度和前凸程度。所有患者术后 12 个月均行颈椎计算机断层扫描以确认融合情况。平均临床随访时间为 17 个月。Kim 等在所有纳入研究的患者中均获得了完全的椎间融合，所有病例术后术前后凸畸形均得到矫正，随访期间椎间盘高度保持良好。无植骨挤压、植骨恶化、植骨骨折。他们得出结论，HA 融合器在实现颈椎融合、保持椎间盘高度和恢复前凸方面非常有效。Vukic 等[194] 在 1 年的随访中评估了羟基磷灰石移植物在多节段颈椎椎间融合中的疗效。他们招募了 86 例 DCDC 患者，共进行了 224 例颈椎椎间融合术，采用透明质酸移植治疗。治疗病例为神经根病 38 例，脊髓病 20 例，脊髓神经根病 28 例。神经根病患者（86%）的临床结果很好，而脊髓病患者（54%）的临床结果不太满意。没有在临床病例中发现移植物塌陷，在两个相邻的椎板之间获得了一个完整的骨桥。Vukic 等发现了 5 例移植物活动，1 例移植物骨折，2 例未固定的患者移植物压迫脊髓，需要重复手术。在术后 1 年的影像学对照中，两节段椎间盘切除术的融合率为 86%，三节段椎间盘切除术为 80%，四节段椎间盘切除术为 74%。本研究结果表明，透明质酸是一种非常有效的颈椎关节融合术合成材料，因为它具有高融合率和小并发症风险，特别是在关节融合术后进行钢板固定时。其他研究[195-197] 报道了良好的结果，融合率为 92.50%～100%，并得出 HA 是自体髂骨移植物的有效替代方案。

羟基磷灰石自发现以来一直被广泛使用，多年来，不同材料的融合器，如钛和 PEEK，已被使用，并添加羟基磷灰石，以获得 ACDF。例如，Papavero 等在研究中对 HA 的这种使用方式进行了评估[198]。他们在 78 例患者中使用了一个矩形开窗钛笼里面填充了一个多孔 HA 圆柱体，该圆柱体浸泡了椎体骨髓抽吸液（bone marrow aspirate，BMA）。工作结果是通过定量 CT（quantitative CT，QCT）研究图形获得的，因为不透射线的植入物限制了影像学评估，他们在术后 6 个月进行了关节固定术分析，定量计算机断层扫描显示植入物核心的 HA 团块增加了 14%，这有统计学意义。术后 2 年，新形成的羟基磷灰石块增加至 24%，无任何滑脱或骨折发生，71 例患者均获得良好的临床效果，无须翻修手术。

如果我们分析不同的材料与钛笼相比，我们可以欣赏到放射性透光材料的特性，如 PEEK 和碳纤维增强聚合物，使我们能够更好地分析融合程度，并消除与不透光材料相关的困难，这使得我们无法充分评估 ACDF 手术后获得的关节融合度[62, 68, 199]。

在文献中，有可能确定许多作品中 PEEK 融合器充满羟基磷灰石。Chang 等[199] 在一项临床研究中分析了 45 例使用含有自体骨或 HA 的 PEEK 融合器进行 ACDF 的患者。他们进行了 2～10 年的随访，没有发现任何影像学并发症，他们还强调了两个分析组都获得了良好的融合程度，并得出结论，加入 HA 的 PEEK 融合器具有良好的安全性，是自体移植的合适选择。Yi 等[73] 在最近的一项前瞻性随机临床试验中比较了使用 HA/β-TCP 混合物填充 PEEK 与 HA/DBM ACDF 后的骨愈合率。

手术 1 年后，他们通过动态 X 线分析了两组 87% 的患者的完全关节融合度，而通过 CT，接受 HA/β-TCP 混合物组的融合度分别为 87%，接受 HA/DBM 混合物组为 72%。Yi 等得出结论，

与 HA/β-TCP 混合物相比，HA/DBM 混合物作为 PEEK 融合器中的融合材料提供的结果并不差，因此两组治疗的临床和放射学结果具有可比性。

3. 珊瑚羟基磷灰石

珊瑚衍生的羟基磷灰石是由海珊瑚的 Porites 和 Goniopora 物种通过热液将碳酸钙化学转化为羟基磷灰石而制成的[200]。这两种产品具有类似于人类骨皮质和骨松质的多孔微结构[201]。Zdeblick 等[202] 报道了用珊瑚源羟基磷灰石在犬模型中进行颈椎椎间融合术的结果。在非器械组中，不到一半的移植物合并，14% 的移植物挤压，29% 的移植物塌陷。消除挤压，非刚性前钢板融合率提高到 71%。然而，移植物塌陷减少到 24%。在一项回顾性研究中，Thalgott 等[203] 报道了 26 例颈椎椎体间融合术患者使用相同的植入物联合颈椎前路钢板的结果。在 2 年的随访评估中，疼痛平均减轻了 75.8%，100% 的移植物被纳入 X 线评估。Thalgott 等得出结论，珊瑚衍生的羟基磷灰石是一种很有前景的颈椎椎间融合材料，并建议未来的研究应在前瞻性随机试验中将这种新材料与自体移植物进行比较。在一项前瞻性随机试验中，McConnell 等[51] 证实，用于颈椎椎间融合的珊瑚源性羟基磷灰石在结构上不如髂骨，其 X 线碎裂、塌陷和失位率很高。在这项研究中，89% 的羟基磷灰石移植物和 11% 的自体移植物发生了碎裂（P=0.001）。定期的普通正位片和侧位片以及最终状态的 CT 用于评估椎体间融合率。50% 的 HA 移植患者有明显的移植物沉淀，而自体移植患者有 11%（P=0.009）。

4. 硫酸钙

硫酸钙长期以来一直被用作骨替代品，特别是在骨科创伤中，并因其可用性、低成本和骨导电性而受到称赞[159]。硫酸钙的晶体结构与骨松质相似，为毛细血管和间充质干细胞的引入提供了结构[161]。由于缺乏骨诱导或成骨特性，以及快速吸收时间（1～3 个月），阻碍了硫酸钙作为独立移植物的使用，并要求使用其他物质，如脱矿骨基质或局部同种异基因移植物以获得最大效

果。先前的综述表明，在多个研究中，硫酸钙和自体移植物用于腰椎融合的结果相似[204]。然而，最近关于硫酸钙用于脊柱融合术的临床研究很少。在一项对 68 例接受 1 节段或 2 节段椎间盘切除术治疗的颈椎退行性椎间盘病患者的前瞻性研究中，PEEK 融合器与硫酸钙 / 脱矿骨基质（CS/DBM）与自体髂骨骨松质的效果相当。在 12 个月的随访中，CS/DBM 组融合率为 94.3%，而 ICBG 组为 100%。最后随访 24 个月，两组融合 100%。两组随访临床症状评分及前凸角均无显著差异。ICBG 组并发症发生率（18.2%）明显高于 CS/DBM 组（8.6%）[18]。

5. 磷酸钙

磷酸钙家族合成骨移植物具有骨整合和骨导电性。骨整合的结果是在植入后不久形成一层透明质酸。建立这一层所需的 Ca^{2+} 和 PO_4^{2-} 离子来源于植入物和周围的骨。Ca^{2+} 和 PO_4^{2-} 离子的途径在血清和尿液中被检测，血清水平没有明显升高，由此可以得出结论，它们是作为正常身体离子池的一部分处理的。它们具有良好的生物相容性记录，没有系统性毒性或异物反应的报道[205]。关于硫酸钙产品的文献仅限于其在腰椎融合手术中的应用。

6. 硅酸盐取代磷酸钙

硅酸盐取代磷酸钙（silicate substituted calcium phosphate，Si-CaP）是一种新型陶瓷骨替代物，除了具有骨导电性外，还具有骨诱导作用。这种新一代的陶瓷材料，顾名思义，是以可控的方式部分取代硅酸盐来制备磷酸盐。对于市售产品 Actifuse™，这种替代率通常为 0.8%（重量）。硅酸盐的存在增加了陶瓷支架的负电荷，这被假设为吸引更多的成骨细胞到材料表面，从而赋予骨诱导作用[206]。与更传统的羟基磷灰石陶瓷相比，Si-CaP 也显示出更高的体内吸收率[207]。目前缺乏评估 Si-CaP 与自体骨移植物疗效的研究：两项前瞻性随机研究[208, 209]比较了 Si-CaP 与 rhBMP 在椎体间融合中的应用；Jenis 等[210]和 Nagineni 等[211]的两项回顾性研究报道了 Si-Cap 在颈椎

腰椎融合手术中的融合率为 76.5%～90%。Alimi 等[212]报道的融合率为 92.6%。

7. 生物活性玻璃陶瓷

生物活性玻璃（或生物玻璃）由 Hench 等于 20 世纪 70 年代首次开发[213]，最初是硅酸盐，与体内天然存在的其他矿物质（Ca、Na₂O、H 和 P）偶合。原始生物玻璃的成分为 45% 二氧化硅（SiO_2），24.5% 氧化钙（CaO），24.5% 氧化钠（Na_2O）和 6% 五氧化二磷（P_2O_5）的重量百分比[214]。临床使用的主要生物活性玻璃配方是 45S5，它在脊柱和一般骨科中作为骨移植材料有悠久的成功临床应用历史[215, 216]；它由 46.1mol% SiO_2、24.4mol% Na_2O、26.9mol%CaO 和 2.6mol% P_2O_5 组成。

生物活性玻璃的关键特性之一是能够在玻璃材料表面形成一层骨状矿物 [羟基碳磷灰石（hydroxy-carbano-apatite，HCA）]。当玻璃在体内暴露于水溶液或体液中被吸收时，生物玻璃的表面转化为富含二氧化硅 CaO/P₂O₅ 的凝胶层，随后在几小时内矿化成羟基碳酸盐[217, 218]。这种生物活性层使玻璃能够与邻近的骨骼进行化学结合，并提高材料在表面支持骨骼生长的整体能力（骨导电性）[219]。最初，使用生物活性电镜所看到的骨愈合的改善被归因于这种生物活性。然而，进一步的研究表明，玻璃溶解的离子副产物对周围的细胞有积极的影响；一旦 HCA 层形成，钙离子和二氧化硅离子的溶解刺激成骨细胞的附着、细胞分裂和成骨基因的上调，这与离子释放的剂量有关[220, 221]。生物玻璃具有生物相容性、骨导电性，并且根据其加工条件，提供多孔结构，促进其吸收和骨长入[222-224]。生物玻璃的使用不会引起炎症反应，硅基生物玻璃的吸收在 6 个月内完成[225]。

早期动物模型研究发现，与自体移植物相比，生物活性玻璃可以诱导相当的融合率或更高的融合体积[226, 227]。Ilharreborde 等[228]进行了生物玻璃与自体髂骨植骨用于青少年特发性脊柱侧凸脊柱融合的比较研究，发现 88 例患者两种植

骨材料完全融合。Frantzen 等 [229] 的一项研究发现，在腰椎滑脱的 L_4/L_5 和 L_5/S_1 脊柱融合术患者中，硅含量较高的生物玻璃比 45S5 BAG 的融合率更高（53.9mol% vs. 46.1mol%）。Barrey 等最近的一项研究 [230] 评估了 30 例颈椎或腰椎广泛退行性和创伤性情况的患者，这些患者接受了生物活性玻璃脊柱融合术，术后 1 年的总体融合率为 93%。一种新型的生物活性玻璃骨移植腻子（BioSphere® 腻子）现已上市：该产品利用具有独特球形的 45S5 生物活性玻璃颗粒。生物圈腻子中的球形玻璃颗粒经过特殊的尺寸和设计，可以选择性地控制玻璃溶解过程中的离子释放。X 线评估显示所有患者完全融合。在颈椎间隔片移植物区域内可见骨形成，并与上下颈椎终板完全融合 [231]。Kim 等 [232] 比较了 BGC 笼与同种异基因骨移植治疗 ACDF 的有效性和安全性：在术后 1 年（P=0.07）和 2 年（P=0.54），两组的骨融合率（重建 CT 成像）没有差异。BGC 笼组术后 1 年融合率为 73%（38 节段），术后 2 年融合率为 94%（30 节段）；而同种异基因骨移植组在术后 1 年和 2 年分别为 87%（31 节段）和 91%（20 节段）。根据这些结果，BGC 笼可以被认为是同种异基因骨移植的可行替代方案，具有相当的放射学结果和融合率。

8. 双相磷酸钙

β-TCP 主要用于 HA [159, 233]。通过硝酸钙和磷酸二氢铵的沉淀法可以合成透明质酸。这种关联体现了其两个组成部分的所有优势（骨导电性 [234]、生物相容性、安全和无过敏原使用以及促进骨形成）。使用双相陶瓷（HA 和 β-TCP 混合物）的主要好处在于它们的再吸收。确实，β-TCP 的再吸收比 HA 的再吸收快，但 HA 的力学性能略好于 β-TCP（平均抗压强度分别为 160MPa 和 100MPa）。因此，与单独使用 HA 相比，β-TCP 和 HA 的结合使骨长入速度更快、更高，同时提供比单独使用 β-TCP 更好的力学性能。事实上，植入材料 12 个月后，60% 的 β-TCP 被吸收，而 HA 只有 10%。HA 和 β-TCP 陶瓷与宿主骨形成强烈的直接结合。它们具有不同的 HA/β-TCP 比

率，可以与骨髓抽吸相关联，从而增强材料的成骨性能。

双相磷酸钙（biphasic calcium phosphate，BCP）是水溶性较差的 HA 和溶解度较大的 β-TCP 的复合物 [235]。因此，决定在双相陶瓷中的溶解度的因素是 HA/β-TCP 比；比值越低，溶解度和破骨细胞吸收越大。然而，破骨细胞的吸收并不总是随着溶解度的增加而增强。Yamada 等 [236] 表明，虽然纯 β-TCP 在酸性溶液中溶解度最高，HA/β-TCP 的比率为 25%：75% 的双相陶瓷钙比纯 β-TCP 更广泛地被破骨细胞吸收。在临床上，用于 ACDF 的双相陶瓷通常由 60% 的 HA 和 40% 的 β-TCP 组成。Cho 等 [237] 对 100 例患者的研究表明，在 6 个月的随访中，含有 BCP 的 PEEK 融合器或自体移植物的融合率为 100%。值得注意的是，术后前 5 个月，BCP 笼的融合率低于自体移植物。两组脊柱弯曲矫正、神经孔扩大和神经功能恢复均相同。Chou 等 [238] 比较了 BCP 移植物（9 个 PEEK 移植物，27 个钛笼移植物）与自体移植物的结果（n=19）。1 年后，PEEK 融合器或自体移植物治疗的患者融合率为 100%，均未出现塌陷或半脱位，而钛笼融合率低至 46.5%，分别导致 26% 和 3.7% 的患者下沉和半脱位。含有 BCP 的 PEEK 融合器被证明是一种可行的自体移植物替代品。Mobbs 等 [239] 使用含有 BCP 的 PEEK 融合器进行了另一项研究，涉及 58 名患者。他们报道 6 个月前钢板融合率为 100%，无钢板固定融合率为 96.2%。未镀组出现延迟融合、骨不愈合、植骨下沉和移植物迁移。

9. 聚合物基骨替代物

目前笼的局限性为生物可吸收笼的发展提供了一些动力：它们的硬度与骨骼相当，它们是放射性的，并且随着时间的推移它们会被吸收。因此，它们也具有作为药物释放系统的巨大潜力 [240]。此外，可生物降解的笼式装置消除了永久性植入物的风险。然而，生物可吸收物也有其自身的缺点和缺陷。首先，它们的强度通常比金属或不可降解聚合物低得多。此外，一些常用聚

合物的脆性也令人担忧。然而，主要的担忧是酸和晶体等降解产物的浓度，因为非常高的浓度可能导致严重的组织反应，如炎症和骨溶解。降解产物的局部浓度取决于它们的产生速率和排出速率。因此，生物可吸收植入物周围组织的良好血管化是至关重要的。降解取决于许多因素，如材料特性（化学物质、分子量分布和渗透性）、植入物设计（体积和孔隙度）、处理（灭菌和热处理）和环境（pH 和机械负荷）。缓慢降解是可取的，这不仅是为了在获得融合之前维持种植体的机械功能，而且也是为了减少组织反应的风险。这种反应可能在植入装置多年后发生[241]。尽管生物可吸收聚合物在骨科手术中的应用已有 30 多年，但生物可吸收聚合物植入物直到最近才被应用于脊柱外科[242]。

聚合物是由重复单元衍生的长链分子，通常具有碳主链。当主链水解不稳定时，这些链在水环境中会降解。随着时间的推移，这种材料的降解特性已经被医疗广泛应用[243]。最常用的可生物降解材料是由所谓的聚（α- 羟基酸）衍生的聚酯，如聚乳酸（polylactide，PLA）和聚乙醇酸（polyglycolide，PGA）。重要的是，乳酸和乙醇酸存在于细胞和生物体的生化途径中；PLA 和 PGA 因此降解为天然代谢化合物。然而，PGA 非常不稳定，在 1 个月内就会失去支撑。因此，除非作为共聚物中的次要组分，否则它不是笼状装置的合适材料。它的主要应用是缝合线，缝合线只需要在几周内保持牢固[244]。脊柱椎体间融合器最有用和最常用的基础材料是乳酸或聚乳酸。PLA 可以被设计成具有适当的机械性能，并且比 PGA 更耐水解降解[245]。

然而，有几个参数有助于表征聚乳酸等聚合物，最重要的是结晶度和平均分子量（或者，固有黏度）。其他相关参数包括分子量分布（多分散性）、杂质（如残留单体、水和自由基）和玻璃化转变温度。

聚合物中的结晶区域在聚合物链之间有更强的二级键，使得水很难渗透，这使得这些区域降解得更慢。完全无定形的外消旋聚乳酸在几个月内降解，而高晶 PLLA 据报道需要 4 年以上才能降解。

第二个对聚合物性能和降解动力学有重大影响的因素是分子量。聚合物的强度随着分子量的增加而增加，这是由于链之间形成的二级键和结构中的缠结。降解发生得更慢，因为每条链要破坏更多的二级键。合成聚合物骨替代物最初被用作移植物填充剂[185]，研究重点是合成聚合物骨替代物，特别是在组织工程领域。例如，聚（ε-己内酯）（poly [ε-caprolactone]，PCL）等聚酯可以通过模拟胶原基质合成，具有结构孔隙性和骨导电性[246]。大多数聚合物基骨替代品适合用作生物活性分子或生长因子载体[247]，具有潜在的成骨特性[246]。由于 PCL 可溶于多种有机溶剂，因此它是一种很有前途的聚合物，可以在组织工程中继续研究[248]。聚合物基骨替代品主要因其在组织工程中的广泛潜力而受到关注，允许其具有大孔和微孔以及厚膜形状（如 PCL 或 PLA）的结构。临床医生应密切关注聚合物基骨替代品作为再生医学支架的研究结果。

四、骨移植替代品的因子和细胞为基础的方法

新兴的辅助疗法使得外科医生可以选择复合骨移植。骨诱导和（或）成骨物质的添加在与骨传导基质结合时提供了理论上的依据。这些佐剂中最有效和最有前途的是高度骨诱导性骨形态发生蛋白（bone morphogenetic protein，BMP），Urist[249] 在 1965 年观察动物脱矿骨基质的骨生长后发现了 BMP。BMP 是一种骨诱导分子，属于转化生长因子 β（transforming growth factor beta，TGF-β）超家族蛋白。在描述的 20 多种 BMP 中，BMP-2 和 BMP-7[也称为成骨蛋白 -1（Osteogenic protein-1，OP-1）] 的重组形式（recombinant form，rh）是临床实践中使用最广泛的 BMP。由于 BMP 是可溶性蛋白质，并且可以很容易地扩散到周围组织中，远离应用部位，因此它们与载

体结合使用以保持预期融合部位的有效浓度。虽然寻找理想载体的努力正在进行中，但可吸收胶原海绵（absorbable collagen sponge，ACS）和抗压基质（compression resistant matrix，CRM）是常用的载体。自体和异基因骨移植物、陶瓷、DBM 和聚乳酸是用于 rhBMP 传递的其他底物[125]。较便宜的替代方法包括从髂骨抽取骨髓（bone marrow aspirate，BMA）和富血小板血浆（platelet rich plasma，PRP）。血小板脱颗粒导致生长因子的释放，促进骨和伤口愈合。这些 AGF 具有诱导成骨细胞、成纤维细胞和间充质干细胞增殖的有丝分裂特性[128]。两种研究最多的生长因子包括血小板衍生生长因子（platelet-derived growth factor，PDGF）和 TGF-β。PDGF 被认为直接增加基质蛋白的复制和合成，在新骨的重塑和构建中发挥重要作用。同样，TGF-β 调节细胞外骨基质合成和在刺激血管生成中起着至关重要的作用。这些生长因子是通过血小板的超浓缩提取和制备的，理论上可以与自体移植物、同种异基因移植物或陶瓷结合使用，以提高成功融合的率。此外，富血小板血浆也被用于多种其他骨科手术，包括肩袖撕裂、肌腱病、骨关节炎和关节软骨损伤[250]。

（一）骨形态发生蛋白

BMP 于 1965 年由 Robert Urist 首次分离出来，并被广泛研究用于脊柱融合术的临床应用[128, 251]。BMP 是指超过 20 种已知的具有成骨能力的 TGF 家族细胞因子和生长因子。在该家族中，BMP-2、BMP-4 和 BMP-7（OP-1）是研究最多的[252]。BMP 在人类腰椎[253]和颈椎前路融合动物模型[254]中显示出相当大的前景。

最近，许多临床研究关注其在人类颈椎中的适用性，一致报道融合率为 100%[255]。BMP 既可以单独作为人工胶原载体的骨移植替代品，也可以与其他自体或同种异基因移植物一起使用。BMP 增强骨融合的能力已被比较试验证实。Parajón 等的 Meta 分析包括 40 项研究发现，使用重组人骨形态发生蛋白（recombinant human bone morphogenetic protein，rhBMP）的融合率略优于不使用 rhBMP 的融合率（分别为 96.6% 和 92.5%）[256]。他们发现，当 rhBMP 与局部自体骨移植联合使用时，融合率最高（99.1%）。Baskin 等[257]进行了首个颈椎前路椎间融合的前瞻性随机对照试验，比较了重组人 BMP-2 与自体髂骨移植物，两者均放置在异基因腓骨移植物内并辅以前路钢板。两组 33 例患者均融合 6 个月。24 个月时，与自体移植相比，rhBMP-2 组颈部疼痛（$P<0.03$）和手臂疼痛（$P<0.03$）明显改善，无 rhBMP 并发症，6 周时供区疼痛避免（$P<0.007$）。Boakye 等[258]对 23 例 1～3 级手术的患者进行了回顾性研究，同样发现 1.05mg/ 水平的 rhBMP-2 在 PEEK 融合架中诱导固体融合，临床结果良好，无显著不良率。然而，观察到异位骨形成发生在 3 名患者身上，他们在该系列的早期接受了 2 倍的量。然而，许多作者已经阐明了在颈椎区域使用 rhBMP 时需要谨慎。Smucker 等[259]进行了多变量分析，发现接受 rhBMP-2 治疗的患者发生肿胀并发症的风险比未接受 rhBMP-2 治疗的患者高 10.1 倍。在对 151 例采用 rhBMP-2 钢板行颈椎前路融合术的患者的回顾性分析中，Shields 等[260]发现 23.2% 的患者出现血肿、肿胀、吞咽困难和住院时间延长等并发症。作者指出，他们的 BMP（2.1mg）是 Baskin 等（0.6mg）的 3.5 倍，这可能是导致骨愈合初期过度炎症反应的原因。

Tumialan 等[261]注意到，与单剂量治疗相比，多剂量治疗与单剂量治疗相比，吞咽困难的剂量从 2.1mg 降低到 0.7mg。在一项前瞻性非随机研究中，Buttermann[262]比较了 BMP-2 异基因移植物与自体髂骨移植物在颈椎前路椎间盘切除术融合中的应用。在使用 0.9mg BMP 时，他发现尽管两组均表现出相似的临床改善，但 BMP 组中 50% 的患者出现由颈部肿胀引起的吞咽困难，而自体移植物组中这一比例为 14%。Khajavi 等[263]也支持在 ACDF 中使用 rhBMP。在一项研究中，Dickerman 等[264]报道了临床成功剂量为 1.05mg，由 DBM 腻子绝缘，并在 PEEK 融合架中交付，因为这些措施提供了 BMP 的密封。在 Wen 等[265] 的 Meta 分析和系统评价中，为了更高的融合率，即使剂量<0.7mg，也推荐在 ACDF 手术中使用 rhBMP-2。他们的分析表明，虽然 rhBMP-2 可以改善融合，但与非 rhBMP-2 相比，rhBMP-2 可能导致更高的并发症发生率，特别是在高剂量和中剂量的 rhBMP-2（>0.7mg）。rhBMP-2 提高了融合率，特别是在多级 ACDF 中，但影响不表现出任何水平依赖性。因此，当由于多节段椎体间 ACDF 存在高度不愈合的风险时，rhBMP-2 可能是增加融合的一种选择。在一项含有 rhBMP-2 的研究中，使用凝血酶胶和生物可吸收的制剂，没有发生移植物相关的并发症[266]。Vaidya 等[267] 回顾了 22 例接受 1mg PEEK 融合器中含有的 rhBMP-2 的患者和 24 例接受脱矿化骨基质异基因移植剂的患者。12 个月时，100% 的患者 BMP 影像学表现良好，可能发生融合。同种异基因移植获得了类似的结果。BMP 有统计学意义上的吞咽困难与前部肿胀相关，其严重程度与剂量有关。与同种异基因移植相比，BMP 手术的费用是同种异基因移植的三倍，因此停止了。在同一作者的另一项研究中[268]，由于 33% 的移植物下沉发生率，尽管融合 100%，但 rhBMP-2 与同种异基因移植物进行颈椎融合仍被停止。应用 BMP 进行颈椎前路融合术的费用可能令人望而却步，然而，与自体移植物和其他替代方法相比，它们的长期成本效益如何仍有待观察。需要进一步的研究来确定颈椎前路融合术中 BMP 的最佳剂量和递送方法，是否产生可测量的临床优势，如果有，应该在谁身上进行这些手术。

（二）富血小板血浆

富血小板血浆（platelet rich plasma，PRP）一般从患者血液中获得[159]。血液通过梯度密度离心，得到的血小板与凝血酶和（或）氯化钙混合。因此，PRP 含有血小板和纤维蛋白原重要物质，并且被认为含有多种生长因子，包括血小板源性生长因子（platelet-derived growth factor，

PDGF）、血管内皮生长因子（vascular endothelial growth factor，VEGF）、转化生长因子（transforming growth factor，TGF）、胰岛素样生长因子（insulin-like growth factor，IGF）、表皮生长因子（epidermal growth factor，EGF）、上皮细胞生长因子（epithelial cell growth factor，EGR）和肝细胞生长因子（hepatocyte growth factor，HGF）[269-272]。即使 PRP 的来源（自体血液）显示出有限的感染风险和不良反应，它也不存在任何机械阻力，也不能被证实是一种独立的骨替代品[273]。

PRP 更多地被用作其他材料的补充[274-276]。最近，PRP 在脊柱融合手术中的应用进行了研究；一些系统综述已经评估了 PRP 在脊柱融合术中的有效性。在动物模型中，PRP 在增强脊柱融合方面非常成功[277]，但在人类脊柱畸形矫正后，使用 PRP 增强骨融合仍然存在争议；Kubota 等[278] 在腰椎后外侧融合手术的前瞻性随机对照试验中发现，与对照组相比，PRP 组的融合率较高。Tarantino 等[279] 对 21 例经后外关节融合术植入经 PRP 浸泡的骨松质替代物的患者进行了前瞻性队列研究，发现 PRP 增加了融合率和骨密度，增加了骨诱导和骨传导作用。Hartmann 等[280] 在 15 例腰椎或脊柱损伤后行脊柱前路融合术的对照队列患者中发现，与对照组相比，PRP 可提高融合率和融合区域内的高密度值。另外，FeizErfan 等[281] 在其双盲随机研究中，采用血小板凝胶浓缩液或对照组 50 例接受颈椎前路微椎间盘切除术、同种异基因移植骨融合和钢板治疗的患者发现，血小板凝胶浓缩液在促进颈椎间盘疾病早期融合方面与对照组没有一致的效果。卡伦等[282] 对 76 名接受后外侧腰椎融合自体髂骨移植物混合 AGF 和对照组的患者进行了回顾性队列研究，发现与对照组相比，AGF 组的不愈合率较高。还有，Jenis 等[283] 对髂嵴自体移植物和同种异基因移植物联合 AGF 进行腰椎融合术患者的前瞻性研究发现，两组患者在骨融合、疼痛和功能改善方面的结果相似。Elder 等[284] 得出结论，没有足够的证据推荐在脊柱融合手术中广泛使用 PRP。Park

等 [234] 报道，如果血小板计数或 PRP 中生长因子浓度增加，PRP 可能会促进人脊柱融合。Cai 等 [285] Meta 分析认为，PRP 在植入 6 个月内对骨融合和新骨形成有较好的促进作用，6 个月后效果恢复正常。此外，PRP 中血小板的最低浓度比外周血中血小板的最低浓度高 5 倍，对骨融合有刺激作用。Manini 等 [286] 的综述也认为 PRP 对脊柱早期融合有积极作用。然而，由于数据有限，他们没有得出 PRP 治疗会缩短融合时间的结论。

未来的研究重点将集中在稳定的 PRP 载体，使生长因子能够长期持续释放到局部组织，最佳的植入时间、植入频率和生长因子的生物利用度。需要更多高质量的随机对照试验来进一步评估 PRP 对融合率的影响，尤其是颈椎。

（三）间充质干细胞

近年来，人们对使用干细胞产品作为骨移植物替代脊柱融合和其他骨科手术越来越感兴趣 [287-293]。干细胞或祖细胞是一种可再生的未分化细胞群，存在于大多数成人组织的生态位中，可以产生各种类型的成熟细胞，并且可以在生长因子和有丝分裂原的驱动下向特定组织或细胞分化 [294, 295]。对于脊柱手术，间充质干细胞（mesenchymal stem cell，MSC）和成骨祖细胞可以分化为成骨细胞，成骨细胞可以通过提供参与骨形成的细胞来帮助实现融合，也可以产生骨诱导分子 [296, 297]。它们可以从自体和异基因来源中分离出来，然后扩展为 ICBG 的稳定和可行的骨移植替代来源。骨髓间充质干细胞的自体来源包括髂嵴、椎体和脂肪组织。髂骨仍然是自体间充质干细胞的最佳来源，其中间充质干细胞占细胞群的 0.0017%～0.0201% [298]。与目前市场上可获得的其他骨移植替代品不同，间充质干细胞和祖细胞被认为具有 ICBG 的成骨和骨诱导特性。此外，当与其他骨移植填充剂混合作为载体或填料时，它们可以增加最终干细胞产品的骨导电性 [299]。

在动物模型中，当与羟基磷灰石颗粒载体联合使用时，高浓度培养的自体骨髓间充质干细胞

与自体移植物相比产生相似的后侧融合率 [300]。也许骨髓间充质干细胞最常见的来源是 BMA，它是通过抽吸椎体或髂骨骨髓获得的。然后通常将抽吸液浓缩以分离 MSC，然后将其植入脊柱融合术中。从 BMA 中分离的自体 MSC 可以提供像 ICBG 一样的成骨和成骨特性，而不会产生 ICBG 的并发症。尽管已有的动物数据和目前 BMA 采集系统的广泛可用性，但与 ICBG 相比，自体 BMA 是否能提供相似的脊柱融合率和临床结果仍不清楚，特别是在颈椎融合的情况下。

Hsieh 等 [301] 确定了 6 个病例系列，评估了自体 BMA 与各种类型的移植物材料的结合使用 [198, 302-306]，以及两项回顾性队列研究，评估了从髂嵴获取的自体干细胞［一项研究中为未浓缩 BMA，另一项研究中为骨松质骨髓（cancellous bone marrow，CBM）］与羟基磷灰石用于前路颈椎椎间盘切除术和融合术（ACDF）的有效性。在 6 个病例系列中，84% 至 100% 的患者实现了固体融合，随访时间平均为 6～36 个月。在最后的随访中（平均 6～36 个月），五项研究中有相似比例的患者（0%～3%）有影像学假关节的证据 [198, 302, 304-306]；一项研究报道 12 个月时假关节发生率为 16%（5 例患者中有 1 例出现症状）[303]。在四项研究中，0%～4% 的患者需要进行翻修 [198, 303, 304, 306]。Barber 等 [307] 报道了自体 BMA 治疗患者的融合率（定义为每月融合的水平百分比）显著高于 HA 胶原海绵治疗患者（9.8 vs. 6.1%，$P=0.003$）；在最近的 X 线随访中，两组患者假关节的证据比例相似（总体为 24.1%）。在比较骨松质骨髓（CBM）与羟基磷灰石 [199] 的队列研究中，两组患者在最终随访时假关节的比例同样较低。

Hsieh 等 [308] 也评估了同种异基因干细胞在颈椎融合中的应用，他们确定了五项研究：一项回顾性队列比较骨细胞与同种异基因移植物 [309] 和四项病例系列。病例系列包括一个使用 Osteocel Plus 的病例系列 [310]，两个使用 Trinity Evolution

结合局部自体移植物的病例系列 [310, 312]，以及一个使用 Vivigen 同种异基因移植物的病例系列 [313]。四个系列中的三个进行了 ACDF，在第四个病例系列中使用了各种程序。在回顾性队列研究（*N*=114），与 Verigraft 同种异基因移植物对照组相比，Osteocel 组的总体融合率略低（88% vs. 95%），但未达到统计学意义；仅在一个水平上接受干预的患者也有类似的模式（86.2% vs. 96.6%）。两级手术的融合情况相似。

在不同的病例系列中，融合的标准和定义各不相同，融合的频率也因时间框架和干预产品而异。在 6 个月时，它们在三位一体进化的两个系列中的比率分别为 66% 和 79%，在 Vivigen 系列中为 100%；12 个月后，89% 和 94% 的"三位一体进化"接受者实现了融合。在 24 个月时，Osteocel 系列报道融合频率为 87%。比较回顾性队列研究报道，Map3 受体在 12 个月时的骨不愈合率高于同种异基因移植受体（12.3% vs. 5.3%），但结果没有统计学意义 [309]。在不同的病例系列中，骨不愈合率差异很大：在 6 个月时，三位一体进化的两个系列报道的骨不愈合率分别为 34.4% [311] 和 21.4% [312]，而在 12 个月时，骨不愈合率较低（10.6% 和 6.5%）。Vivigen 系列报道无骨不连 [313]，Osteocel 系列报道 24 个月为 18%，>24 个月为 13% [310]，三组数据均未显示翻修手术 [310-312]。

间充质干细胞和成骨祖细胞可来源于患者自身的骨髓或脂肪组织 [313]。然而，与 ICBG 类似，自体干细胞的数量和质量可能受到患者年龄和生物学的限制 [314]。同种异基因干细胞可以从供体中获得，并在培养物中扩增，然后在受控过程中优化成骨分化 [295]。这种方法可以避免对脊柱融合手术中植入细胞的数量和质量的担忧。由于现有证据质量较差，自体或同种异基因间充质干细胞促进颈椎融合术疗效的证据严重有限。样本量小，研究结果测量不一致，缺乏比较干预措施，以及研究偏倚的总体重大风险，目前无法得出任何确定的结论。显然需要高质量的临床研究来评估 MSC 用于颈椎融合的有效性、安全性和成本。

五、合成肽

生物活性肽和多孔植入物或材料的联合使用导致了新一代融合扩展剂 [315]。也许最著名的是 P-15™，它是一种 15 个残基的合成多肽，在Ⅰ型胶原结构域上作为成骨细胞的结合因子 [316, 317]。P-15™ 肽已在多种动物模型中进行了研究，据报道可增强细胞迁移，诱导成骨细胞分化，并影响导致新骨形成的途径 [318]。它已经在牙科应用中使用了十多年，最近被用于脊柱。I-Factor™（Cerapedics，Inc，Westminster，CO）是一种专有的复合材料，由吸附在有机牛骨矿物质（anorganic bovine bone mineral，ABM）上的 P-15 组成。ABM 由光滑、多孔的"纯"脱蛋白羟基磷灰石颗粒组成 [316]。据称，ABM 和 P-15 的骨移植组合促进骨形成。IFactor™ 适用于骨骼成熟的患者，在顽固性神经根病单节段椎间盘切除术后，重建从 $C_3 \sim C_4$ 到 $C_6 \sim C_7$ 的单节段退变颈椎间盘。I-Factor™ 肽增强骨移植物在同种异基因骨环内使用，并辅以前钢板固定 [319]。有一份报道描述了一项单盲随机非劣效对照试验 [320]。本研究比较了 i-Factor™（*N*=165）和自体髂骨移植（*N*=154）在单节段 ACDF 治疗颈椎神经根病中的应用。在 12 个月的随访中，两组均表现出高融合率（i-Factor 为 88.97%，自体移植物为 85.82%，非效性 *P*=0.0004）和其他临床结果的等效性。作者得出结论，i-Factor 符合 FDA 的有效性标准，并在该患者组中证明了安全性和有效性。

结论

颈椎前路融合术有几种可接受和有应用前景的材料选择。虽然许多研究已经调查了这些基质的有效性，但目前，没有一种选择比支撑髂骨自体移植物联合刚性前钢板固定更具有决定性的优势。自体移植物仍然是颈椎前路融合的标准方法，具有良好的稳定性和较高的 X 线融合率，接近 100%，临床结果良好。因此，自体植骨技术仍然被认为是众多颈椎融合材料和技术中的金标准。此外，自体移植物的使用避免了感染、疾病传播的风险，以及与同种异基因移植物相关的组织相容性差异。由于移植物并发症的增加和融合率的降低，同种异基因移植物与自体移植物相比有些不合标准，但仍然是一种可接受的选择，特别是与电镀结合使用时。同种异基因骨移植具有一定的骨诱导性能，是一种良好的骨传导支架。

脱矿骨基质与不同的结果相关，取决于所使用的配方和产品批次等因素的差异。其他骨移植替代物可能提供一个可行的选择，事实上，使用替代装置避免了在供骨部位无并发症的髂骨三皮质移植物的收获。钛可能是一种令人满意的替代方法，融合率好，并发症发生率低。陶瓷以合理的价格获得可接受的融合率和临床结果，因此是自体移植物的另一种可接受的替代方案；它们似乎是一种很有前途的骨移植扩展剂，特别是当与骨髓抽吸液结合使用时。BMP 是一种未完善的移植技术，其剂量和递送指南正在制订中。

尽管 BMP 表现出令人印象深刻的骨诱导特性，但发表最多、研究最广泛的一组 rhBMP 可能最接近于取代自体髂骨移植物，十多年前出现了一些有希望的早期报道。然而，它们的并发症情况，以及最近重新评估 BMP 使用的风险 / 益处的研究，要求医生重新考虑它们在脊柱融合手术中的常规应用。关于干细胞产品和合成肽的数据目前非常有限，直到最近才出现。需要更多高质量的研究来比较这些替代物和扩展物，不仅要与自体移植物比较，而且要相互比较。

新的研究正在进行，以寻找具有更高的植骨性能的材料（通过掺入现有材料或开发新材料），提高强度 / 弹性模量，并通过改善运动范围，减少疼痛，分配解剖力以减少邻近节段疾病，并最大限度地减少额外脊柱手术的必要性来开发新的想法，以防止进一步的术后并发症。脊柱植入物生物材料的新发展和新技术的出现，如 3D 打印患者特异性植入物，在脊柱工具的生物相容性方面取得了令人难以置信的进步。脊柱外科医生应该对脊柱材料和手术的当前文献和技术进步保持谨慎。

然而，有了如此多的可用选择，以及在不同情况和不同组合下应用的数据如此多样化，脊柱外科医生在临床实践中采用这些选择之前，有必要仔细审查所有的选择。

参考文献

[1] Chong E, Mobbs RJ, Pelletier MH, Walsh WR. Titanium/polyetheretherketone cages for cervical arthrodesis with degenerative and traumatic pathologies: early clinical outcomes and fusion rates. Orthop Surg. 2016;8(1):19-26.

[2] Whitecloud TS. Modern alternatives and techniques for one-level discectomy and fusion. Clin Orthop Relat Res. 1999;359:67-76.

[3] Wen Z, Lu T, Wang Y, Liang H, Gao Z, He X. Anterior cervical corpectomy and fusion and anterior cervical discectomy and fusion using titanium mesh cages for treatment of degenerative cervical pathologies: a literature review. Med Sci Monitor. 2018;24:6398-404.

[4] Dorai Z, Morgan H, Coimbra C. Titanium cage reconstruction after cervical corpectomy. J Neurosurg. 2003;99(1 Suppl):3-7.

[5] Chen Z, et al. Comparison of anterior corpectomy and fusion versus laminoplasty for the treatment of cervical ossification of posterior longitudinal ligament: a meta-analysis. Neurosurg Focus. 2016;40(6):1-10.

[6] Andaluz N, Zuccarello M, Kuntz C IV. Long-term follow-up of cervical radiographic sagittal spinal alignment after 1- and 2-level cervical corpectomy for the treatment of spondylosis of the subaxial cervical spine causing radiculomyelopathy or myelopathy: a retrospective study: clinical artic. J Neurosurg Spine. 2012;16(1):2-7.

[7] Grasso G, Giambartino F, Tomasello G, Iacopino G. Anterior cervical discectomy and fusion with ROI-C peek cage: cervical alignment and patient outcomes. Eur Spine J. 2014;23:S650-7.

[8] Kulkarni AG, Hee HT, Wong HK. Solis cage (PEEK) for anterior cervical fusion: preliminary radiological results

with emphasis on fusion and subsidence. Spine J. 2007;7(2): 205-9.

[9] Song KJ, Taghavi CE, Lee KB, Song JH, Eun JP. The efficacy of plate construct augmentation versus cage alone in anterior cervical fusion. Spine (Phila Pa 1976). 2009;34(26):2886-92.

[10] Pitzen TR, et al. Implant complications, fusion, loss of lordosis, and outcome after anterior cervical plating with dynamic or rigid plates: two-year results of a multi-centric, randomized, controlled study. Spine (Phila Pa 1976). 2009;34(7):641-6.

[11] Riley LH, Robinson RA, Johnson KA, Walker AE. The results of anterior interbody fusion of the cervical spine. Review of ninety-three consecutive cases. J Neurosurg. 1969;30(2):127-33.

[12] Cloward RB. The anterior approach for removal of ruptured cervical disks. J Neurosurg Spine. 2007;6(5):496-508.

[13] Bailey RW, Badgley CE. Stabilization of the cervical spine by anterior fusion. J Bone Joint Surg Am. 1960;44:1569-87.

[14] Simmons EH, Bhalla SK. Anterior cervical discectomy and fusion: a clinical and biomechanical study with eight years follow-up. J Bone Jointt Surg Br. 1969;51:225-37.

[15] Bohlman HH, et al. Robinson anterior cervical discectomy and arthrodesis for cervical radiculopathy: long-term follow-up of one hundred and twenty-two patients. J Bone Joint Surg. 1993;75:1298-307.

[16] Bose B. Anterior cervical instrumentation enhances fusion rates in multilevel reconstruction in smokers. J Spinal Disord. 2001;14(1):3-9.

[17] Kwon WK, et al. Analysis of associating factors with C2-7 sagittal vertical axis after two-level anterior cervical fusion. Spine (Phila Pa 1976). 2017;42(5):318-25.

[18] Xie Y, Li H, Yuan J, Fu L, Yang J, Zhang P. A prospective randomized comparison of PEEK cage containing calcium sulphate or demineralized bone matrix with autograft in anterior cervical interbody fusion. Int Orthop. 2015;39(6):1129-36.

[19] Yang S, et al. Clinical and radiological results comparison of allograft and polyetheretherketone cage for one to two-level anterior cervical discectomy and fusion: a CONSORT-compliant article. Medicine. 2019;98(45):e17935.

[20] Kaiser MG, Haid RW, Subach BR, Barnes B, Rodts GE. Anterior cervical plating enhances arthrodesis after discectomy and fusion with cortical allograft. Neurosurgery. 2002;50(2):229-36.

[21] Sampath P, Bendebba M, Davis JD, Ducker TB. Outcome of patients treated for cervical myelopathy: a prospective, multicenter study with independent clinical review. Spine (Phila Pa 1976). 2000;25(6):670-6.

[22] Sampath P, Bendebba M, Davis JD, Ducker T. Outcome in patients with cervical radiculopathy. Spine. 1999;24(6):591-7.

[23] Papadopoulos EC, et al. Three-level anterior cervical discectomy and fusion. Spine (Phila Pa 1976). 1997;22:2622-5.

[24] Zdeblick TA, Ducker TB. The use of freeze-dried allograft bone for anterior cervical fusions. Spine (Phila Pa 1976). 1991;16(7):726-9.

[25] Zdeblick T, et al. Anterior cervical discectomy, fusion, and plating. 1991. p. 18:1974-83.

[26] Schneeberger AG, et al. Anterior cervical interbody fusion with plate fixation for chronic sponylotic radiculopathy: a 2- to 8-year follow-up. J Spinal Disord. 1999;12:215-20.

[27] Katsuura A, et al. Anterior cervical plate used in degenerative disease can maintain lordosis. J Spinal Disord. 1996;9: 470-6.

[28] Shapiro S. Banked fibula and the locking anterior cervical plate in anterior cervical fusions following cervical discectomy. J Neurosurg. 1996;84(2):161-5.

[29] Shapiro S, Connolly P, Donnaldson J, Abel T. Cadaveric fibula, locking plate, and allogeneic bone matrix for anterior cervical fusions after cervical discectomy for radiculopathy or myelopathy. J Neurosurg. 2001;95(1 Suppl):43-50.

[30] Coric D, Branch CL, Jenkins JD. Revision of anterior cervical pseudarthrosis with anterior allograft fusion and plating. J Neurosurg. 1997;86(6):969-74.

[31] Kostuik JP, Connolly PJ, Esses SI, Suh P. Anterior cervical plate fixation with the titanium hollow screw plate system. Spine (Phila Pa 1976). 1993;18(10):1273-8.

[32] In NC, With P, Profeta L, Cigliano A, Raja AI. Anterior cervical microdiscectomy and interbody titanium cage fusion cervical disc disease. 2000;3019.

[33] Eleraky MA, Llanos C, Sonntag VKH. Cervical corpectomy: report of 185 cases and review of the literature. J Neurosurg. 1999;90(1 Suppl):35-41.

[34] Geyer TE, Foy MA. Oral extrusion of a screw after anterior cervical spine plating. Spine (Phila Pa 1976). 2001;26(16):1814-6.

[35] Hanci M, Toprak M, Sarioğlu A, Kaynar MY, Uzan M, Işlak C. Oesophageal perforation subsequent to anterior cervical spine screw/plate fixation. Paraplegia. 1995;33(10):606-9.

[36] Park JB, Cho YS, Riew KD. Development of adjacent-level ossification in patients with an anterior cervical plate. J Bone Joint Surg Ser A. 2005;87(3):558-63.

[37] Yang L, et al. Stand-alone anchored spacer versus anterior plate for multilevel anterior cervical diskectomy and fusion. Orthopedics. 2012;35(10):1503-10.

[38] Bazaz R, Lee MJ, Yoo JU. Incidence of dysphagia after anterior cervical spine surgery: a prospective study. Spine (Phila Pa 1976). 2002;27(22):2453-8.

[39] El Baz EA, Sultan AM, Barakat AS, Koptan W, ElMiligui Y, Shaker H. The use of anterior cervical interbody spacer with integrated fixation screws for management of cervical disc disease. Sicot J. 2019;5:8.

[40] Yee TJ, Swong K, Park P. Complications of anterior cervical spine surgery: a systematic review of the literature. J Spine Surg. 2020;6(1):302-22.

[41] Liu Y, et al. Comparison of a zero-profile anchored spacer (ROI-C) and the polyetheretherketone (PEEK) cages with an anterior plate in anterior cervical discectomy and fusion for multilevel cervical spondylotic myelopathy. Eur Spine J. 2016;25(6):1881-90.

[42] Duan Y, et al. Comparison of anterior cervical discectomy and fusion with the zero-profile device versus plate and cage in treating cervical degenerative disc disease: a meta-analysis. J Clin Neurosci. 2016;33:11-8.

[43] Shao H, et al. Zero-profile implant versus conventional cage-plate implant in anterior cervical discectomy and fusion for the treatment of degenerative cervical spondylosis: a meta-analysis. J Orthop Surg Res. 2015;10(1):148.

[44] Cheung ZB, et al. Comparison of anterior cervical discectomy and fusion with a stand-alone interbody cage versus a conventional cage-plate technique: a systematic review and meta-analysis. Glob Spine J. 2019;9(4):446-55.

[45] Anderson DG, Albert TJ. Bone grafting, implants, and plating options for anterior cervical fusions. Orthop Clin North Am. 2002;33(2):317-28.

[46] Malloy KM, Hilibrand AS. Autograft versus allograft in degenerative cervical disease. Clin Orthop Relat Res. 2002;394:27-38.

[47] Silber JS, et al. Donor site morbidity after anterior iliac crest bone harvest for single-level anterior cervical discectomy and fusion. Spine (Phila Pa 1976). 2003;28(2):134-9.

[48] Shi S, De Liu Z, Li XF, Qian L, Bin Zhong G, Chen FJ. Comparison of plate-cage construct and stand-alone anchored spacer in the surgical treatment of three-level cervical spondylotic myelopathy: a preliminary clinical study. Spine J. 2015;15(9):1973-80.

[49] Debusscher F, Aunoble S, Alsawad Y, Clement D, Le Huec JC. Anterior cervical fusion with a bio-resorbable composite cage (beta TCPPLLA): clinical and radiological results from a prospective study on 20 patients. Eur Spine J. 2009;18(9):1314-20.

[50] Bagby GW. Arthrodesis by the distraction-compression method using a stainless steel implant. Orthopedics. 1988;11(6):931-4.

[51] Mcconnell JR, Freeman BJC, Debnath UK, Grevitt MP, Prince HG, Webb JK. A prospective random-ized comparison of coralline hydroxyapatite with autograft in cervical interbody fusion. Spine (Phila Pa 1976). 2003;28(4):317-23.

[52] Wilke HJ, Kettler A, Claes L. Primary stabilizing effect of interbody fusion devices for the cervical spine: an in vitro comparison between three different cage types and bone cement. Eur Spine J. 2000;9(5):410-6.

[53] Zdeblick TA, Phillips FM. Interbody cage devices. Spine (Phila Pa 1976). 2003;28(15 Suppl):2-7.

[54] Ofluoglu AE, Erdogan U, Aydogan M, Cevik OM, Ofluoglu O. Anterior cervical fusion with interbody cage containing beta-tricalcium phosphate: clinical and radiological results. Acta Orthop Traumatol Turc. 2017;51(3):197-200.

[55] Toth JM, Wang M, Estes BT, Scifert JL, Seim HB, Turner AS. Polyetheretherketone as a biomaterial for spinal applications. Biomaterials. 2006;27(3):324-34.

[56] Brantigan JW 1991_Spine v16 n6S.pdf.

[57] Bartels RHMA, Donk R, Van Dijk Azn R. Height of cervical foramina after anterior discectomy and implantation of a carbon fiber cage. J Neurosurg. 2001;95(1 Suppl):40-2.

[58] Bishop RC, Moore KA, Hadley MN. Anterior cervical interbody fusion using autogeneic and allogeneic bone graft substrate: a prospective comparative analysis. J Neurosurg. 1996;85(2):206-10.

[59] Tullberg T. Failure of a carbon fiber implant. A case report. Spine (Phila Pa 1976). 1998;23:1804-6.

[60] Siddiqui AA, Jackowski A. Cage versus tricortical graft for cervical interbody fusion. J Bone Joint Surg Br. 2003;85(7):1019-25.

[61] Brooke NSR, Rorke AW, King AT, Gullan RW. Preliminary experience of carbon fibre cage prostheses for treatment of cervical spine disorders. Br J Neurosurg. 1997;11(3):221-7.

[62] Agrillo U, Mastronardi L, Puzzilli F. Anterior cervical fusion with carbon fiber cage containing coralline hydroxyapatite: preliminary observations in 45 consecutive cases of soft-disc herniation. J Neurosurg. 2002;96(3 Suppl):273-6.

[63] Tancredi A, Agrillo A, Delfini R, Fiume D, Frati A, Rinaldi A. Use of carbon fiber cages for treatment of cervical myeloradiculopathies. Surg Neurol. 2004;61(3):221-6.

[64] Payer M, May D, Reverdin A, Tessitore E. Implantation of an empty carbon fiber composite frame cage after single-level anterior cervical discectomy in the treatment of cervical disc herniation: preliminary results. J Neurosurg. 2003;98(2 Suppl):143-8.

[65] Hacker RJ, Cauthen JC, Gilbert TJ, Griffith SL. A prospective randomized multicenter clinical evaluation of an anterior cervical fusion cage. Spine (Phila Pa 1976). 2000;25(20):2646-55.

[66] Salame K, Ouaknine GER, Razon N, Rochkind S. The use of carbon fiber cages in anterior cervical interbody fusion: report of 100 cases. Neurosurg Focus. 2002;12(1):1-5.

[67] Vavruch L, Hedlund R, Javid D, Leszniewski W, Shalabi A. A prospective randomized comparison between the Cloward procedure and a carbon fiber cage in the cervical spine: a clinical and radiologic study. Spine (Phila Pa 1976). 2002;27(16):1694-701.

[68] Marotta N, Landi A, Tarantino R, Mancarella C, Ruggeri A, Delfini R. Five-year outcome of stand-alone fusion using carbon cages in cervical disc arthrosis. Eur Spine J. 2011;20(SUPPL. 1):8-12.

[69] Cawley DT, et al. Carbon-fibre cage reconstruction in anterior cervical corpectomy for multilevel cervical spondylosis: mid-term outcomes. J Spine Surg. 2019;5(2):251-8.

[70] Ryu SI, Mitchell M, Kim DH. A prospective randomized study comparing a cervical carbon fiber cage to the Smith-Robinson technique with allograft and plating: up to 24 months follow-up. Eur Spine J. 2006;15(2):157-64.

[71] Cho D, et al. Preliminary experience using a polyetheretherketone (PEEK) cage in the treatment of cervical disc disease. Neurosurgery. 2002;51:1-8.

[72] Torstrick FB, et al. Porous PEEK improves the bone-implant interface compared to plasma-sprayed titanium coating on PEEK. Biomaterials. 2018;185:106-16.

[73] Yi J, et al. A prospective randomized clinical trial comparing bone union rate following anterior cervical discectomy and fusion using a polyetheretherketone cage: hydroxyapatite/B-Tricalcium phosphate mixture versus hydroxyapatite/demineralized bone matrix mixture. Asian Spine J. 2015;9(1):30-8.

[74] Kim SH, Lee JK, Jang JW, Park HW, Hur H. Polyetheretherketone cage with demineralized bone matrix can replace iliac crest autografts for anterior cervical discectomy and fusion in subaxial cervical spine injuries. J Korean Neurosurg Soc. 2017;60(2):211-9.

[75] Chong E, Pelletier MH, Mobbs RJ, Walsh WR. The design evolution of interbody cages in anterior cervical discectomy and fusion: a systematic review Orthopedics and biomechanics. BMC Musculoskelet Disord. 2015;16(1):1-11.

[76] Cabraja M, Oezdemir S, Koeppen D, Kroppenstedt S. Anterior cervical discectomy and fusion: comparison

of titanium and polyetheretherketone cages. BMC Musculoskelet Disord. 2012;13(1):1.

[77] Chen Y, et al. Comparison of titanium and polyetheretherketone (PEEK) cages in the surgical treatment of multilevel cervical spondylotic myelopathy: a prospective, randomized, control study with over 7-year follow-up. Eur Spine J. 2013; 22(7):1539-46.

[78] Jain A, et al. Structural allograft versus PEEK implants in anterior cervical discectomy and fusion: a systematic review. Glob Spine J. 2020;10(6):775-83.

[79] Suess O, Schomaker M, Cabraja M, Danne M, Kombos T, Hanna M. Empty polyetheretherketone (PEEK) cages in anterior cervical diskectomy and fusion (ACDF) show slow radiographic fusion that reduces clinical improvement: results from the pro-spective multicenter 'PIERCE-PEEK' study. Patient Saf Surg. 2017;11(1):1-12.

[80] Ahmed AF, Al Dosari MAA, Al Kuwari A, Khan NM. The outcomes of stand alone polyetheretherketone cages in anterior cervical discectomy and fusion. Int Orthop. 2021;45(1):173-80.

[81] Fischer CR, Cassilly R, Cantor W, Edusei E, Hammouri Q, Errico T. A systematic review of comparative studies on bone graft alternatives for common spine fusion procedures. Eur Spine J. 2013;22(6):1423-35.

[82] Zadegan SA, et al. Bone morphogenetic proteins in anterior cervical fusion: a systematic review and meta-analysis. World Neurosurg. 2017;104:752-87.

[83] Walsh WR, Bertollo N, Christou C, Schaffner D, Mobbs RJ. Plasma-sprayed titanium coating to polyetheretherketone improves the bone-implant interface. Spine J. 2015; 15(5): 1041-9.

[84] Torstrick FB. Getting PEEK to stick to bone: the development of porous PEEK for interbody fusion devices. Physiol Behav. 2017;32(3):158-66.

[85] Seaman S, Kerezoudis P, Bydon M, Torner JC, Hitchon PW. Titanium vs. polyetheretherketone (PEEK) interbody fusion: meta-analysis and review of the literature. J Clin Neurosci. 2017;44:23-9.

[86] Riew KD, Rhee JM. The use of titanium mesh cages in the cervical spine. Clin Orthop Relat Res. 2002;(394):47-54.

[87] Kandziora F, et al. Biomechanical comparison of cervical spine interbody fusion cages. Spine (Phila Pa 1976). 2001;26(17):1850-7.

[88] Uribe JS, Sangala JR, Duckworth EAM, Vale FL. Comparison between anterior cervical discectomy fusion and cervical corpectomy fusion using titanium cages for reconstruction: analysis of outcome and long-term follow-up. Eur Spine J. 2009;18(5):654-62.

[89] Kepler CK, Rawlins BA. Mesh cage reconstruction with autologous cancellous graft in anterior cervical discectomy and fusion. J Spinal Disord Tech. 2010;23(5):328-32.

[90] Koptan W, Elmiligui Y, Elsharkawi M. Single stage anterior reconstruction using titanium mesh cages in neglected kyphotic tuberculous spondylodiscitis of the cervical spine. Eur Spine J. 2011;20(2):308-13.

[91] Jang JW, Lee JK, Lee JH, Hur H, Kim TW, Kim SH. Effect of posterior subsidence on cervical alignment after anterior cervical corpectomy and reconstruction using titanium mesh cages in degenerative cervical disease. J Clin Neurosci.

2014;21(10):1779-85.

[92] Weber MH, et al. Graft subsidence and revision rates following anterior cervical corpectomy. Clin Spine Surg. 2017;30(9):E1239-45.

[93] Wu J, Luo D, Ye X, Luo X, Yan L, Qian H. Anatomy-related risk factors for the subsidence of titanium mesh cage in cervical reconstruction after one-level corpectomy. Int J Clin Exp Med. 2015;8(5):7405-11.

[94] Lu T, et al. Single-level anterior cervical corpectomy and fusion using a new 3D-printed anatomy-adaptive titanium mesh cage for treatment of cervical spondylotic myelopathy and ossification of the posterior longitudinal ligament: a retrospective case series study. Med Sci Monit. 2017;23:3106-13.

[95] Yu F, Miao J, Liao X, Wang X, Chen Y, Chen D. Evaluation of a new type of titanium mesh cage versus the traditional titanium mesh cage for single-level, anterior cervical corpectomy and fusion. Eur Spine J. 2013;22(12):2891-6.

[96] Liu X, et al. The application of a new type of titanium mesh cage in hybrid anterior decompression and fusion technique for the treatment of continuously three-level cervical spondylotic myelopathy. Eur Spine J. 2017;26(1):122-30.

[97] Arts M, Torensma B, Wolfs J. Porous titanium cervical interbody fusion device in the treatment of degenerative cervical radiculopathy; 1-year results of a prospective controlled trial. Spine J. 2020;20(7):1065-72.

[98] Burke GL. The corrosion of metals in tissues; and an introduction to tantalum. Can Med Assoc J. 1940;43(2):125-8.

[99] Mohandas G, Oskolkov N, McMahon MT, Walczak P, Janowski M. Porous tantalum and tantalum oxide nanoparticles for regenerative medicine. Acta Neurobiol Exp (Wars). 2014;74(2):188-96.

[100] Levine BR, Sporer S, Poggie RA, Della Valle CJ, Jacobs JJ. Experimental and clinical performance of porous tantalum in orthopedic surgery. Biomaterials. 2006;27(27):4671-81.

[101] Katie DMF, Welldon J, Atkins GJ, Howie DW. Primary human osteoblasts grow into porous tantalum and maintain an osteoblastic phenotype. J Biomed Mater Res A. 2006;84(3):691-701.

[102] Zardiackas LD, Parsell DE, Dillon LD, Mitchell DW, Nunnery LA, Poggie R. Structure, metallurgy, and mechanical properties of a porous tantalum foam. J Biomed Mater Res. 2001;58(2):180-7.

[103] Hanc M, Fokter SK, Vogrin M, Molicnik A, Recnik G. Porous tantalum in spinal surgery: an overview. Eur J Orthop Surg Traumatol. 2016;26(1):1-7.

[104] Tahal D, Madhavan K, Chieng LO, Ghobrial GM, Wang MY. Metals in Spine. World Neurosurg. 2017;100:619-27.

[105] Bobyn JD, Stackpool GJ, Hacking SA, Tanzer M, Krygier JJ. Characteristics of bone ingrowth and interface mechanics of a new porous tantalum biomaterial. J Bone Joint Surg Br. 1999;81(5):907-14.

[106] Wang Q, et al. Biocompatibility and osteogenic properties of porous tantalum. Exp Ther Med. 2015;9(3):780-6.

[107] Hanzlik JA, Day JS, Acknowledged Contributors: ingrowth Retrieval Study Group. Bone ingrowth in well-fixed retrieved porous tantalum implants. J Arthroplast. 2013;28(6):922-7.

[108] Wigfield C, Robertson J, Gill S, Nelson R. Clinical experience with porous tantalum cervical interbody implants in a prospective randomized controlled trial. Br J Neurosurg. 2003;17(5):418-25.

[109] Yang SC, Chen HS, Kao YH, Tu YK. Single-stage anterior debridement and reconstruction with tantalum mesh cage for complicated infectious spondylitis. World J Orthop. 2017;8(9):710-8.

[110] Patel MS, McCormick JR, Ghasem A, Huntley SR, Gjolaj JP. Tantalum: the next biomaterial in spine surgery? J Spine Surg. 2020;6(1):72-86.

[111] Wang Y, Wei R, Subedi D, Jiang H, Yan J, Li J. Tantalum fusion device in anterior cervical discectomy and fusion for treatment of cervical degeneration disease: a systematic review and meta-analysis. Clin Spine Surg. 2019;33(3):111-9.

[112] Li N, Hu WQ, Xin WQ, Li QF, Tian P. Comparison between porous tantalum metal implants and autograft in anterior cervical discectomy and fusion: a meta-analysis. J Comp Eff Res. 2019;8(7):511-21.

[113] King V, Swart A, Winder MJ. Tantalum trabecular metal implants in anterior cervical corpectomy and fusion: 2-year prospective analysis. J Clin Neurosci. 2016;32:91-4.

[114] Fernández-Fairen M, Alvarado E, Torres A. Eleven-year follow-up of two cohorts of patients comparing stand-alone porous tantalum cage versus autologous bone graft and plating in anterior cervical fusions. World Neurosurg. 2019;122:e156-67.

[115] Fernández-Fairen M, Sala P, Dufoo M, Ballester J, Murcia A, Merzthal L. Anterior cervical fusion with tantalum implant: a prospective randomized controlled study. Spine (Phila Pa 1976). 2008;33(5):465-72.

[116] Löfgren H, Engquist M, Hoffmann P, Sigstedt B, Vavruch L. Clinical and radiological evaluation of Trabecular Metal and the Smith-Robinson technique in anterior cervical fusion for degenerative disease: a prospective, randomized, controlled study with 2-year follow-up. Eur Spine J. 2010;19(3):464-73.

[117] Tomé-Bermejo F, et al. Degenerative cervical disc disease: long-term changes in sagittal alignment and their clinical implications after cervical interbody fusion cage subsidence. Clin Spine Surg. 2017;30(5):E648-55.

[118] Mastronardi L, Roperto R, Cacciotti G, Calvosa F. Anterior cervical fusion with stand-alone trabecular metal cages to treat cervical myelopathy caused by degenerative disk disease observations in 88 cases with minimum 12-month follow-up. J Neurol Surg A Cent Eur Neurosurg. 2018;79(6):496-501.

[119] Papacci F, Rigante L, Fernandez E, Meglio M, Montano N. Anterior cervical discectomy and interbody fusion with porous tantalum implant. Results in a series with long-term follow-up. J Clin Neurosci. 2016;33:159-62.

[120] Kasliwal MK, Baskin DS, Traynelis VC. Failure of porous tantalum cervical interbody fusion devices. J Spinal Disord Tech. 2013;26(5):239-45.

[121] Lim TH, et al. Effect of endplate conditions and bone mineral density on the compressive strength of the graft-endplate interface in anterior cervical spine fusion. Spine (Phila Pa 1976). 2001;26(8):951-6.

[122] Levi AD. The radiographic and imaging characteristics of porus tantalum implants within the human cervical spine. Spine (Phila Pa 1976). 1998;23(11):1245-50.

[123] Elliott CA, Fox R, Ashforth R, Gourishankar S, Nataraj A. Magnetic resonance imaging artifact following anterior cervical discectomy and fusion with a trabecular metal cage. J Neurosurg Spine. 2016;24(3):496-501.

[124] Blumenthal SL, Gill K. Can lumbar spine radiographs accurately determine fusion in postoperative patients?: correlation of routine radiographs with a second surgical look at lumbar fusions. Spine. 1993;18(9):1186-9.

[125] Kadam A, et al. Bone substitutes and expanders in spine surgery: a review of their fusion efficacies. Int J Spine Surg. 2016;10:2016.

[126] Wright IP, Eisenstein SM. Anterior cervical discectomy and fusion without instrumentation. Spine (Phila Pa 1976). 2007;32(7):772-4.

[127] Fernyhough JC, et al. Fusion rates in multilevel cervical spondylosis comparing allograft fibula with autograft fibula in 126 patients. Spine (Phila Pa 1976). 1991;16(10 Suppl):S561-4.

[128] D'Souza M, Macdonald NA, Gendreau JL, Duddleston PJ, Feng AY, Ho AL. Graft materials and biologics for spinal interbody fusion. Biomedicines. 2019;7(4):75.

[129] Grabowski G, Robertson R. Bone allograft with mesenchymal stem cells: a critical review of the literature. Hard Tissue. 2012;2(2):1-8.

[130] Samartzis D, Shen FH, Goldberg EJ, An HS. Is autograft the gold standard in achieving radiographic fusion in one-level anterior cervical discectomy and fusion with rigid anterior plate fixation? Spine (Phila Pa 1976). 2005;30(15):1756-61.

[131] Schnee CL, Freese A, Weil RJ, Marcotte PJ. Analysis of harvest morbidity and radiographic outcome using autograft for anterior cervical fusion. Spine. 1997;22(19):2222-7.

[132] Rawlinson JN. Morbidity after anterior cervical decompression and fusion. The influence of the donor site on recovery, and the results of a trial of surgibone compared to autologous bone. Acta Neurochir. 1994;131(1-2):106-18.

[133] Epstein NE, Hollingsworth R. Does donor site reconstruction following anterior cervical surgery diminish postoperative pain? J Spinal Disord Tech. 2003;16(1):20-6.

[134] Tubbs RS, et al. Use of the clavicle in anterior cervical discectomy/corpectomy fusion procedures: cadaveric feasibility study. Childs Nerv Syst. 2008;24(3):337-41.

[135] Peelle MW, Rawlins BA, Frelinghuysen P. A novel source of cancellous autograft for ACDF surgery: the manubrium. J Spinal Disord Tech. 2007;20(1):36-41.

[136] Resnick DK. Reconstruction of anterior iliac crest after bone graft harvest decreases pain: a ran-domized, controlled clinical trial. Neurosurgery. 2005;57(3):526-9.

[137] Hamer AJ, Strachan JR, Black MM, Ibbotson CJ, Stockley I, Elson RA. Biomechanical properties of cortical allograft bone using a new method of bone strength measurement: a comparison of fresh, fresh-frozen and irradiated bone. J Bone Joint Surg Br. 1996;78(3):363-8.

[138] Cohen JD, Kanim LE, Tronits AJ, Bae HW. Allografts and spinal fusion. Int J Spine Surg. 2021;15(Suppl 1):68-93.

[139] Sandhu HS, Grewal HS, Parvataneni H. Bone grafting for spinal fusion. Orthop Clin North Am. 1999;30(4):685-98.

[140] Stevenson S, Emery SE, Goldberg VM. Factors affecting bone graft incorporation. Clin Orthop Relat Res. 1996; 324: 66-74.

[141] Strong DM, et al. Immunologic responses in human recipients of osseous and osteochondral allografts. Clin Orthop Relat Res. 1996;326:107-14.

[142] Mohr J, et al. Disinfection of human musculoskeletal allografts in tissue banking: a systematic review. Cell Tissue Bank. 2016;17(4):573-84.

[143] Harrell CR, Djonov V, Fellabaum C, Volarevic V. Risks of using sterilization by gamma radiation: the other side of the coin. Int J Med Sci. 2018;15(3):274-9.

[144] Asselmeier MA, Caspari RB, Bottenfield S. A review of allograft processing and sterilization techniques and their role in transmission of the human immunodeficiency virus. Am J Sports Med. 1993;21(2):170-5.

[145] Zimmermann G, Moghaddam A. Allograft bone matrix versus synthetic bone graft substitutes. Injury. 2011;42(SUPPL. 2):S16-21.

[146] Burchardt H. The biology of bone graft repair. Clin Orthop. 1983;174:28-42.

[147] Buttermann GR, Glazer PA, Bradford DS. The use of bone allografts in the spine. Clin Orthop Relat Res. 1996;324:75-85.

[148] Buttermann GR, Glazer PA, Hu SS, Bradford DS. Revision of failed lumbar fusions: a comparison of anterior autograft and allograft. Spine. 1997;22(23):2748-55.

[149] Smith G, Robinson RA. The treatment of certain cervical spine disorders by anterior removal of the intervertebral disc and interbody fusion. Bone Joint Surg Am. 1958;40:607-24.

[150] Cloward RB. The anterior approach for removal of ruptured discs. J Neurosurg. 1958;15:602-17.

[151] Zdeblick TA. A prospective randomized study of lumbar fusion: preliminary results. Spine (Phila Pa 1976). 1993;18(8):983-91.

[152] Park JH, Bae YK, Suh SW, Yang JH, Hong JY. Efficacy of cortico/cancellous composite allograft in treatment of cervical spondylosis. Medicine. 2017;96(33):Aug.

[153] Graham RS, et al. Evaluation of glycerol-preserved bone allografts in cervical spine fusion: a prospective, randomized controlled trial. J Neurosurg Spine. 2015;22(1):1-10.

[154] Suchomel P, Barsa P, Buchvald P, Svobodnik A, Vanickova E. Autologous versus allogenic bone grafts in instrumented anterior cervical discectomy and fusion: a prospective study with respect to bone union pattern. Eur Spine J. 2004;13(6):510-5.

[155] Hillard VH, Fassett DR, Finn MA, Apfelbaum RI. Use of allograft bone for posterior C1-2 fusion: clinical article. J Neurosurg Spine. 2009;11(4):396-401.

[156] Yue WM, Brodner W, Highland TR. Long-term results after anterior cervical discectomy and fusion with allograft and plating: a 5- to 11-year radiologic and clinical follow-up study. Spine (Phila Pa 1976). 2005;30(19):2138-44.

[157] Samartzis D, Shen FH, Matthews DK, Yoon ST, Goldberg EJ, An HS. Comparison of allograft to autograft in multilevel anterior cervical discectomy and fusion with rigid plate fixation. Spine J. 2003;3(6):451-9.

[158] Tilkeridis K, Touzopoulos P, Ververidis A, Christodoulou S, Kazakos K, Drosos GI. Use of demineralized bone matrix in spinal fusion. World J Orthop. 2014;5(1):30-7.

[159] Campana V, et al. Bone substitutes in orthopaedic surgery: from basic science to clinical practice. J Mater Sci Mater Med. 2014;25(10):2445-61.

[160] Chung H-J, Hur J-W, Ryu K-S, Kim J-S, Seong J-H. Surgical outcomes of anterior cervical fusion using deminaralized bone matrix as stand-alone graft material: single arm, pilot study. Korean J Spine. 2016;13(3):114.

[161] Roberts TT, Rosenbaum AJ. Bone grafts, bone substitutes and orthobiologics. Organogenesis. 2012;8(4):114-24.

[162] Wang JC, et al. A comparison of commercially available demineralized bone matrix for spinal fusion. Eur Spine J. 2007;16(8):1233-40.

[163] Tuli SN, Singh AD. The osteoinductive property of decalcified bone matrix. An experimental study. J. Bone Joint Surg. 1978;60B:116.

[164] Pieske O, et al. Autologous bone graft versus demineralized bone matrix in internal fixation of ununited long bones. J Trauma Manag Outcomes. 2009;3(1):1-8.

[165] An HS. Comparison between allograft plus demineralized bone matrix versus autograft in anterior cervical fusion. A prospective multicenter study. Spine (Phila Pa 1976). 1995;20(20):2211-6.

[166] Moon HJ, Kim JH, Kim JH, Kwon TH, Chung HS, Park YK. The effects of anterior cervical discectomy and fusion with stand-alone cages at two contiguous levels on cervical alignment and outcomes. Acta Neurochir. 2011;153(3):559-65.

[167] Topuz K, et al. Two-level contiguous cervical disc disease treated with peek cages packed with demineralized bone matrix: results of 3-year follow-up. Eur Spine J. 2009;18(2):238-43.

[168] Laser A, Baker N, Rectenwald J, Eliason JL, Criado-Pallares E, Upchurch GR. Graft infection after endovascular abdominal aortic aneurysm repair. J Vasc Surg. 2011;54(1):58-63.

[169] Demircan MN, et al. Multilevel cervical fusion without plates, screws or autogenous iliac crest bone graft. J Clin Neurosci. 2007;14(8):723-8.

[170] Dang L, et al. A new source of autograft bone for interbody fusion in anterior cervical discectomy and fusion surgery: experience in 893 cases. Br J Neurosurg. 2017;31(1):33-8.

[171] Vaz K, Verma K, Protopsaltis T, Schwab F, Lonner B, Errico T. Bone grafting options for lumbar spine surgery: a review examining clinical efficacy and complications. SAS J. 2010;4(3):75-86.

[172] Ortega B, Gardner C, Roberts S, Chung A, Wang JC, Buser Z. Ceramic biologics for bony fusion—a journey from first to third generations. Curr Rev Musculoskelet Med. 2020;13(4):530-6.

[173] Cook RW, Hsu WK. Ceramics: clinical evidence for ceramics in spine fusion. Semin Spine Surg. 2016;28(4):217-25.

[174] Brandoff JF, Silber JS, Vaccaro AR. Contemporary alternatives to synthetic bone grafts for spine surgery. Am J Orthop (Belle Mead NJ). 2008;37(8):410-4.

[175] Albee FH. Studies in bone growth: triple calcium phosphate as a stimulus to osteogenesis. Ann Surg. 1920;71(1):32-9.

[176] Jarcho M. Calcium phosphate ceramics as hard tissue prosthetics. Class Pap Orthop. 1981:419-21.

[177] Geesink RGT, De Groot K. Bonding of bone to apatite coated implants. J Bone Joint Surg Br. 1988;70:17-22.

[178] Byrd HS, Hobar PC. Augmentation of craniofacial skeleton with porous hyroxyapatite granules. Reconstr Surg. 1993;91:15-22.

[179] Hollinger JO, Brekke J, Gruskin E, Lee D. Role of bone substitutes. Clin Orthop Relat Res. 1996;324:55-65.

[180] Dai LY, Jiang LS. Anterior cervical fusion with interbody cage containing β-tricalcium phosphate augmented with plate fixation: a prospective randomized study with 2-year follow-up. Eur Spine J. 2008;17(5):698-705.

[181] Sugawara T, Itoh Y, Hirano Y, Higashiyama N, Mizoi K. B-tricalcium phosphate promotes bony fusion after anterior cervical discectomy and fusion using titanium cages. Spine (Phila Pa 1976). 2011;36(23):1509-14.

[182] Ahn JS, Lee JK, Kim JH. Comparative study of clinical outcomes of anterior cervical discectomy and fusion using autobone graft or cage with bone substitute. Asian Spine J. 2011;5(3):169-75.

[183] Zadegan SA, Abedi A, Jazayeri SB, Bonaki HN, Vaccaro AR, Rahimi-Movaghar V. Clinical application of ceramics in anterior cervical discectomy and fusion: a review and update. Global Spine J. 2017;7(4):343-9.

[184] Ghosh SK, et al. In vivo response of porous hydroxyapatite and β-tricalcium phosphate prepared by aqueous solution combustion method and comparison with bioglass scaffolds. J Biomed Mater Res B Appl Biomater. 2008;86(1):217-27.

[185] Nandi SK, Roy S, Mukherjee P, Kundu B, De DK, Basu D. Orthopaedic applications of bone graft & graft substitutes: a review. Indian J Med Res. 2010;132(7):15-30.

[186] Cook SD, et al. In vivo evaluation of anterior cervical fusions with hydroxylapatite graft material. Spine. 1994; 19: 1856-66.

[187] Bruneau M, Nisolle JF, Gilliard C, Gustin T. Anterior cervical interbody fusion with hydroxyapatite graft and plate system. Neurosurg Focus. 2001;10(4):1-6.

[188] Eggli PS, Muller W, Schenk RK. Porous hydroxyapatite and tricalcium phosphate cylinders with two different pore size ranges implanted in the cancellous bone of rabbits. A comparative histomorphometric and histologic study of bone ingrowth and implant substitution. Clin Orthop Relat Res. 1988;232:127-38.

[189] Senter HJ, Kortyna R, Kemp WR. Anterior cervical discectomy with hydroxylapatite fusion. Neurosurgery. 1989;25:39.

[190] Kim P, Wakai S, Matsuo S, Moriyama T, Kirino T. Bisegmental cervical interbody fusion using hydroxyapatite implants: surgical results and long-term observation in 70 cases. J Neurosurg. 1998;88(1):21-7.

[191] Koyama T, Handa J. Porous hydroxyapatite ceramics for use in neurosurgical practice. Surg Neurol. 1986;25(1):71-3.

[192] Böker DK, Schultheiß R, van Roost D, Osborn JF, Kaden B. Anterior cervical discectomy and vertebral interbody fusion with hydroxy-apatite ceramic. Preliminary results. Acta Neurochir. 1993;121(3-4):191-5.

[193] Sung CK, Sung WK, Se HK, Ki HC, Sang HK. Clinical and radiological outcomes of anterior cervical interbody fusion using hydroxyapatite spacer. J Korean Neurosurg Soc. 2009;46(4):300-4.

[194] Vukić M, et al. Hydroxyapatite ceramics in multilevel cervical interbody fusion—is there a role? Coll Antropol. 2011;35(Suppl. 1):275-9.

[195] Suetsuna F, Yokoyama T, Kenuka E, Harata S. Anterior cervical fusion using porous hydroxyapatite ceramics for cervical disc herniation: a two-year follow-up. Spine J. 2001;1(5):348-57.

[196] Mcconnell JR, et al. Anterior cervical fusion using porous hydroxyapatite ceramics for cervical disc herniation: a two-year follow-up. Indian J Orthop. 2014;38(10):152-7.

[197] Yang X, Liu L, Song Y, Kong Q, Zeng J, Tu C. Outcome of single level anterior cervical discectomy and fusion using nano-hydroxyapatite/polyamide-66 cage. Indian J Orthop. 2014;48(2):152-7.

[198] Papavero L, Zwönitzer R, Burkard I, Klose K, Herrmann HD. A composite bone graft substitute for anterior cervical fusion: assessment of osseointegration by quantitative computed tomography. Spine (Phila Pa 1976). 2002;27(10):1037-43.

[199] Chang WC, Tsou HK, Chen WS, Chen CC, Shen CC. Preliminary comparison of radiolucent cages containing either autogenous cancellous bone or hydroxyapatite graft in multilevel cervical fusion. J Clin Neurosci. 2009;16(6):793-6.

[200] Roy DM, Linnehan SK. Hydroxyapatite formed from coral skeletal carbonate by hydrothermal exchange. Nature. 1974;247(5438):220-2.

[201] Gershuni H, Holmes E. Coralline hydroxyapatite substitutes preliminary report of radiographic evaluation. Radiology. 1986;159(1):133-7.

[202] Zdeblick TA, Cooke ME, Kunz DN, Wilson D, McCabe RP. Anterior cervical discectomy and fusion using a porous hydroxyapatite bone graft substitute. Spine. 1994; 19(20): 2348-57.

[203] Thalgott JS, Fritts K, Giuffre JM, Timlin M. Anterior interbody fusion of the cervical spine with coralline hydroxyapatite. Spine. 1999;24(13):1295-9.

[204] Buser Z, et al. Synthetic bone graft versus autograft or allograft for spinal fusion: a systematic review. J Neurosurg. 2016;25(4):509-16.

[205] Hollinger JO, Battistone GC. Biodegradable bone repair materials. Clin Orthop. 1986;207:290-305.

[206] Guth K, Buckland T, Hing KA. Silicon dissolution from microporous silicon substituted hydroxyapatite and its effect on osteoblast behaviour. Key Eng Mater. 2006;309-311:117-20.

[207] Wenisch S, et al. In vivo mechanisms of hydroxyapatite ceramic degradation by osteoclasts: fine structural microscopy. J Biomed Mater Res A. 2003;67(3):713-8.

[208] Nandyala K, Sreeharsha V, Marquez-Lara A, Fineberg SJ, Pelton M, Singh. Prospective, randomized, controlled trial

of silicate-substituted calcium phosphate versus rhBMP-2 in a minimally invasive transforaminal lumbar interbody fusion. Spine (Phila Pa 1976) 2014. 39(3). Spine (Phila Pa 1976). 2003;46(1):ii.

[209] Pimenta L, Marchi L, Oliveira L, Coutinho E, Amaral R. A prospective, randomized, controlled trial comparing radiographic and clinical outcomes between stand-alone lateral interbody lumbar fusion with either silicate calcium phosphate or rh-BMP2. J Neurol Surg A Cent Eur Neurosurg. 2013;74(6):343-50.

[210] Jenis LG, Banco RJ. Efficacy of silicate-substituted calcium phosphate ceramic in posterolateral instrumented lumbar fusion. Spine (Phila Pa 1976). 2010;35(20): 1058-63.

[211] Nagineni VV, et al. Silicate-substituted calcium phosphate ceramic bone graft replacement for spinal fusion procedures. Spine (Phila Pa 1976). 2012;37(20):E1264-72.

[212] Alimi M, et al. Radiographic and clinical outcome of silicate-substituted calcium phosphate (Si-CaP) ceramic bone graft in spinal fusion procedures. Clin Spine Surg. 2016;30(6):E845-52.

[213] Hench LL, Splinter RJ, Allen WC, Greenlee TK. Bonding mechanisms at the interface of ceramic prosthetic materials. J Biomed Mater Res. 1971;5(6):117-41.

[214] Hench LL, Wilson J. Surface-active biomaterials surface-active biomaterials. Science. 1984;226(4675):630-6.

[215] Jones JR. Review of bioactive glass: from Hench to hybrids. Acta Biomater. 2013;9(1):4457-86.

[216] Heikkilä JT, Kukkonen J, Aho AJ, Moisander S, Kyyrönen T, Mattila K. Bioactive glass granules: a suitable bone substitute material in the operative treatment of depressed lateral tibial plateau fractures: a prospective, randomized 1 year follow-up study. J Mater Sci Mater Med. 2011;22(4):1073-80.

[217] Wallace KE, Hill RG, Pembroke JT, Brown CJ, Hatton PV. Influence of sodium oxide content on bioactive glass properties. J Mater Sci Mater Med. 1999;10(12):697-701.

[218] Smeds MR, et al. Treatment and outcomes of aortic endograft infection. J Vasc Surg. 2016;63(2):332-40.

[219] Hench LL. The story of Bioglass®. J Mater Sci Mater. Med. 2006;17(11):967-78.

[220] Xynos ID, Edgar AJ, Buttery LDK, Hench LL, Polak JM. Gene-expression profiling of human osteoblasts following treatment with the ionic products of Bioglass® 45S5 dissolution. J Biomed Mater Res. 2001;55(2):151-7.

[221] Kaufmann EABE, Ducheyne P, Shapiro IM. Effect of varying physical properties of porous, surface modified bioactive glass 45S5 on osteoblast proliferation and maturation. J Biomed Mater Res. 2000;52(4):783-96.

[222] Stokes W, Janvier J, Vaughan S. Chronic Q fever in alberta: a case of coxiella burnetii mycotic aneurysm and concomitant vertebral osteomyelitis. Can J Infect Dis Med Microbiol. 2016;2016:7456157.

[223] Zhang H, Ye XJ, Li JS. Preparation and biocompatibility evaluation of apatite/wollastonite-derived porous bioactive glass ceramic scaffolds. Biomed Mater. 2009;4(4):045007.

[224] De Aza PN, Luklinska ZB, Santos C, Guitian F, De Aza S. Mechanism of bone-like formation on a bioactive implant in vivo. Biomaterials. 2003;24(8):1437-45.

[225] Moimas L, Biasotto M, Di Lenarda R, Olivo A, Schmid C. Rabbit pilot study on the resorbability of three-dimensional bioactive glass fibre scaffolds. Acta Biomater. 2006;2(2):191-9.

[226] Lindfors NC, Tallroth K, Aho AJ. Bioactive glass as bone-graft substitute for posterior spinal fusion in rabbit. J Biomed Mater Res. 2002;63(2):237-44.

[227] Biomaterial Histology Spine Biomechanics. The use of bioglass for posterolateral spinal arthrodesis and iliac crest donor site repair—an in vivo sheep model. 1999;410:21218.

[228] Ilharreborde B, et al. Bioactive glass as a bone substitute for spinal fusion in adolescent idiopathic scoliosis: a comparative study with iliac crest autograft. J Pediatr Orthop. 2008;28(3):347-51.

[229] Frantzén J, et al. Instrumented spondylodesis in degenerative. J Spinal Disord Tech. 2011;24(7):455-61.

[230] Barrey C, Broussolle T. Clinical and radiographic evaluation of bioactive glass in posterior cervical and lumbar spinal fusion. Eur J Orthop Surg Traumatol. 2019;29(8):1623-9.

[231] Westerlund LE, Borden M. Clinical experience with the use of a spherical bioactive glass putty for cervical and lumbar interbody fusion. J Spine Surg. 2020;6(1):49-61.

[232] Kim HC, et al. Comparison of the effectiveness and safety of bioactive glass ceramic to allograft bone for anterior cervical discectomy and fusion with anterior plate fixation. Neurosurg Rev. 2020;43(5):1423-30.

[233] Fernandez de Grado G, et al. Bone substitutes: a review of their characteristics, clinical use, and perspectives for large bone defects management. J Tissue Eng. 2018;9:2041731418776819.

[234] Park MS, Moon SH, Kim TH, Oh JK, Yoon WY, Chang HG. Platelet-rich plasma for the spinal fusion. J Orthop Surg. 2018;26(1):2309499018755772.

[235] Daculsi G, LeGeros RZ, Heughebaert M, Barbieux I. Formation of carbonate-apatite crystals after implantation of calcium phosphate ceramics. Calcif Tissue Int. 1990;46(1):20-7.

[236] Yamada S, Heymann D, Bouler JM, Daculsi G. Osteoclastic resorption of calcium phosphate ceramics with different hydroxyapatite/β-tricalcium phosphate ratios. Biomaterials. 1997;18(15):1037-41.

[237] Cho DY, Lee WY, Sheu PC, Chen CC. Cage containing a biphasic calcium phosphate ceramic (Triosite) for the treatment of cervical spondylosis. Surg Neurol. 2005;63(6):497-503.

[238] Chou YC, et al. Efficacy of anterior cervical fusion: comparison of titanium cages, polyetheretherketone (PEEK) cages and autogenous bone grafts. J Clin Neurosci. 2008;15(11):1240-5.

[239] Mobbs RJ, Chau AMT, Durmush D. Biphasic calcium phosphate contained within a polyetheretherketone cage with and without plating for anterior cervical discectomy and fusion. Orthop Surg. 2012;4(3):156-65.

[240] Wuisman PIJM, Smit TH. Bioresorbable polymers: heading for a new generation of spinal cages. Eur Spine J. 2006;15(2):133-48.

[241] Tegnander A, Engebretsen L, Bergh K, Eide E, Holen

KJ, Iversen OJ. Activation of the complement system and adverse effects of biodegradable pins of poly-lactic acid (biofix® in osteochondritis dissecans). Acta Orthop. 1994;65(4):472-5.

[242] Robbins MM, Vaccaro AR, Madigan L. The use of bioabsorbable implants in spine surgery. Neurosurg Focus. 2004;16(3):227-37.

[243] Middleton JC, Tipton AJ. Synthetic biodegradable polymers as orthopedic devices. Biomaterials. 2000;21(23):2335-46.

[244] Daniels AU, Chang MK, Andriano KP. Mechanical properties of biodegradable polymers and composites proposed for internal fixation of bone. J Appl Biomater. 1990;1(1):57-78.

[245] Kulkarni RK, Pani KC, Neuman C, Leonard F. Polylactic acid for surgical implants LACTI C ACTIC acid in its racemic or optically. 2013;20012

[246] Eap S, et al. Electrospun nanofibrous 3D scaffold for bone tissue engineering. Biomed Mater Eng. 2012;22(1-3):137-41.

[247] Eap S, et al. A living thick nanofibrous implant bifunctionalized with active growth factor and stem cells for bone regeneration. Int J Nanomedicine. 2015;10:1061-75.

[248] Porter JR, Henson A, Popat KC. Biodegradable poly(ε-caprolactone) nanowires for bone tissue engineering applications. Biomaterials. 2009;30(5):780-8.

[249] Urist MR, McLean FC. Bone repair in rats with multiple fractures. Am J Surg. 1950;80(6):685-95.

[250] Lamplot JD, Rodeo SA, Brophy RH. A practical guide for the current use of biologic therapies in sports medicine. Am J Sports Med. 2020;48(2):488-503.

[251] Chang KY, Hsu WK. Spinal biologics in minimally invasive lumbar surgery. Minim Invasive Surg. 2018;2018:5230350.

[252] Salazar VS, Gamer LW, Rosen V. BMP signalling in skeletal development, disease and repair. Nat Rev Endocrinol. 2016;12(4):203-21.

[253] Boden SD, Zdeblick TA, Sandhu HS, Heim SE. The use of rhBMP-2 in interbody fusion cages. Spine (Phila Pa 1976). 2000;25(3):376-81.

[254] Burkus JK, Heim SE, Gornet MF, Zdeblick TA. Is INFUSE Bone Graft superior to autograft bone? An integrated analysis of clinical trials using the LT-CAGE Lumbar Tapered Fusion device. J Spinal Disord Tech. 2003;16(2):113-22.

[255] Zdeblick TA, et al. Cervical interbody fusion cages: an animal model with and without bone morphogenetic protein. Spine. 1998;23(7):758-66.

[256] Parajón A, et al. Minimally invasive transforaminal lumbar interbody fusion: meta-analysis of the fusion rates. What is the optimal graft material? Clin Neurosurg. 2017;81(6):958-71.

[257] Baskin DS, Ryan P, Sonntag V, Westmark R, Widmayer MA. A prospective, randomized, controlled cervical fusion study using recombinant human bone morphogenetic protein-2 with the CORNERSTONE-SRTM allograft ring and the ATLANTISTM anterior cervical plate. Spine (Phila Pa 1976). 2003;28(12):1219-24.

[258] Boakye M, Mummaneni PV, Garrett M, Rodts G, Haid R. Anterior cervical discectomy and fusion involving a polyetheretherketone spacer and bone morphogenetic protein. J Neurosurg Spine. 2005;2(5):521-5.

[259] Smucker JD, Rhee JM, Singh K, Yoon ST, Heller JG. Increased swelling complications associated with off-label usage of rhBMP-2 in the anterior cervical spine. Spine (Phila Pa 1976). 2006;31(24):2813-9.

[260] Shields LBE, et al. Adverse effects associated with high-dose recombinant human bone morphogenetic protein-2 use in anterior cervical spine fusion. Spine (Phila Pa 1976). 2006;31(5):542-7.

[261] Tumialán LM, Pan J, Rodts GE, Mummaneni PV. The safety and efficacy of anterior cervical discectomy and fusion with polyetheretherketone spacer and recombinant human bone morphogenetic protein-2: a review of 200 patients. J Neurosurg Spine. 2008;8(6):529-35.

[262] Buttermann GR. Prospective nonrandomized comparison of an allograft with bone morphogenic protein versus an iliac-crest autograft in anterior cervical discectomy and fusion. Spine J. 2008;8(3):426-35.

[263] Khajavi K, Shen A. Safety and efficacy of bioabsorbable cervical spacers and low-dose rhBMP-2 in multi-level ACDF. Int J Spine Surg. 2014;8:9.

[264] Dickerman RD, et al. rh-BMP-2 can be used safely in the cervical spine: dose and containment are the keys. Spine J. 2007;7(4):507-8.

[265] Wen YD, Jiang WM, Yang HL, Shi JH. Exploratory meta-analysis on dose-related efficacy and complications of rhBMP-2 in anterior cervical discectomy and fusion: 1,539,021 cases from 2003 to 2017 studies. J Orthop Translat. 2020;24(February):166-74.

[266] Lanman TH, Hopkins TJ. Early findings in a pilot study of anterior cervical interbody fusion in which recombinant human bone morphogenetic protein-2 was used with poly(L-lactide-co-D,L-lactide) bioabsorbable implants. Neurosurg Focus. 2004;16(3):2-6.

[267] Vaidya R, Carp J, Sethi A, Bartol S, Craig J, Les CM. Complications of anterior cervical discectomy and fusion using recombinant human bone morphogenetic protein-2. Eur Spine J. 2007;16(8):1257-65.

[268] Vaidya R, Weir R, Sethi A, Meisterling S, Hakeos W, Wybo CD. Interbody fusion with allograft and rhBMP-2 leads to consistent fusion but early subsidence. J Bone Joint Surg Br. 2007;89(3):342-5.

[269] Albanese A, Licata ME, Polizzi B, Campisi G. Platelet-rich plasma (PRP) in dental and oral surgery: from the wound healing to bone regeneration. Immun Ageing. 2013;10(1):1.

[270] Nikolidakis D, Jansen JA. The biology of platelet-rich plasma and its application in oral surgery: literature review. Tissue Eng B Rev. 2008;14(3):249-58.

[271] El-Sharkawy H, et al. Platelet-rich plasma: growth factors and pro- and anti-inflammatory properties. J Periodontol. 2007;78(4):661-9.

[272] Anitua E, Andia I, Ardanza B, Nurden P, Nurden AT. Autologous platelets as a source of proteins for healing and tissue regeneration. Thromb Haemost. 2004;91(1):4-15.

[273] Sánchez AR, Sheridan DDSPJ, Kupp MSLI. Is platelet-rich plasma the perfect enhancement factor? A current

review. J Prosthet Dent. 2003;90(2):204.

[274] Özdemir B, Ökte E. Treatment of intrabony defects with beta-tricalciumphosphate alone and in combination with platelet-rich plasma. J Biomed Mater Res B Appl Biomater. 2012;100 B(4):976-83.

[275] Cabbar F, Güler N, Kürkcü M, Işeri U, Şençift K. The effect of bovine bone graft with or without platelet-rich plasma on maxillary sinus floor augmentation. J Oral Maxillofac Surg. 2011;69(10):2537-47.

[276] Arenaz-Búa J, et al. A comparative study of platelet-rich plasma, hydroxyapatite, demineralized bone matrix and autologous bone to promote bone regeneration after mandibular impacted third molar extraction. Med Oral Patol Oral Cir Bucal. 2010;15(3):483-9.

[277] Kamoda H, et al. Platelet-rich plasma combined with hydroxyapatite for lumbar interbody fusion promoted bone formation and decreased an inflammatory pain neuropeptide in rats. Spine (Phila Pa 1976). 2012; 37(20): 1727-33.

[278] Kubota G, et al. Platelet-rich plasma enhances bone union in posterolateral lumbar fusion: a prospective randomized controlled trial. Spine J. 2019;19(2):e34-40.

[279] Tarantino R, et al. Posterolateral arthrodesis in lumbar spine surgery using autologous platelet-rich plasma and cancellous bone substitute: an osteoinductive and osteoconductive effect. Glob Spine J. 2014;4(3):137-41.

[280] Hartmann EK, Heintel T, Morrison RH, Weckbach A. Influence of platelet-rich plasma on the anterior fusion in spinal injuries: a qualitative and quantitative analysis using computer tomography. Arch Orthop Trauma Surg. 2010;130(7):909-14.

[281] Feiz-Erfan I, Harrigan M, Sonntag VKH, Harrington TR. Effect of autologous platelet gel on early and late graft fusion in anterior cervical spine surgery. J Neurosurg Spine. 2007;7(5):496-502.

[282] Carreon LY, Glassman SD, Anekstein Y, Puno RM. Platelet gel (AGF) fails to increase fusion rates in instrumented posterolateral fusions. Spine (Phila Pa 1976). 2005;30(9):243-6.

[283] Jenis LG, Blanco RJ, Kwon B. A prospective study of Autologous Growth Factors (AGF) in lumbar interbody fusion. Spine J. 2006;6(1):14-20.

[284] Elder BD, et al. A systematic assessment of the use of platelet-rich plasma in spinal fusion. Ann Biomed Eng. 2015;43(5):1057-70.

[285] Blanch M, et al. The management of aortic stent-graft infection: endograft removal versus conservative treatment. Ann Vasc Surg. 2010;24(4):554.e1-5.

[286] Manini DR, Shega FD, Guo C, Wang Y. Role of platelet-rich plasma in spinal fusion surgery: systematic review and meta-analysis. Adv Orthop. 2020;2020:8361798.

[287] Anderson KD, et al. Safety of autologous human schwann cell transplantation in subacute thoracic spinal cord injury. J Neurotrauma. 2017;34(21):2950-63.

[288] Centeno CJ, Al-Sayegh H, Freeman MD, Smith J, Murrell WD, Bubnov R. A multi-center analysis of adverse events among two thousand, three hundred and seventy two adult patients undergoing adult autologous stem cell therapy for orthopaedic conditions. Int Orthop. 2016;40(8):1755-65.

[289] Curtis E, et al. A first-in-human, phase I study of neural stem cell transplantation for chronic spinal cord injury. Cell Stem Cell. 2018;22(6):941-950.e6.

[290] Henriksson HB, Brisby H. Development and regeneration potential of the mammalian intervertebral disc. Cells Tissues Organs. 2012;197(1):1-13.

[291] Niemansburg SL, Van Delden JJM, Öner FC, Dhert WJA, Bredenoord AL. Ethical implications of regenerative medicine in orthopedics: an empirical study with surgeons and scientists in the field. Spine J. 2014;14(6):1029-35.

[292] Sheyn D, et al. PTH induces systemically administered mesenchymal stem cells to migrate to and regenerate spine injuries. Mol Ther. 2016;24(2):318-30.

[293] Wang Z, et al. Efficacy of intervertebral disc regeneration with stem cells—a systematic review and meta-analysis of animal controlled trials. Gene. 2015;564(1):1-8.

[294] Risbud MV, et al. Osteogenic potential of adult human stem cells of the lumbar vertebral body and the iliac crest. Spine (Phila Pa 1976). 2006;31(1):83-9.

[295] Robbins MA, Haudenschild DR, Wegner AM, Klineberg EO. Stem cells in spinal fusion. Glob Spine J. 2017;7(8):801-10.

[296] Eltorai AEM, Susai CJ, Daniels AH. Mesenchymal stromal cells in spinal fusion: current and future applications. J Orthop. 2017;14(1):1-3.

[297] Salamanna F, et al. Mesenchymal stem cells for the treatment of spinal arthrodesis: from preclinical research to clinical scenario. Stem Cells Int. 2017;2017:3537094.

[298] Alvarez-Viejo M, et al. Quantifying mesenchymal stem cells in the mononuclear cell fraction of bone marrow samples obtained for cell therapy. Transplant Proc. 2013;45(1):434-9.

[299] Branko Skovrlj M, Guzman JZ, Al Maaieh M, Cho SK, Iatridis JC, Qureshi SA. Bone matrices: viable stem cell-containing bone graft substitutes access. Physiol Behav. 2019;176(1):139-48.

[300] Minamide A, et al. The use of cultured bone marrow cells in type I collagen gel and porous hydroxyapatite for posterolateral lumbar spine fusion. Spine (Phila Pa 1976). 2005;30(10):1134-8.

[301] Hsieh PC, et al. Autologous stem cells in cervical spine fusion. Global Spine J. 2020;11(6):950-65.

[302] Acharya S, Kumar S, Srivastava A, Tandon R. Early results of one-level cervical discectomy and fusion with stand-alone cervical cage and bone marrow soaked tricalcium phosphate. Acta Orthop Belg. 2011;77(2):218-23.

[303] Chaput CD, et al. How stem cell composition in bone marrow aspirate relates to clinical outcomes when used for cervical spine fusion. PLoS One. 2018;13(9):e0203714.

[304] Ray WZ, Wright NM. Anterior cervical arthrodesis using an osteoconductive scaffold: the use of beta-tricalcium phosphate with local bone marrow aspirate in over 100 patients. SAS J. 2009;3(3):114-7.

[305] Khoueir P, Oh BC, DiRisio DJ, Wang MY. Multilevel anterior cervical fusion using a collagen-hydroxyapatite matrix with iliac crest bone marrow aspirate: an 18-month follow-up study. Neurosurgery. 2007;61(5):963-70.

[306] Sudprasert W, Kunakornsawat S. A preliminary study of three and four levels degenerative cervical spondylosis

treated with peek cages and anterior cervical plate. J Med Assoc Thail. 2012;95(7):909-16.

[307] Barber SM, Radaideh M, Parrish R. Efficacy of autogenous bone marrow aspirate as a fusion-promoting adjunct to anterior cervical discectomy and fusion: a single center retrospective cohort study. Cureus. 2018;10(5):e2636.

[308] Hsieh PC, et al. Allogenic stem cells in spinal fusion: a systematic review. Global Spine J. 2019;9(1):22S-38S.

[309] McAnany SJ, et al. Mesenchymal stem cell allograft as a fusion adjunct in one- and two-level anterior cervical discectomy and fusion: a matched cohort analysis. Spine J. 2016;16(2):163-7.

[310] Eastlack RK, Garfin SR, Brown CR, Meyer SC. Osteocel plus cellular allograft in anterior cervical discectomy and fusion: evaluation of clinical and radiographic outcomes from a prospective multicenter study. Spine (Phila Pa 1976). 2014;39(22):E1331-7.

[311] Peppers TA, et al. Prospective clinical and radiographic evaluation of an allogeneic bone matrix containing stem cells (Trinity Evolution® Viable Cellular Bone Matrix) in patients undergoing two-level anterior cervical discectomy and fusion. J Orthop Surg Res. 2017;12(1):Apr.

[312] Vanichkachorn J, Peppers T, Bullard D, Stanley SK, Linovitz RJ, Ryaby JT. A prospective clinical and radiographic 12-month outcome study of patients undergoing single-level anterior cervical discectomy and fusion for symptomatic cervical degenerative disc disease utilizing a novel viable allogeneic, cancellous, bone matrix (trinity evolutionTM) with a comparison to historical controls. Eur Spine J. 2016;25(7):2233-8.

[313] Divi SN, Mikhael MM. Use of allogenic mesenchymal cellular bone matrix in anterior and posterior cervical spinal fusion: a case series of 21 patients. Asian Spine J. 2017;11(3):454-62.

[314] Tuchman A, et al. Iliac crest bone graft versus local autograft or allograft for lumbar spinal fusion: a systematic review. Glob Spine J. 2016;6(6):592-606.

[315] Cunningham BW, et al. Ceramic granules enhanced with B2A peptide for lumbar interbody spine fusion: an experimental study using an instrumented model in sheep: laboratory investigation. J Neurosurg Spine. 2009;10(4):300-7.

[316] Qian JJ, Bhatnagar RS. Enhanced cell attachment to anorganic bone mineral in the presence of a synthetic peptide related to collagen. J Biomed Mater Res. 1996;31(4):545-54.

[317] Lauweryns P, Raskin Y. Prospective analysis of a new bone graft in lumbar interbody fusion: results of a 2- year prospective clinical and radiological study. Int J Spine Surg. 2015;9:2.

[318] Bhatnagar RS, Qian JJ, Wedrychowska A, Smith N. Construction of biomimetic environments with a synthetic peptide analogue of collagen. Mater Res Soc Symp Proc. 1998;530:43-54.

[319] Arnold PM, et al. Efficacy of i-factor bone graft versus autograft in anterior cervical discectomy and fusion results of the prospective, randomized, single-blinded food and drug administration investigational device exemption study. Spine (Phila Pa 1976). 2016;41(13):1075-83.

[320] Arnold PM, et al. I-FactorTM Bone Graft vs autograft in anterior cervical discectomy and fusion: 2-year follow-up of the randomized single-blinded food and drug administration investigational device exemption study. Clin Neurosurg. 2018;83(3):377-84.

第 9 章　颈椎内镜手术
Endoscopic Cervical Spine Surgery

Joachim M. Oertel　Benedikt W. Burkhardt　**著**　王克平　**译**

一、脊柱内镜

（一）脊柱内镜的历史

本节的目的是让读者对脊柱内镜手术的过程有一个全面的概述，特别强调颈椎。

自 19 世纪早期，法兰克福的医生 Phillipp Bozzini 发明了他的"光的传导器"以来，内镜不断得到评估和发展，成为外科设备的基本工具。这种演变的另一个重要步骤是 H. Hopkins 在 1965 年发明的刚性杆透镜。德国图林特根县的 Karl Storz 公司创始人 Karl Storz 与 H. Hopkins 合作，将内镜尖端的光源替换为外部装置[1]。进一步的发展包括用于成像的摄像机的引入，由于外部监视器和新的光源使外科医生能够在屏幕上查看图像，因此不再需要直接观察。然而，在内镜的初始阶段，摄像机非常大，分辨率很低。如今，图像质量不再是标准清晰度（standard definition，SD），而是大约 200 万像素的高清（high definition，HD），在识别解剖结构方面优于 SD，并且内镜数据是数字化收集的[2]，最近甚至引进了 4K 技术。因此，目前内镜在许多不同的外科领域，如妇科、泌尿外科、神经外科、耳鼻喉科等，具有明显的优势。

这项新技术花了一段时间才进入脊柱外科。内镜脊柱手术的起源可以追溯到 20 世纪 70 年代。

1975 年，日本 Hijikata 等使用 Craig 套管经后外侧入路切除椎间盘材料，实施了间接腰椎减压手术。在这些手术中，外科医生必须依靠术中椎间盘造影术和理想的插管位置。术中无法通过光学装置观察椎间盘材料。Hijikata 报道的总体临床成功率为 64%。受 Hijikata 的研究启发，来自瑞士的 Schreiber 和 Suezawa 发表了他们使用一系列内径增加至 8mm 的套管的经验，这些套管有助于更快地进行髓核摘除手术。在接下来的几年里，不同的概念被引入微创脊柱外科的新领域。一个关键的步骤是中央髓核摘除手术，这可以通过化学、机械或激光汽化来完成。然而，这些髓核摘除手术在大多数脊柱疾病中都没有发挥其相关性。

基于此，Kambin 及其同事广泛研究了椎体、椎间盘间隙、横断和出神经根的解剖关系，确定了一个进行内镜腰椎间盘手术的安全区域，即"Kambin 三角"。在 20 世纪 90 年代，Kambin 等和 Mathews 是第一批独立报道他们使用内镜通过椎间孔外入路可视化手术视野经验的外科医生。在脊柱内镜手术早期，其图像质量远不如手术显微镜。图像质量差以及内镜器械与标准开放或显微手术器械存在很大差异的事实导致了内镜脊柱手术遭到许多批评。

脊柱内镜手术有几个优点，其中之一是在入

路过程中对肌肉和软组织的创伤最小，患者反应其术后疼痛减轻，需要的镇痛药也减少。然而，与开放或显微手术技术相比，手术技术和器械不同。带着微创脊柱外科的理念，外科医生克服了器械的问题，结合显微外科技术，使用管状牵开器，用放大镜和显微镜观察。在 20 世纪 90 年代末，来自法国的 Destandau 和来自美国的 Foley 开发了一种集成内镜可视化的管状牵开系统。当时，与经皮内镜技术相比，这种技术可以通过手术治疗更广泛的脊柱疾病。2006 年，Oertel 报道了他使用 EasyGO 系统的结果，该系统是第一个提供手术视野高清可视化的内镜管状牵开系统 [2-4]。

多年来，经皮内镜技术和系统也得到了改进。目前的系统由集成刚性光学的工作通道和包括钻头和 Kerrison 咬骨钳在内的各种器械组成，可通过椎间孔、后外侧或椎间入路进入脊柱。

这些技术大多应用于腰椎。第一例内镜颈椎手术是在 20 世纪 90 年代末报道的。在这个时候，尝试了早期内镜手术，但由于设备的技术限制和严重的并发症，这项技术没有被广泛采用。应用开放显微外科技术，采用颈椎后路入路行局限的椎板切除术和椎间孔切开术是一个成熟的概念。2002 年，Fessler 报道了他使用内镜辅助管状牵开系统治疗神经根型颈椎病的经验 [5]。2008 年，Ruetten 报道了两组独立的患者的临床结果，他们分别通过内镜下颈椎前路经椎间盘入路或内镜下颈椎后路椎间孔切开术进行治疗 [6]。从那时起，颈椎内镜手术不断完善。本章的主要重点是介绍这些技术的现状，其他治疗颈椎的手术技术，如内镜辅助经口齿突切除术、内镜经鼻齿突切除术或内镜后路固定术也在不断发展和完善，但在本章中不予讨论。

（二）颈椎内镜设备和技术术语

颈椎内镜技术高度依赖于内镜设备，以及该特定设备所支持的手术技术。

脊柱外科医生经常区分所谓的"全内镜"和"内镜辅助"手术。这个术语的确切含义在外科医生之间是不同的。此外，它经常以不准确的方式使用。

所谓的"全内镜"是指在连续的内镜可视化下进行的外科技术 / 手术，没有其他工具的可视化，如显微镜或放大镜应用。全内镜手术的一个例子是内镜第三脑室造口术或腹腔镜胆囊切除术。

所谓的"内镜辅助"是指大多数手术在没有内镜可视化的情况下进行的技术。例如，在手术过程中依次使用内镜来检查手术野的某一区域或在内镜可视化下部分操作。显微手术切除前庭神经鞘瘤就是一个例子。大部分手术是在显微镜下进行的，内镜辅助部分是外科医生使用 30° 角望远镜检查神经和眶内区域。在手术的这个阶段，可以在内镜下进行额外的操作和肿瘤切除。

在脊柱外科中，该术语经常在不同的上下文中使用。根据内镜设备的特性，有三种不同的概念。

经皮全内镜系统（图 9-1）为单管结构，由集成的望远镜通道、分离的工作通道和独立的灌洗导光通道组成。有许多不同的"全内镜"系统可用。在整个手术过程中均使用持续盐水冲洗。一般来说，工作管的外径小于 9mm，这使得单针缝合的切口非常小。

基于管的内镜系统通常也被称为"显微内镜"程序。这些系统结合了管状工作套管和刚性内镜的使用（图 9-2）。一旦管状牵开器到位，内镜就会被插入管状牵开器中，在手术过程中随时移除。与"全内视镜脊柱系统"相比，这些手术是在"空气介质下"进行的，不需要持续的盐水冲洗，并且允许以双手的方式使用标准的显微手术器械，这有利于陡峭的学习曲线 [7]。从可视化的角度来看，这些手术也是完整的内镜手术。然而，特别是在这些系统的应用初期，内镜的光学质量很差。因此，大多数手术都是通过工作管在显微镜下进行的。这就是该手术技术仍然经常被称为"显微内镜"的原因。

双通道内镜系统的特点是使用两个独立的工

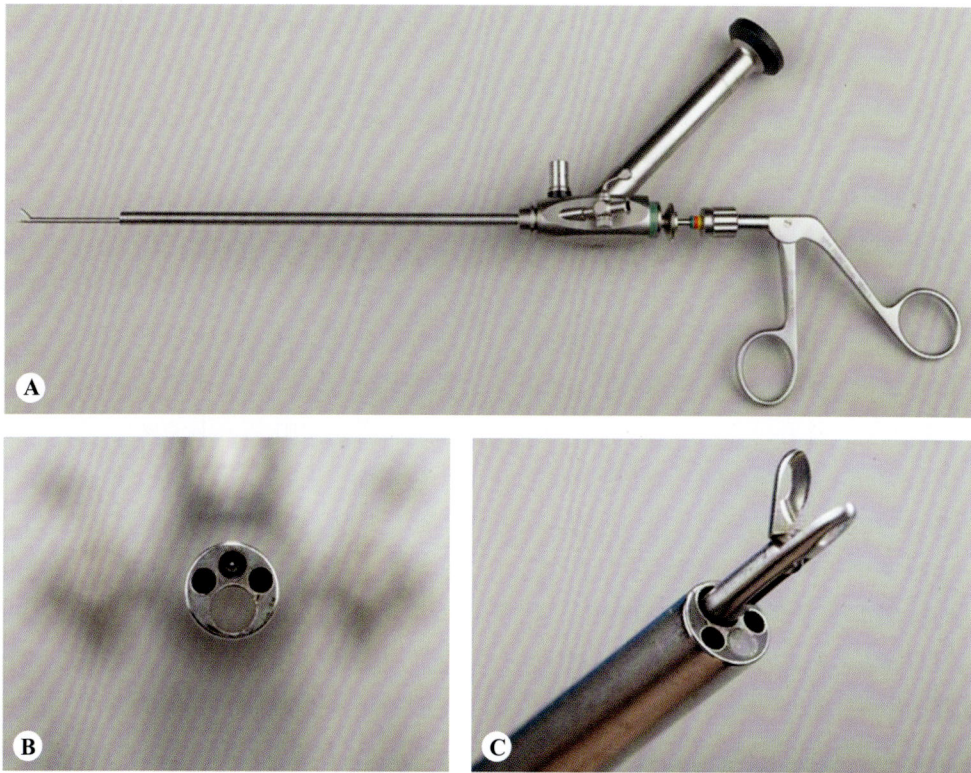

▲ 图 9-1　全内镜系统示例
请注意，带有内置望远镜、冲洗、抽吸和工作通道的单个工作管

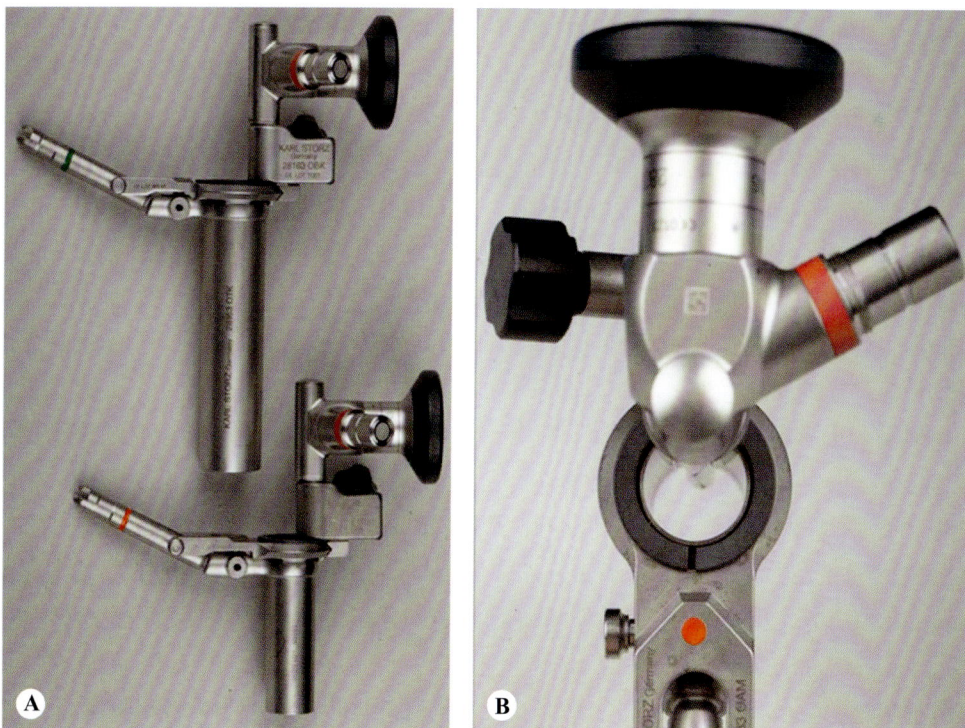

▲ 图 9-2　基于管的内镜系统
请注意，工作管在一个通道内为望远镜和双手手术器械操作提供了空间

作通道。一个入口用于放置内镜，一个单独的工作通道用于使仪器靠近病理组织。术中，持续盐水冲洗以使器械清晰可见。

二、手术入路和手术技术的选择

腰椎的入路可分为椎间孔入路和椎板间入路，而颈椎的入路则更为多样化。颈椎的许多病变可以通过不同的途径和不同的手术技术来处理。本章的作者试图给出一个全面的概述，这并不意味着手术技术被排除在外。

一般来说，后路入路在颈椎中得到更好的描述和表证。根据手术技术，必须优先考虑的疾病，在颈椎疾病中，三种主要的疾病可以通过内镜治疗，包括椎间盘突出、颈椎管狭窄和椎间孔狭窄。根据压迫神经根或脊髓的结构的确切位置，外科医生选择手术入路。

严格地讲，后方椎管狭窄，如黄韧带肥大，后路入路是首选。

对于外侧椎间盘突出和椎间孔狭窄，后路手术更合适，因为器械和组织操作的轨迹不会与硬膜和脊髓发生冲突。在这些适应证中，这是一种非常直接简单的技术。对于这些病例，大多数内镜脊柱外科医生都倾向于后路手术。

然而，一些经验丰富的内镜外科医生倾向于通过选择性非椎间孔切除术的前路手术，并报道了非常高的成功率。

中央性或中央偏外侧局限性病变可能无法通过后路安全处理，这需要在脊髓处进行操作和牵引。在这种情况下，首选前路手术。

神经根和椎管减压有不同的手术技术，可以通过前路或后路进行。

有两种主要的手术技术可以通过内镜后路进行：后路颈椎椎间孔切开术（posterior cervical foraminotomy，EPCF），以及颈椎椎板成形术和椎板切除术（cervical laminoplasty and laminectomy，EPCL）。

有两种主要的手术技术可以通过内镜前路进行：微创内镜下椎间盘切除术和融合，以及经椎间盘或经椎体入路的全内镜椎间盘切除术。

三、后路手术

（一）后路颈椎椎间孔切开术

在本章作者看来，后路内镜椎间孔切除术是迄今为止颈椎最常用的内镜手术。

1951 年，Frykholm 是第一个描述后椎间孔切开术的人。该手术是为主诉颈椎神经根病的患者进行手术治疗。Frykholm 对关节突关节内侧缘进行部分切除以减压颈神经根[8]。当时，这种新技术与已有的手术技术（如椎板切除术，带或不带脊柱后突截骨，用于颈椎背侧减压）相比是新颖的。常规后路手术的缺点是将颈椎伸肌与椎板和棘突分离。脊柱旁肌肉的分离可引起严重的肌肉损伤，并可伴有术后并发症，如轴性颈痛、肩痛、颈椎前凸消失，甚至脊柱不稳定[9,10]。后路颈椎椎间孔切开术（posterior cervical laminoforaminotomy，PCLF）首次将显微外科原理应用于颈椎后侧入路。它可以在椎间孔狭窄的情况下对神经根进行骨性减压或切除突出的外侧椎间盘，其优点是脊髓损伤的风险较小。它不允许去除脊髓中央前方的神经压迫病变。尽管如此，通过 Smith 和 Robinson 的前路颈椎椎间盘切除术和融合术（anterior cervical discectomy and fusion，ACDF）的发展以及 1955 年 Cloward 的改进，避免了脊髓阻挡，解决病理改变的问题[11,12]。

前路手术入路成为治疗退行性颈椎椎间盘疾病和颈椎管狭窄的金标准，因为它提供了双侧神经根减压，恢复椎间盘高度和颈椎序列调整的选择。后路手术在当时已经过时了，然而，ACDF 有一些缺点，在其首次引入后的几年内变得明显。在 ACDF 手术后，可以看到临近融合节段的加速退变。由于融合导致的运动丧失被认为是这一发现的主要原因，尽管目前还没有达成共识。此外，ACDF 与入路相关的发病率和移植物相关的并发症有关。治疗退行性颈椎疾病的新技术引起了广泛的发展。除前路可选择的节段性融合术（主要以人工椎间盘置换术为中心）外，后路椎间孔切开术也被重新发现并得到改进[13]。为了减少与手术入路相关的医源性创伤，对脊柱外科中新型牵开器和内镜进行了评估。内镜下腰椎间盘切除术已被证明与标准显微手术腰椎间盘切除术的效果相当，其优点是肌肉损伤较少，从而减少背部疼痛[4]。然而，直到今天，对于治疗颈神经根病的理想手术入路仍未达成共识。当决定哪种入路是最理想的，取决于病理的个体形态，两种入路和手术技术的优缺点必须牢记在心。在压迫原因位于硬膜囊外侧或椎间孔内的情况下，颈椎后路椎间孔切开术已被证明是有效和安全的[14]。本段概述了内镜下后路颈椎椎间孔切开术（endoscopic posterior cervical laminoforaminotomy，EPCLF）。

它将讨论执行 EPCLF 所需的手术技术和设备，并简要回顾临床结果。

1. 适应证

(1) 由于外侧椎间盘突出引起的持续性或无法忍受的神经根疼痛和（或）神经功能缺损[15-17]。

(2) 骨性的椎间孔狭窄[15, 18]。

(3) 压迫颈神经根的关节囊肿[19]。

(4) 罕见的单侧病变：出血、硬脊膜外脓肿。

(5) 单侧或双节段性病变。

(6) 神经根压迫但存在前路手术的禁忌证（如气管造口术、术前颈椎放疗）。

2. 禁忌证

(1) 孤立性颈部疼痛。

(2) 内侧局限性椎间盘突出伴脊髓压迫。

(3) 骨性中央椎管狭窄。

(4) 不稳定和（或）畸形的证据。

(5) 椎间盘源性疼痛导致颈部疼痛和非神经根性手臂疼痛。

3. EPCLF 的手术设备

(1) 内镜手术的一般设备：监视器、相机单元、光源、电缆、文件系统、灌洗液及供给系统。

(2) 用于骨切割的动力系统。

(3) 用于可弯曲双极射频电极的射频发生器。

(4) 杆状透镜具有 20°～30° 角度，外径为 5～8mm，具体取决于所使用的系统。

(5) 根据所使用的系统，带有扩张器和外径为 5～8mm 的工作管。

(6) 内镜手术器械：咬牙器、剪刀、冲头、解剖器、各种直径小于 5mm 的切骨器。

(7) 透视（C 臂）。

4. 基于管道系统下 PCLF 的手术设备

(1) 管状扩张系统。

(2) 管状牵开器可连接到桌面安装的握臂。

(3) 可插入管状牵开器（即 EasyGO- 系统 Karl Storz GmbH & Co KG，Tuttlingen，Germany）30° Hopkins® 前斜望远镜。

(4) 带有监视器、摄像机和数据存档系统的视频数字内镜装置（如 AIDA® 紧凑型 NEO，Karl Storz GmbH & Co KG，Tuttlingen，Germany）。

(5) 显微手术器械和高速金刚石磨钻。

(6) 透视（C 臂）。

5. EPCLF 的外科技术

全内镜和显微内镜手术的主要步骤因入路、组织扩张和用于减压神经结构的器械的细微差别而有所不同。执行减压的总体原则是相同的。

气管内全麻诱导后，将患者置于俯卧位或坐位，术前给予抗生素。俯卧位，头部固定在 Mayfield 三点式头架上，稍倾斜，抬高至高于心脏水平，以减少静脉充血。减少失血量可使手术视野更清晰，缩短手术时间。因此，一些外科医生更喜欢坐姿。然而，尽管微创入路和手术时间短降低了空气栓塞的风险，但坐位仍存在争议。此外，通过坐位透视识别颈胸连接处的能力也得到了提高。在任何内镜入路中，准确识别手术目标的水平是至关重要的。

由于坐位手术入路的局限性，大多数外科医生倾向于患者俯卧位。为获得最佳体位，患者取俯卧位，腹部减压，手术野抬高头部，以减少静脉充血。将屏幕放置在外科医生的对面，头侧使用无菌悬垂准备手术台（图 9-3）。

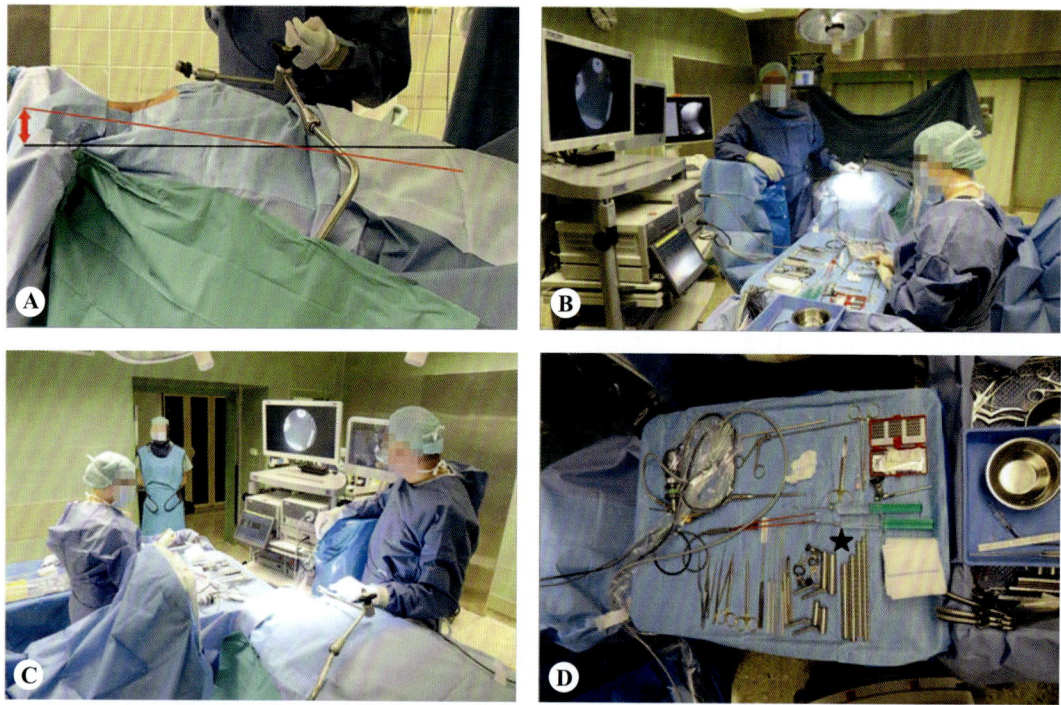

▲ 图 9-3　患者俯卧位，抬高头和颈椎，避免静脉充血。手术台准备好，屏幕放置在外科医生对面

　　通过侧位透视检查确定受影响的节段。为了理想的识别，可以将肩部拉下并使用医用胶带固定在俯卧位。在确定病变部位的理想轨迹后，标记皮肤切口，与中线平行约 2cm。根据内镜系统的不同，皮肤切口可以在 7～14mm 变化，不应该做得太小，因为有皮肤缺血坏死的风险。在单节段手术的情况下，计划皮肤切口的方式是使工作鞘的中心直接指向病理，即受影响节段的神经孔。如果是双节段手术，建议在两个受影响节段之间进行皮肤切口。工作护套可以调整其朝向两个小关节的角度。在罕见的三节段手术中，皮肤切口位于中段。

　　与标准的开放入路相比，内镜入路的手术计划是至关重要的。如果皮肤切口在颅或尾侧或内侧或外侧开得太远，整个手术过程的成功可能会受到影响。如果皮肤切口离中线太远，棘突可能会迫使内镜靠外侧。如果皮肤切口太外侧，神经根的减压可能只能通过完全椎板切除术来实现。如果皮肤切口离颅部或尾部太远，由于工作鞘与椎板的接触不理想，大量皮下脂肪组织可能会影

响神经根的减压速度，也可能需要显露位于神经根前方的硬膜外静脉。因此，应提前计划手术，并将皮肤切口置于最佳位置（图 9-4）。

　　通过皮肤切口，肌筋膜也被打开。手术的下一个步骤是用单个扩张器或一组扩张器在显微内镜手术的情况下扩张肌肉。从最小的扩张器开始穿刺。每个扩张器的尖端应分别与椎弓和小关节有牢固的接触。当保持扩张器到位时，插入一个特定的工作鞘。整个过程的肌肉扩张和插入工作套管是在侧位透视控制下完成的。在显微内镜手术中，工作鞘连接到一个安装在桌面上的握臂上，并固定在理想位置。在全镜手术的情况下，工作套管不固定，由外科医生握住（图 9-5）。

　　一旦工作套管 / 鞘处于理想位置，插入内镜以观察手术视野。视点指向中线，切除残余肌肉和脂肪组织，显露椎板和关节突关节。下一步是去除软组织，显露椎弓和关节突关节。射频探针、双极钳或抓握钳可用于该步骤。在切除黄韧带之前，用金刚砂磨钻削薄关节突关节的上方和内侧部分。通过这种技术，可以显露出硬膜囊的

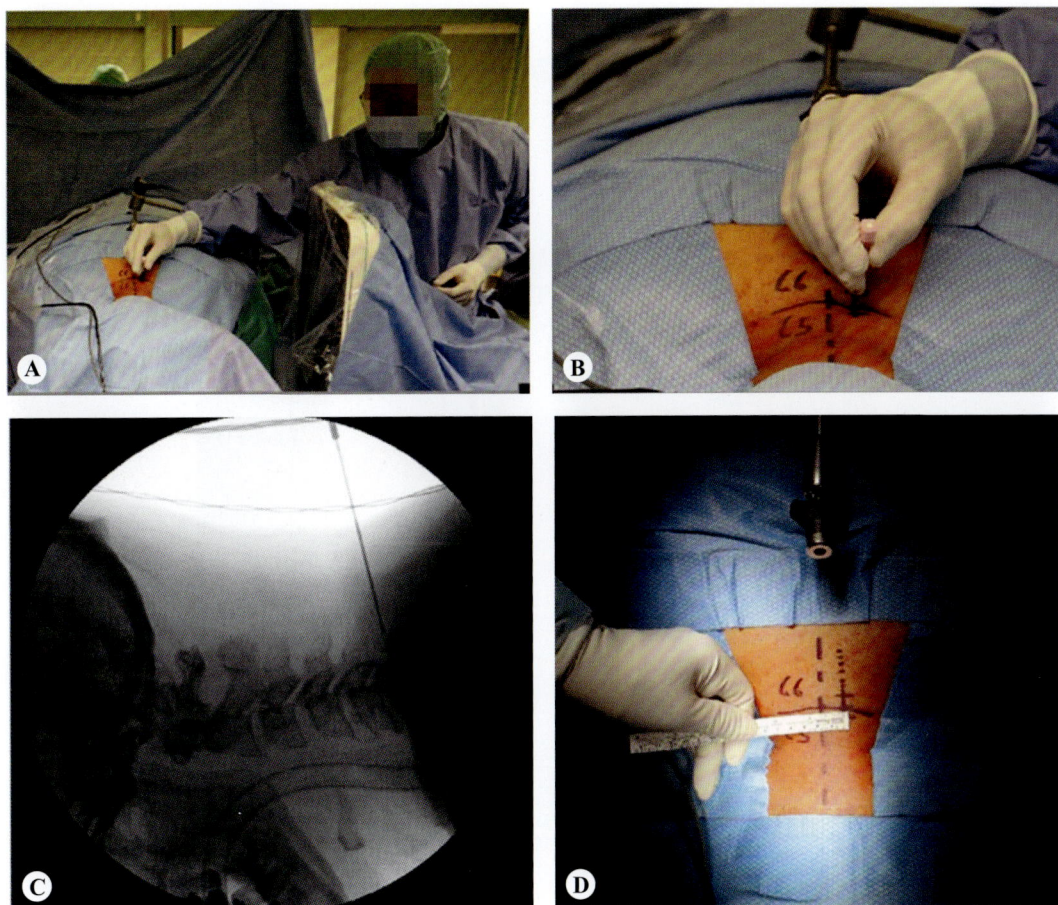

▲ 图 9-4　穿刺针直接直入靶区定位，在中线外侧 **2cm** 处标记皮肤切口，以避免棘突出现问题

外侧部分及其向外的神经根（图 9-6）。

通过去除小关节的内侧半部分，神经根从内侧向外侧向神经孔减压。神经根和硬膜囊交界处的硬膜外静脉受压可引起大量出血。为控制术中出血，轻轻地凝血，建议用吸收性明胶海绵和棉片压迫止血，或两者联合应用于手术止血。神经根减压成功后，冲洗手术野并小心拔出工作鞘。伤口依次筋膜和皮下缝合线缝合。

6. EPCLF 的临床成功率

(1) 全内镜手术治疗外侧盘突出或椎间孔狭窄所致的颈椎神经根病的总体临床成功率为 93.6%，显微内镜手术治疗成功率为 89.9%[16, 20, 21]。

(2) 两种方法的差异无统计学意义。

(3) 既往颈椎手术的患者临床成功率较低[22]。

7. EPCLF 可能的并发症

(1) EPCLF 并发症少。根据现有的文献，可能会出现以下并发症：硬膜外血肿、硬脑膜损伤、脑脊液瘘、对侧神经源性胸廓出口综合征、复发性突出、一过性神经根麻痹、浅表伤口愈合问题。

(2) 全内镜手术的总并发症发生率为 3.0%～6.1%，显微内镜手术的总并发症发生率为 3.5%[23, 24]。

(3) 两种方法的差异无统计学意义。

8. EPCLF 后再手术

(1) 全内镜手术的再手术率为 6.1%，显微内镜手术的再手术率为 5.3%。

(2) 既往颈椎手术患者的再手术率更高[22]。

(3) 两种手术之间的差异无统计学意义[23]。

9. EPCLF 与开放式 PCLF 相比的优势

在比较 EPCLF 与开放式 PCLF 的研究中存在显著的异质性，EPCF 似乎住院时间更短；术

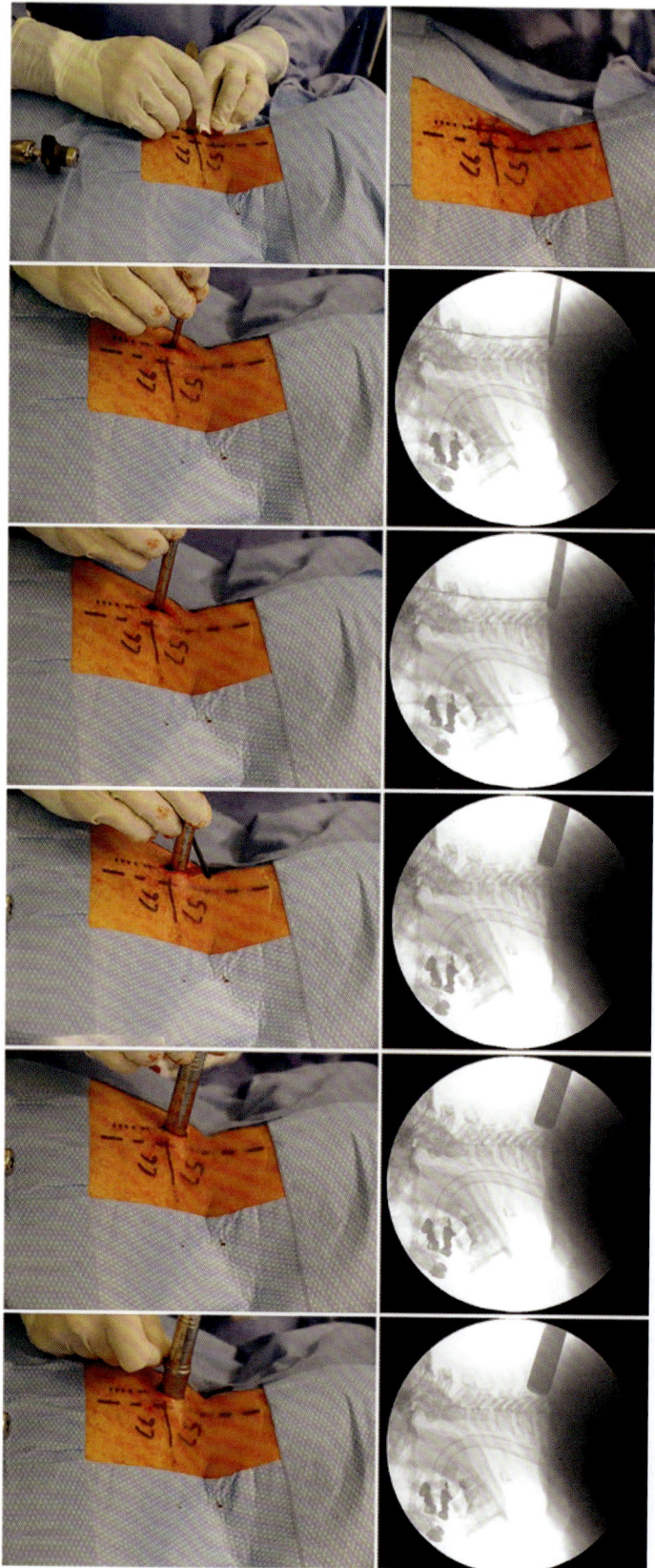

▲ 图 9-5　皮肤正中旁切开，肌筋膜剥离。扩张器随后用于扩张肌肉组织并插入工作鞘。在右侧，侧位透视显示了扩张器和工作鞘相对于颈椎的位置

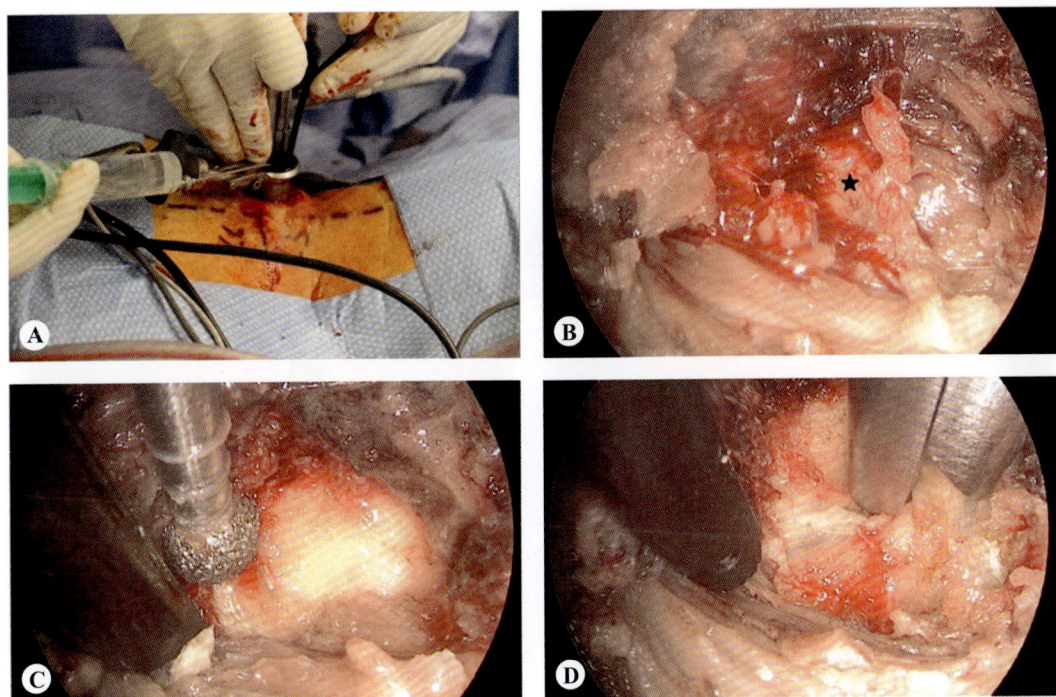

▲ 图 9-6 带内镜的插管，随后显露骨、黄韧带并切除黄韧带外侧部分以显露神经根
A. 双手握持移动位置；B. 待切除的软组织；C. 磨钻打孔完成骨性减压；D. 用 punch 钳去除脂肪

后可镇痛；减少失血。

（二）显微内镜下颈椎椎板切开术和半椎板切除术

椎管狭窄是脊髓型颈椎病（CSM）的常见病因之一。这是脊髓退行性压迫的自然结果。CSM 是 55 岁以上人群的常见病。患者通常会经历神经功能的进行性和逐步恶化，如共济失调和精细运动技能、灵巧性问题，以及反映上运动神经元疾病的体征[25]。手术干预常常引起争议，特别是当症状不存在或症状很轻时[26]。然而，随着症状的进展，手术干预往往被采用，但对于脊髓减压手术的最佳选择仍存在争议[27, 28]。自 20 世纪 40 年代以来，后路椎板切除术减压被描述为治疗脊髓型颈椎病的一种方法。它需要剥离颈椎后肌，并从颈椎骨部分剥离棘上和棘间韧带结构（后张力带）。患者术后可能会因医源性肌肉损伤和肌肉痉挛而出现颈部疼痛。多节段椎板切除术与椎板切除术后后凸的风险增加 6%～47%[9, 29]。如果减压前存在后凸畸形或不稳定，则可能需要融合。

术后不稳定和医源性发病率迫使脊柱外科医生探索更有效的减压方法。颈椎开门椎板成形术可在保留脊髓后部元素的同时对脊髓进行充分的后路减压，Hirabayashi 和 Satomi 首先对此进行了描述[30]。该技术最大限度地减少了后方张力带的移除量，降低了术后不稳定和后凸的风险，从而降低了后路颈椎融合的风险。颈椎板成形术有多种技术，如扩张性"开门"、中线"法式门"、整体切除、棘突劈裂和 Z 形成形术[31-34]。

然而，比较结果仍然存在争议，没有明确的文献表明其优于椎板切除术联合后颈椎融合。微创技术不断完善。这些技术的目标是通过更小的切口和更少的肌肉剥离和组织创伤来达到与传统开放手术相当的临床效果。减少肌肉损伤和断流有利于降低伤口感染率、减少失血、减少术后疼痛和缩短住院时间[35]。显微内镜下颈椎椎板成形术和椎板切除术（microendoscopic cervical laminoplasty and laminectomy，MECL）的不同技术已在文献中报道。Minamide 报道了一种通过单侧入路的双侧减压技术 [36]。Yakubi 描述了一种通过两个侧方入路进行同侧减压的部分椎板切除术 [37]。Dahdaleh 采用单节段或多节段半椎板切开术治疗 CSM[38]。最近，Oshima 报道了椎间减压的中线入路。

下面几节将简要介绍这些技术。

1. 适应证

黄韧带肥大引起的颈椎狭窄。

2. 禁忌证

(1) 肿瘤、创伤、感染引起的颈椎脊髓病。

(2)后纵韧带严重骨化(ossification of the posterior longitudinal ligament，OPLL)。

(3) 类风湿关节炎引起的畸形。

(4) 破坏性脊椎关节病。

(5) 颈椎后凸（术前）。

3. MECL 的手术设备

(1) 管状扩张系统。

(2) 管状牵开器可连接到桌上安装的握臂。

(3) 可插入管状牵开器（即 EasyGO- 系统 Karl Storz GmbH & Co KG, Tuttlingen，Germany）30° Hopkins® 前斜望远镜。

(4) 带有监视器、摄像机和数据存档系统的视频数字内镜装置（如 AIDA® 紧凑型 NEO, Karl Storz GmbH & Co KG，Tuttlingen，Germany）。

(5) 显微手术器械和高速金刚石磨钻。

(6) 透视（C 臂）。

4. MECL 的外科技术

显微内镜椎板成形术：该手术在一般气管内麻醉下进行。将患者置于俯卧位，头部固定在 Mayfield 头架中。颈部固定在一个中立的位置。建议将透视 C 臂放置在手术视野内，以便术中获得侧位透视图像。靶点标记在手术切口一侧，在脊柱水平处做一个大约 18mm 长的皮肤切口，并对其进行减压。在引入管状扩张系统之前，肌筋膜被切开，轻轻地扩张椎旁颈肌，然后将工作通道穿过扩器并连接到安装在桌侧栏杆上的柔性握臂上。在取下扩张器之前，必须通过侧位透视

确认正确的工作通道位置。管状牵开器垂直于椎板关节和关节突关节，指向平行于椎间盘间隙。将内镜引入工作通道，使用双极烧灼去除覆盖在椎板和关节突关节上的任何残留的肌肉和软组织。在确定了椎板的骨边缘后，使用一个小角度解剖器来确定椎板间隙和小关节的内侧。首先，将靠近黄韧带的椎板用高速金刚砂磨钻削薄，然后用椎板钳切除。在确定上椎板的黄韧带附着之后，继续钻孔和切除，通过确定下椎板的上方附着点，保持黄韧带完好无损。然后将工作通道向中间和向下转动以获得对侧视图（图 9-7）。接下来，在椎板切开术之前，钻孔棘突的基底部，有角度的内镜视图与工作通道的转弯相结合，可以很好地看到对侧。同样，在椎板切开时，黄韧带保持完整以保护硬脑膜。当所有骨结构从黄韧带上移除时，检查松弛的黄韧带，注意轻柔地去除黄韧带，不要对下面的硬脑膜施加太大的压力或造成硬脑膜撕裂。用一个小角度的刮匙或神经钩将其从附着点处移除完成减压，可见硬脊膜搏动。在相邻两个节段手术的情况下，工作通道可以转向相邻节段的头侧或尾侧。对于四个节段的手术，两个单独的皮肤切口是必要的，以充分到达所有节段。在伤口闭合前放置引流管是有必要的。

5. MECL 的临床成功率

(1) 随访 5 年，JOA 评分从 10.1 分提高到 14.3 分。

(2) JOA 恢复率为 58.6%。

(3) 疼痛强度由 5.1 分下降至 2.0 分。

6. MECL 可能的并发症

(1) EPCLF 可能出现的并发症很少。根据现有文献，可能出现以下并发症：极少的硬膜外血肿、暂时性神经根麻痹、硬膜损伤、浅表伤口愈合问题。

(2) 显微内镜下颈椎板切开术的总并发症发生率为 6.0%。

7. MECL 与开放式颈椎椎板切开术的优势

(1) 与开放式颈椎椎板切开术相比，MECL

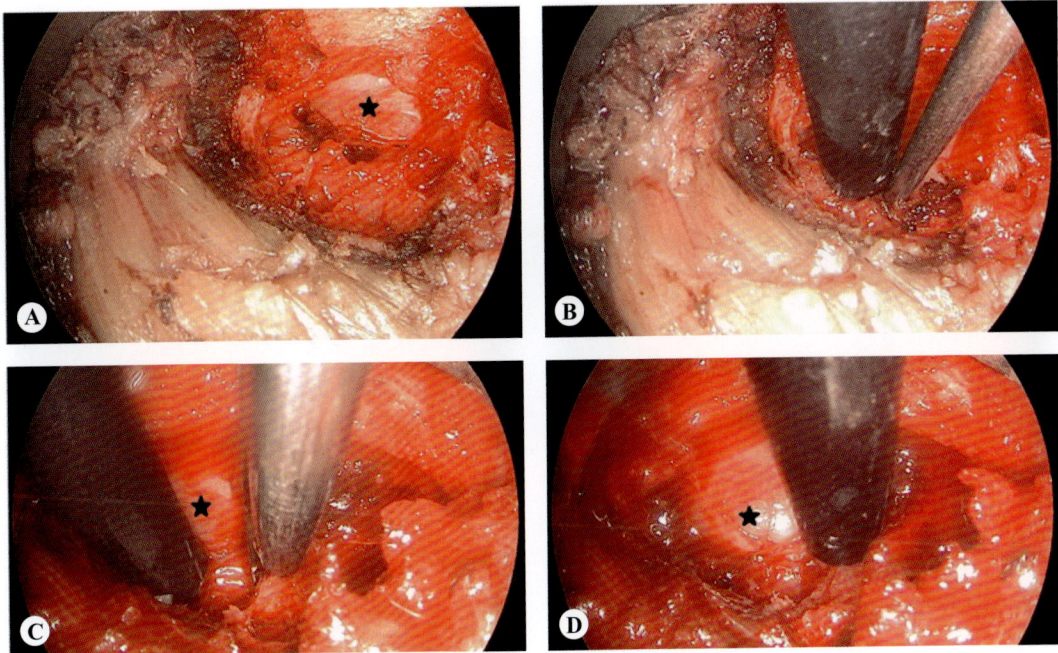

▲ 图 9-7 外侧硬脊膜显露，神经根从内侧向外侧减压，直至神经根完全减压
A. 内镜下；B. 椎板切开；C. 黄韧带切除；D. 硬脊膜显露，完全减压

术后轴性颈部疼痛明显降低。与开放式手术相比，术中出血量更少[39]。

(2) 在 5 年随访中，显示颈椎前凸增加，与开放式颈椎椎板切开术相比，对 MECL 有利，后者与术后后凸相关[39, 40]。

四、前路手术

（一）显微内镜下颈椎椎间盘切除术和融合术

前路颈椎椎间盘切除术和融合术（anterior cervical discectomy and fusion，ACDF）在 20 世纪 50 年代首次被报道。从那时起，它成为退行性颈椎间盘疾病的标准治疗方法[11, 12, 41]。然而，ACDF 与内移植物的下沉、不融合合并连续假关节、喉返神经麻痹、食管损伤和吞咽困难等缺点有关[42, 43]。非融合前路颈椎椎间盘切除术（anterior cervical discectomy without fusion，ACD）临床效果良好，但术后出现节段性后凸和术后轴性疼痛的风险较高[44]。微创技术的发展是为了减少接近脊柱时的组织创伤。已有研究证明，采用微创技术治疗脊柱病变可保护健康组织，减少手术相关发病率，缩短手术时间，降低并发症发生率，缩短住院时间，减少术后麻醉品的使用，使患者恢复更快，并降低成本[45, 46]。根据方法的不同，微创技术可以局限于某些病理和适应证。经皮内镜下颈椎间盘切除术被认为是替代 ACD 的一种方法，适用于椎间盘突出症，这些突出的椎间盘必须是柔软的、包容的或非包容的，但没有脱出，并由后韧带包容[47, 48]。显微内镜下颈椎椎间盘切除术和融合术（cervical microendoscopic discectomy and fusion，CMEDF）是 ACDF 的一种替代技术，它降低了传统手术的手术风险，但对于治疗颈椎退行性病变没有限制。本章将介绍执行 CMEDF 所必需的内镜技术和设备，并简要回顾临床结果。

1. 适应证

(1) 与颈部损伤相关的中央性和外侧性颈椎间盘突出或骨赘。

(2) 椎间盘源性神经根病。

(3) 椎间盘源性脊髓病。

（4）脊髓型颈椎病。

（5）椎间盘源性髓根病 [49-51]。

（6）轴向性颈部疼痛，颈椎前凸消失，椎间盘间隙高度降低。

（7）MRI、CT 与临床症状相符的脊髓或神经根压迫。

（8）保守治疗 12 周后症状未得到改善。

（9）手术可从单节段到三节段病变进行，包括 C3～C4、C4～C5、C5～C6。

2. 禁忌证

（1）位于椎体后方的压迫（如 OPLL）。

（2）严重椎管狭窄的。

3. CMEDF 的手术设备

（1）管状牵开器可连接到安装在台上的握臂（例如 METRx，Sofamor Danek，Memphis，USA/EasyGO-system Karl Storz GmbH & Co KG，Tuttlingen，Germany）。

（2）不同的内镜（即 0° 光学和 30°Hopkins® 前斜望远镜，可插入管状牵开器）。

（3）带有监视器、摄像机和数据存档系统的视频数字内镜单元 [如 AIDA® 紧密型 NEO（Karl Storz GmbH & Co. KG，Tuttlingen，Germany）]。

（4）显微外科器械和高速金刚砂磨钻。

（5）5mm 截骨器。

（6）Cage[如聚醚醚酮（PEEK）/ 钛]。

（7）透视（C 臂）。

4. CMEDF 的技术

CMEDF 在全身麻醉下进行，气管插管。年轻患者偶尔也可以在局部麻醉下进行手术。术前允许使用抗生素，并可给予地塞米松以减少气道和食管水肿。患者仰卧位，颈部微伸。头部可以通过 Mayfield 支架中的头针刚性固定。术中侧位透视时，轻轻下拉肩部以增强下颈椎的显像。术中 C 臂透视可识别待手术的节段。建议在手术区域距离中点处开一个小的（18～20mm）横向皮肤切口。椎前解剖结构具有可移动的特点。在用食指和中指解剖颈阔肌下结构之前必须在颈阔肌深处切开组织。用食指和中指将喉头推向另一侧，同时将肌肉和颈动脉拉向一侧。下一个手指向椎体前部滑动，直到触及椎体前缘和椎间盘边缘。可选的血管钳通过两指之间的皮肤切口放置，其尖端通过创建通道保持在椎体前缘。下一步，在透视引导下，在颈动脉鞘和食管之间依次引入内镜管状扩张器。最后将一种外径为 18～20mm 的工作套管针，固定在附在手术台上的机械柔性托臂上。在通过侧位 C 臂透视确认正确的水平后，取出扩张器并安装选择的内镜系统。在切除髓核之前，用尖刀切开椎间盘纤维环，骨赘可以用椎板钳或金刚砂磨钻去除。建议用生理盐水溶液持续冲洗，以清除残留碎片，防止钻孔时过热导致神经损伤。动脉或任何形式的脊柱旁肌肉出血可以用双极钳控制。使用微钳、解剖器和小刮匙去除椎体大部分椎间盘。特殊的刮匙可用来解剖残余软骨终板并扩大椎间隙。由于没有放置牵张螺钉，因此通过轻轻抬起头部并同时拉下手臂来进行手动颈椎牵张以扩大椎间隙。另一种牵引技术是在椎间隙内放置 5mm 的骨凿，然后将其扭转。在透视引导下放置一个选择的融合器，并选择性地填充骨移植替代物（图 9-8）。取下管状牵开器后，用皮肤胶黏剂和胶条以标准方式闭合皮下组织，可选择放置吸液引流管。

5. CMEDF 的临床成功率

（1）随访 3 年，JOA 评分从 7.2 分增加到 13.1 分。

（2）融合后椎间盘高度从 7.9mm 降至 7.8mm。

（3）疼痛强度从 2.8 分降至 0.6 分。

（4）根据 Odoms，在 3 年随访中，86%～91% 的患者取得了临床成功 [49-51]。

（5）增加椎间盘高度和高融合率 [51]。

6. CMEDF 可能的并发症

（1）EPCLF 可能的并发症很少。根据现有文献，CMEDF 可能出现的并发症与传统开放入路的并发症相当 [49, 50]。

（2）血管损伤。

（3）食管损伤。

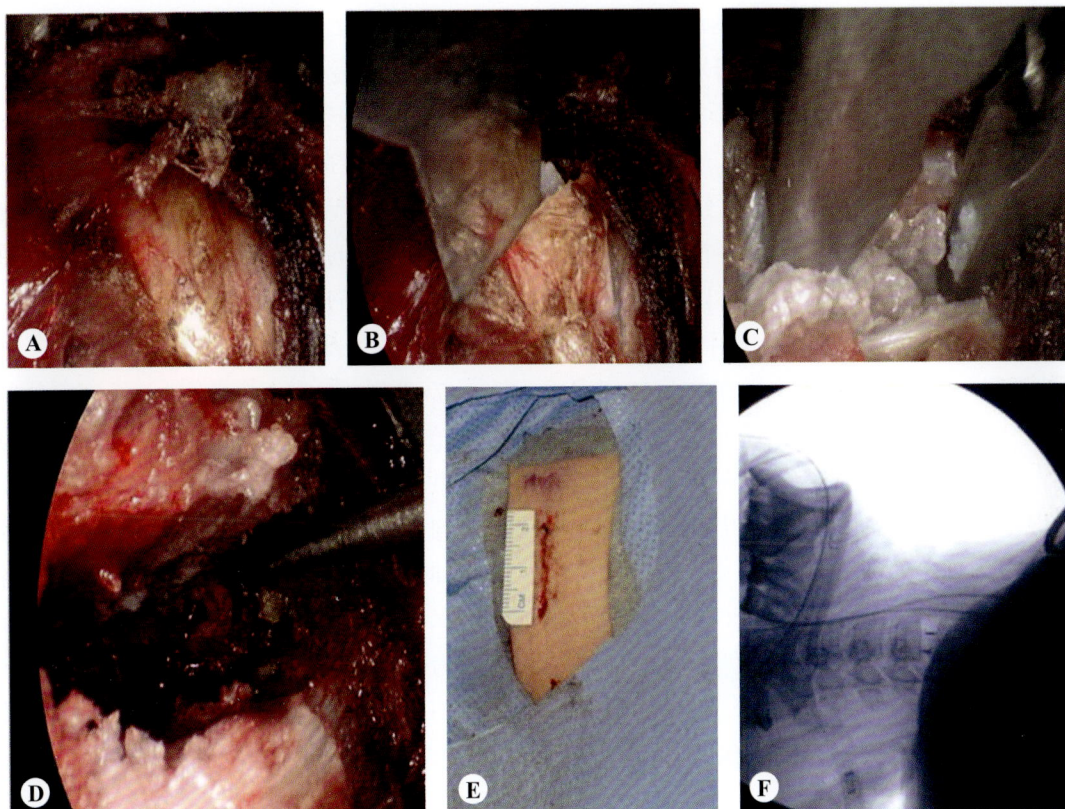

▲ 图 9-8　显微内镜下颈椎椎间盘切除术和融合术的术中图像 [51]

连续数字按顺时针顺序排列，术中图像的方位为上 = 颅骨，右 = 身体左侧。A. 前韧带显露；B. 椎间盘环切开；C. 用垂体钳取出椎间盘组织；D. 用挂钩去除隔离；E. 皮肤切口大小；F. 置入融合器的侧位 X 线透视

(4) 气管损伤。

(5) 甲状腺损伤。

(6) 喉神经损伤。

(7) 术后出血。

7. CMEDF 相对于开放式 ACDF 的优势

(1) 对软组织的牵拉较小。

(2) 减少对气管和食管的操作。

(3) 减少自我报告的喉部并发症，如发音困难和吞咽困难 [49-51]。

(4) 术后镇痛药用量减少。

（二）经椎间盘或经椎体入路经前路经皮内镜下颈椎椎间盘切除术

脊柱外科颈椎间盘突出症的标准治疗方法是颈椎前路椎间盘切除术和 ACDF 融合。大多数外科医生实施 ACDF 的理论依据是，通过植入自体髂骨、骨笼（如 PEEK、titan）或椎间盘假体重建空椎间隙，融合可防止节段性不稳定和后凸。外科医生担心，由于未融合的手术节段塌陷，颈椎轴线会扭曲，这可能导致轴颈痛和神经孔受损时手臂神经根性疼痛。在过去的几十年里，很少有人讨论融合的必要性。虽然 ACD 和 ACDF 术后的临床结果相似，但关于 ACD 和 ACDF 预后的研究很少 [52, 53]。自 Tajima 等首次描述颈椎经皮椎间盘切除术以来，许多微创技术被开发用于治疗颈椎疾病 [54]。前路经皮颈椎神经结构减压手术可分为内镜下显像技术和非显像技术。这两种技术的目的都是减少神经压迫。非可视化技术可以通过吸髓核 [55, 56]、射频 [57-59] 来缩小体积。手术的成功取决于神经根的充分减压。因此，非可视化技术因缺乏识别游离椎间盘碎片和评估术中减压状态而受到批评。经前路经皮内镜下颈椎椎间盘切除术（APECD）结合了针刺微创入路和内镜观察椎间盘间隙的优点。进一步的钇铝石榴石（YAG）激光可通过该技术用于减压和热环成形术。尽管使用可扩展支架进行经皮颈椎稳定也可以通过该入路进行。

由于医源性椎间盘间隙损伤，经椎间盘入路会导致椎间盘高度下降，因此，在接近神经根或脊髓压迫病理时，经骨入路可以保护椎间盘。虽然最初的经椎间盘入路主要用于治疗软性的椎间盘疾病，但经骨入路扩大了颈椎病的病理范围。

其背后的思想是在减压后保持椎间盘高度。本章将介绍执行 APECD 所必需的内镜技术和设备，并简要回顾临床结果。

1. 适应证

(1) 颈椎间盘任何区域的软颈椎间盘突出，引起单侧神经根病。

(2) 颈椎神经根病和脊髓病对保守治疗超过 12 周无反应[60]。

(3) MRI、CT 对中外侧局限性单节段性或非节段性软椎间盘突出呈阳性。

(4) $C_3 \sim T_1$ 节段。

(5) 腹侧和后侧椎间盘高度必须至少为 4mm[6, 48, 61-62]。

2. 禁忌证

(1) 骨性椎间孔狭窄。

(2) 椎间孔内椎间盘突出。

(3) 椎间盘钙化或椎间盘高度小于 4mm。

(4) 中央椎管狭窄伴宽基底椎间盘突出。

(5) 超过一半的椎体头尾分离。

(6) 存在不稳定和（或）畸形。

(7) 孤立的颈部疼痛。

(8) 椎间孔狭窄但无椎间盘突出。

(9) 以前在同一节段进行过手术。

(10) 经椎间孔入路的严重骨质疏松症。

3. APECD 的手术设备

(1) 内镜系统（如 Karl Storz GmbH & Co KG, Tuttlingen, Germany）外径 4.0mm/ 工作长度 12cm/ 中央工作通道 1.9mm。

(2) 带摄像头的视频数字内镜单元。

(3) 0° 内镜光学。

(4) 特殊内镜仪器（微钳，环针等）。

(5) 椎间盘造影术：Telebrix（Guerbert, France），对比剂：靛蓝胭脂红（Korean United Pharma, Seoul, Korea）。

(6) 钇铝石榴石（YAG）激光（如 Trimedyne, Inc., Irvine, CA）。

(7) 透视（C 臂）[47, 48, 62]。

4. APECD 的手术技术

患者可以在局部麻醉下进行手术，并给予轻度镇静，这样外科医生就可以与患者交谈并了解任何神经系统变化。然而，如果术前有迹象表明患者术中可能因内镜系统的引入而产生心理或生理压力，则可以采用全身麻醉作为替代。术前允许使用抗生素，并可给予地塞米松以减少气道和食管水肿。患者取仰卧位，颈部轻度伸展，置于透光台上。术中透视引导（C 臂），在侧位和上位仔细确定手术段。使用不透射线仪器的 X 线。用毡头笔标记皮肤切口，并用局麻药（如 1% 普鲁卡因、1% 利多卡因）浸润皮肤和皮下组织。通常，入路位于离中线 2～5mm 的对侧。解剖结构是非常灵活的，由于分区和理想的前路经皮入路，目的是将气管和食管内侧以及颈动脉和颈内静脉移位。首先要感受颈动脉的搏动，然后用食指将内脏结构（甲状腺、气管、喉、食管）推动到对面。然后将中指向内向颈椎方向滑动，直到在椎体的两个平面前之间感觉到椎间盘突出的纤维环。在连续透视下，将 18 号穿刺针小心地从内脏和血管间室之间的间隙插入靠近椎间盘后部后体线的椎间盘间隙，尽量保留颈长肌。手术的下一步是椎间盘造影术（如 10ml Telebrix 和约 0.5ml 对比剂，注射靛蓝胭脂红以确定椎间盘的后部），以确定环撕裂，确认软椎间盘突出的存在，并将髓核染色成蓝色，与神经组织形成对比。然后插入导丝代替穿刺针，皮肤切口 3mm，通过连续渐进扩张器（2～5mm）使皮肤和软组织扩张。通过这种技术，可以防止软组织受到创伤，减少入路相关的疼痛。最后，牢固地放置工作套管的尖端以到达椎间盘的后部。通过透视检查确认其正确位置。工作套管尖端与后纵韧带末端之间的距离代表内镜器械的工作深度。接下来，将内镜插入工作套管。持续的生理盐水与抗生素混合（如头孢唑林）用于灌注。首先在显示器上可以看到椎间盘内腔的内镜图像。在内镜下，在不损伤脊髓的情况下，用微型钳和环钻取出突出的椎间盘碎片。在切除椎间盘后部的同时保留椎间盘前部的完整，可以避免不稳定或局部后凸的风险。如有必要，通过钕钇铝石榴石（YAG）激光消融椎体终板和部分后缘。此外，激光可用于缩小剩余的椎间盘突出和消融异常环状结构。推荐使用 2J、10Hz 的低能量激光，因此 YAG 激光深度为 0.3～0.5mm。激光可用于创建椎间盘内腔，以探索充分的减压。在减压结束时，应能看到后纵韧带或硬脑膜。在移除工作套管之前，可以用 YAG 激光对环绕椎间盘组织的工作套管进行椎间盘成形术。应经常通过内镜和透视检查激光的位置，防止脊髓或神经根损伤。此外，可采用可伸缩支架或自体髂骨移植物进行稳定[63]。当支架插入椎间盘内腔时，其初始直径为 3.3mm。通过旋转膨胀器旋转手柄，阀瓣内部的直径可以膨胀到 7.0mm。然后将其固定在椎间盘上。在透视引导下控制正确的位置。如果手术在局部麻醉下进行，外科医生可以与患者互动，询问术前疼痛是否消失或在手术中减轻。小心地拔出内镜和工作套管。在按标准方式缝合伤口之前，将剩余的冲洗液和血液排干净。

5. APECD 的手术技术

值得注意的是，有几个改良的手术入路，这将不会在本章中讨论。下面的段落是关于手术技术的概述。

患者在全身麻醉下进行手术，头部保持中立位。术前给予抗生素和地塞米松以减少气道和食管水肿。患者取仰卧位，颈部轻度伸展，置于透光台上。为了更好地观察 C_6～T_1 节段，将肩胛

下拉，并用胶带固定在床边栏杆上。术中（c臂）透视指导，使用不透射线的设备在侧位和正前方X线上仔细识别手术节段。颈椎病变水平是明显的，大多数外科医生倾向于从患侧接近病变。确定切口位置后，在胸锁乳突肌内侧稍低于病变水平处做一个 10mm 的横向切口。钝性解剖后，进行逐步的经实心入路。首先，在椎体前缘的椎骨和内侧轨迹上插入钝穿刺针。在通过透视确认正确定位后，用尖锐的穿刺针代替钝的穿刺针，然后向前穿刺，直到针尖到达椎体的后上边缘。在插入扩张器之前，用一根钝的导丝代替尖锐的针头。将环钻插入内镜工作鞘。在内镜下可视化，然后使用金刚石高速钻头，利用前轨迹扩大孔，使用钝钩检查椎体后壁是否打开。如果骨松质出现难治性出血，则在内镜上涂抹骨蜡以促进止血。打开椎体后壁后，用神经钩确定椎间盘突出。然后用咬合钳取出突出的髓核，检查硬脑膜表面以确保神经减压是否足够。止血完成后，取出器械和内镜工作鞘。皮肤闭合为皮下缝合和皮肤缝合[64]。

6. APECD 的临床效果

(1) 74%～97% 的患者自我报告的功能恢复达到 MacNab 标准优良或良好[6, 17, 20, 47, 48, 61, 65-69]。

(2) 视觉模拟量表（visual analog scale，VAS）上手臂和颈部疼痛显著减少。

(3) 颈部残疾指数（neck disability index，NDI）上显著改善。

(4) 返回工作前的平均时间为 10～28 天。

(5) 椎间盘高度显著降低。

(6) 术后节段性后凸和不稳定的发展尚不清楚。

(7) 约 2% 的患者需要额外的开放手术。

7. APECD 可能的并发症

(1) 血管损伤：颈动脉或颈静脉损伤（剥离、破裂）[47]。

(2) 食管损伤。

(3) 气管损伤。

(4) 甲状腺损伤。

（5）喉神经损伤[70]。

（6）吞咽困难[71]。

（7）术后因长时间高冲洗压引起的暂时性头痛[17, 47]。

（8）椎间盘高度降低（经穿刺入路降低）。

（9）椎间盘炎[70]。

（10）经穿刺入路并发症的总发生率为 5.3%～8.6%[72, 73]。

（11）经椎间盘入路的总体并发症发生率为 0%～15%[17, 20, 70]。

8. APECD 相对于开放的 ACDF 的优势

（1）减少对软组织的牵引力。

（2）减少气管和食管的操作。

（3）减少自我报告的喉部并发症，如发音困难和吞咽困难。

（4）减少术后镇痛剂量的使用。

9. APECD 相对于开放的 ACDF 的缺点

（1）椎间盘高度损失。

（2）进行性节段性后凸。

（3）经椎体入路时椎体高度损失。

参考文献

[1] Di Ieva A, Tam M, Tschabitscher M, Cusimano MD. A journey into the technical evolution of neuroendoscopy. World Neurosurg. 2014;82(6):e777-e89.

[2] Philipps M, Oertel J. High-definition imaging in spinal neuroendoscopy. Minim Invasive Neurosurg. 2010;53(3):142-6.

[3] Burkhardt BW, Wilmes M, Oertel JM. The visualization with the EasyGO- HD-endoscopy and microscopy in spinal surgery. Is there a difference? IV WCMISST (World Congress of Minimally Invasive Spine Surgery and Techniques). 2014;11th-14th of June 2014.

[4] Oertel JM, Mondorf Y, Gaab MR. A new endoscopic spine system: the first results with "Easy GO". Acta Neurochir. 2009;151(9):1027-33.

[5] Fessler RG, Khoo LT. Minimally invasive cervical microendoscopic foraminotomy: an initial clinical experience. Neurosurgery. 2002;51(5 Suppl):S37-45.

[6] Ruetten S, Komp M, Merk H, Godolias G. Full-endoscopic anterior decompression versus conventional anterior decompression and fusion in cervical disc herniations. Int Orthop. 2009;33(6):1677-82.

[7] Burkhardt BW, Oertel JM. The learning process of endoscopic spinal surgery for degenerative cervical and lumbar disorders using the EasyGO! Syst World Neurosurg. 2018;119:479-87.

[8] Frykholm R. Cervical nerve root compression resulting from disc degeneration and root sleeve fibrosis. Acta Chir Scand. 1951;Supplementum(160):1-149.

[9] Albert TJ, Vacarro A. Postlaminectomy kyphosis. Spine (Phila Pa 1976). 1998;23(24):2738-45.

[10] Chiba K, Ogawa Y, Ishii K, Takaishi H, Nakamura M, Maruiwa H, et al. Long-term results of expansive open-door laminoplasty for cervical myelopathy—average 14-year follow-up study. Spine. 2006;31(26):2998-3005.

[11] Cloward RB. The anterior approach for removal of ruptured cervical disks. J Neurosurg. 1958;15(6):602-17.

[12] Smith GW, Robinson RA. The treatment of certain cervical-spine disorders by anterior removal of the intervertebral disc and interbody fusion. J Bone Joint Surg Am. 1958;40-A(3):607-24.

[13] Herkowitz HN, Kurz LT, Overholt DP. Surgical management of cervical soft disc herniation. A comparison between the anterior and posterior approach. Spine (Phila Pa 1976). 1990;15(10):1026-30.

[14] Williams RW. Microcervical foraminotomy. A surgical alternative for intractable radicular pain. Spine (Phila Pa 1976). 1983;8(7):708-16.

[15] Burkhardt BW, Oertel JM. Endoscopic posterior cervical foraminotomy: 2-dimensional operative video. Oper Neurosurg (Hagerstown). 2019;18(2):E41.

[16] Ruetten S, Komp M, Merk H, Godolias G. A new full-endoscopic technique for cervical posterior foraminotomy in the treatment of lateral disc herniations using 6.9-mm endoscopes: prospective 2-year results of 87 patients. Minim Invasive Neurosurg. 2007;50(4):219-26.

[17] Yang JS, Chu L, Chen L, Chen F, Ke ZY, Deng ZL. Anterior or posterior approach of full-endoscopic cervical discectomy for cervical intervertebral disc herniation? A comparative cohort study. Spine (Phila Pa 1976). 2014;39(21):1743-50.

[18] Oertel JM, Philipps M, Burkhardt BW. Endoscopic posterior cervical foraminotomy as a treatment for osseous foraminal stenosis. World Neurosurg. 2016;91:50-7.

[19] Ruetten S, Komp M, Merk H, Godolias G. Full-endoscopic cervical posterior foraminotomy for the operation of lateral disc herniations using 5.9-mm endoscopes: a prospective, randomized, controlled study. Spine (Phila Pa 1976). 2008;33(9):940-8.

[20] Bucknall V, Gibson JA. Cervical endoscopic spinal surgery: a review of the current literature. J Orthop Surg (Hong Kong). 2018;26(1):2309499018758520.

[21] Bhatia S, Brooks NP. Posterior endoscopic cervical foraminotomy. Neurosurg Clin N Am. 2020;31(1):9-16.

[22] Burkhardt BW, Muller S, Oertel JM. Influence of prior cervical surgery on surgical outcome of endoscopic posterior

cervical foraminotomy for osseous foraminal stenosis. World Neurosurg. 2016;95:14-21.

[23] Wu PF, Liu BH, Wang B, Li YW, Dai YL, Qing YL, et al. Complications of full-endoscopic versus microendoscopic foraminotomy for cervical radiculopathy: a systematic review and meta-analysis. World Neurosurg. 2018;114: 217-27.

[24] Zhang Y, Ouyang Z, Wang W. Percutaneous endoscopic cervical foraminotomy as a new treatment for cervical radiculopathy: a systematic review and meta-analysis. Medicine (Baltimore). 2020;99(45):e22744.

[25] Klineberg E. Cervical spondylotic myelopathy: a review of the evidence. Orthop Clin North Am. 2010;41(2):193-202.

[26] Sumi M, Miyamoto H, Suzuki T, Kaneyama S, Kanatani T, Uno K. Prospective cohort study of mild cervical spondylotic myelopathy without surgical treatment. J Neurosurg Spine. 2012;16(1):8-14.

[27] Ghogawala Z, Martin B, Benzel EC, Dziura J, Magge SN, Abbed KM, et al. Comparative effectiveness of ventral vs dorsal surgery for cervical spondylotic myelopathy. Neurosurgery. 2011;68(3):622-30. discussion 30-1.

[28] Scheufler KM, Kirsch E. Percutaneous multilevel decompressive laminectomy, foraminotomy, and instrumented fusion for cervical spondylotic radiculopathy and myelopathy: assessment of feasibility and surgical technique. J Neurosurg Spine. 2007;7(5):514-20.

[29] McAllister BD, Rebholz BJ, Wang JC. Is posterior fusion necessary with laminectomy in the cervical spine? Surg Neurol Int. 2012;3(Suppl 3):S225-31.

[30] Hirabayashi K, Satomi K. Operative procedure and results of expansive open-door laminoplasty. Spine. 1988;13(7): 870-6.

[31] Ratliff JK, Cooper PR. Cervical laminoplasty: a critical review. J Neurosurg. 2003;98(3 Suppl):230-8.

[32] Kihara S, Umebayashi T, Hoshimaru M. Technical improvements and results of open-door expansive laminoplasty with hydroxyapatite implants for cervical myelopathy. Neurosurgery. 2005;57(4 Suppl):348-56. discussion -56.

[33] Iwasaki M, Ebara S, Miyamoto S, Wada E, Yonenobu K. Expansive laminoplasty for cervical radicu-lomyelopathy due to soft disc herniation. Spine. 1996;21(1):32-8.

[34] Edwards CC 2nd, Heller JG, Silcox DH 3rd. T-Saw laminoplasty for the management of cervical spondylotic myelopathy: clinical and radiographic outcome. Spine. 2000;25(14):1788-94.

[35] Fessler RG, O'Toole JE, Eichholz KM, Perez-Cruet MJ. The development of minimally invasive spine surgery. Neurosurg Clin N Am. 2006;17(4):401-9.

[36] Minamide A, Yoshida M, Yamada H, Nakagawa Y, Maio K, Kawai M, et al. Clinical outcomes of microendoscopic decompression surgery for cervical myelopathy. Eur Spine J. 2010;19(3):487-93.

[37] Yabuki S, Kikuchi S. Endoscopic partial laminectomy for cervical myelopathy. J Neurosurg Spine. 2005;2(2):170-4.

[38] Dahdaleh NS, Wong AP, Smith ZA, Wong RH, Lam SK, Fessler RG. Microendoscopic decompression for cervical spondylotic myelopathy. Neurosurg Focus. 2013;35(1):E8.

[39] Minamide A, Yoshida M, Nakagawa Y, Okada M, Takami M, Iwasaki H, et al. Long-term clinical outcomes of microendoscopic laminotomy for cervical spondylotic myelopathy: a 5-year follow-up study compared with conventional laminoplasty. Clin Spine Surg. 2021; 34(10): 383-90.

[40] Minamide A, Yoshida M, Simpson AK, Yamada H, Hashizume H, Nakagawa Y, et al. Microendoscopic laminotomy versus conventional laminoplasty for cervical spondylotic myelopathy: 5-year follow-up study. J Neurosurg Spine. 2017;27(4):403-9.

[41] Bailey RW, Badgley CE. Stabilization of the cervical spine by anterior fusion. J Bone Joint Surg Am. 1960;42-A: 565-94.

[42] Pitzen T, Kranzlein K, Steudel WI, Strowitzki M. [Complaints and findings at the iliac crest donor site following anterior cervical fusion]. Zentralbl Neurochir 2004;65(1):7-12.

[43] Silber JS, Anderson DG, Daffner SD, Brislin BT, Leland JM, Hilibrand AS, et al. Donor site morbidity after anterior iliac crest bone harvest for single-level anterior cervical discectomy and fusion. Spine (Phila Pa 1976). 2003;28(2):134-9.

[44] Wirth FP, Dowd GC, Sanders HF, Wirth C. Cervical discectomy. A prospective analysis of three operative techniques. Surg Neurol. 2000;53(4):340-6. discussion 6-8.

[45] Wong AP, Smith ZA, Lall RR, Bresnahan LE, Fessler RG. The microendoscopic decompression of lumbar stenosis: a review of the current literature and clinical results. Minim Invasive Surg. 2012;2012:325095.

[46] Kambin P, O'Brien E, Zhou L, Schaffer JL. Arthroscopic microdiscectomy and selective fragmentectomy. Clin Orthop Relat Res. 1998;347:150-67.

[47] Tzaan WC. Anterior percutaneous endoscopic cervical discectomy for cervical intervertebral disc herniation: outcome, complications, and technique. J Spinal Disord Tech. 2011;24(7):421-31.

[48] Ahn Y, Lee SH, Shin SW. Percutaneous endoscopic cervical discectomy: clinical outcome and radiographic changes. Photomed Laser Surg. 2005;23(4):362-8.

[49] Soliman HM. Cervical microendoscopic discectomy and fusion: does it affect the postoperative course and the complication rate? A blinded randomized controlled trial. Spine. 2013;38(24):2064-70.

[50] Tan J, Zheng Y, Gong L, Liu X, Li J, Du W. Anterior cervical discectomy and interbody fusion by endoscopic approach: a preliminary report. J Neurosurg Spine. 2008;8(1):17-21.

[51] Yao N, Wang C, Wang W, Wang L. Full-endoscopic technique for anterior cervical discectomy and interbody fusion: 5-year follow-up results of 67 cases. Eur Spine J. 2011;20(6):899-904.

[52] Bertalanffy H, Eggert HR. Clinical long-term results of anterior discectomy without fusion for treatment of cervical radiculopathy and myelopathy. A follow-up of 164 cases. Acta Neurochir. 1988;90(3-4):127-35.

[53] Nandoe Tewarie RD, Bartels RH, Peul WC. Long-term outcome after anterior cervical discectomy without fusion. Eur Spine J. 2007;16(9):1411-6.

[54] Tajima T, Sakamoto H, Yamakawa H. Diskectomy cervicale

percutanee. Rev Med Orthop. 1989;17:7-10.

[55] Onik G, Helms CA, Ginsburg L, Hoaglund FT, Morris J. Percutaneous lumbar diskectomy using a new aspiration probe. AJR Am J Roentgenol. 1985;144(6):1137-40.

[56] Courtheoux F, Theron J. Automated percutaneous nucleotomy in the treatment of cervicobrachial neuralgia due to disc herniation. J Neuroradiol. 1992;19(3):211-6.

[57] Chao SC, Lee HT, Kao TH, Yang MY, Tsuei YS, Shen CC, et al. Percutaneous pulsed radiofrequency in the treatment of cervical and lumbar radicular pain. Surg Neurol. 2008;70(1):59-65. discussion.

[58] Nardi PV, Cabezas D, Cesaroni A. Percutaneous cervical nucleoplasty using coblation technology. Clinical results in fifty consecutive cases. Acta Neurochir Suppl. 2005;92: 73-8.

[59] Knight MT, Goswami A, Patko JT. Cervical percutaneous laser disc decompression: preliminary results of an ongoing prospective outcome study. J Clin Laser Med Surg. 2001;19(1):3-8.

[60] Ren Y, Yang J, Chen CM, Liu K, Wang XF, Wei JM, et al. Outcomes of discectomy by using full-endoscopic visualization technique via the transcorporeal and transdiscal approaches in the treatment of cervical intervertebral disc herniation: a comparative study. Biomed Res Int. 2020;2020:5613459.

[61] Lee SH, Lee JH, Choi WC, Jung B, Mehta R. Anterior minimally invasive approaches for the cervical spine. Orthop Clin North Am. 2007;38(3):327-37. abstract v.

[62] Lee JH, Lee SH. Clinical and radiographic changes after percutaneous endoscopic cervical discectomy: a long-term follow-up. Photomed Laser Surg. 2014;32(12):663-8.

[63] Hellinger S. The fullendoscopic anterior cervical fusion: a new horizon for selective percutaneous endoscopic cervical decompression. Acta Neurochir Suppl. 2011;108:203-7.

[64] Yu KX, Chu L, Yang JS, Deng R, Chen L, Shi L, et al. Anterior transcorporeal approach to percutaneous endoscopic cervical diskectomy for single-level cervical intervertebral disk herniation: case series with 2-year follow-up. World Neurosurg. 2019;122:e1345-e53.

[65] Chiu JC, Clifford TJ, Greenspan M, Richley RC, Lohman G, Sison RB. Percutaneous microdecompressive endoscopic cervical discectomy with laser thermodiskoplasty. Mt Sinai J Med. 2000;67(4):278-82.

[66] Ahn Y, Lee SH, Lee SC, Shin SW, Chung SE. Factors predicting excellent outcome of percutaneous cervical discectomy: analysis of 111 consecutive cases. Neuroradiology. 2004;46(5):378-84.

[67] Oh HS, Hwang BW, Park SJ, Hsieh CS, Lee SH. Percutaneous endoscopic cervical discectomy (PECD): an analysis of outcome, causes of reoperation. World Neurosurg. 2017;102:583-92.

[68] Qiao Y, Liao WB, Du Q, Ao J, Cai YQ, Kong WJ, et al. Percutaneous full-endoscopic anterior transcorporeal diskectomy for massive migrated cervical disk herniation treatment: case report and review of the literature. World Neurosurg. 2019;132:47-52.

[69] Du Q, Wang X, Qin JP, Friis T, Kong WJ, Cai YQ, et al. Percutaneous full-endoscopic anterior transcorporeal procedure for cervical disc herniation: a novel procedure and early follow-up study. World Neurosurg. 2018;112: e23-30.

[70] Haufe SM, Mork AR. Complications associated with cervical endoscopic discectomy with the holmium laser. J Clin Laser Med Surg. 2004;22(1):57-8.

[71] Yadav YR, Parihar V, Ratre S, Kher Y. Endoscopic anterior decompression in cervical disc disease. Neurol India. 2014;62(4):417-22.

[72] Apostolakis S. Transcorporeal tunnel approach for cervical radiculopathy and myelopathy: a systematic review and meta-analysis. World Neurosurg. 2020;138:318-27.

[73] Ahn SS, Paik HK, Chin DK, Kim SH, Kim DW, Ku MG. The fate of adjacent segments after anterior cervical discectomy and fusion: the influence of an anterior plate system. World Neurosurg. 2016;89:42-50.

第 10 章　颈椎关节置换术

Arthroplasty in the Cervical Spine

Luigi Aurelio Nasto　Carlo Logroscino　Enrico Pola　著　　狄天宁　王克平　译

颈椎由 7 个椎体和中间的椎间盘组成。椎间盘和后方关节突关节的独特结构允许头部在空间中进行完整的 3D 定位，而椎体则为脊髓和椎动脉提供保护通道。由衰老或创伤导致的椎间盘退行性变会显著改变颈椎的生物力学，并导致神经根（即颈神经根病）或脊髓（即脊髓型颈椎病）受压。多年来，颈神经根病和（或）脊髓型颈椎病唯一可用的治疗选择是椎间盘切除术，如前路颈椎椎间盘切除术（ACD）或前路颈椎椎间盘切除术和融合术（ACDF）。在过去的 15 年中，颈椎间盘置换术（CDR）已成为融合术和新型人工椎间盘置换术的可行替代方案。人工椎间盘一直是一个竞争激烈的领域研究。本章的目的是介绍该技术的当前状态，包括最常见器械所能产生的最佳可用的研究结果。

ACDF 手术是在 20 世纪 50 年代初由 Cloward 和 Smith-Robinson 开创的。继早期这一鼓舞人心的结果之后，这项新技术迅速成为治疗颈椎病和椎间盘退变的典范。最近的大量研究报道称，70%～90% 的患者获得了良好到极好的结果，单节段手术的融合率为 89%[1]。然而，尽管该技术是一种成功且广泛使用的手术，但随着世界各地每年进行更多的融合，该技术的一些不可忽视的缺点已经逐渐变得明显。

相邻节段退变被定义为融合节段上方或下方水平的退行性变的放射学表现。文献报道的这种现象的发生率差异很大（51.1%～92%）[2]。尽管邻近节段退化很常见，只有少数患者需要进行相邻节段的手术。因此，文献中相近的文献之间存在着明显的区别。

邻近节段变性和邻近节段病变。邻近节段病变被定义为具有临床症状（疼痛或神经系统疾病或两者）的邻近节段变性，而邻近节段变性仅指在没有临床症状的情况下存在放射学退行性变（表 10-1）。

1999 年，Hilibrand 等[3] 报道了 374 名患者接受单节段和多节段 ACDF 手术后的长期结果，并观察到 ASD 疾病的年发病率在手术后的第一个 10 年内恒定为 2.9%（范围为每年 0%～4.8%）。作者开发的 Kaplan-Meier 生存分析表明，13.6% 的 ACDF 患者将在术后 5 年内出现邻近节段疾病，25.6% 的患者将在初次手术后 10 年内出现新疾病。尽管实际报道的数字，5 年邻近节段疾病患病率为 11.7%，10 年患病率为 19.2%，略低，但它们很好地概述了问题的真实程度。其他作者[1, 4, 5] 证实了这些研究结果，报道称术后 5～10 年邻近节段疾病的发生率为 25%[2]。

尽管报道的数据表明 ACDF 手术与邻近节段疾病较高风险之间存在很强的相关性，但这很可能是一个多因素过程。颈椎退行性变的发生率随

153

表 10-1　邻近节段变性的分类		
	椎间盘高度	前部骨赘形成
正常	与相邻椎间盘相同	无前部骨赘
轻度	正常椎间盘的 75%～100%	刚能检测到的前部骨赘
中度	正常椎间盘的 50%～75%	清晰的前部骨赘小于相应椎体前后径的 25%
重度	小于正常椎间盘的 50%	清晰的前部骨赘大于相应椎体前后径的 25%

着年龄的增长而增加。在一项开创性的研究中，Boden 等 [6] 研究了 68 名无症状志愿者颈椎退行性变的发生率，发现 40 岁以下受试者中有 14% 存在异常，40 岁以上受试者中有 28% 存在异常。关于颈椎间盘突出症和神经根病的不同研究，Henderson 等 [7] 指出，在术后平均 3 年进行后外侧椎间孔切开术但未进行融合的患者中，有 9% 的患者出现了不同程度的新发神经根病。这项研究经常被作者引用，他们认为邻近节段退化 / 邻近节段疾病是颈椎正常衰老过程的一部分，并且在接受 ACDF 治疗的患者中观察到的较高发病率与这些患者的内在遗传倾向有关。

其他因素也可能有助于确定 AS 退化的风险。正如 Nassr 及其同事 [8] 所示，手术期间在错误的椎间盘位置插入标记针会导致该位置椎间盘退变的风险增加 3 倍。同样，将前板放置在距相邻节段 5mm 以内已被证明是相邻节段骨化和变性的重要危险因素 [9, 10]。此外，内在的机械因素也参与退化过程。根据 Hilibrand 等的说法 [11]。C_3～C_4 和 C_4～C_5 水平的邻近节段疾病相对风险比 C_2～C_3 水平高 3.2 倍，C_5～C_6 和 C_6～C_7 间隙高 4.9 倍。生物力学分析表明，邻近融合的水平处的椎间盘内压力（应力）增加，并得出这样的概念：邻近融合的水平必须补偿融合节段的运动损失 [12]。最近开展了大量研究工作来阐明脊柱矢状排列对邻近节段退化以及最终邻近节段疾病发病率的作用。杨等研究表明，枕颈角较高的患者发生邻近节段退化的风险增加 [13]。另外，其他作者未能认识到颈椎矢状排列对邻近节段变性和邻近节段疾病风险的决定性作用 [14, 15]。

颈椎间盘置换术的最终目标是保留节段运动，以防止邻近节段疾病的发展，从而减少二次手术的发生率。颈椎间盘置换术的典型候选者是具有单节椎间盘突出症和关节突关节完整的年轻活跃的成年人。指数水平的运动保护避免了相邻水平的应力升高，并防止随后的邻近节段退化 / 疾病。由于不融合，颈椎间盘置换还避免了骨移植供区的发病率和 ACDF 手术的典型并发症，例如假关节、颈椎前路钢板引起的问题以及颈椎长节段固定。

一、历史和植入物设计

关于 CDR 历史的一些基本了解对于解释当前的临床结果和评估未来的设备来说至关重要。近年来开发了许多新型植入物，反映出行业和临床医生对非融合技术的兴趣日益浓厚。然而，在过去的 40 年里，全椎间盘置换术（TDR）中出现了 3 种基本设计 [16]。这 3 种设计理念导致了 3 种不同假肢装置的开发：PRESTIGE（Medtronic，Inc.）、BRYAN（Medtronic，Inc.）和 ProDisc-C（Synthes-Spine，Inc.）。我们将在这里讨论这 3 种植入物，并将其作为评估其他可用植入物的基础知识。

开发不锈钢球人工椎间盘替代品的早期尝试归功于 Ulf Fernstrom，其历史可以追溯到 20 世纪 60 年代。然而，新技术的早期临床随访显示植入物迁移率（88%）和下沉率高得令人无法接受，导致许多外科医生将他们的兴趣转向融合手术[17]。20年后，即1989年，英国布里斯托尔弗伦凯医院的B. H. Cummins开发了第一个现代颈椎间盘置换术模型。该新设备由两块316L不锈钢组成，采用金属对金属球窝设计。锚固系统由两个前螺钉组成，将装置固定到椎体上。不幸的是，早期植入物受到螺钉拔出、吞咽困难和植入物松动的高发生率的困扰[18]。

第二代装置是在最初的康明斯假体的基础上于1998年开发出来的，名为Frenchay人工椎间盘。该装置的前部轮廓、锁定螺钉系统和关节面均经过完全重新设计，并被Medtronic，Inc收购。更名为PRESTIGE I Disc。对种植体的多次重新设计催生了第四代系统PRESTIGE ST，以及最近的第五代PRESTIGE LP（低轮廓）椎间盘。尽管金属对金属的设计尚未修改，但PRESTIGE ST的铰接机构已更改为耦合的半约束系统。较新的PRESTIGE LP型号由钛陶瓷复合材料制成，并配有两个终板导轨，可在椎体中提供额外的固定强度。

BRYAN人工椎间盘（Medtronic，Inc）是由来自西雅图的美国神经外科医生Vincent Bryan于20世纪90年代设计的。BRYAN人工椎间盘的概念和设计与Bristol/PRODISC系列完全不同。该装置由两个钛合金终板组成，并与聚氨酯芯铰接。两个钛板通过多孔钛层固定到骨头上，并通过铣削空腔中假体的紧密脚来实现稳定性。该植入物已在欧洲进行了广泛测试，并于2009年5月获得美国FDA批准。

金属对金属类植入物的第三种替代方案以ProDisc-C装置（Synthes，Inc.）为代表，该装置最近在美国获得使用批准。ProDisc-C系统由法国Thierry Marnay博士开发，由两个带有UHMWPE铰接表面的钴铬钼（cobalt-chrome-molybdenum，CCM）终板组成。它是一种球窝约束假体，具有中央龙骨，可在椎体中提供额外的固定。

其他设备最近也加入了颈椎人工椎间盘置换市场。Kinefex-C椎间盘（Spinal Motion，Inc.）和CerviCore椎间盘（Stryker Spine，Inc.）是金属对金属植入物，而PCM（CerviTech，Inc.）、DISCOVER（DePuy Spine，Inc.）和MOBI-C（LDR，Inc.）是金属–UHMWPE植入物。最近，SIMPLIFY椎间盘（Nuvasive，Inc.）获得FDA批准，可用于单和双椎间盘置换手术。

二、使用说明和禁忌证

考虑CDR而不是标准融合手术（即ACDF）的基本原理在于维持治疗节段的运动并防止邻近节段退化和疾病。CDR的典型候选患者是年轻活跃的成年患者，患有$C_3 \sim T_1$的单节段症状性椎间盘疾病（即神经根病），且后小关节完好。一般禁忌证是椎间盘间隙显著减小（<3mm或<正常椎间盘高度的50%），并伴有该水平的活动丧失[19, 20]、关节突关节骨关节炎、矢状面和冠状面显著畸形平面、明显的节段不稳定和感染。其他相对禁忌证包括类风湿关节炎、肾功能衰竭、骨质疏松症（T评分值<1SD）、癌症和术前皮质类固醇的使用[21]。

对矢状面排列、关节突关节骨关节炎和不稳定性的评估至关重要，应作为每位患者的常规术前评估来进行。颈椎的标准X线胶片（即正位图和侧位图）和屈伸研究通常足以阐明指数水平的残余运动程度以及后关节中是否存在骨关节炎变化。

CDR在轴性颈痛患者中的作用尚未明确，因此没有神经系统症状的椎间盘病理不应被视为CDR的适应证。欧洲和美国的试验已纳入因椎间盘突出症（软或硬）、椎间孔骨赘以及颈椎病导致的1级或2级颈神经根病患者。根据我们的临床经验，硬椎间盘突出症的存在应被视为TDR的相对禁忌证，因为经常需要更广泛地破坏终板以获得满意的椎管间隙。在欧洲和北美的试验中，入组的患者患有神经根病（77%～93%），而不是颈椎管狭窄/脊髓病。TDR在脊髓型颈椎病中的作用仍存在争议[22-24]。根据作者的临床经验，脊髓型颈椎病患者应避免颈椎TDR。椎管的完全清理和脊髓的广泛减压是脊髓型颈椎病手术的首要任务，而实现牢固稳定的融合是减压远期成功的最佳保证。

表 10-2 总结了颈椎 TDR 最常见的适应证、相对指征和禁忌证。最近对 464 名连续接受颈椎手术的患者进行的一项分析显示，这些患者由 3 名 CDR 专业外科医生在一个中心进行治疗，符合 CDR 的患者比例为 76.7%。不执行 CDR 的最常见原因是：可能会损害节段稳定性和（或）CDR 功能（13.79%）、保险拒绝承保（3.23%），以及 CDR 无法解决的畸形 / 驼背（2.80%）。0.43% 的病例中骨质疏松症也被视为禁忌证。据报道，有 2 例术中意外地发现将 CDR 转换成了 ACDF，原因是：①椎体终板质量差；②前下椎体斜切，植入物移位风险高 [25]。

三、临床研究

（一）BRYAN 人工椎间盘

BRYAN 人工椎间盘在颈椎 TDR 设备中拥有最长的临床和放射学随访时间。Goffin 及其同事于 2002 年发表了关于该设备的第一个多中心研究，作为欧洲前瞻性多中心试验的一部分 [26]。该研究纳入了 60 名患有颈神经根病或局灶性脊髓病的患者，这些患者对至少 6 周的保守治疗无反应。排除标准是存在单轴颈部疼痛、颈椎错位、既往颈部手术和颈椎不稳。本研究仅使用单层植入物，6 个月和 1 年的临床成功率分别为 86% 和 90%。由于缺乏对照组，作者根据文献假设 ACDF 手术的成功率目标水平为 85%。随访时失访的患者数量较多，1 年随访时仅剩 30 名患者。

没有检测到与植入物直接相关的并发症。然而，3 名患者接受了椎前血肿引流翻修手术、后路椎间孔切开术以消除残余压迫，以及后路椎板切除术以消除残余脊髓压迫症状。

在第二项研究中，Goffin 及其同事 [27] 将他们最初的研究扩展到了第二组接受两节段 TDR 治疗的患者。该研究报道了单水平组 103 名患者和两水平组 43 名患者 2 年随访的结果。单水平组在 6 个月、1 年和 2 年随访时的成功率分别为 90%、86% 和 90%。两级组的患者 6 个月时的成功率为 82%，1 年时的成功率为 96%。在第二项研究中，没有报道装置故障或下沉，并且记录的屈伸中每个水平的平均术后运动范围为 7.9°。87.8% 的单节段患者和 85.7% 的两节段患者保持运动。共报道并发症 4 例，包括椎前血肿 1 例、硬膜外血肿 1 例、咽食管损伤 1 例、残余神经根受压 1 例。

Sasso 及其同事于 2007 年和 2008 年出版了第一份关于北美 BRYAN 人工椎间盘经验的详尽报道 [28, 29]。作者对 115 名患者进行了一项前瞻性、三中心、随机试验，这些患者按 1∶1 的比例随机接受椎间盘置换术、ACDF 和钢板手术。纳入标准与欧洲研究相似，包括因单节段椎间盘退变而患有神经根型颈椎病和局灶性脊髓病且症状对保守治疗无反应的患者。99 名患者的随访时间为 2 年。作者报道中称，关节成形术组的手术时间较长（1.7h vs. 1h），但椎间盘置换组在 12 个月和 24 个月时的 NDI 显著较低（11 vs. 20，$P=0.005$）。对 1 年和 2 年手臂疼痛的分析也

表 10-2 颈椎全椎间盘置换术最常见的适应证、相对适应证和禁忌证		
适应证	**相对适应证**	**禁忌证**
软椎间盘突出引起的神经根病	• 硬椎间盘突出引起的神经根病 • 椎间盘突出引起的脊髓病 • 椎间孔骨赘引起的神经根病	• 关节骺关节骨关节炎 • 颈椎矢状位错位 • 节段不稳定 • 感染 • 既往后路手术史 • 后纵韧带骨化

有利于关节置换组，其 VAS 评分显著较低（14 vs. 28，*P*=0.014）。据报道，24 个月时，椎间盘置换组的每个节段的平均屈伸伸展范围为 7.9°，而融合组为 0.6°。没有发现与植入物相关的并发症，也没有异位骨化。6 名患者在随访期间接受了额外手术，其中 4 名患者为对照组，2 名患者为 BRYA 人工椎间盘组。4 名患者（对照组 2 名，BRYAN 组 2 名）因邻近节段退变接受了新的 ACDF 手术。

2011 年，Sasso 等发表了 BRYAN 人工椎间盘的 FDA IDE 批准试验结果[30]，该研究被设计为一项非劣效性试验，将总共 582 名患者随机分为两组（即 ACDF 与 CDR）。4 年时 BRYAN 人工椎间盘手术的总体成功率（85.1%）明显优于 ACDF 手术（72.5%，*P*=0.004）。此外，BRYAN 人工颈椎椎间盘（4 年平均 NDI，13.2）的颈部残疾指数改善高于 ACDF（4 年平均 NDI，19.8，*P*<0.001）。在长达 48 个月的随访中，关节置换组有 9 名患者（3.7%）和融合组有 10 名患者（4.5%）必须接受二次手术；两组间差异无统计学意义。有趣的是，两组的邻近节段手术率也相似，但没有统计学意义（4.1%）[30]。Lavelle 等报道了同一组患者的 10 年结果。2019 年，尽管最初的 582 名患者中只有 232 名患者可用。BRYAN 人工椎间盘组的总体成功率显著较高（81.3% vs. 66.3%，*P*=0.005），并且 BRYAN 组的相邻节段二次手术率较低（9.7 vs. 15.8%，*P*=0.146）。BRYAN 组指数水平的 ROM 为 8.7°[31]。

在最近的一项研究中，BRYA 人工椎间盘 18 年的随访数据由单个中心报道[32]。在最近一次随访时，56% 的患者注意到指数水平的残余运动，平均运动范围从术前的 10.1° 下降到最后一次随访时的 6.1°。最近一次随访时邻近节段退化和异位骨化率分别为 77.1% 和 73%；没有提供该队列中再手术率的数据[32]。

（二）ProDisc-C

由于 Murrey 及其同事的 IDE 研究报道的良好结果，ProDisc-C 植入物已获得美国 FDA 批准

用于单节段椎间盘置换术[33]。Bertagnoli 等的一项早期研究[34]报道了 27 名接受单节段 ProDisc-C 植入治疗的患者 1 年随访的结果。随访 1 年后，患者症状持续改善，NDI 和 VAS 评分下降。没有报道装置并发症。

实际的 FDA 批准研究于 2009 年发表[33]。这是一项针对单级病理患者进行的前瞻性、多中心、随机对照试验。采用 1∶1 随机方案，106 例患者随机分为 ACDF 组，103 例患者分为关节置换组。术后 3 个月、6 个月、12 个月、18 个月和 24 个月记录 VAS、NDI 和 SF-36 评分。手术后，两组的临床结果指标均显著改善，并且结果在最终随访中得以维持。关节置换组将活动范围维持在指数水平的 84.4%。总体而言，ProDisc-C 组的结果与 ACDF 组相当或略优于 ACDF 组，尽管并发症发生率存在统计学上的显著差异。在融合组中，8.5% 的患者需要再次手术、翻修或补充固定，而 ProDisc-C 组中这一比例为 1.8%（*P*=0.033）。

两个独立小组最近发表了 ProDisc-C 假体的长期结果[35, 36]。Zhao 等报道了 27 名接受单节段 ProDisc-C 关节置换术治疗的患者 10 年随访结果。最终随访时，指数水平的平均运动范围为 6.6°±3.5°。74% 的患者出现异位骨化（根据 McAfee 的分类，12 个级别被分类为Ⅲ级）。3 名患者（11.1%）出现 ASD 疾病，伴有复发性神经根病和（或）脊髓病，并接受了再次手术（即 2 例 CDR 手术和 1 例颈椎椎板成形术）[35]。Zigler 等报道了 535 名接受单节段、两节段和混合节段（即 ACDF 和相邻节段 CDR）患者的再手术率，中位随访时间为 77 个月。535 名患者中有 30 名（5.6%）进行了再次手术，其中包括 3 名转为 ACDF、1 名关节置换术重新定位、21 名 ASD 疾病、1 名骨不连、1 名伤口感染、1 名血肿以及 2 名接受刺激器控制疼痛的患者。对于与设备故障相关的问题没有进行重新手术[36]。

（三）PRESTIGE Disc

Cummins/Bristol 装置是 PRESTIGE 系列椎间盘置换术的前身。Cummins 椎间盘的开发是

为了解决先前融合或患有 Klippel-Feil 综合征的患者的椎间盘退变问题。关于该装置的第一项研究招募了 20 名患者，结果显示，5 年后，88.9% 的患者的临床症状得到了显著改善并保持了运动能力。不幸的是，据报道并发症发生率很高，包括螺钉松动、植入物松动、吞咽困难和短暂性偏瘫。

PRESTIGE Ⅰ 和 Ⅱ 椎间盘是根据原 Cummins 椎间盘的演变而开发的。PRESTIGE Ⅰ 椎间盘的临床结果由 Wigfeld 及其同事于 2002 年发表。共有 15 名患者参加了一项前瞻性非随机试验 [37]。纳入标准包括患有颈神经根病或继发于颈椎间盘突出症或椎间孔骨赘的单节段脊髓病的患者。作者没有报道明显的并发症，并且所有患者在术后 2 年均表现出运动指数保持在较好的水平。平均屈伸 ROM 为 6.5°，平均前后平移为 2mm。ODI、NDI 和 SF-36 记录了临床改善，但由于患者数量较少，没有进行有价值的统计分析。

Mummaneni 及其同事于 2007 年发表了有关 PRESTIGE ST 椎间盘临床安全性和有效性的最佳可用数据 [38]。该报道的数据也作为目前 FDA 在美国批准该设备的基础。该研究是一项前瞻性 1 : 1 随机试验，受试者接受单节段椎间盘置换术或单节段 ACDF。共有 541 名患者入组，其中 PRESTIGE ST 组 276 名患者，ACDF 组 265 名患者。研究显示，第 12 个月和第 24 个月时，研究组的 NDI 提高了两个点。关节置换术组在 12 个月和 24 个月时 SF-36 问卷评分以及 VAS 评分的改善较高。介入组（5 次翻修手术）的翻修手术率低于融合组（23 次翻修手术），没有装置故障或并发症，2 年平均运动保持为 7°。PRESTIGE LP 椎间盘置换术已于 2014 年 7 月获得 FDA 批准用于患者。

2019 年，Gornet 等报道了 PRESTIGE LP 椎间盘置换术 10 年的结果 [39]。CDR 组患者报告的结果和神经功能评分保持稳定。指数水平的翻修手术率为 10.3%（9 名患者），而 4 名患者（7.8%）报告了严重的植入物不良事件。CDR 组的邻近节段二次手术率为 13.8%，异位骨化的发生率从 2 年时的 1.2% 增加到 10 年时的 9.0% [39]。

McAfee 及其同事总结了有关在临床实践中使用颈椎间盘置换术的最佳可用证据。作者研究了四项使用 BRYAN、PRESTIGE、ProDisc-C 和 PCM 植入物的前瞻性随机对照 FDA IDE 试验的报告结果。1226 名患者 24 个月时的数据可用于分析。结果显示，ACDF 患者的总体成功率为 70.8%，关节置换术组的总体成功率为 77.6%（P=0.007），因此有利于最后一种治疗。24 个月时，所有临床子成分（即颈部残疾指数、神经系统状态和生存率）的分析也倾向于关节置换术而不是 ACDF 手术。PRESTIGE 组的成功率为 90.9%，ProDisc-C 组的成功率为 98.1%。颈椎关节置换术组的平均成功率为 96.6%，ACDF 患者的成功率为 93.4%。在 FDA IDE 试验报告中，ACDF 手术的不良结果（总体成功率为 70.8%）受到了一些批评。正如该研究的作者所指出的，人们普遍认为融合患者的成功率要高得多，这削弱了人们对这些试验结果的信心。FDA 对成功定义的标准比 ACDF 手术观察性研究中传统报道的标准严格得多。这可能是控制融合组的结果低于预期的原因；综合这些数据表明，24 个月时颈椎间盘置换术在临床上至少与融合术一样成功 [40]。

四、并发症

CDR 手术后的并发症可分为：手术相关、植入相关或颈椎生理生物力学的变化。CDR 手术与 ACDF 手术具有相同的手术方法相关风险。在 Hui 等最近的一项 Meta 分析中。总共包括 3223 名患者，CDR 术后并发症的汇总发生率较低，范围为 0.8%～4.7% [41]。最常见的并发症包括术中硬脑膜撕裂（0.9%）、术后吞咽困难（5.4%）、神经系统不良事件（5.0%）和术中血管损伤（1.1%）[41]。Fountas 等的回顾性评论中。在 1015 例原发性一级、二级和三级 ACDF 和 CDR 手术病例中，报道的死亡率为 0.1%；9.5% 的患者术后出现吞咽困难，3.1% 出现喉返神经麻痹，2.4% 出现椎前血肿，0.5% 出现硬脑膜穿孔，0.1% 出现膜破裂，0.1% 出现伤口感染[42]。最近的证据表明 ACDF 和 CDR 手术之间手术相关并发症的发生率相似[43]。

与植入物相关的并发症是 CDR 特有的，并且已被多位作者报道。Goffn 及其同事报道了 146 名患者总共出现 4 例植入物并发症（3 例下沉和 1 例种植体移位）。植入物失败与终板铣削和植入物定位不当有关[27]。一般建议是避免骨质疏松患者进行 CDR，因为植入物下沉的风险增加，并且植入物对邻近骨的应力屏蔽作用可能会增加。每个患者还应该使用最大的可用和可能的植入物，以增加植入物的负载分配面积。值得注意的是，据我们所知，迄今为止还没有因颈椎关节置换术导致后移和神经损害的病例报道。此外，一些笼骨植入物在植入物插入过程中存在椎体骨折的风险。Datta 及其同事报道了在插入笼骨植入物期间发生 C_6 椎体骨折的病例[44]。同样，Shim 及其同事描述了一个撕脱性骨折的病例[45] 在最近一项涉及 3223 名患者的 Meta 分析中，Prestige-LP（2.0%，范围 0%～4.1%）、Bryan（1.3%，范围 0%～2.9%）、Discover（5.1%，范围 2.2%～8.1%）、ProDisc-C（0.9%，范围 0%～2.6%）和 Mobi-C（2.0%，范围 0.4%～3.6%）关节置换术进行了比较。短期（即 <2 年）的合并植入物相关并发症为 2%，中期（即 >2 年和 <5 年）为 1.5%，长期（即 >5 年）为 1.7%。总体而言，不同类型的植入物之间没有发现显著差异。

HO 和前路强直是颈椎间盘置换手术已知且可怕的并发症。HO 通常根据 McAfee 等进行分类。分为四个等级（表 10-3）[46]。Leung 等的早期报道，BRYAN 椎间盘关节置换术的多中心研究显示 HO 的发生率为 17.8%（16 名患者）[47]。同样，Mehren 等报道，在 54 名接受 ProDisc-C 治疗的患者的病例系列中，术后 4 年中度（Ⅲ级）HO 的发生率为 10.4%，而 7 例（9.1%）在 1 年时治疗节段自发融合手术后[48]。根据最近的 Meta 分析，CDR 后 HO 的累积发生率为 32.5%[49]。1 级 HO 的患病率估计为 5.4%，2 级为 8.4%，3 级

表 10-3	颈椎间盘置换术中异位骨化（HO）的 McAfee 分级 [46]
分级	表　现
0 级	缺乏 HO
1 级	HO 存在于椎体前方，但不在解剖椎间盘间隙中
2 级	椎间盘间隙中存在 HO，可能会影响假体的功能
3 级	桥接 HO 与假体的运动仍然存在
4 级	节段完全融合，没有屈曲 / 伸展运动

为 5.6%，4 级为 3.8%。Kinefex-C（汇总患病率 62.4%）和 Secure-C（汇总患病率 74.2%）假体表现出更高的 HO 总体发生率。相比之下，M6-C（汇总患病率 1.7%）、Prestige ST（汇总患病率 1.7%）和 PCM（汇总患病率 0.4%）与 HO 总体患病率相比，HO 发生率较低。据报道，HO 患病率随着随访时间的延长而总体增加[49]。CDR 这种并发症的病因仍不清楚。一些作者推测，颈长肌的广泛解剖可能是一个促成因素，而另一些作者则认为应考虑广泛的终板铣削。发生 HO 的危险因素包括男性、单水平 CDR 和年龄[47]。年龄对 HO 风险的影响仍存在争议。Hui 等在一项涉及 3223 名患者的 Meta 分析中，报道了年龄与 HO 风险之间的负相关关系[41]。非甾体抗炎药（non-steroidal anti-inflammatory drug，NSAID）已被证明可有效预防髋关节置换术中的 HO，同样，一些作者也建议在颈椎 TDR 中使用非甾体抗炎药来预防这种并发症。标准方案要求在手术后服用 NSAID 两周，尽管这种做法仍未得到确凿证据的支持[50, 51]。

"无菌性松动"或全关节置换术的失败是普通骨科中聚合物植入物的一个众所周知的现象。CDR 手术也有种植体周围骨溶解的报道[52-55]。病因很可能是多因素的，例如慢性感染、免疫介导的炎症、血管损害和应激屏蔽。大多数术后出现种植体周围骨溶解的患者没有症状。但少数患

者可能会出现新发的疼痛、神经功能缺陷和（或）脊柱畸形（例如指数水平的脊柱后凸）。据报道，CDR 后颈椎骨质溶解的发生率为 4.2%～63.7%，并且手术次数越多，发生率似乎越高[53, 54, 56]。在最近的一项 Meta 分析中，确定了颈椎骨质溶解的两种临床模式。据报道，第一种模式是在手术后早期观察到轻度骨质溶解，但很少进展超过 1 年。观察到的第二种模式是骨溶解更加明显，并且可能在手术后长达 4 年发展。Cavanaugh 及其同事报道了一个病例，在进行 CDR 修订后发现局部慢性炎症反应，患者还出现了对金属离子的迟发性超敏反应[57]。

最近，Guyer 及其同事报道了 4 例金属对金属 CDR 早期失败的病例，表现为疼痛和（或）神经根症状恶化。腰椎 CDR 3 例，颈椎 CDR 1 例，所有患者均行后路减压、前路取出植入物。在颈椎病病例中，作者观察到植入物周围存在灰色软组织，提示金属沉积[58]。Goffin 还报道了一个使用 BRYAN 假体的类似病例，其中慢性炎症反应导致骨溶解和植入物松动。Lebl 等最近发表了一个病例系列，其中包含 30 个 ProDisc-C 植入物，并使用光学体视显微镜、扫描电子显微镜和 X 线进行了移除和分析。80% 的种植体存在后终板 – 终板撞击。尽管没有观察到背面磨损，但 23% 的植入物发生了第三方磨损[59]。根据目前的证据，对于 CDR 手术后无症状的早期骨质溶解的病例，应采取警惕的方法，不要进行手术。对于有症状（即颈部疼痛、颈神经根病）和进行性 CDR 骨溶解的病例，应进行翻修手术，去除植入物和 ACDF 或椎体切除术并进行最终融合。

颈椎关节置换术的目的是保持相应水平的运动并避免相邻节段的机械过载。脊柱的矢状排列对于确定椎间盘和后关节的负载分布至关重要。多项研究报道术后后凸是颈椎 CDR 的不良事件[60, 61]。Troyanovich 及其同事已经证明，后凸水平的相邻节段会出现代偿性脊柱前凸和加速退化[62]。脊柱后凸可能是由于术前颈椎生理前凸丧失引起的，也可能是由于终板不对称铣削、植

入物插入角度错误或假体尺寸过小引起的[63]。近年来进行了多项 Meta 分析，比较了 ACDF 和 CDR 手术之间的 AS 退化和 ASD 疾病发生率，并得出了对比结果。最近的两项 Meta 分析表明，CDR 在降低中短期随访中 AS 退化发生率方面优于 ACDF[64, 65]，而其他作者发现与 ACDF 相比，CDR 可以显著降低 ASD 疾病发生率[66, 67]。

据报道，CDR 后 5 年随访中 AS 退化的患病率为 36%，长期随访（即 >5 年）颈椎二次手术的总患病率为 4.5%。再次手术的主要适应证是假关节、新发脊髓病或神经根病；而邻近节段手术的指征是男性 ASD 疾病[41]。CDR 手术在指数或邻近水平再次手术的总体风险（6%）低于 ACDF（12%），导致再次手术减少 50%[68]。

五、生物力学

颈椎 CDR 的主要目的是维持相应水平的节段运动并避免邻近节段退化。几项研究表明，邻近融合的节段会出现代偿性运动增加和椎间盘内压力升高[12, 69, 70]。这些变化被认为是融合后邻近节段退化 / 邻近节段疾病发病率增加的基础。因此，颈椎 CDR 最重要的目的是恢复治疗节段的生理节段运动。每个颈椎运动节段由 3 个关节组成，前面的椎间盘和后面的 2 个关节突关节。韧带为运动部分提供额外的稳定性，并有助于防止极端运动。正常的颈椎表现出屈伸运动以及一些前向平移。运动中心在屈曲 – 伸展过程中是可移动的，以适应前后平移。运动约束也会随着屈伸扩展而改变。在屈曲中，负载施加到椎间盘和后关节"解锁"，减少它们的约束作用。在伸展过程中，负载施加在后关节上，这也会"锁定"并限制可能的运动量。因此，从力学角度来看，实现后关节与椎间盘之间的正确平衡极为重要。

体内和体外研究证实了这些关于颈椎运动的想法。与术前或完整状态相比，TDR 已被证明可以维持指数级矢状运动、平移、侧屈与旋转的耦合运动、椎间盘间隙高度和旋转中心[71]。然而，许多人工椎间盘均可用于 CDR，并且由于每

种植入物设计的独特性，并非所有人工椎间盘设计都具有相同的机械性能。椎间盘设计在旋转轴平移（受约束、半受约束、无约束）、运动范围（屈曲 / 伸展、旋转和侧屈）、材料（钛、羟基磷灰石涂层、钴铬合金、超高分子量聚乙烯和聚氨酯）、移动部件的数量以及整体设计的封装（开放式与封闭式）方面差异很大。生物力学研究表明，植入物设计中的一些重要差异可以显著影响假体的体内生物力学行为。三种最常见和广泛研究的设计是：① Prestige LP，一种开放式两件式半约束设计，具有金属对金属铰接；② ProDisc C，一种开放式两件式半约束设计。聚合物金属铰接的约束设计；③ Bryan 人工椎间盘，一种封闭式一体式、无约束（无固定核心或旋转中心）设计，具有盐水润滑的聚氨酯核心。在最近的一项计算机研究中，对所有三种设计进行了比较[72]。Prestige LP 和 ProDisc C 被证明可以将运动增加到超生理范围，并增加指数水平的小关节力。相比之下，Bryan 椎间盘被证明可以减少指数水平小关节的力，而且与指数水平的生理椎间盘和相邻水平的超生理运动相比，也减少了屈曲运动[72]。

六、成本分析

在完成 FDA 研究设备豁免（investigational device exemption，IDE）研究后，总共有 7 个颈椎间盘置换（cervical disc replacement，CDR）系统已获得 FDA 批准，而且 CDR 正在成为治疗神经根型颈椎病越来越流行的技术[16, 73]。一个常见的批评是，新颖的手术技术和设备往往比传统技术更昂贵，而其功效尚未得到证实。理想情况下，最好的干预措施不仅可以优化结果，而且还有助于长期抑制医疗保健支出。在美国，单节段颈椎间盘置换植入物的平均成本约为 4000 美元，而颈椎椎间融合器和前路钢板的成本为 2500 美元[74]。CDR 技术的目标市场是巨大的。仅在美国，每年总共进行 450 000 例颈椎和腰椎融合手术，保守估计其中 47.9% 的患者适合进行运动保

留手术。2010 年该市场部分的预计年收入为 21.8 亿美元[74]。

由于 ACDF 和 CDR 之间的住院时间、治疗方案、药物使用、影像学、围术期并发症和再入院率相当，因此 CDR 手术节省成本的最大驱动因素是邻近节段疾病导致的二次手术率降低[75]。比较 ACDF 和 CDR 的早期成本分析研究使用从不同来源收集的数据。2013 年，Qureshi 等使用来自全国住院患者样本和医疗保险报销数据的结果数据，对单级 CDR 与 ACDF 手术进行了成本效益分析。作者假设 ACDF 1 年平均失败率（假关节或硬件故障）为 5%，邻近组织疾病发生率为 3%。假设 1 年椎间盘置换术的失败率在 0%～2%。在最近对 CDR 与 ACDF 的四项随机试验进行的 Meta 分析的支持下，作者还将 CDR 的效用值指定为 0.9（范围 0～1），而 ACDF 的效用值稍低，为 0.8。据作者称，椎间盘置换手术的终生总成本为 11 987 美元，而 ACDF 的终生成本为 16 823 美元。颈椎间盘置换术导致一代 QALY 为 3.94，而 ACDF 则为 1.92[76]。Warren 等使用 ProDisc C IDE 研究的数据发现 ACDF 手术比 CDR 更昂贵（16 162 美元 vs. 13 171 美元），但在 2 年 QALY 增加方面更有效[77]。

尽管实际成本估算极其困难，并且在不同的医疗保健系统和环境中差异很大，但在过去 10 年中，比较 CDR 与 ACDF 的成本效益研究已变得越来越复杂。2016 年，Radcliff 等使用来自医疗保健付款人的单个数据集（Blue Health Intelligence）进行了成本最小化分析。作者发现，与 ACDF 患者相比，CDR 患者的手术费用和院后医疗资源使用方面的付款人支出率有所降低（29.679 美元 vs. 42.486 美元，7 年期间 P＜0.05）。即使排除指数级手术费用，CDR 患者在 36 个月内每个成员每月的支出也较低。此外，CDR 患者的再次手术率较低[78]。此外，还记录了正常治疗过程之外的介入性疼痛手术和术后物理治疗。作者发现 ACDF 和 CDR 7 年的累计成本分别为 42.486 美元和 29.697 美元。效用评分测量表明，

7 年时 CDR 的 QALY 比 ACDF 有所改善（4.36 ACDF vs. 4.52 CDR）。因此，CDR 是一种占主导地位的策略，因为它被发现成本更低，但也更有效[78]。很明显，CDR 成本节省的最大驱动力是二次手术率的降低；通过更长期的后续研究，CDR 的经济利益可能会被放大。

结论

在过去的 30 年里，颈椎间盘置换术已经从单纯的假设发展到临床现实。人工椎间盘替代的概念已被世界各地许多脊柱外科医生和中心所接受。早期的失败和并发症促进了对颈椎生物力学和更好植入物设计的更多研究。生物力学研究还证实，椎间盘置换术可以减少相邻运动节段所承受的压力，并且基于这一观察结果，该技术有望减少相邻节段退变和疾病的发生率。现有的长期临床研究表明，颈椎关节置换术提供了与普遍接受的融合"权威标准"相似的结果，在某些情况下甚至更好。尽管如此，从长远来看，CDR 对减少邻近节段手术的影响是否显著仍存在争议。随着脊柱外科医生、行业和患者对非融合技术的兴趣不断增加，颈椎间盘置换术在未来几年仍将是脊柱外科研究的一个活跃且富有成果的领域。

参考文献

[1] Bohlman HH, Emery SE, Goodfellow DB, Jones PK. Robinson anterior cervical discectomy and arthrodesis for cervical radiculopathy. Long-term follow-up of one hundred and twenty-two patients. J Bone Joint Surg Am. 1993;75(9):1298-307. Available from http://www.ncbi.nlm.nih.gov/pubmed/8408151.

[2] Cho SK, Riew KD. Adjacent segment disease following cervical spine surgery. J Am Acad Orthop Surg. 2013;21(1):3-11. Available from http://www.ncbi.nlm.nih.gov/pubmed/23281466.

[3] Hilibrand AS, Carlson GD, Palumbo MA, Jones PK, Bohlman HH. Radiculopathy and myelopathy at segments adjacent to the site of a previous anterior cervical arthrodesis. J Bone Joint Surg Am. 1999;81(4):519-28. Available from http://www.ejbjs.org/cgi/content/full/81/4/519.

[4] Goffin J, Geusens E, Vantomme N, Quintens E, Waerzeggers Y, Depreitere B, et al. Long-term follow-up after interbody fusion of the cervical spine. J Spinal Disord Tech. 2004;17(2):79-85. Available from http://www.ncbi.nlm.nih.gov/pubmed/15260088.

[5] Williams JL, Allen MB, Harkess JW. Late results of cervical discectomy and interbody fusion: some factors influencing the results. J Bone Joint Surg Am. 1968;50(2):277-86. Available from http://www.ncbi.nlm.nih.gov/pubmed/5642817.

[6] Boden SD, McCowin PR, Davis DO, Dina TS, Mark AS, Wiesel S. Abnormal magnetic-resonance scans of the cervical spine in asymptomatic subjects. A prospective investigation. J Bone Joint Surg Am. 1990;72(8):1178-84. Available from http://www.ncbi.nlm.nih.gov/pubmed/2398088.

[7] Henderson CM, Hennessy RG, Shuey HM, Shackelford EG. Posterior-lateral foraminotomy as an exclusive operative technique for cervical radiculopathy: a review of 846 consecutively operated cases. Neurosurgery. 1983;13(5):504-12. Available from http://www.ncbi.nlm.nih.gov/pubmed/6316196.

[8] Nassr A, Lee JY, Bashir RS, Rihn JA, Eck JC, Kang JD, et al. Does incorrect level needle localization during anterior cervical discectomy and fusion lead to accelerated disc degeneration? Spine (Phila Pa 1976). 2009;34(2):189-92. Available from http://www.ncbi.nlm.nih.gov/pubmed/19139670.

[9] Kim HJ, Kelly MP, Ely CG, Dettori JR, Riew KD. The risk of adjacent-level ossification development after surgery in the cervical spine: are there factors that affect the risk? A systematic review. Spine (Phila Pa 1976). 2012;37(22 Suppl):S65-74. Available from http://www.ncbi.nlm.nih.gov/pubmed/22872223.

[10] Park J-B, Cho Y-S, Riew KD. Development of adjacent-level ossification in patients with an anterior cervical plate. J Bone Joint Surg Am. 2005;87(3):558-63. Available from http://www.ncbi.nlm.nih.gov/pubmed/15741622.

[11] Hilibrand AS, Carlson GD, Palumbo MA, Jones PK, Bohlman HH. Radiculopathy and myelopathy at segments adjacent to the site of a previous anterior cervical arthrodesis. J Bone Joint Surg Am. 1999;81(4):519-28. Available from http://www.ncbi.nlm.nih.gov/pubmed/10225797.

[12] Dmitriev AE, Cunningham BW, Hu N, Sell G, Vigna F, McAfee PC. Adjacent level intradiscal pressure and segmental kinematics following a cervical total disc arthroplasty: an in vitro human cadaveric model. Spine (Phila Pa 1976). 2005;30(10):1165-72. Available from http://www.ncbi.nlm.nih.gov/pubmed/15897831.

[13] Yang X, Bartels RHMA, Donk R, Arts MP, Goedmakers CMW, Vleggeert-Lankamp CLA. The association of cervical sagittal alignment with adjacent segment degeneration. Eur Spine J. 2020;29(11):2655-64. Available from http://www.ncbi.nlm.nih.gov/pubmed/31606815.

[14] Liang Y, Xu S, Yu G, Zhu Z, Liu H. Cervical spine alignment and clinical outcomes after multilevel anterior cervical decompression and fusion with or without plate: a minimal 5-year follow-up of a CONSORT-compliant article. Medicine (Baltimore). 2021;100(30):e26126. Available from http://www. ncbi.nlm.nih.gov/pubmed/34397682.

[15] Teo SJ, Goh GS, Yeo W, Chen JL-T, Soh RCC. The relationship between cervical sagittal balance and adjacent segment disease after three-level anterior cervical discectomy and fusion. Clin spine Surg. 2021; https://doi. org/10.1097/BSD.0000000000001135. Available from http://www.ncbi.nlm.nih.gov/pubmed/33560012.

[16] Baaj AA, Uribe JS, Vale FL, Preul MC, Crawford NR. History of cervical disc arthroplasty. Neurosurg Focus. 2009;27(3):E10. Available from http://www. ncbi.nlm.nih. gov/pubmed/19722812.

[17] Fernström U. Arthroplasty with intercorporal endoprothesis in herniated disc and in painful disc. Acta Chir Scand Suppl. 1966;357:154-9. Available from http://www.ncbi.nlm.nih. gov/pubmed/5227072.

[18] Cummins BH, Robertson JT, Gill SS. Surgical experience with an implanted artificial cervical joint. J Neurosurg. 1998;88(6):943-8. Available from http://www.ncbi.nlm.nih. gov/pubmed/9609285.

[19] Ding D, Shaffrey ME. Cervical disk arthroplasty: patient selection. Clin Neurosurg. 2012;59:91-7. Available from http://www.ncbi.nlm.nih.gov/pubmed/22960519.

[20] Tu T-H, Lee C-Y, Kuo C-H, Wu J-C, Chang H-K, Fay L-Y, et al. Cervical disc arthroplasty for less-mobile discs. J Neurosurg Spine. 2019;31(3):310-6. Available from http:// www.ncbi.nlm.nih.gov/pubmed/31075765.

[21] Duggal N, Pickett GE, Mitsis DK, Keller JL. Early clinical and biomechanical results following cervical arthroplasty. Neurosurg Focus. 2004;17(3):E9. Available from http:// www.ncbi.nlm.nih.gov/pubmed/15636565.

[22] Sekhon LHS. Cervical arthroplasty in the management of spondylotic myelopathy: 18-month results. Neurosurg Focus. 2004;17(3):E8. Available from http://www.ncbi.nlm. nih.gov/pubmed/15636564.

[23] Fay L-Y, Huang W-C, Wu J-C, Chang H-K, Tsai T-Y, Ko C-C, et al. Arthroplasty for cervical spondylotic myelopathy: similar results to patients with only radiculopathy at 3 years' follow-up. J Neurosurg Spine. 2014;21(3):400-10. Available from http://www.ncbi.nlm.nih.gov/pubmed/24926929.

[24] Han X, He D, Zhang N, Song Q, Wang J, Tian W. Comparison of 10-year outcomes of bryan cervical disc arthroplasty for myelopathy and radiculopathy. Orthop Surg. 2019;11(6):1127-34. Available from http://www.ncbi.nlm. nih.gov/pubmed/31762194.

[25] Guyer RD, Ohnmeiss DD, Blumenthal SL, Zigler JE. In which cases do surgeons specializing in total disc replacement perform fusion in patients with cervical spine symptoms? Eur Spine J. 2020;29(11):2665-9. Available from http://www.ncbi.nlm.nih.gov/pubmed/31897732.

[26] Goffin J, Casey A, Kehr P, Liebig K, Lind B, Logroscino C, et al. Preliminary clinical experience with the Bryan Cervical Disc Prosthesis. Neurosurgery. 2002;51(3):840-5. Available from http://www.ncbi.nlm.nih.gov/pubmed/12188968.

[27] Goffin J, Van Calenbergh F, van Loon J, Casey A, Kehr P, Liebig K, et al. Intermediate follow-up after treatment of degenerative disc disease with the Bryan Cervical Disc Prosthesis: single-level and bi-level. Spine (Phila Pa 1976). 2003;28(24):2673-8. Available from http://www.ncbi.nlm. nih.gov/pubmed/14673368.

[28] Sasso RC, Smucker JD, Hacker RJ, Heller JG. Artificial disc versus fusion: a prospective, randomized study with 2-year follow-up on 99 patients. Spine (Phila Pa 1976). 2007;32(26):2933-40. Available from http://www.ncbi.nlm. nih.gov/pubmed/18091483.

[29] Sasso RC, Foulk DM, Hahn M. Prospective, randomized trial of metal-on-metal artificial lumbar disc replacement: initial results for treatment of discogenic pain. Spine (Phila Pa 1976). 2008;33(2):123-31. Available from http://www. ncbi.nlm.nih.gov/pubmed/18197095.

[30] Sasso RC, Anderson PA, Riew KD, Heller JG. Results of cervical arthroplasty compared with anterior discectomy and fusion: four-year clinical outcomes in a prospective, randomized controlled trial. J Bone Joint Surg Am. 2011;93(18):1684-92. Available from http://www.ncbi.nlm. nih.gov/pubmed/21938372.

[31] Lavelle WF, Riew KD, Levi AD, Florman JE. Ten-year outcomes of cervical disc replacement with the BRYAN cervical disc: results from a prospective, randomized, controlled clinical trial. Spine (Phila Pa 1976). 2019;44(9):601-8. Available from http://www. ncbi.nlm.nih. gov/pubmed/30325888.

[32] Genitiempo M, Perna A, Santagada DA, Meluzio MC, Proietti L, Bocchi MB, et al. Single-level Bryan cervical disc arthroplasty: evaluation of radiological and clinical outcomes after 18 years of follow-up. Eur Spine J. 2020;29(11):2823-30. Available from http://www.ncbi.nlm. nih.gov/pubmed/32529522.

[33] Murrey D, Janssen M, Delamarter R, Goldstein J, Zigler J, Tay B, et al. Results of the prospective, randomized, controlled multicenter Food and Drug Administration investigational device exemption study of the ProDisc-C total disc replacement versus anterior discectomy and fusion for the treatment of 1-level symptomatic cervi. Spine J. 2009;9(4):275-86. Available from http://www.ncbi.nlm.nih. gov/pubmed/18774751.

[34] Bertagnoli R, Yue JJ, Pfeiffer F, Fenk-Mayer A, Lawrence JP, Kershaw T, et al. Early results after ProDisc-C cervical disc replacement. J Neurosurg Spine. 2005;2(4):403-10. Available from http://www. ncbi.nlm.nih.gov/pubmed/15871478.

[35] Zhao Y, Zhou F, Sun Y, Pan S. Single-level cervical arthroplasty with ProDisc-C artificial disc: 10-year follow-up results in one centre. Eur Spine J. 2020;29(11):2670-4. Available from http://www. ncbi.nlm.nih.gov/pubmed/31489485.

[36] Zigler JE, Guyer RD, Blumenthal SL, Ohnmeiss DD. Analysis of re-operations after cervical total disc replacement in a consecutive series of 535 patients receiving the ProDisc-C device. Eur Spine J. 2020;29(11):2683-7. Available from http://www. ncbi.nlm.nih.gov/pubmed/32277335.

[37] Wigfield CC, Gill SS, Nelson RJ, Metcalf NH, Robertson

JT. The new Frenchay artificial cervical joint: results from a two-year pilot study. Spine (Phila Pa 1976). 2002;27(22):2446-52. Available from http://www.ncbi.nlm. nih.gov/pubmed/12435973.

[38] Mummaneni PV, Burkus JK, Haid RW, Traynelis VC, Zdeblick TA. Clinical and radiographic analysis of cervical disc arthroplasty compared with allograft fusion: a randomized controlled clinical trial. J Neurosurg Spine. 2007;6(3):198-209. Available from http://www.ncbi.nlm. nih.gov/pubmed/17355018.

[39] Gornet MF, Burkus JK, Shaffrey ME, Schranck FW, Copay AG. Cervical disc arthroplasty: 10-year outcomes of the Prestige LP cervical disc at a single level. J Neurosurg Spine. 2019;31(3):317-25. Available from http://www.ncbi. nlm.nih.gov/pubmed/31075769.

[40] McAfee PC, Reah C, Gilder K, Eisermann L, Cunningham B. A meta-analysis of comparative outcomes following cervical arthroplasty or anterior cervical fusion: results from 4 prospective multicenter randomized clinical trials and up to 1226 patients. Spine (Phila Pa 1976). 2012;37(11):943-52. Available from http://www.ncbi.nlm.nih.gov/pubmed/22037535.

[41] Hui N, Phan K, Cheng HMK, Lin Y-H, Mobbs RJ. Complications of cervical total disc replacement and their associations with heterotopic ossification: a systematic review and meta-analysis. Eur Spine J. 2020;29(11):2688-700. Available from http://www.ncbi.nlm.nih.gov/pubmed/32279116.

[42] Fountas KN, Kapsalaki EZ, Nikolakakos LG, Smisson HF, Johnston KW, Grigorian AA, et al. Anterior cervical discectomy and fusion associated complications. Spine (Phila Pa 1976). 2007;32(21):2310-7. Available from http://www.ncbi.nlm.nih.gov/pubmed/17906571.

[43] Kelly MP, Eliasberg CD, Riley MS, Ajiboye RM, SooHoo NF. Reoperation and complications after anterior cervical discectomy and fusion and cervical disc arthroplasty: a study of 52,395 cases. Eur Spine J. 2018;27(6):1432-9. Available from http://www.ncbi.nlm.nih.gov/pubmed/29605899.

[44] Datta JC, Janssen ME, Beckham R, Ponce C. Sagittal split fractures in multilevel cervical arthroplasty using a keeled prosthesis. J Spinal Disord Tech. 2007;20(1):89-92. Available from http://www.ncbi.nlm.nih.gov/pubmed/17285060.

[45] Shim CS, Shin H-D, Lee S-H. Posterior avulsion fracture at adjacent vertebral body during cervical disc replacement with ProDisc-C: a case report. J Spinal Disord Tech. 2007;20(6):468-72. Available from http://www.ncbi.nlm. nih.gov/pubmed/17970189.

[46] McAfee PC, Cunningham BW, Devine J, Williams E, Yu-Yahiro J. Classification of heterotopic ossification (HO) in artificial disk replacement. J Spinal Disord Tech. 2003;16(4):384-9. Available from http://www.ncbi.nlm. gov/pubmed/12902954.

[47] Leung C, Casey AT, Goffin J, Kehr P, Liebig K, Lind B, et al. Clinical significance of heterotopic ossification in cervical disc replacement: a prospective multicenter clinical trial. Neurosurgery. 2005;57(4):759-63. Available from http://www.ncbi.nlm.nih.gov/pubmed/16239889.

[48] Mehren C, Suchomel P, Grochulla F, Barsa P, Sourkova

P, Hradil J, et al. Heterotopic ossification in total cervical artificial disc replacement. Spine (Phila Pa 1976). 2006;31(24):2802-6. Available from http://www.ncbi.nlm. nih.gov/pubmed/17108833.

[49] Hui N, Phan K, Kerferd J, Lee M, Mobbs RJ. Prevalence of and risk factors for heterotopic ossification after cervical total disc replacement: a systematic review and meta-analysis. Glob Spine J. 2020;10(6):790-804. Available from http://www. ncbi.nlm.nih.gov/pubmed/32707022.

[50] Heller JG, Sasso RC, Papadopoulos SM, Anderson PA, Fessler RG, Hacker RJ, et al. Comparison of BRYAN cervical disc arthroplasty with anterior cervical decompression and fusion: clinical and radiographic results of a randomized, controlled, clinical trial. Spine (Phila Pa 1976). 2009;34(2):101-7. Available from http://www.ncbi. nlm.nih.gov/pubmed/19112337.

[51] Chen J, Wang X, Bai W, Shen X, Yuan W. Prevalence of heterotopic ossification after cervical total disc arthroplasty: a meta-analysis. Eur Spine J. 2012;21(4):674-80. Available from http://www.ncbi. nlm.nih.gov/pubmed/22134486.

[52] Tumialán LM, Gluf WM. Progressive vertebral body osteolysis after cervical disc arthroplasty. Spine (Phila Pa 1976). 2011;36(14):E973-8. Available from http://www. ncbi.nlm.nih.gov/pubmed/21289567.

[53] Heo DH, Lee DC, Oh JY, Park CK. Bone loss of vertebral bodies at the operative segment after cervical arthroplasty: a potential complication? Neurosurg Focus. 2017;42(2):E7. Available from http://www.ncbi.nlm.nih. gov/pubmed/28142258.

[54] Kieser DC, Cawley DT, Fujishiro T, Mazas S, Boissière L, Obeid I, et al. Risk factors for anterior bone loss in cervical disc arthroplasty. J Neurosurg Spine. 2018;29(2):123-9. Available from http://www. ncbi.nlm.nih.gov/pubmed/29799314.

[55] Kieser DC, Cawley DT, Fujishiro T, Tavolaro C, Mazas S, Boissiere L, et al. Anterior bone loss in cervical disc arthroplasty. Asian Spine J. 2019;13(1):13-21. Available from http://www.ncbi.nlm.nih.gov/pubmed/30326692.

[56] Hacker FM, Babcock RM, Hacker RJ. Very late complications of cervical arthroplasty: results of 2 controlled randomized prospective studies from a single investigator site. Spine (Phila Pa 1976). 2013;38(26):2223-6. Available from http://www. ncbi.nlm.nih.gov/pubmed/24335628.

[57] Cavanaugh DA, Nunley PD, Kerr EJ, Werner DJ, Jawahar A. Delayed hyper-reactivity to metal ions after cervical disc arthroplasty: a case report and literature review. Spine (Phila Pa 1976). 2009;34(7):E262-5. Available from http://www. ncbi.nlm.nih.gov/pubmed/19333091.

[58] Guyer RD, Shellock J, MacLennan B, Hanscom D, Knight RQ, McCombe P, et al. Early failure of metal-on-metal artificial disc prostheses associated with lymphocytic reaction: diagnosis and treatment experience in four cases. Spine (Phila Pa 1976). 2011;36(7):E492-7. Available from http://www.ncbi. nlm.nih.gov/pubmed/21252827.

[59] Lebl DR, Cammisa FP, Girardi FP, Wright T, Abjornson C. In vivo functional performance of failed Prodisc-L devices: retrieval analysis of lumbar total disc replacements. Spine (Phila Pa 1976). 2012;37(19):E1209-17. Available from http://www.ncbi.nlm.nih.gov/pubmed/22531474.

[60] Johnson JP, Lauryssen C, Cambron HO, Pashman R, Regan JJ, Anand N, et al. Sagittal alignment and the Bryan cervical artificial disc. Neurosurg Focus. 2004;17(6):E14. Available from http://www.ncbi.nlm. nih.gov/pubmed/15636571.

[61] Pickett GE, Mitsis DK, Sekhon LH, Sears WR, Duggal N. Effects of a cervical disc prosthesis on segmental and cervical spine alignment. Neurosurg Focus. 2004;17(3):E5. Available from http://www. ncbi.nlm.nih.gov/pubmed/ 15636561.

[62] Troyanovich SJ, Stroink AR, Kattner KA, Dornan WA, Gubina I. Does anterior plating maintain cervical lordosis versus conventional fusion techniques? A retrospective analysis of patients receiving single-level fusions. J Spinal Disord Tech. 2002;15(1):69-74. Available from http://www. ncbi.nlm.nih.gov/pubmed/11891456.

[63] Xu J-X, Zhang Y-Z, Shen Y, Ding W-Y. Effect of modified techniques in Bryan cervical disc arthroplasty. Spine (Phila Pa 1976). 2009;34(10):1012-7. Available from http://www. ncbi.nlm.nih.gov/pubmed/19404176.

[64] Shriver MF, Lubelski D, Sharma AM, Steinmetz MP, Benzel EC, Mroz TE. Adjacent segment degeneration and disease following cervical arthroplasty: a systematic review and meta-analysis. Spine J. 2016;16(2):168-81. Available from http://www.ncbi. nlm.nih.gov/pubmed/26515401.

[65] Latka D, Kozlowska K, Miekisiak G, Latka K, Chowaniec J, Olbrycht T, et al. Safety and efficacy of cervical disc arthroplasty in preventing the adjacent segment disease: a meta-analysis of mid- to long-term outcomes in prospective, randomized, controlled multicenter studies. Ther Clin Risk Manag. 2019;15:531-9. Available from http://www.ncbi. nlm. nih.gov/pubmed/30992666.

[66] Zhu Y, Zhang B, Liu H, Wu Y, Zhu Q. Cervical disc arthroplasty versus anterior cervical discectomy and fusion for incidence of symptomatic adjacent segment disease: a meta-analysis of prospective randomized controlled trials. Spine (Phila Pa 1976). 2016;41(19):1493-502. Available from http://www. ncbi.nlm.nih.gov/pubmed/26926472.

[67] Luo J, Gong M, Huang S, Yu T, Zou X. Incidence of adjacent segment degeneration in cervical disc arthroplasty versus anterior cervical decompression and fusion meta-analysis of prospective studies. Arch Orthop Trauma Surg. 2015;135(2):155-60. Available from http://www.ncbi.nlm. nih.gov/pubmed/25424753.

[68] Zhong Z-M, Zhu S-Y, Zhuang J-S, Wu Q, Chen J-T. Reoperation after cervical disc arthroplasty versus anterior cervical discectomy and fusion: a meta-analysis. Clin Orthop Relat Res. 2016;474(5):1307-16. Available from http://www.ncbi.nlm.nih.gov/pubmed/26831475

[69] DiAngelo DJ, Roberston JT, Metcalf NH, McVay BJ, Davis RC. Biomechanical testing of an artificial cervical joint and an anterior cervical plate. J Spinal Disord Tech. 2003;16(4):314-23. Available from http://www. ncbi.nlm. nih.gov/pubmed/12902946.

[70] Wigfield CC, Skrzypiec D, Jackowski A, Adams MA. Internal stress distribution in cervical intervertebral discs: the influence of an artificial cervical joint and simulated anterior interbody fusion. J Spinal Disord Tech. 2003;16(5):441-9. Available from http://www.ncbi.nlm.nih. gov/pubmed/14526192.

[71] Pickett GE, Rouleau JP, Duggal N. Kinematic analysis of the cervical spine following implantation of an artificial cervical disc. Spine (Phila Pa 1976). 2005;30(17):1949-54. Available from http://www. ncbi.nlm.nih.gov/pubmed/16135984.

[72] Choi H, Purushothaman Y, Baisden J, Yoganandan N. Unique biomechanical signatures of Bryan, Prodisc C, and Prestige LP cervical disc replacements: a finite element modelling study. Eur Spine J. 2020;29(11):2631-9. Available from http://www. ncbi.nlm.nih.gov/pubmed/31606816.

[73] Qureshi SA, Koehler SM, Lu Y, Cho S, Hecht AC. Utilization trends of cervical artificial disc replacement during the FDA investigational device exemption clinical trials compared to anterior cervical fusion. J Clin Neurosci. 2013;20(12):1723-6. Available from http://www.ncbi.nlm. nih.gov/pubmed/23972533.

[74] Singh K, Vaccaro AR, Albert TJ. Assessing the potential impact of total disc arthroplasty on surgeon practice patterns in North America. Spine J. 4(6 Suppl):195S-201S. Available from http://www.ncbi. nlm.nih.gov/pubmed/15541667.

[75] Chotai S, Sivaganesan A, Parker SL, Sielatycki JA, McGirt MJ, Devin CJ. Drivers of variability in 90-day cost for elective anterior cervical discectomy and fusion for cervical degenerative disease. Neurosurgery. 2018;83(5):898-904. Available from http://www.ncbi.nlm.nih.gov/pubmed/29718416.

[76] Qureshi SA, McAnany S, Goz V, Koehler SM, Hecht AC. Cost-effectiveness analysis: comparing single-level cervical disc replacement and singlelevel anterior cervical discectomy and fusion: clinical article. J Neurosurg Spine. 2013;19(5):546-54. Available from http://www.ncbi.nlm. nih.gov/pubmed/24010896.

[77] Warren D, Andres T, Hoelscher C, Ricart-Hoffiz P, Bendo J, Goldstein J. Cost-utility analysis modeling at 2-year follow-up for cervical disc arthroplasty versus anterior cervical discectomy and fusion: a single-center contribution to the randomized controlled trial. Int J spine Surg. 2013;7:e58-66. Available from http://www.ncbi.nlm.nih.gov/pubmed/25694905.

[78] Radcliff K, Lerner J, Yang C, Bernard T, Zigler JE. Seven-year cost-effectiveness of ProDisc-C total disc replacement: results from investigational device exemption and post-approval studies. J Neurosurg Spine. 2016;24(5):760-8. Available from http://www. ncbi.nlm.nih.gov/pubmed/26824587.

第 11 章　颈椎骨折及脱位的分类和治疗

Cervical Spine Fractures and Dislocations, Classification and Treatment

Francesco Ciro Tamburrelli　Maria Concetta Meluzio　Andrea Perna　Maria Ilaria Borruto
Maurizio Genitiempo　Luca Proietti　著　　胡旭昌　王克平　译

颈椎骨折和脱位十分罕见，约占外伤性颈椎损伤的 7%，但往往会导致显著的发病率和死亡[1]。

外伤性脊髓损伤（spinal cord injury，SCI）患者的死亡率非常高，入院 30 天和 1 年内的死亡率分别为 4%～16.2% 和 21.7%～32.3%[2, 3]。

据估计，在总人群中，SCI 的总发生率为每百万人中 27～47 例，在多发性创伤患者中约占 6%；约 40% 的患者可能因脊髓或神经根损伤而出现某种程度的神经功能缺损[4]。文献报道，接受手术治疗的患者死亡率低于接受保守治疗的患者[5]。

一般来说，男性颈椎骨折的发病率较高，而颈椎骨折的重要预测因素包括：骨盆骨折、骨盆骨折合并跌倒和（或）并发头部损伤、损伤严重程度评分＞15 分以及年龄超过 40 岁[6, 7]。据报道，主要的受伤原因是机动车事故，其次是高处坠落。Wang 等[8] 的报道显示，最常见的原因是车祸，占 33.1%，高处坠落占 50.6%，运动占 0.8%。Young 等[4] 认为，车祸、坠落、摩托车、自行车和行人事故是颈椎损伤和骨折的重要独立预测因素。

尽管严重颈椎骨折－脱位的总体发生率较低，但文献中在这些患者的正确分类方法和治疗方式上仍争论不休。本章旨在讨论分类的作用，提供一种简便可靠的方法来确定损伤的严重程度，从而协助脊柱外科医生制订正确的治疗计划 [保守治疗和（或）手术治疗]。

一、分类系统

多重创伤患者护理规程（院前创伤生命支持系统和高级创伤生命支持系统）建议在排除颈椎损伤之前一直佩戴颈圈。该方法有效地降低了颈椎损伤后并发症的发生率。

正确地识别和分类损伤模式对创伤患者的预后起着至关重要的作用。然而，在小医院和外围医院，由于设备简陋和缺乏脊柱外科医生，并不是每次都能正确评估病情。考虑到这种情况，理想的分类系统应该简单、可重复，并能传递有关诊断、预后和临床 / 手术治疗的全面信息。此外，它还必须能让参与多学科治疗多发性创伤患者的从业人员（通常来自不同医院）都能使用[9, 10]。

尽管迄今为止已有许多基于不同标准 [形态学和（或）致病因素] 的颈椎创伤分类系统[11, 12]，但没有一个分类系统被普遍接受。此外，许多文献研究也表明，脊柱外伤的严重程度评估和处理存在差异[13]。

在过去几十年中，Magerl 的分类法运用最广泛[14]。这种分类法在国际上取得了不小的成功，它的出现迅速取代了老式的 Allen-Ferguson（AF）分类法[15]。

目前最常用的分类方法如下所示。

①轴下损伤分类法（sub-axial injury classification，SLIC）和严重程度量表。

② AOSpine 颈椎轴下损伤分级系统。可通过其 Magerl 分类法十分相似的形态特征看出，该系统是 Magerl 分类法的升级版[16, 17]。

（一）AF 分类法

首先，Allen 及其同事于 1982 年发表了一个基于创伤机制的颈椎损伤分类系统，他们称之为机制分类法（mechanistic classification）。作者根据放射图片和假定涉及的创伤力（扭转/伸展/压缩/牵张），描述了下颈椎间接损伤的 6 种常见模式，并命名为系统发育。每个系统的命名都是根据颈椎在受损时的假定姿态以及最初的主要受损模式。已确定的 6 个类型包括压缩屈曲、垂直压缩、牵张屈曲、压缩伸展、牵张性伸展和侧屈（图 11-1）。

每种模式可根据肌肉骨骼损伤的严重程度分为不同阶段。在每种模式中，神经系统损伤和肌肉骨骼损伤之间似乎都存在密切的相关性[18]。

作者还指出，韧带损伤并不能总是通过标准的放射检查来评估。不过，这种损伤可以通过残余脊柱移位间接检测出来。在大多数情况下，韧带会受到拉力和（或）剪切力的损伤，但几乎不会受到压缩力的损伤[19-23]。

对颈椎创伤进行评估的各种因素包括残余错位和是否存在神经损伤。不稳定性表示运动异常，而脱位则意味着存在确定的异常关系。

与之前的分类方法不同，这种分类方法的另一个新特点是该分类法认为骨折类型与神经损伤之间没有严格的相关性[24]。Allen 及其同事认为

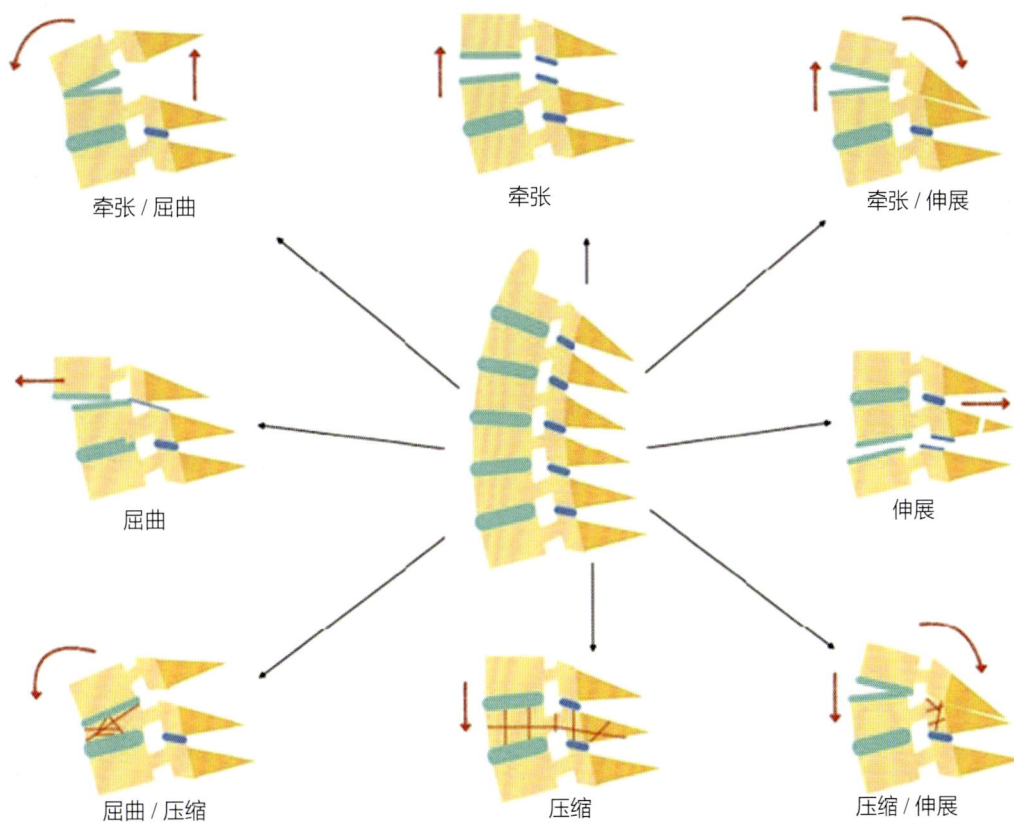

▲ 图 11-1 AF 分类法：分类中描述的 6 种病因机制的说明

较高的分级反映了脊柱受到更严重的损伤，并可预测地显示出更严重的脊髓受累。

（二）Magerl 分类法

与前一种分类方法不同，Magerl 分类法以损伤的病理形态特征为基础，根据损伤病理形态主要机制的一致性，并结合愈合潜力的预后方面，确定了类别。

三大类具有典型的基本损伤模式，由一些易于识别的放射学标准界定[14]。

重点是前部和后部受累的程度，特别关注软组织损伤以及附属的骨质病变。对损伤模式的分析可提供有关损伤的病理力学信息，至少可提供有关主要机制的信息。在这种分类中，稳定性的丧失是损伤分类的关键点，治疗方法的选择也取决于此。神经损伤的风险似乎主要与机械不稳定性的程度有关。由于盘状韧带损伤和骨质病变在预后和治疗方面存在显著差异，因此将这两种病变进行了二分法划分。应考虑通过手术稳定和拉伸来避免由于盘状韧带损伤的愈合潜力较差所带来的慢性不稳定[25]。

损伤的三种主要分类是 A 型损伤（主要由压迫引起）、B 型损伤（由张力引起）和 C 型损伤（由轴向力矩引起），它们与损伤不稳定性程度的增加相对应。因此，这一分类系统中的排名体现了伤势在不稳定性方面的严重程度。

（三）枢椎下损伤分类法

2007 年，一种新颖的分类方法问世，其目的是建立一个易于记忆并适用于临床实践的系统，以客观、系统的方式指导治疗决策。

枢椎下损伤分类（SLIC）系统确定了三个主要类别（损伤形态、盘状韧带复合体完整性和神经状态）对损伤描述非常重要，并根据总体损伤严重程度进行评分。根据严重程度评分的临界值指定治疗方案。

该分类确定了三个主要损伤特征：①损伤形态，由现有影像学研究中的脊柱破坏模式决定。②以前后韧带结构和椎间盘为代表的盘状韧带复合体（disco-ligamentous complex, DLC）的完整性。③患者的神经系统状况。

在这三个类别中的每一个类别都要确定分组，并从最轻到最重进行分级。具体分级因素如下。

①脊柱水平；②损伤程度形态；③骨骼损伤描述；④ DLC 状态，即是否存在髓核突出；⑤神经学；⑥混杂因素。

骨骼损伤描述包括以下部位的骨折或脱位：横突、椎弓根、终板、上关节突和下关节突、单侧或双侧面骨（半脱位 / 脱位）、椎板、棘突、侧块等。混杂因素包括以下因素：强直性脊柱炎、弥漫性特发性骨质疏松症、骨质疏松症、既往手术、退行性疾病等。

这一分类确定了损伤的三个组成部分，它们代表了预后和管理的主要且基本独立的决定因素。

因此，SLIC 严重程度量表是首个放弃了其他分类所特有的解剖学和机械学因素，转而考虑损伤形态和临床状况的创伤分类系统。SLIC 严重程度分级系统根据从轻到重的损伤模式建立，有助于医生客观诊断和选择最佳治疗。

在实践中，SLIC 生成的严重程度评分，有助于外科医生做出决策。得分为 1～3 分的建议保守治疗，得分在 5 或以上的建议手术治疗。

在 SLIC 系统的三个类别中，DLC 的完整性最难客观化。SLIC 和严重程度量表为轴下颈椎创伤提供了一个全面的分类系统，包含了相关特征以确定预后和治疗方案管理（图 11-2）。

（四）AOSpine 颈椎轴下损伤分类系统

该分类系统是根据 AO 组胸腰椎（thoraco-lumbar，TL）交界处骨折分类标准制订的。其目的是建立一个全面、简单且在观察者内部和观察者之间具有高度可靠性的分类系统[26]。

该分类系统根据以下四个标准对损伤进行描述。

①损伤的形态。
②切面损伤。
③神经系统状况。

序 号	参 数	类 型	分 值
1	损伤形态	压缩	1
		爆裂	2
		牵张	3
		旋转 / 平移	4
2	韧带复合体完整性	完整	0
		疑似断裂	1
		断裂	2
3	神经系统状态	完整	0
		神经根损伤	1
		完全性脊髓损伤	2
		不完全性脊髓损伤	3
		持续性脊髓损伤[#]	+1

▲ 图 11-2 枢椎下损伤分类和严重程度评分

#. 神经功能缺损时神经调节致连续脊髓压迫
1~3 分，保守治疗；4 分，保守治疗或手术治疗；5~10 分，手术治疗

④ 任何特定病例的改变。

该分类根据受伤程度来描述原发性损伤的形态类型。括号内为继发性损伤和改变（切面损伤、神经系统状况和具体病例改变）。

根据损伤的形态，AO 脊柱研究小组描述了三种类型，如下所示。

① A 型损伤是指椎体受压导致的骨折，张力带完好无损，分为五个亚型，严重程度依次递增。

② B 型损伤包括后拉力带或前拉力带因牵拉力而失效，脊柱轴下部分物理分离的同时保持脊柱轴线对齐，没有移位或脱位。

③ C 型损伤包括一个椎体相对于另一个椎体在任何方向的移位或平移、前移、后移、侧移或垂直牵拉。

分析的第二项内容是椎骨损伤的形态，其严重程度依次递增。考虑到关节面复合体作为轴向旋转的主要稳定器，以及与关节囊、椎间盘和韧带结构相关的整体稳定性，该评估具有战略意义[27, 28]。如果同一椎面有多处损伤（如小骨折和脱位），则只对损伤程度最高的椎面进行分类（脱位）。如果同一椎体上的两个切面都受伤，则右侧切面的损伤会被列在左侧损伤之前，如果损伤属于不同的子类别。如果两个面的损伤类型相同，则使用"双侧"（BL）模式。如果只确定了切面损伤（没有 A、B 或 C 型损伤），则将其排列在损伤程度之后。（有关主要类别和亚组的详情，请参阅 AOSpine subaxial 颈椎损伤分级系统）。

神经系统状态按照一个六部分系统进行分级，例如 TL 分级。

• N0：神经系统完好。

• N1：临床检查时（通常在受伤后 24h 内）已完全缓解的短暂神经功能障碍。

• N2：放射病。

• N3：完全性脊髓损伤。

- N4：完全性脊髓损伤。
- NX：神经系统未确定，用于指因头部受伤或其他限制其完成神经系统检查的能力的情况而无法接受检查的患者，如中毒、多发性神经系统损伤、脊髓损伤、脊髓损伤后遗症等。
- 符号"+"是与 TL 分类的唯一区别，用于识别不完全神经功能缺损或神经损伤情况下的持续脊髓压迫。

为描述与临床决策相关的特殊情况而创建的其他修饰符如下所述。

- M1：后关节囊韧带复合体损伤，但未完全破坏。
- M2：临界椎间盘突出症 [29]。
- M3：僵化 / 代谢性骨病 [即弥漫性特发性骨肥厚（diffuse idiopathic skeletal hyperostosis，DISH）、强直性脊柱炎（ankylosing spondylitis，AS）、OPLL 或韧带骨化症（ossification of the ligamentum flavum，OLF），该模式描述了可能支持或反对为这些患者进行手术的情况。
- M4：椎动脉损伤迹象 [30]。

二、治疗

选择颈椎损伤的最佳治疗方法，需要根据对许多临床和形态要素的正确评估来估计病变严重程度。所有建议的分类都旨在提供最可靠的病变严重程度分级系统，并提出治疗方案。对颈椎损伤导致的创伤性脊柱不稳定的重视应指导脊柱外科医生的整个诊断过程。低估潜在的颈椎不稳可能会造成毁灭性的脊髓损伤 [31]。事实上，脊柱外科医生通常不太担心严重但稳定的骨损伤，而更重视软组织损伤（椎间盘 – 韧带复合体），因为软组织损伤可能是造成创伤性不稳定。

在颈椎严重创伤的情况下，从急诊科到最终治疗决定，最好采用多学科方法 [32]。

第一步是根据首选的分类系统对损伤进行准确分类，估计病变的严重程度，并区分手术和非手术的颈椎病变。需要手术治疗时，必须仔细评估手术的优先顺序（多发性创伤患者）和时机，

尤其是在合并神经系统损伤的情况下。最后才是手术方法和技术的选择 [33]。

手术治疗的目标必须是神经减压（在神经损伤的情况下）和脊柱的机械稳定，以提供正确的脊柱排列并获得稳固的脊柱融合 [34]。鉴于这一问题的复杂性，文献中发表了多种骨折和脱位的复位固定方法。然而，在手术方法和技术的统一或标准化方法上，并不存在明确和普遍接受的共识 [35-37]。

在这方面，分类方法在选择采用前路而非后路或综合方法方面可发挥重要作用，但无法指导选择具体手术方法。因此，即使到了今天，外科医生的经验和对一种方法的相信程度仍是最终选择的指导和依据 [38]。

减压手术的时机（即从创伤到手术的时间）及其对神经损伤后恢复的影响值得特别考虑。事实上，时间可能是神经功能恢复的最重要因素，这一概念至今仍是一个争论的话题。多年来，脊髓损伤后接受早期或晚期手术的患者在神经功能预后方面一直没有统计学差异，而且迄今为止，仍缺乏一个明确公认的早期或晚期手术定义 [32, 39]。最近的研究强调，早期和晚期手术的差异及其对术后结果的影响与 SCI 的生理病理密切相关。在文献中，没有一种手术方法可以在必须避免继发性损伤的同时限制原发性损伤。继发性 SCI 表现为脊柱创伤后 72h 内出现的血管和生化变化（电解质改变、自由基产生、5– 羟色胺和儿茶酚胺蓄积）、水肿形成和炎症 [40, 41]。因此，根据文献数据，在一般临床条件和并发症允许的情况下，恰当的选择是应在创伤后 72h 内对神经损伤患者进行手术治疗 [42]。

（一）前入路

与后路相比，颈椎前路的主要优点是手术创伤小、感染率低、出血少、术后疼痛轻微。此外，前路手术通常不需要较长的融合器，可以仅限于一个活动节段，而后路手术通常需要较长的融合器 [43]。

前路手术的最佳适应证之一是由于骨质碎片

后脱位或椎间盘疝导致脊髓受压，外科医生可以通过直接切除这些碎片对椎管进行减压。

本文讨论的是前路手术治疗有或没有尝试过闭合复位的关节面脱位。对于清醒、警觉和合作的患者，有时会建议尝试闭合复位治疗单侧关节面脱位，并使用轻柔的手法。

根据文献报道，闭合复位的成功率约为50%。过去曾有报道称，一些病例在闭合手法后不久就出现了神经功能恶化，在这些病例中，MRI 能够检测到椎管内的物质。

在首次出现神经系统严重并发症的报道后，尽管这种情况非常罕见，但 MRI 因其对软组织的高灵敏度而受到强烈推荐[44]。当然，根据上述声明，任何闭合复位的尝试都应在 MRI 确认没有任何椎间盘突出碎片或硬膜外血肿压迫脊髓后进行[45, 46]。脊柱硬膜外血肿经常发生在颈椎受到钝性外伤后的脊柱病患者，尤其是强直性脊柱炎患者，因此强烈建议对这些患者进行 MRI 检查，这类患者脊髓受压迫的风险非常高，可能需要对脊髓进行紧急减压[47]。

由于椎间盘和前后纵韧带同时受损，试图复位双侧关节面脱位的危险性更大，因此不建议采用这种方法。

最近的文献显示，在双侧关节面脱位的情况下，由于晚期椎体后凸或手术后数年仍有硬件故障的高风险，仅采用前路手术可能并不足够[48]。

在这些病例中，由于病变的高度不稳定性，最佳适应证是前后联合入路，分一期进行，或在有禁忌的情况下分两期进行，最好从后部入路开始。

如果是锁定性（不可复位）颈椎关节面脱位、诊断不及时或诊断不正确，或闭合式和开放式复位尝试失败，则必须采用后路手术。

在前路手术的缺点和并发症中，许多患者会抱怨一过性喉咽不适，但这种不适会在 1～2 周内消失，而先天性喉神经损伤的永久性病变则是前路手术的常见并发症，尤其是神经外科医生大多使用的右入路[49]。Radcliff 等报道称，前路手术后吞咽困难的发生率为 61.5%[50]。

（二）后入路

世界范围内最常见和最常用的颈椎后柱固定技术是侧块螺钉固定，而要求最高的椎弓根螺钉固定技术仅运用于部分病例[51]。

治疗下颈椎骨折脱位的有效颈椎内固定系统应能立即稳定脊柱、矫正脊柱畸形并限制外部矫形器的使用[52, 53]。过去广泛使用的一些后路器械（如棘突钢丝、椎板下钢丝和椎板钩）现在已被完全放弃，原因是这些植入物的稳定性较低[54, 55]。

如今，侧块螺钉因其在确保受损脊柱稳定性方面相对安全可靠而成为颈椎后路固定的金标准。然而，在纯粹的后柱固定术中，对牵拉力的抵抗可能有限。为了降低术后植入物失效的风险，一些学者习惯在术后使用临时外固定颈托。在极少数情况下，可能需要更强的外部固定（如光环背心）来保护植入物，防止其失效，尤其是在由于局部因素（如骨质较差）而难以形成坚固的刚性结构时[56]。

最近，神经定位系统的日益普及为颈椎椎弓根螺钉固定术的应用提供了新的动力[56]。Abumi 等[54] 于 1994 年首次报道了椎弓根螺钉固定术治疗颈椎创伤性病变的结果。

颈椎椎弓根螺钉固定术是一种三柱固定系统，具有许多生物力学方面的优势。生物力学研究结果表明，颈椎椎弓根螺钉固定的稳定性明显高于颈椎侧块固定的稳定性。甚至优于前后联合椎弓根螺钉固定。虽然目前颈椎椎弓根螺钉在骨-螺钉接口处的松动率明显降低，疲劳测试后的强度也有所提高，但外科医生最担心的是螺钉置入的准确性和神经血管损伤的高风险。目前，计算机辅助导航系统被越来越多地用于最大限度地提高螺钉置入的准确性[57]，在文献中，其准确性为 16.8%～97%[58]，并最大限度地减少了神经血管损伤，但是会导致一定的神经血管损伤仍是使用该技术的主要顾虑[59]。

遗憾的是，由于成本高昂，椎弓根螺钉固定

术使用仍然有限，只有设备最好的脊柱外科中心才能使用。尽管缺乏明确的指导方针，但外科医生一致认为，椎弓根螺钉固定术的主要适应证是需要更强固定的所有病例（即骨质疏松患者）、严重外伤畸形的主要矫正病例以及外伤性侧块病例。

（三）综合方法

采用单步或两步联合方法的目的是为植入物提供额外的稳定性，以达到卓越的生物力学刚度。研究发现，在下颈椎和颈胸交界处，如果存在严重的韧带外露复合病变，环形重建可提供最大的稳定性[60]。在文献中，如果在两级以上的颈椎椎体后凸切除术后采用了前路手术，则建议采用后路椎体后凸切除术。在严重脊髓压迫的罕见病例中，当需要前后路减压时，尽管由于手术的复杂性不可避免地增加了并发症的风险，但采用联合方法是必需的。

决定采用联合方法并非易事，这需要专家团队术前对患者全身情况的适当评估，以支持较长时间的治疗，以及术后重症监护病房的可用性，因为联合手术创伤更大、失血更多，感染风险更高。另据报道，在手术的两个步骤之间改变患者的体位会增加神经损伤的风险[61]。

杨及其同事的研究也指出，根据 SLIC 评分排名，在损伤评分≥7 分的情况下，进行前后联合治疗是有利的[49]。

三、病例分享

（一）病例 1

车祸。45 岁男子因头部外伤伴颅骨骨折和硬脑膜下血肿入院，昏迷不醒 [格拉斯哥昏迷指数（Glasgow Coma Scale，GCS）为 3] 并插管。如 CT 所示（图 11-3A），入院时 SLIC 严重程度评分为 5 分，提示病变不稳定。椎间隙前部增宽表明前纵韧带和椎间盘受到破坏，无须进行 MRI。由于并发症的存在，计划中的单节段前关节置换术被推迟，并使用了外矫形器。2 周后进行的新 CT 显示，$C_6 \sim C_7$ 椎间盘脱出有所进展（图 11-

3B），证实整个椎间盘-韧带复合体受累。通过对使用高分辨率 CT 采集的图像进行仔细解读，可以识别出明显的体征，即使是最初的轻微体征，也提示了严重的颈椎损伤，而无须进行进一步的检查。手术从前路进行（图 11-4C 和 D）。手术时，前纵韧带断裂，椎间盘脱落。术中图像如图所示（图 11-4A 和 B）。

（二）病例 2

一名被车撞伤的 26 岁女性被转送到医院时没有任何神经功能障碍。检查显示她的颈部和胸部受伤，并伴有肺挫伤。因血气胸对她进行了胸腔引流。CT 显示，患者四肢瘫痪。在 C_6 椎体后方，在软组织序列（图 11-5B）上显示出一个巨大的圆形肿块，如图 11-5A 所示，在骨序列上没有发现肿块占据椎管内空间的迹象。其他骨骼病变未发现。初步怀疑是硬膜外血肿，在没有其他病变的情况下，患者接受了紧急的前路减压手术。意外的是，手术发现前纵韧带和椎间盘完全撕裂。椎间盘切除术后，发现一块巨大的椎间盘碎片压迫脊髓，并将其取出（图 11-6）。使用钛合金 MESH 代替 C_6 椎体，并在 C_5 和 C_7 之间使用钢板进行稳定。由于稳定效果不够稳定，术后紧急要求对整个脊柱进行 MRI。令人惊讶的是，MRI 显示后方张力带和椎间盘同时受到严重损伤。所有韧带均有不同程度的损伤，需要进行后路减压和内固定术（图 11-7）。在磁共振成像结果出来后（图 11-8A），对手术前获得的所有 CT 序列进行了复查（图 11-8B）。超过 50% 的小关节半脱位被识别，它们可能是椎间盘-韧带复合体可能严重损伤的标志。判定脊柱严重失稳，在第一步手术后 12h 进行了颈椎和胸椎后路稳定手术。先在颈椎进行侧块螺钉植入，然后在胸椎进行了稳定的固定。手术中发现脊柱明显不稳，棘上韧带和棘间韧带、关节囊完全损伤，面关节半脱位。此外，还发现硬脊膜隐性病变和右侧椎孔血管病变，并伴有 CFS 渗漏和呼吸时出血。通过暂时性单节椎体切除术，CFS 渗漏和出血立即停止。最后，进行了上下两个节段的椎间盘切除术

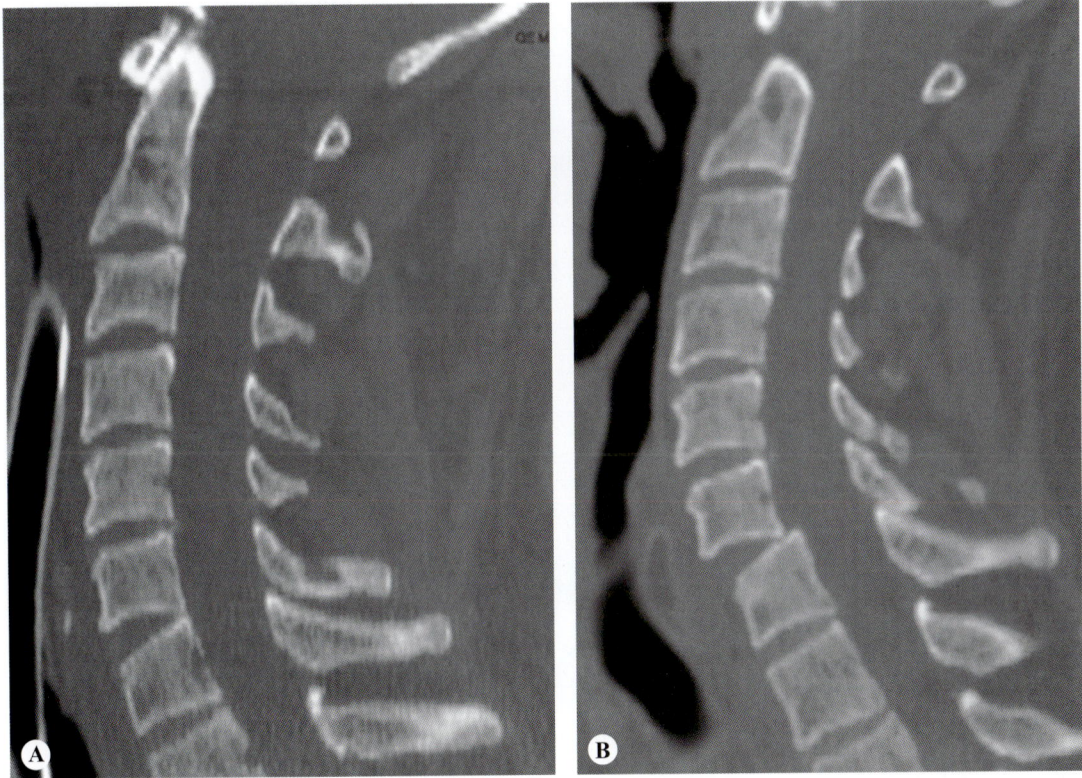

▲ 图 11-3　A. 入院时的 CT。枢椎下损伤评分：形态学 3 分（过伸性损伤），韧带复合体完整性 2 分（前纵韧带和椎间盘断裂），神经系统状态 0 分（完整）。AO $C_6 \sim C_7$: B（C7: A1）（BL, F4, N0）。B. 2 周后 CT

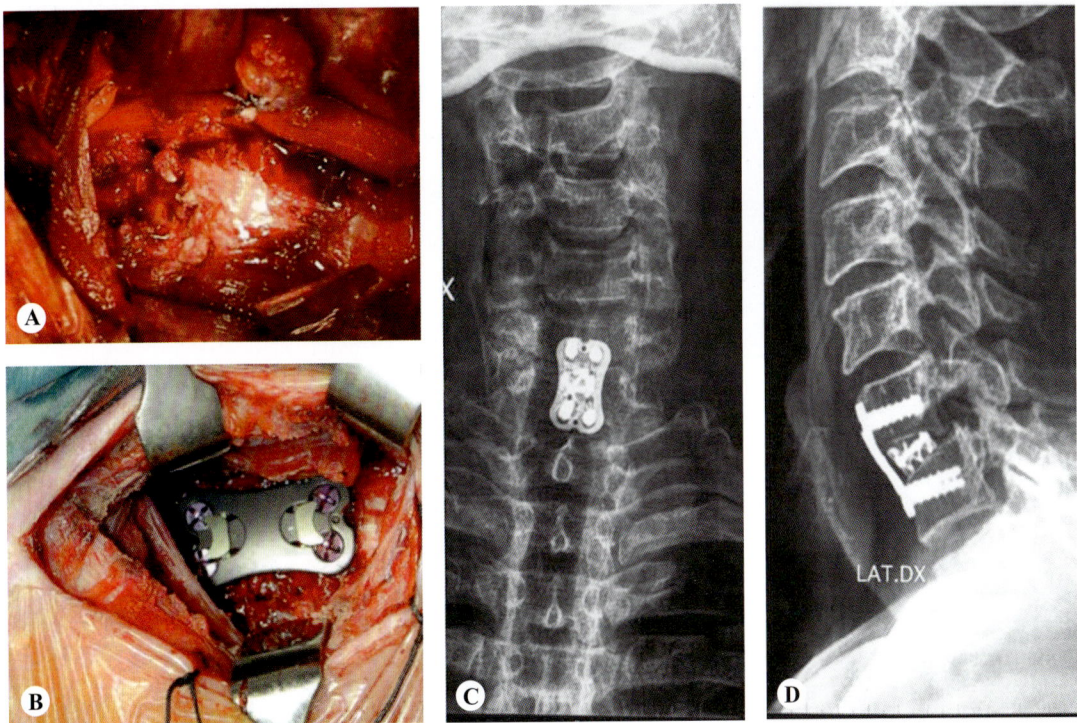

▲ 图 11-4　A. 前路入路，术中前纵韧带断裂；B. 钢板断裂；C. 正位 X 线片；D. 侧位 X 线片。在椎间隙插入钛网以填补间隙并保持前凸对齐。已仔细塑形钢板以适应节段形态，并用螺钉将其固定在椎体上

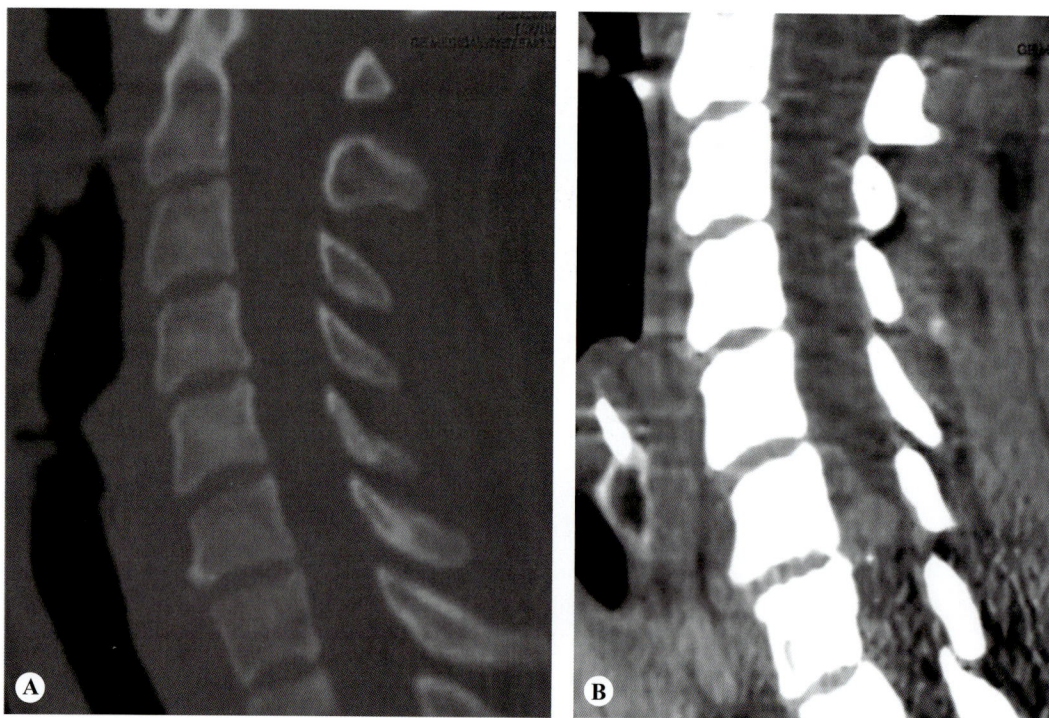

▲ 图 11-5　A. 骨序列 CT；B. 软组织序列 CT

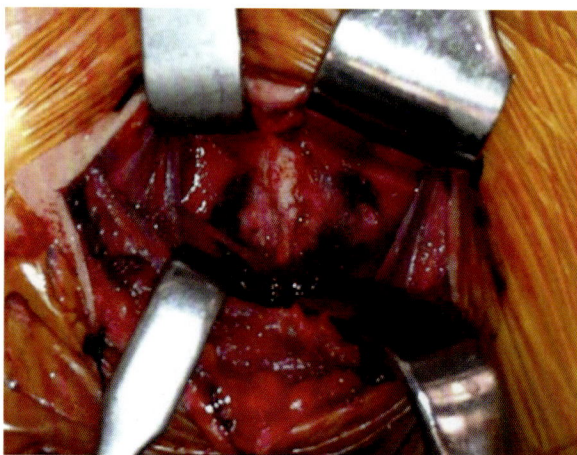

▲ 图 11-6　前路：椎间盘碎片和前纵韧带断裂

（图 11-9）。几个月后，患者完全康复。

（三）病例 3

67 岁的男性从 3 米高处摔下，送到急诊室时虽然手臂有轻微麻木感，但没有神经功能障碍。CT 显示 $C_6 \sim C_7$ 椎体滑脱（图 11-10A）和双侧关节面脱位（图 11-10B 和 C）。病变被判定为严重不稳定，在到达医院几小时后进行了后路手术

（图 11-10D 和 E）。尽管文献建议在颈椎受伤后尽快尝试闭合复位。由于患者配合度较低，我们更倾向于手术复位。尽管进行了开放手术，但移位复位特别困难，需要部分切除下关节面。考虑到患者的临床状况，我们进行了 $C_5 \sim T_1$ 的长距离多节段固定术，3 天后进行了单节段关节切除术（图 11-10F 和 G），以加快临床恢复。

（四）病例 4

一名 19 岁的男孩因车祸导致 C_5 骨折脱位（图 11-11）。到达急诊室时，他肌力为 0 且伴有感觉障碍。根据 AF 分类，该患者的创伤机制为骨折 - 牵张。根据 SLIC 对骨折进行分类，得分为 5 分。从轴位和冠状位 CT 成像上看，小关节分离性病变清晰可见（图 11-12）。手术从前方入路进行。由于患者年龄较小，手术决定使用自体骨移植来支持快速融合。另一种方法是对 C_5 进行椎体切除，并植入扩张笼。3 个月的 X 线随访显示骨折明显缩小，植骨融合良好（图 11-13）。

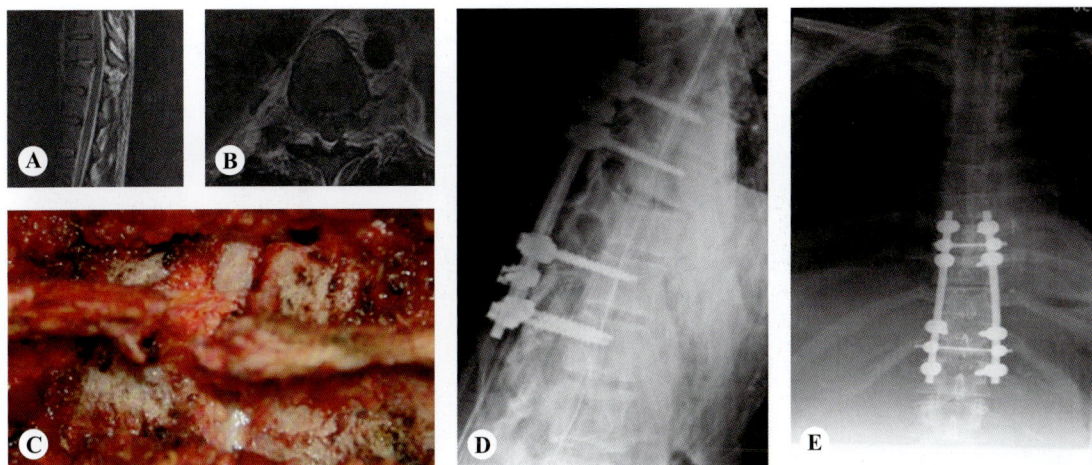

▲ 图 11-7 脊背受累

A 和 B. 脊背 MRI；C. 术中；D 和 E. 术后 X 线片

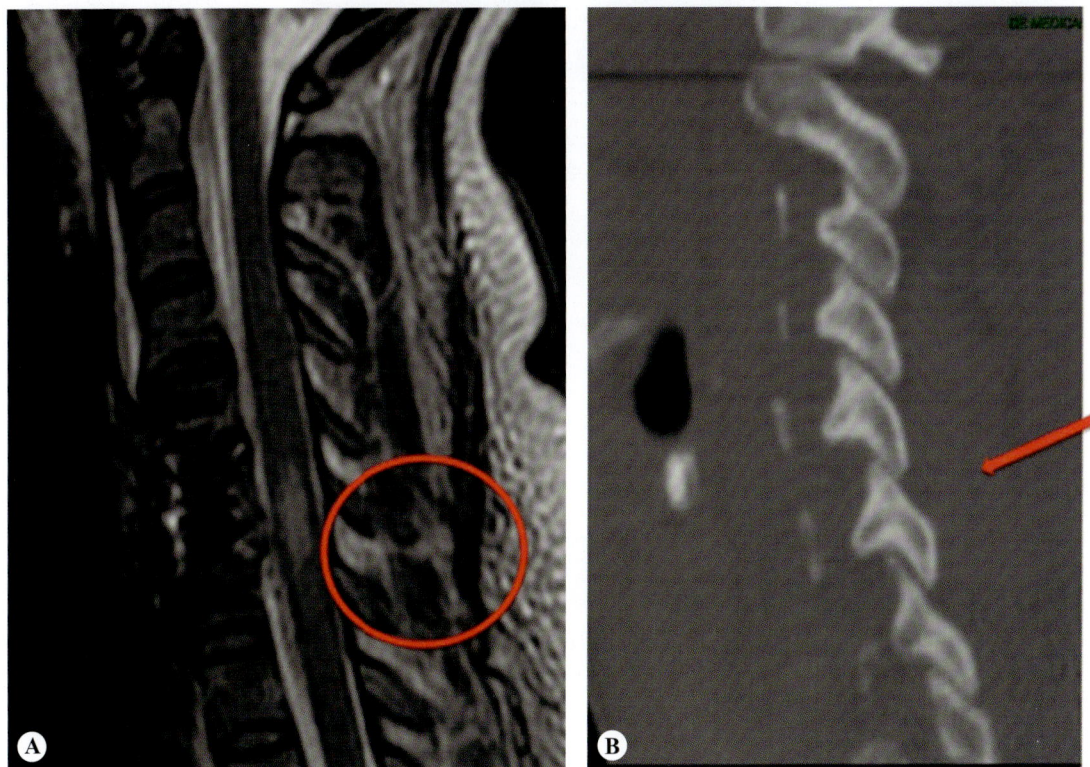

▲ 图 11-8 A. MRI；B. CT：通过关注小关节，可以想象后路部件的受累

四、讨论

下颈椎损伤是骨折脱位最常见的原因之一，如不及时治疗，可导致严重的脊髓损伤，降低患者的生活质量。由于在现场或送往急诊室的途中采取了急救措施，以及对多发伤患者进行多学科管理，神经系统并发症的发生率有所降低。

患者发病率和死亡率的进一步降低得益于脊柱外科手术的改进，以及对脊柱损伤解剖学、生物力学和分类学的认识，这使得对损伤进行更恰当的诊断和分期治疗成为可能。

分类的共同点是根据各种特征的总和，将损

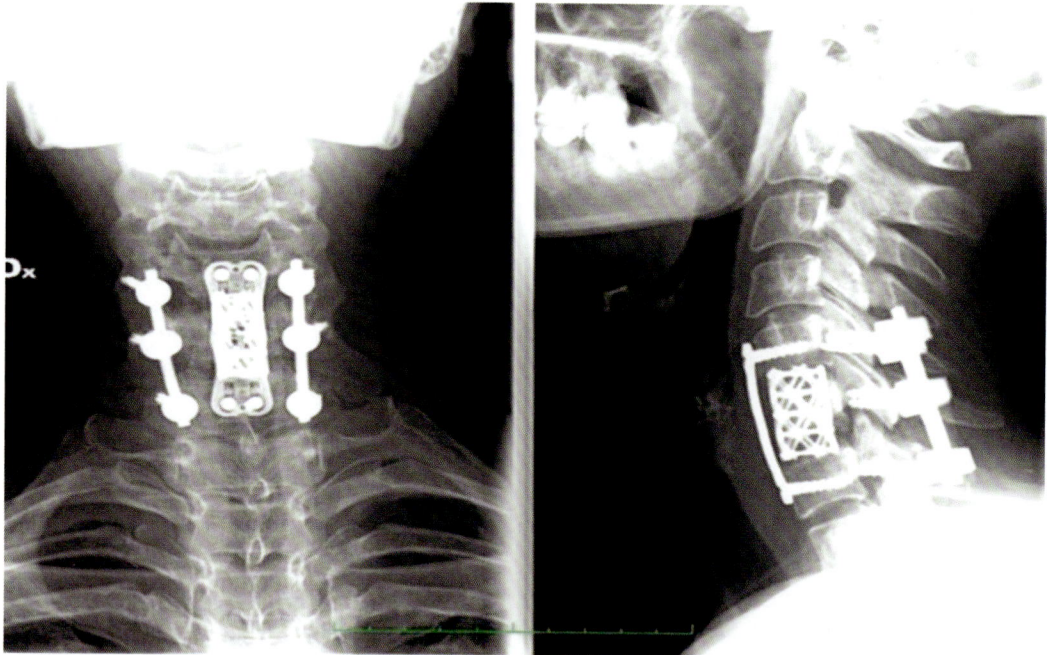

▲ 图 11-9　1 年随访 X 线片

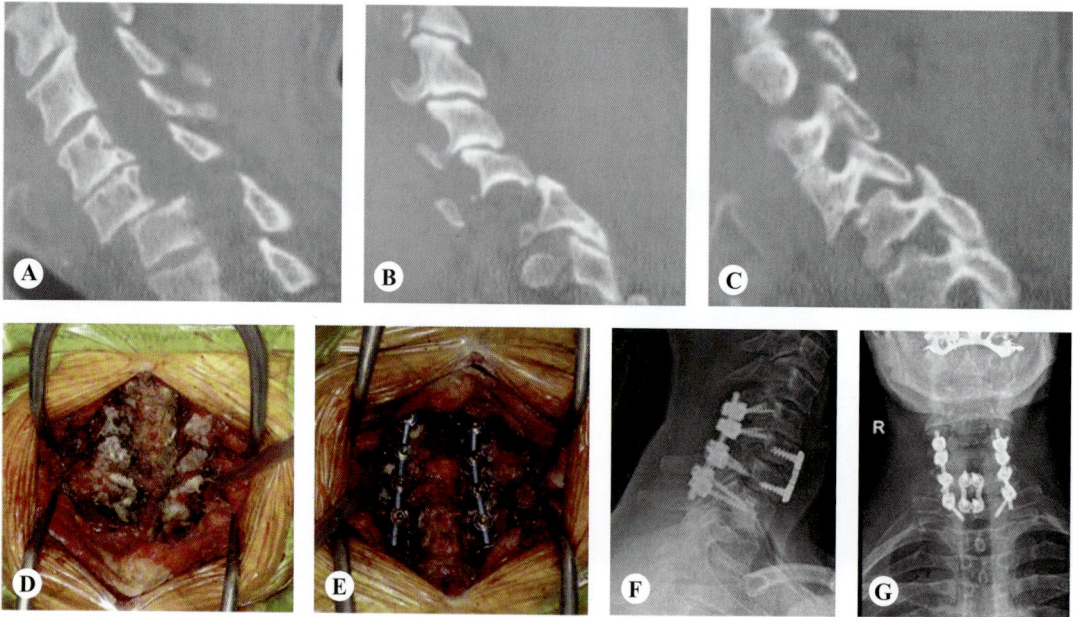

▲ 图 11-10　A 至 C. 入院时的 CT。枢椎下损伤严重程度评分为 5 分（形态学 – 紊乱评分 3 分 / 椎间盘、韧带复合体 – 破坏评分 2 分），AO $C_6 \sim C_7$：C（F4, BL, N0）。D 和 E. 一期后路入路。F 和 G. $C_5 \sim T_1$ 后路固定和 $C_6 \sim C_7$ 前路关节融合术

伤的严重程度按递增顺序排列。

在过去的几十年中，分类变得更加容易、可靠和易于复制。

AF 分类法可追溯到 1982 年，它提请人们注意脊柱的生物力学和 6 种不同的常见创伤机制，从而获得了"机械分类法"的定义。这种分

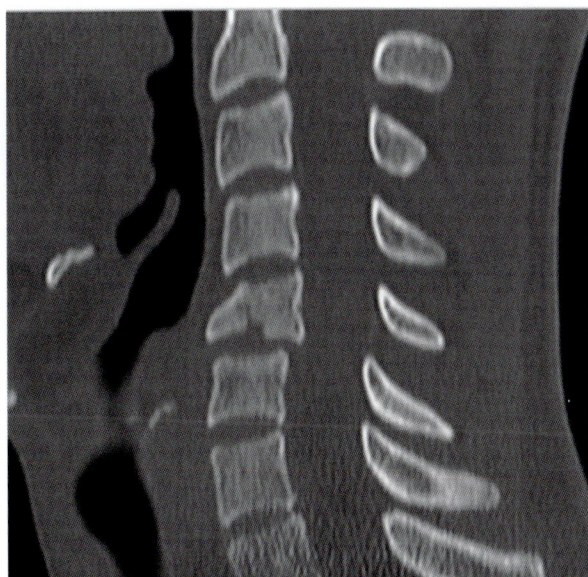

▲ 图 11-11 CT 显示骨折仅发生在 C₅ 椎体

类极为简单，以当时唯一可用的分析方法 X 线为基础，不可避免地倾向于低估损伤的严重程度。此外，没有提及神经系统受累，因此作者得出结论，脊髓病变的风险随着损伤的严重程度而增加。不稳定性被定义为"亟须慎重评估的情况"，尽管文献中对不稳定性没有明确的定义，但在 AF 分类中，不稳定性是治疗决策的主要因素。他们的结论是，尽管意识到韧带的愈合能力较低，但没有足够的证据来决定采用手术还是保守治疗。令人惊讶的是，AF 分类在世界上仍被广泛应用于普通实践中。与最新分类方法的比较

研究表明，尽管韧带固定术是根据 X 线设计的，但其可靠性很好，甚至更好。Chhabra 在对全球专家意见的问卷调查中发现，38% 的专家宣称他们正在使用 AF 分类法，35% 的专家宣称他们正在使用 SLIC 分类法，只有 5% 的专家宣称他们正在使用 CPISS 分类法 [62]。

SLIC 分类法和 AO 分类法是目前使用最多的分类法，两者都强调对病变形态的解释。

在 SLIC 分级中，主要强调的是椎间盘–韧带复合体（disk-ligament complex，DLC），它被认为是关节的主要稳定器，事实上，关节面半脱位＞50% 会增加损伤评分。使用金标准薄层 CT 并不总能清楚地显示椎间盘韧带的受累情况，但 MRI 有时会有所帮助。SLIC 评分的初步可靠性评估结果很高，但在分类的三个组成部分中，DLC 的 ICC 值最低，这说明其评估难度很大。ICC 值最高的是神经系统状态。

可重复性是每个分类的极限，为证明这一点，进行了观察者之间和观察者内部的研究。2010 年 Stone 等 [63] 和 2013 年 Van Middendorp 等 [64] 报道了 SLIC 可靠性方面相互矛盾的结果：第一位作者报道 SLIC 的观察者间和观察者内一致性极佳，AF 的观察者间一致性从中等到极佳，而 Van Middendorp 通过内部验证研究显示 SLIC 的一致性中等，但外部验证研究得出的一致性较差。

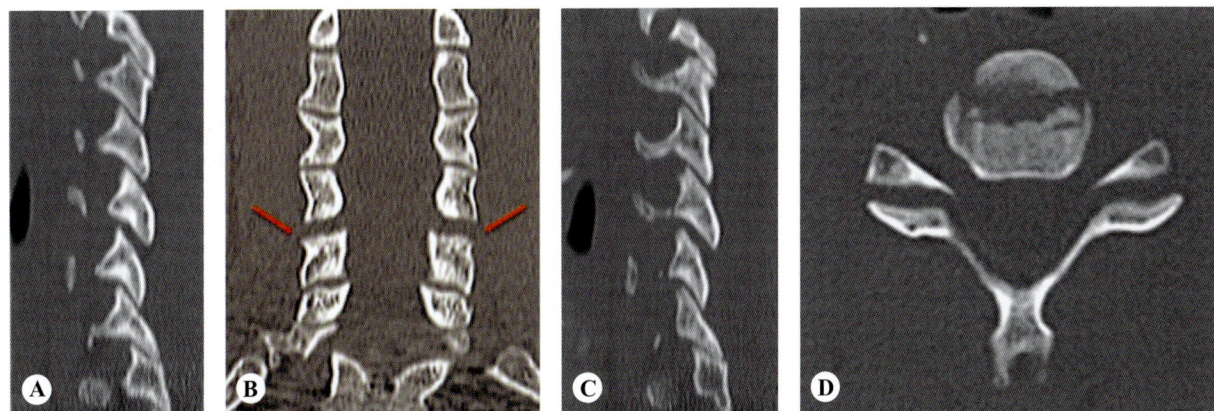

▲ 图 11-12 A 和 C. 即使在矢状位 CT 中，也可以看到关节面之间有超过 1/3 的接触损失；B. 在冠状位扫描中，小关节的移位明显；D. 椎体两侧小关节的移位距离相等

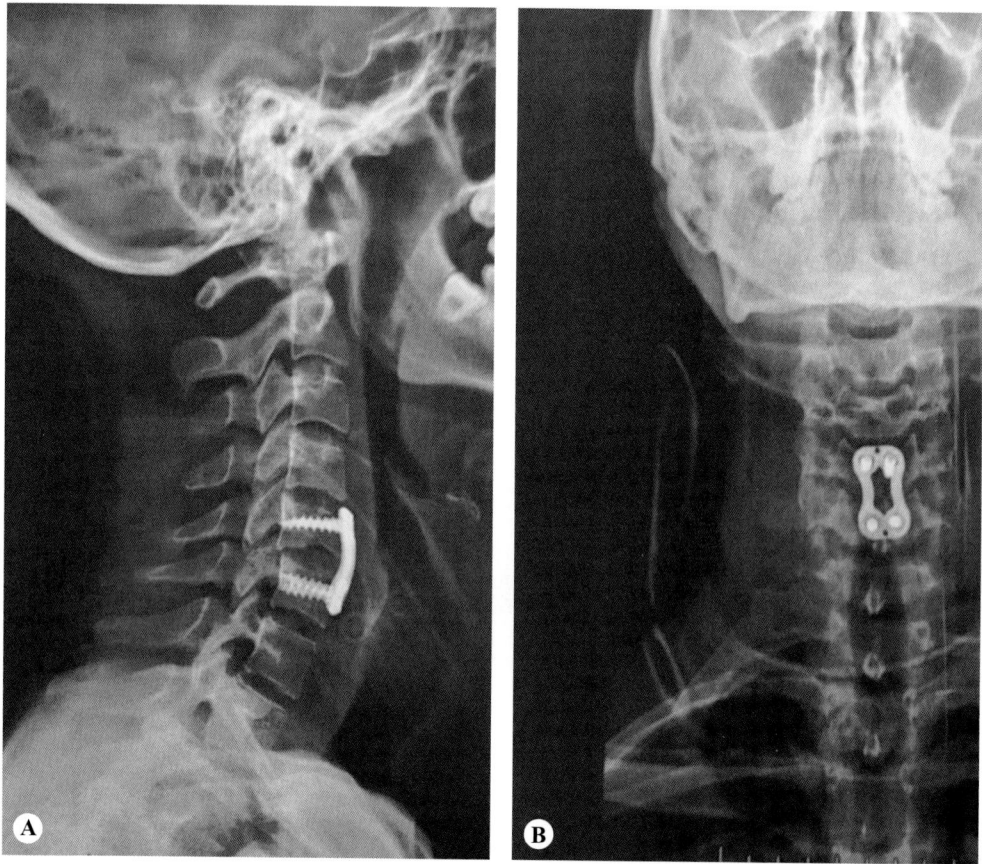

▲ 图 11-13　随访 3 个月的 X 线片
A. 侧位片；B. 正位片

因此，世界范围内的多中心研究表明，SLIC 的局限在于可重复性，不包括 AF。根据 Kanagaraju 的观点[65]，后者具有更好的可靠性。

在最近一项关于下颈椎损伤分类系统可靠性和可重复性的多中心观察调查研究中，使用 SLIC 的经验丰富的外科医生在管理方面的一致性非常好，而经验较少神经外科医生的一致性比经验丰富的外科医生低 2 倍[66]。正如 Vaccaro 等所主张的那样[67]，结果显示经验越丰富，SLIC 的一致性越好。

下颈椎损伤具有不同的形态特征，因此选择最佳手术方法仍存在争议。根据许多外科医生的观点，他们更希望有一个全面、易于使用且更注重手术指征建议的分类。为了实现这一目标，最近又提出了一种新的分类方法，旨在预测单纯前路入路的失败，称为 PLICS，并可以测量训练者

与观察者之间的可靠性[49]。虽然目前单纯前路入路被广泛使用，但硬件故障和晚期颈椎畸形等并发症并非罕见。在这些病例中，由于没有很好地识别和估计后方要素病变（骨和韧带复合体）导致的不稳定损伤是并发症的罪魁祸首。这并不是一个新问题。Kotani 等[68] 和 Lee 等[69] 早已认识到关节和韧带在赋予运动区段稳定性方面的战略重要性。纵向韧带损伤（前部和后部）和椎间盘破坏与小关节骨折和脱位密切相关。侧块骨折的亚型分析表明，在分离型、分裂型和创伤型脊柱滑脱中，前方移位的发生率很高，而在粉碎型和分裂型中，冠状面错位的发生率也很高[62]。

与 SLIC 不同的是，AO 分级更容易，可靠性和有效性也更高，而且随着使用形态学评估的重力级别的增加，其可靠性和有效性也会增加。Urrutia 等在 2016 年比较了 AF 和 AO 的一致性。

研究表明，AO 的观察者间一致性明显更好，而 AF 的观察者间一致性不足，未达到最小一致性极限（$k=0.55$）[70]。

如今，手机应用程序的推出有助于在临床实践中应用分类法[71]。

2021 年，Schroeder 指出，即使是高度不稳定的损伤，治疗选择也取决于经验和起源[72]。事实上，根据文献和我们的经验，没有一种分类方法包含治疗选择所需的所有要素。每种分类都有一些特殊之处，以供外科医生选择。此外，外科医生的经验和偏好仍然是选择治疗方法、手术方式和技术的一个考虑因素。

我们认为有必要开展进一步的研究，以提高现有分类的可靠性，从而帮助医护人员之间的沟通，协助做出治疗决定，并减少因误诊而造成的错误。

参考文献

[1] Torretti JA, Sengupta DK. Cervical spine trauma. Indian J Orthop. 2007;41:255-67.

[2] Pearson AM, Martin BI, Lindsey M, Mirza SK. C2 vertebral fractures in the medicare population: incidence, outcomes, and costs. J Bone Joint Surg Am. 2016;98:449-56.

[3] Dhall SS, Yue JK, Winkler EA, Mummaneni PV, Manley GT, Tarapore PE. Morbidity and mortality associated with surgery of traumatic C2 fractures in octogenarians. Neurosurgery. 2017;80:854-62.

[4] Young AJ, Wolfe L, Tinkoff G, Duane TM. Assessing Incidence and risk factors of cervical spine injury in blunt trauma patients using the National Trauma Data Bank. Am Surg. 2015;81:879-83.

[5] Fredø HL, Bakken IJ, Lied B, Rønning P, Helseth E. Incidence of traumatic cervical spine fractures in the Norwegian population: a national registry study. Scand J Trauma Resusc Emerg Med. 2014;22:78.

[6] Hu R, Mustard CA, Burns C. Epidemiology of incident spinal fracture in a complete population. Spine (Phila Pa 1976). 1996;21:492-9.

[7] Clayton JL, Harris MB, Weintraub SL, Marr AB, Timmer J, Stuke LE, et al. Risk factors for cervical spine injury. Injury. 2012;43:431-5.

[8] Wang H, Ou L, Zhou Y, Li C, Liu J, Chen Y, et al. Traumatic upper cervical spinal fractures in teaching hospitals of China over 13 years. Medicine (Baltimore). 2016;95:e5205.

[9] Marcon RM, Cristante AF, Teixeira WJ, Narasaki DK, Oliveira RP, Barros Filho EP. Fractures of the cervical spine. Clinics. 2013;68(7):1455-61.

[10] Schnake KJ, Schroeder GD, Vaccaro AR, et al. AOSpine classification systems (subaxial, thoracolumbar). J Orthop Trauma. 2017;31:S14-23.

[11] Feuchtbaum E, Buchowski J, Zebala L. Subaxial cervical spine trauma. Curr Rev Musculoskelet Med. 2016;9: 496-504.

[12] Holdsworth F. Fractures, dislocations, and fracture-dislocations of the spine. J Bone Joint Surg Am. 1970; 52(8): 1534-51.

[13] Allen BL Jr, Ferguson RL, Lehmann TR, O'Brien RP. A mechanistic classification of closed, indirect fractures and dislocations of the lower cervical spine. Spine. 1982;7(1): 1-27.

[14] Magerl F, Aebi M, Gertzbein SD, Harms J, Nazarian S. A comprehensive classification of thoracic and lumbar injuries. Eur Spine J. 1994;3(4):184-201.

[15] Allen BL Jr, Ferguson RL, Lehmann TR, O'Brien RP. A mechanistic classification of closed, indirect fractures and dislocations of the lower cervical spine. Spine (Phila Pa 1976). 1982;7(1):1-27. https://doi. org/10.1097/00007632-198200710-00001.

[16] Vaccaro AR, Koerner JD, Radcliff KE, Oner FC, Reinhold M, Schnake KJ, et al. AOSpine subaxial cervical spine injury classification system. Eur Spine J. 2016;25(7):2173-84.

[17] Anderson PA, Moore TA, Davis KW, Molinari RW, Resnick DK, Vaccaro AR, et al. Cervical spine injury severity score. Assessment of reliability. J Bone Joint Surg Am. 2007;89(5):1057-65.

[18] Louis R. Fractures instables du rachis. III. L'instabilité. A. Les théories de l'instabilité [Unstable fractures of the spine. III.Instability. A. Theories concerning instability]. Rev Chir Orthop Reparatrice Appar Mot. 1977;63(5):423-5. French.

[19] Whitesides TE Jr. Traumatic kyphosis of the thoracolumbar spine. Clin Orthop. 1977;128:78-92.

[20] Frisen M, Magi M, Sonnerup L, Viidik A. Rheological analysis of soft collagenous tissue-I. J Biomech. 1969;2: 13-20.

[21] Galante JO. Tensile properties of the human lumbar annulus fibrosus. Thesis. Acta Orthop Scand. 1967;Suppl 100:1-91.

[22] Al K, Vulcan AP. Elastic deformation characteristics of the spine. J Biomech. 1971;4:413-29.

[23] Lin HS, Liu YK, Adams KH. Mechanical response of the lumbar intervertebral joint under physiological (complex) loading. J Bone Joint Surg. 1978;60A:4i-55.

[24] Barnes R. Paraplegia in cervical spine injuries. Proc R Soc Med. 1961;54(5):365-7.

[25] Durbin FC. Fracture-dislocations of the cervical spine. J Bone Joint Surg Br. 1957;39-B(1):23-38. https://doi. org/10.1302/0301-620X. 39B1.23.

[26] Vaccaro AR, Oner C, Kepler CK, Dvorak M, Schnake K, Bellabarba C, Reinhold M, Aarabi B, Kandziora F,

Chapman J, Shanmuganathan R, Fehlings M, Vialle L, AOSpine Spinal Cord Injury & Trauma Knowledge Forum. AOSpine thoracolumbar spine injury classification system: fracture description, neurological status, and key modifiers. Spine (Phila Pa 1976). 2013;38(23):2028-37. https://doi.org/10.1097/BRS.0b013e3182a8a381.

[27] Nadeau M, McLachlin SD, Bailey SI, Gurr KR, Dunning CE, Bailey CS. A biomechanical assessment of soft-tissue damage in the cervical spine following a unilateral facet injury. J Bone Joint Surg Am. 2012;94:e156. https://doi.org/10.2106/JBJS.K.00694.

[28] Rasoulinejad P, McLachlin SD, Bailey SI, Gurr KR, Bailey CS, Dunning CE. The importance of the posterior osteoligamentous complex to subaxial cervical spine stability in relation to a unilateral facet injury. Spine J Off J North Am Spine Soc. 2012;12:590-5. https://doi.org/10.1016/j.spinee.2012.07.003.

[29] Vaccaro AR, Falatyn SP, Flanders AE, Balderston RA, Northrup BE, Cotler JM. Magnetic resonance evaluation of the intervertebral disc, spinal ligaments, and spinal cord before and after closed traction reduction of cervical spine dislocations. Spine. 1999;24:1210-7.

[30] Vaccaro AR, Koerner JD, Radcliff KE, Oner FC, Reinhold M, Schnake KJ, Kandziora F, Fehlings MG, Dvorak MF, Aarabi B, Rajasekaran S, Schroeder GD, Kepler CK, Vialle LR. AOSpine subaxial cervical spine injury classification system. Eur Spine J. 2016;25(7):2173-84. https://doi.org/10.1007/s00586-015-3831-3.

[31] Zaveri G, Das G. Management of sub-axial cervical spine injuries. Indian J Orthop. 2017;51(6):633-52. https://doi.org/10.4103/ortho.IJOrtho_192_16.

[32] Dobran M, Iacoangeli M, Nocchi N, Di Rienzo A, di Somma LG, Nasi D, Colasanti R, Al-Fay M, Scerrati M. Surgical treatment of cervicalspine trauma: our experience and results. Asian J Neurosurg. 2015;10(3):207-11. https://doi.org/10.4103/1793-5482.161192.

[33] Proietti L, Perna A, Ricciardi L, Fumo C, Santagada DA, Giannelli I, Tamburrelli FC, Leone A. Radiological evaluation of fusion patterns after lateral lumbar interbody fusion: institutional case series. Radiol Med. 2021;126(2):250-7. https://doi.org/10.1007/s11547-020-01252-5.

[34] Krishna V, Andrews H, Varma A, Mintzer J, Kindy MS, Guest J. Spinal cord injury: how can we improve the classification and quantification of its severity and prognosis? J Neurotrauma. 2014;31(3):215-27. https://doi.org/10.1089/neu.2013.2982.

[35] La Rosa G, Conti A, Cardali S, Cacciola F, Tomasello F. Does early decompression improve neurological outcome of spinal cord injured patients? Appraisalof the literature using a meta-analytical approach. Spinal Cord. 2004;42:503-12.

[36] Skovrlj B, Steinberger J, Guzman JZ, Overley SC, Qureshi SA, Caridi JM, Cho SK. The 100 most influential articles in cervical spine surgery. Global Spine J. 2016;6(1):69-79. https://doi.org/10.1055/s-0035-1551652.

[37] Harrop JS, Sharan A, Ratliff J. Central cord injury: pathophysiology, management, and outcomes. Spine J. 2006;6(6 Suppl):198S-206.

[38] Mautes AE, Weinzierl MR, Donovan F, Noble LJ. Vascular events after spinal cord injury: contribution to secondary pathogenesis. Phys Ther. 2000;80:673-87.

[39] Cotler JM, et al. Closed reduction of traumatic cervical spine dislocation using traction weights up to 140 pounds. Spine. 1993;18:386-90.

[40] Eismont FJ, Arena MJ, Green BA. Extrusion of an intervertebral disc associated with traumatic subluxationor dislocation of cervical facets. Case report. J Bone Joint Surg Am. 1991;73:1555-60.

[41] Gao W, Wang B, Hao D, Zhu Z, Guo H, Li H, Kong L. Surgical treatment of lower cervical fracture-dislocation with spinal cord injuries by anterior approach: 5- to 15-year follow-up. World Neurosurg. 2018;115:e137-45. https://doi.org/10.1016/j.wneu.2018.03.213.

[42] Robertson PA, Ryan MD. Neurological deterioration after reduction of cervical subluxation. Mechanical compression by disc tissue. J Bone Joint Surg Br. 1992;74:224-7.

[43] O'Dowd JK. Basic principles of management for cervical spine trauma. Eur Spine J. 2010;19(Suppl 1):S18-22.

[44] Crim JR, Moore K, Brodke D. Clearance of the cervical spine in multitrauma patients: the role of advanced imaging. Semin Ultrasound CT MR. 2001;22:283-305.

[45] Reindl R, et al. Anterior reduction for cervical spine dislocation. Spine (Phila Pa 1976). 2006;31:648-52.

[46] Theodotou CB, et al. Anterior reduction and fusion of cervical facet dislocations. Neurosurgery. 2019;84(2):388-95.

[47] Tamburrelli FC, Meluzio MC, Masci G, Perna A, Burrofato A, Proietti L. Etiopathogenesis of traumatic spinal epidural hematoma. Neurospine. 2018;15(1):101-7. https://doi.org/10.14245/ns.1834938.469.

[48] Genitiempo M, Perna A, Santagada DA, Meluzio MC, Proietti L, Bocchi MB, Logroscino CA, Tamburrelli FC. Single-level Bryan cervical disc arthroplasty: evaluation of radiological and clinical outcomes after 18 years of follow-up. Eur Spine J. 2020;29(11):2823-30. https://doi.org/10.1007/s00586-020-06486-5.

[49] Yang JS, Liu P, Liu TJ, Zhang HP, Zhang ZP, Yan L, Zhao QP, He BR, Tuo Y, Zhao YT, Huang DG, Hao DJ. Posterior ligament-bone injury classification and severity score: a novel approach to predict the failure of anterior-only surgery for subaxial cervical facet dislocations. Spine (Phila Pa 1976). 2021;46(4):209-15. https://doi.org/10.1097/BRS.0000000000003771.

[50] Radcliff KE. What is the incidence of dysphagia after posterior cervical surgery? Spine. 2013;38(13):1082-8.

[51] Joaquim AF, Tan L, Riew KD. Posterior screw fixation in the subaxial cervical spine: a technique and literature review. J Spine Surg. 2020;6(1):252-61. https://doi.org/10.21037/jss.2019.09.28.

[52] Zhang HL, Zhou DS, Jiang ZS. Analysis of accuracy of computer-assisted navigation in cervical pedicle screw installation. Orthop Surg. 2011;3:52-6.

[53] Johnston TL, Karaikovic EE, Lautenschlager EP, Marcu D. Cervical pedicle screws vs. lateral mass screws: uniplanar fatigue analysis and residual pullout strengths. Spine J. 2006;6:667-72.

[54] Abumi K, Ito H, Taneichi H, Kaneda K. Transpedicular screw fixations for traumatic lesions of the middle and lower

cervical spine: description of the techniques and preliminary report. J Spinal Disord. 1994;7:19-28.

[55] Karaikovic EE, Yingsakmongkol W, Gaines RW Jr. Accuracy of cervical pedicle screw placement using the funnel technique. Spine (Phila Pa 1976). 2001;26:2456-62.

[56] Zhou F, Zou J, Gan M, Zhu R, Yang H. Management of fracture-dislocation of the lower cervical spine with the cervical pedicle screw system. Ann R Coll Surg Engl. 2010;92(5):406-10. https://doi.org/10.1308/003588410x126 28812459616a.

[57] Reinhold M, Magerl F, Rieger M, Blauth M. Cervical pedicle screw placement: feasibility and accuracy of two new insertion techniques based on morphometric data. Eur Spine J. 2007;16:47-56.

[58] Dhillon CS, Jakkan MS, Dwivedi R, Medagam NR, Jindal P, Ega S. Outcomes of unstable subaxial cervical spine fractures managed by posteroanterior stabilization and fusion. Asian Spine J. 2018;12(3):416-22. https://doi.org/10.4184/asj.2018.12.3.416.

[59] Sribnick EA, Hoh DJ, Dhall SS. Traumatic high-grade cervical dislocation: treatment strategies and outcomes. World Neurosurg. 2014;82:1374-9.

[60] Li P, Xue Y, Wang P, et al. Decompression via posterior-anterior approach and anterior fixation in treatment of fracture dislocation of the lower cervical spine with bilateral facet joints dislocation. Zhonghua Gu Ke Za Zhi. 2011;31:34-8.

[61] Lan X, Xu JZ, Luo F, et al. Different surgical approaches for treatment of fracture and dislocation of the lower cervical spine. Zhonghua Chuang Shang Za Zhi. 2013;29:302-6.

[62] Chhabra HS, Kaul R, Kanagaraju V. Do we have an ideal classification system for thoracolumbar and subaxial cervical spine injuries: what is the expert's perspective? Spinal Cord. 2015;53(1):42-8. https://doi. org/10.1038/sc.2014.194.

[63] Stone AT, Bransford RJ, Lee MJ, Vilela MD, Bellabarba C, Anderson PA, Agel J. Reliability of classification systems for subaxial cervical injuries. Evid Based Spine Care J. 2010 Dec;1(3):19-26. https://doi.org/10.1055/s-0030-1267064.

[64] van Middendorp JJ, Audigé L, Bartels RH, Bolger C, Deverall H, Dhoke P, Diekerhof CH, Govaert GA, Guimerá V, Koller H, Morris SA, Setiobudi T, Hosman AJ. The subaxial cervical spine injury classification System: an external agreement validation study. Spine J. 2013 Sep;13(9):1055-63. https://doi. org/10.1016/j.spinee.2013.02.040.

[65] Kanagaraju V, Yelamarthy PKK, Chhabra HS, Shetty AP, Nanda A, Sangondimath GM, Dutta Das K, Bansal ML, Mohapatra B, Patel N, Abel R, Tuli S, Barros T, Tandon V. Reliability of Allen Ferguson classification versus subaxial injury classification and severity scale for subaxial cervical spine injuries: a psychometrics study. Spinal Cord. 2019;57(1):26-32. https://doi.org/10.1038/s41393-018-

0182-z.

[66] Grin A, Krylov V, Lvov I, Talypov A, Dzukaev D, Kordonskiy A, Smirnov V, Karanadze V, Abdukhalikov B, Khushnazarov U, Airapetyan A, Dmitriev A, Kaykov A, Peyker A, Semchenko V, Aksenov A, Borzenkov A, Gulyy V, Torchinov S, Bagaev S, Toporskiy A, Kalandari A, Kasatkin D, Sytnik A, Lebedev V, Epifanov D, Hovrin D, Feniksov V, Choriev D. External multicenter study of reliability and reproducibility for lower cervical spine injuries classification systems-part 2: an analysis of the subaxial cervical spine injury classification and cervical spine injury severity score scale. Global Spine J. 2021 Jan;11(1):99-107. https://doi.org/10.1177/2192568219896546.

[67] Vaccaro AR, Hulbert RJ, Patel AA, Fisher C, Dvorak M, Lehman RA Jr, Anderson P, Harrop J, Oner FC, Arnold P, Fehlings M, Hedlund R, Madrazo I, Rechtine G, Aarabi B, Shainline M, Spine Trauma Study Group. The subaxial cervical spine injury classification system: a novel approach to recognize the importance of morphology, neurology, and integrity of the disco-ligamentous complex. Spine (Phila Pa 1976). 2007;32(21):2365-74. https://doi.org/10.1097/BRS.0b013e3181557b92.

[68] Kotani Y, Abumi K, Ito M, Minami A. Cervical spine injuries associated with lateral mass and facet joint fractures: new classification and surgical treatment with pedicle screw fixation. Eur Spine J. 2005;14(1):69-77.

[69] Lee SH, Sung JK. Unilateral lateral mass-facet fractures with rotational instability: new classification and a review of 39 cases treated conservatively and with single segment anterior fusion. J Trauma. 2009;66(3):758-67. https://doi.org/10.1097/TA.0b013e31818cc32a.

[70] Urrutia J, Zamora T, Campos M, Yurac R, Palma J, Mobarec S, Prada C. A comparative agreement evaluation of two subaxial cervical spine injury classification systems: the AOSpine and the Allen and Ferguson schemes. Eur Spine J. 2016;25(7):2185-92. https://doi.org/10.1007/s00586-016-4498-0.

[71] Ono AHA, Chang VYP, Rodenbeck EM, de Araujo AO, de Oliveira RG, Marcon RM, Cristante AF, Filho TEPB. Assessment of the accuracy of the AO Spine-TL classification for thoracolumbar spine fractures using the AO surgery reference mobile app. Global Spine J. 2021;11(2):187-95.

[72] Schroeder GD, Canseco JA, Patel PD, Divi SN, Karamian BA, Kandziora F, Vialle EN, Oner FC, Schnake KJ, Dvorak MF, Chapman JR, Benneker LM, Rajasekaran S, Kepler CK, Vaccaro AR, AO Spine Cervical Classification Validation Group. Establishing the injury severity of subaxial cervical spine trauma: validating the hierarchical nature of the AO spine subaxial cervical spine injury classification system. Spine (Phila Pa 1976). 2021;46(10):649-57.

第 12 章　保留组织的后路内固定作为椎间盘退行性疾病的一种治疗选择
Tissue Sparing Posterior Fixation as a Treatment Option for Degenerative Disc Disease

Erik Summerside　Joshua Heller　Jamieson Glenn　Bruce McCormack　Pier Paolo Maria Menchetti　著

李宏维　王克平　译

一、颈椎病背景

颈椎病是与年龄相关的颈椎间盘退行性变，导致颈痛、神经根病和（或）脊髓病的症状。髓核和纤维环的化学成分发生变化，并与椎间盘黏弹性特性的逐渐丧失有关。椎间盘高度降低，椎间盘向后凸起，相邻椎体相互塌陷。椎间盘的失效会引起继发性改变：黄韧带的屈曲，小关节囊的增厚，骨赘形成和椎体半脱位。这些继发性改变导致中央管和神经孔的容积减小。上述事件统称为椎间盘退行性病变并导致椎管狭窄。椎管狭窄对神经根和（或）脊髓造成直接的机械压力。颈根性疼痛确切的发病机制是多因素的。据了解，它是神经根直接压迫、狭窄水平的运动和炎症反应[1, 2]共同作用的结果。已证实受压神经的固有血管通透性增加，从而导致神经根水肿。随着水肿的慢性化，纤维化和瘢痕环随之而来，导致反应阈值的改变和神经根对疼痛敏感性的增加。神经元胞体、椎间盘及周围组织释放的疼痛介质在炎性反应的启动和持续中发挥作用[3]。年龄相关的椎间盘退行性变常导致颈痛、臂痛、肩痛、麻木、无力、步态改变等症状。当退行性变

导致颈椎内神经发生压迫时，所产生的疼痛状况通常被称为神经根型颈椎病。在全球范围内，神经根型颈椎病的报道年发病率为 83.2/10 万人[4]，而报道的患病率被认为是 3.5‰[5]。

二、后路显微内镜椎间孔切开术

颈椎后路椎间孔切开术已被证明适用于单侧神经根病的患者，没有明显的颈部疼痛和维持颈椎前凸[6-8]。此外，对于表现为侧方椎间盘突出和侧方狭窄的病例，它是一种可取的选择[6]。椎间孔切开术的手术目的是在解除神经根压迫的同时保持患侧水平的运动。Fessler 和 Adamson 是最早使用显微内镜方法[6, 9]来研究临床结果的。McAnany 等进行的一项关于颈椎后路椎间孔切开术的 Meta 分析和 Kim 等进行的一项临床研究显示，术后疼痛明显改善并恢复正常生活[10, 11]。在某些情况下，由于运动节段不稳定，可能会导致轴性疼痛，以及不稳定，这种情况不太常见[12]。

三、减压融合

当存在不稳定、双侧神经根症状和（或）症

状性脊髓压迫时，外科医生可能更倾向于将脊柱减压并融合。颈前路椎间盘切除融合术（anterior cervical discectomy and fusion，ACDF）是目前最常用的减压和稳定脊柱的手术方式，占所有颈椎手术的 68%[13]。尽管 ACDF 有许多好处，但手术风险不容忽视。ACDF 术后最常见的并发症是吞咽困难，据报道，多节段 ACDF 术后吞咽困难的发生率高达 31%[14]。由于颌骨的位置，进入上颈椎前路可能具有挑战性，而 $C_6 \sim T_1$ 的显露是可变的，在某些情况下可能存在问题。食管或椎动脉和颈动脉的损伤是罕见的，但可能危及生命。ACDF 的另一个担忧是假关节的风险。当采用 ACDF 手术治疗多个节段时，Bolesta 等报道了低至 47% 的实体关节融合率[15]。外科医生可考虑后路（PCF）或前后路联合（环向，CCF）方案。在 3 种常见的颈椎融合方法中，CCF 是目前最不常用的[16, 17]，但 CCF 的频率增加速度大于 ACDF 或 PCF（2001—2010 年，CCF：182%，ACDF：139%，PCF：177%）[16]。CCF 增加的原因之一是外科医生选择在以前被认为是 ACDF 或 PCF 术后翻修高风险的患者中进行融合和减压手术。最常见的后路附加固定包括侧块螺钉和棒固定、椎板切除和后路侧块融合[18]。当存在后方神经压迫、先天性椎管狭窄三个或三个以上水平的病理时，这种方法是首选的。后路内固定增加了结构的刚性，提高了融合率[19]。用这种方法通过广泛的椎旁肌分离、减压和融合来干预脊柱是有成本的。合并的肌肉创伤、增加的切口大小和延长的手术切口是后路融合手术与 ACDF 相比具有更长的手术时间、更多的出血量和更长的住院时间的几个解释[20]。一种保留组织的颈椎后路融合术被开发出来[21]，它保留了颈椎后方正常的肌肉和韧带附着。这项技术已被证明可以减少住院时间、失血量和手术时间，与通常所见的 ACDF 相当[22]，并短于通常所见的 PCF 结合侧块固定[23]。当减压被认为是必要的时候，哪些共病或危险因素在确定方法上是最相关的？我们简要地强调了一些最常见的融合风险因素，即尼古丁使用和高龄。

（一）尼古丁使用

吸烟已被证明通过促进骨质疏松的发生、降低成骨细胞活性、增加皮质醇水平、减少血管对骨的供氧和减少钙的吸收而对颈椎产生负面影响[24]。这种骨代谢的改变增加了假关节、感染、吞咽困难和邻近节段疾病的风险，并降低了吸烟者的融合率[24-27]。接受多水平治疗的吸烟者表现出更低的融合率和更高的并发症发生率，特别是术后伤口感染[24, 25, 27]。环形入路可能通过改善融合过程中的稳定性使使用尼古丁的患者受益。

（二）高龄

大多数 ACDF 手术是在 45 岁以上的人群中进行的[28]。颈椎融合术时的高龄已被充分认定为并发症的预测因素[29-31]，导致较差的手术结果[29, 32] 和增加的住院时间[30]。此外，糖尿病和心血管疾病等合并症的患病率随着年龄的增加而显著增加[33]，这代表了更多的患者需要接受手术治疗[34]。选择环形融合的平均年龄超过 54 岁的患者表现出较高的融合率和与 ACDF[35, 36] 相当的并发症发生率。因此，我们可以得出结论，高龄增加了 ACDF 术后并发症或疾病进展的可能性，但这些风险可以通过纳入附加的后路固定来减轻。

四、DTRAX 系统

DTRAX 系统保留组织的后路固定可以使用市场上现有的器械。DTRAX® 脊柱系统（Providence Medical Technology，Inc.）就是其中之一。脊柱系统由实施颈椎关节突植入物的新技术和置放以及侧块去骨 / 融合的专用器械组成（图 12-1）。在美国，脊柱系统和椎间融合器在单独的产品名称下被引用；CORUS 脊柱系统和 CAVUX 颈椎融合器。DTRAX 颈椎融合器由植入级钛合金制成。它们有三种配置（图 12-2）：DTRAX Cage-SE、CAVUX Cage-B 和 CAVUX Cage-X。所有融合器的中空设计可以实现植骨块的填充。上、下表面的倒刺状结构都是为了抵抗脱落而设计的。在细胞水平上对融合器表面进行酸蚀和织构化处理，以利于骨整合。CAVUX 的

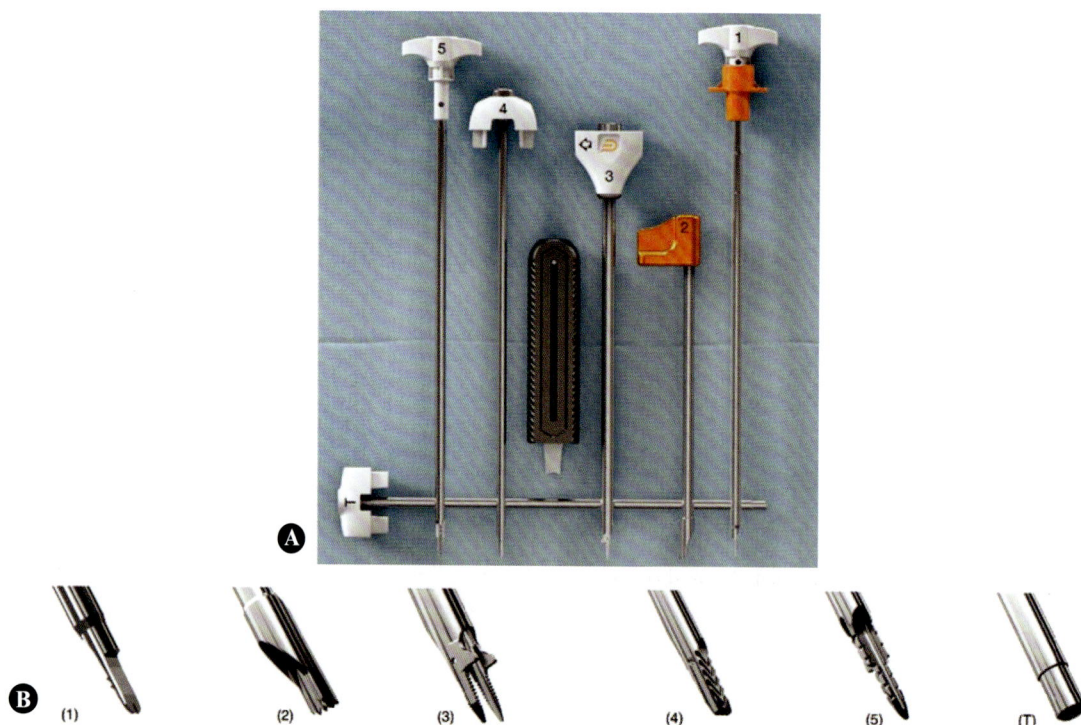

▲ 图 12-1　A. DTRAX/CORUS 脊柱系统仪器；B. 仪器提示的详细视图
(1). 开口凿；(2). 环锯；(3). 导管；(4). 铰刀；(5). 旋转铰刀；(T). 植骨夯

CAVUX 颈椎融合器 –X
4mm PD-31-203

CAVUX 颈椎融合器 –B 4mm
PD-31-200

GL-DTRAX 颈椎融合器 –SE

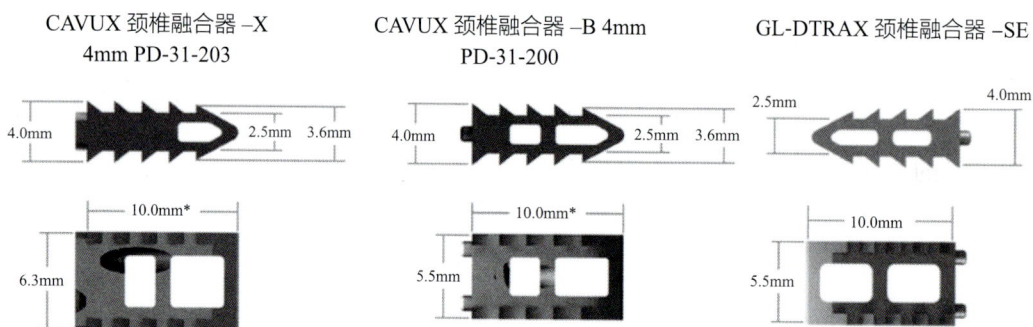

▲ 图 12-2　颈椎融合器配置
*. 有效长度

Cage-B 和 Cage-X 在 CE 批准的市场上是没有的，但在美国是可用的。

五、适应证与禁忌证

EEA 市场和美国市场的迹象不同，因此在下文中都有介绍。

（一）EEA 市场

适应证 DTRAX 系统适用于 $C_3 \sim C_7$（包括）脊柱节段的骨性成熟患者，用于颈椎后路手术治疗单节段神经根病所致的退行性椎间盘疾病（degenerative disc disease，DDD），其定义为椎间盘源性疼痛，并经病史和影像学检查证实的椎间盘退行性变和（或）小关节退行性病变。

（二）美国市场

CORUS 脊柱内固定系统（CORUS spinal system）是一套用于颈椎退行性疾病患者行颈椎

后路融合术的器械。CAVUX 颈椎融合器适用于伴有单节段神经根症状的颈椎（$C_3 \sim C_7$）DDD 的骨骼成熟患者。DDD 被定义为由患者病史和放射学研究证实的椎间盘退行性变的椎间盘源性疼痛。患者在使用该装置治疗前应接受至少 6 周的非手术治疗。装置拟与自体骨移植和补充固定一起使用，如前路钢板系统。

六、手术技术

（一）手术室及患者准备

常规插管后，患者取俯卧位，置于垫枕上，面部用"甜甜圈"或泡沫支撑，颈部保持中立位。使用胶布或颈椎可视化吊带将患者的肩部向下牵引（图 12-3）。旋转工作台，使两台 C 臂机定位。

（二）C 臂的制备及提示

在 AP 台面侧面设置 C 臂，臂完全收回。找到清晰的 AP 视图。将 C 臂前移的同时将探测器旋转回去，找到侧位视图。一个完全收回的 C 臂允许通过前进 C 臂的臂来找到侧位视图，而不是移动整个机器。返回到 AP 位置只需要将探测器向前旋转，同时完全收回 C 臂即可。这种 C 臂的设置使得清晰的成像得以保留，同时可以在视图之间快速切换。建议使用两个 C 臂，以方便成像，提高安全性，并显著减少手术时间。如果使用第二个 C 臂，则将第一个 C 臂留在侧卧位。将第 1 个 C 臂旋转 20°～30°，使手臂在患者肩部下方。这为患者颈部下方的第二个 C 臂提供了空间。将第二个 C 臂放在桌子的头上，用臂完成前进，以找到 AP 视图。寻找 AP 视图时用第二个 C 臂的手臂完全推进，允许手臂部分在程序中被收回，为工具创造工作空间，然后完全推进，以迅速恢复 AP 成像。在第二个 C 臂增加 25°～30° 的尾/头倾角；这种调整，伴随着头部的屈曲，允许对目标关节突关节的正位或接近正位（图 12-4）。

（三）皮肤标记和无菌视野

清晰显示关节突关节解剖的图像对于正确的

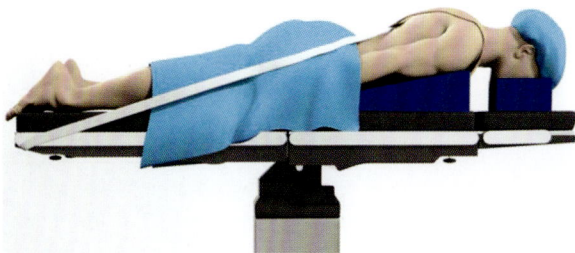

▲ 图 12-3　患者准备包括俯卧位、头部支撑和向下牵引肩部

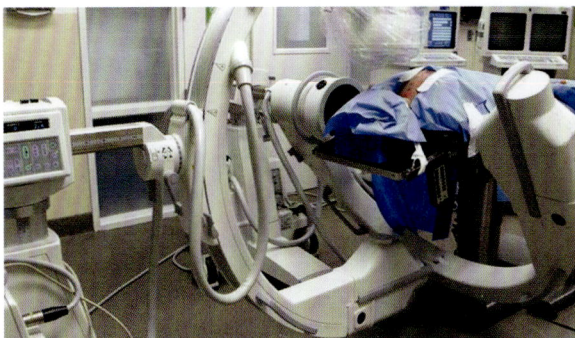

▲ 图 12-4　建议同时使用两个 C 臂进行侧位和正位检查

术前皮肤标记至关重要。使用透视引导，确定手术边界和待治疗水平。在正位 X 线引导下识别和标记关节面的内侧和外侧边界，用一个细长、笔直的金属装置（如克氏针或 Steinman 针）和手术笔来识别和标记（图 12-5）。用同样的方法识别目标关节突关节水平并用横线标记（图 12-6）。从目标水平向尾侧测量 2 个手指宽度，标记出大致的皮肤切口和进针点。以常规无菌方式准备并悬吊患者颈后部。建议在此期间 C-Arm 保持原位，以免放射学标记丢失。打开装有手术器械的无菌包装托盘和装有植入物及其运载工具的无菌包装袋。

（四）建立轨迹并获取关节突关节

建立轨迹并进入关节突关节使用脊柱穿刺针在透视引导下确认轨迹。由于关节突关节的锐角，轨迹往往导致进针点位于目标水平以下大约两个手指宽度处。根据需要重新插入或重新定位脊柱穿刺针，直到确认正确的进针点和轨迹。正确的轨迹将与关节突关节的角度相匹配（图

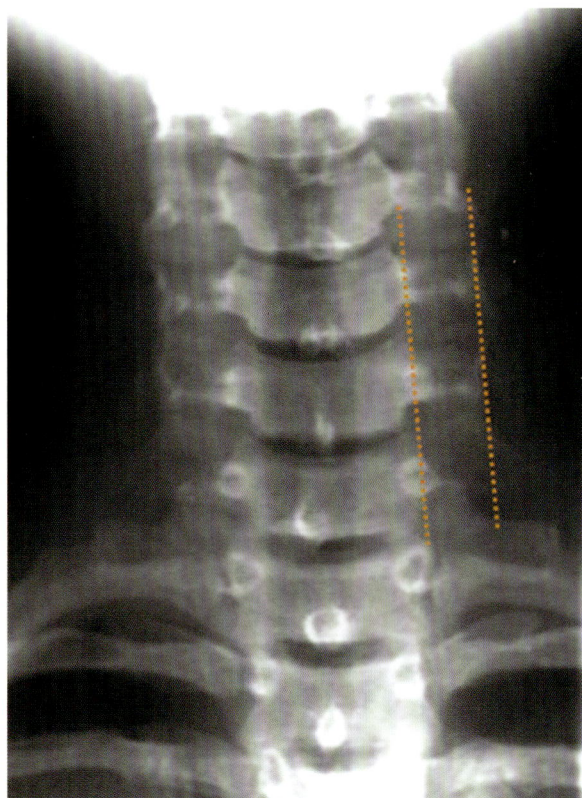

▲ 图 12-5　使用正位片识别内侧和外侧边界

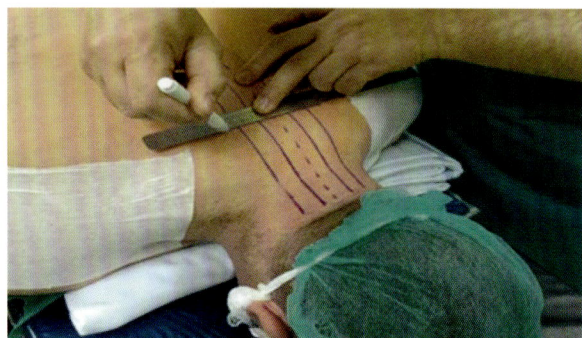

▲ 图 12-6　在患者身上识别并标记手术水平

12-7）。对侧重复此过程。如有需要，可使用针头进行局部麻醉和（或）肾上腺素，以控制疼痛或出血。取出第一根脊柱穿刺针，同时将对侧穿刺针留在原处，以提供指导参考。以确定的进针点做初始纵向切口，穿过皮下组织及筋膜。用止血钳将筋膜横向铺开。根据需要将解剖向下进行，以达到预期的直接可视化水平。在正位 X 线引导下，在正位 X 线片上使用稍内外

侧的轨迹将开口凿通过切口向前推进，其远端位于头尾方向，直至骨质（图 12-8A）。确认开口凿位于外侧块内侧至外侧的中心。将开口凿旋转 90°，使其正止点特征朝向头侧，即朝向上方水平的下关节突。开口凿上的方位标记指示了仪器的方位。在正侧位控制及侧位透视下，找到关节突关节的上份，下份开口凿尖端找到并切开关节囊。使用多功能复合工具轻敲开口凿，使其提前进入关节突关节（图 12-8B）。将开口凿向前推进，直至其正向停止特征紧贴上方水平的下关节突。一旦定位，拉回开口凿手柄的橙色触发器释放。

（五）去皮质侧块并建立工作通道

去皮质侧块并建立工作通道将环钻前移至入路凿上方，同时以顺时针 / 逆时针交替的方式旋转，帮助其通过软组织向前推进，直至其远端尖端接触骨质（图 12-9）。将环钻去皮机对齐，使其牙齿与上侧块对位。去皮质通过将环钻去皮机以 10° 旋转的风挡雨刷运动移动椎板的上侧块和内侧部分。这种动作将剥离骨膜下的肌肉，并从骨骼中制造出血。不要在松解的同时施加过大的

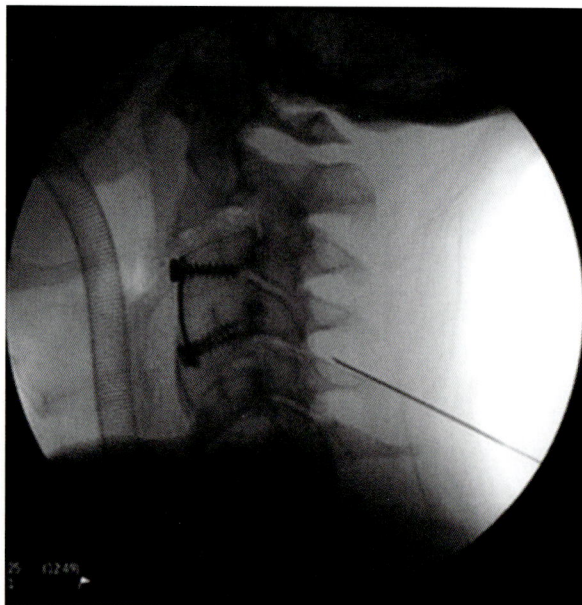

▲ 图 12-7　在透视引导下穿刺针确认轨迹，并与关节突关节角度匹配

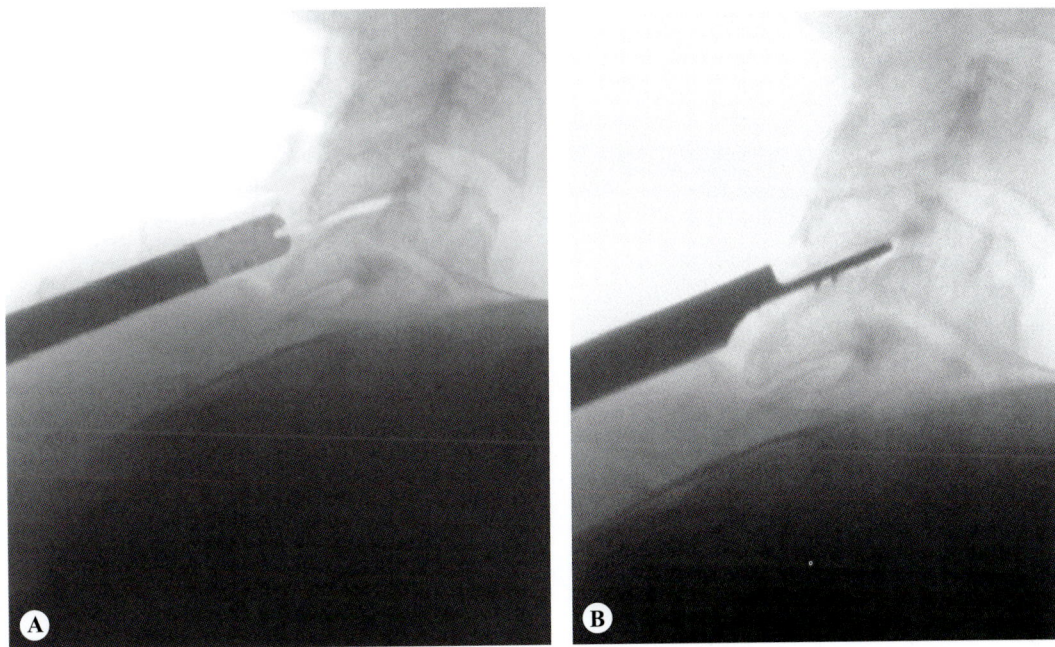

▲ 图 12-8　**A.** 将开口凿向前推进，其平端朝向颅骨 / 尾骨方向至骨质；**B.** 至骨质后，将凿旋转 **90º** 并进入关节突关节，正止点应面向上一颈椎的下关节突

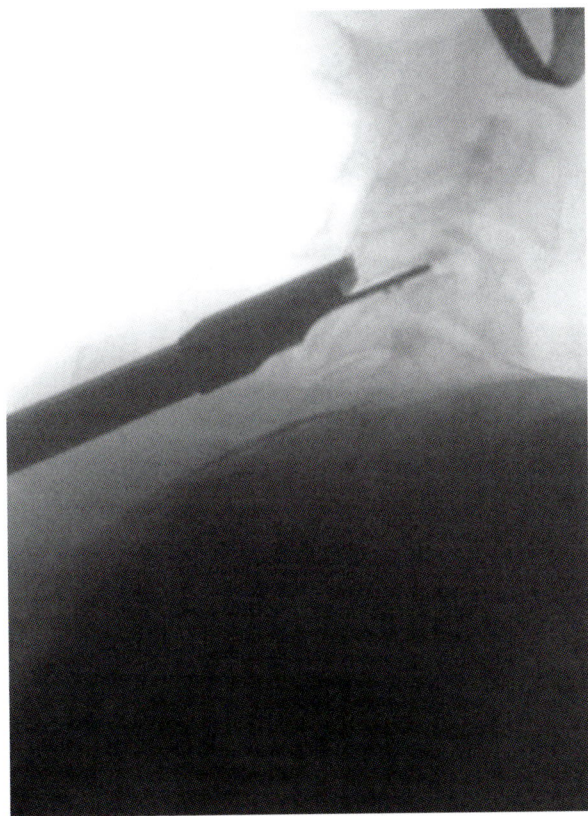

▲ 图 12-9　将环钻推进到开口凿上，直到远端尖端接触骨质

压力，因为过度的松解可能会损害上述水平下关节突的生物力学完整性。去除环钻去皮机的同时对开口凿施加平缓的向下压力，防止开口凿从关节突关节处脱出。为建立工作通道，将导引管以头 / 尾方向用导引管的针头滑过通道，以利于在通道近心端插入。然后旋转导引管 90°，使其与关节突关节对齐。由于导引管是一种单向工具，保证了其在小关节中的正确定位。将导引管手柄上的头箭头图标与开口凿横梁轴上的方位标记对齐。头部的箭头图标和方位标记应面向颅侧。确认远端关节突关节与关节突关节对齐。将多工具置于接入凿的上方。"多功能复合工具"应朝下放置其撬动特征。轻轻撞击多功能复合工具，使导引管提前进入关节突关节。将导引管向前推进，直至其正止点紧贴上方水平的下关节突（图 12-10）。在侧位和正位上验证导引管的放置。当其正止点特征紧邻上方水平的下关节突时，即达到合适的最终导引管深度。在正位上将导引管置于关节突关节内外侧缘之间。在保持导引管向下压力不变的情况下，拆卸出入口横梁。

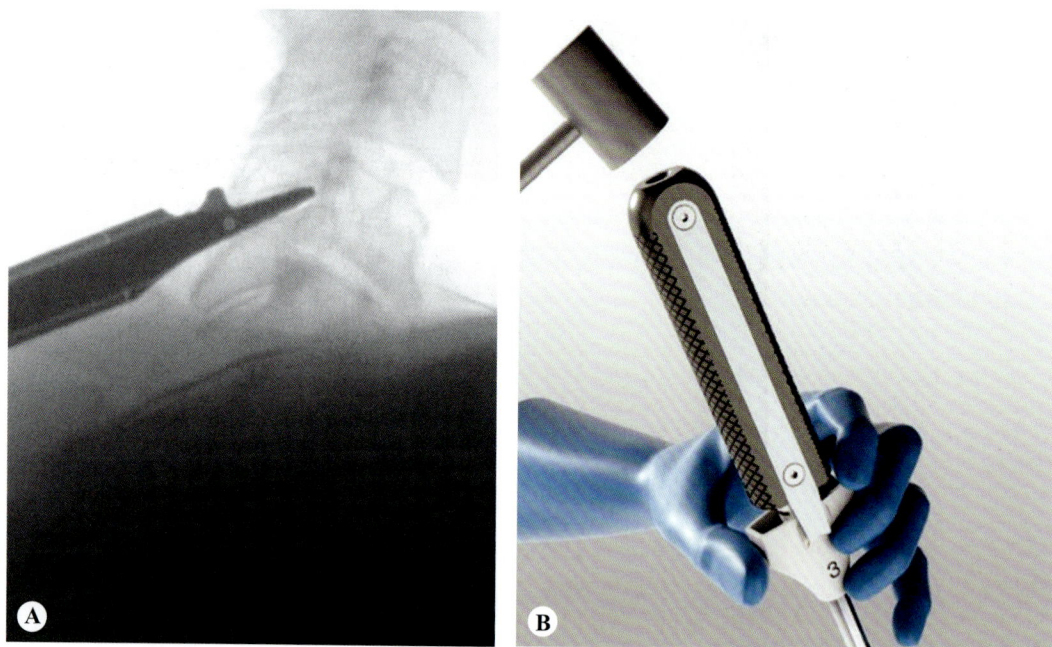

▲ 图 12-10　使用多功能复合工具（B）将导引管（A）推进到关节突关节

（六）去皮质关节突关节

通过导引管插入 Rasp 环钻去皮机，并使用 Fork Mallet 提前，直到 Rasp 环钻去皮机的上手柄与导引管的手柄齐平。用多功能复合工具轻敲 Rasp 环钻去皮机至去皮质关节突关节面。通过将多功能复合工具插入 Rasp 环钻去皮机凹口并旋转多功能复合工具释放 Rasp 环钻去皮机手柄来收放 Rasp 环钻去皮机。这使得 Rasp 环钻去皮机的可控去除，同时保持了导引管在关节突关节中的位置。将 Rasp 环钻去皮机提起，旋转 180°，轻轻撞击使其前进，再进一步去皮质，实现骨骼的出血，去除关节材料。重复此步骤，直到 Rasp 环钻去皮机可以无阻力撤出。在保持导引管向下压力不变的情况下，移除环钻去皮机。通过导引管手动插入并推进旋转环钻去皮机，同时以顺时针运动旋转其手柄，直到其抵达导引管的硬止点。当 Rotary 环钻去皮机完全插入导引管后，向导引管施加尾侧压力，将 Rotary 环钻去皮机顺时针旋转 360°。导引管上的尾压有助于 Rotary 环钻去皮机去皮质的下关节面。拆卸旋转环钻去皮机，继续顺时针旋转。

七、植入颈椎融合器

颈椎 Cage 置入前用自体和（或）同种异体骨植骨填充制备。颈椎 Cage 预加载在其输送器械（Cage 运送仪）上。通过将分娩工具头端手柄上的头箭头图标朝向患者头部，使 Cage 与小关节对齐。在正位和侧位透视控制下，通过导引管将 Cage 输送器推入，直至其手柄与导引管手柄锁紧，将 Cage 输送器推入关节突关节。使用正位和侧位透视确认 Cage 的正确放置。Cage 应位于关节突关节的中部，正如透视视图所确定的那样，位于关节突关节的内侧和外侧边界之间（图 12-11）。Cage 前缘应与侧块前缘对齐。

八、下置骨螺钉（仅限 Cage-B 和 Cage-X）

一旦确定合适的 Cage 位置，在保持出 Cage 器向下压力的同时，将骨螺钉引入并推进入出 Cage 器手柄顶部的孔内。遇到阻力时，顺时针旋转接骨螺钉把手，同时向下施加压力使其提前进入 Cage。骨螺钉轴上的激光标记线表示螺钉相对于 Cage 的位置。当打标线在 Cage 输送器上方

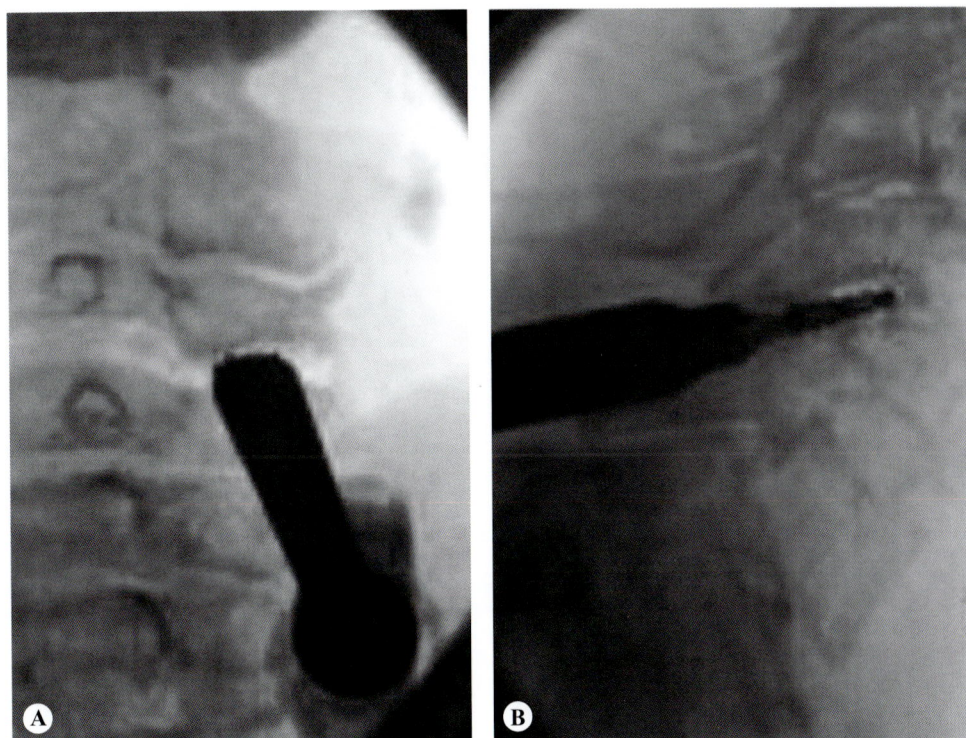

▲ 图 12-11　使用正位和侧位透视在关节突内定位 Cage

可见时，骨钉被包含在 Cage 输送器内。当打标在 Cage 输送器上方不再可见时，骨钉尖已到达 Cage 输送器。继续旋转骨螺钉手柄，直到听到弹响并且没有阻力旋转手柄（图 12-12）。这表明骨螺钉完全展开，骨螺钉的释放功能已被激活。一旦展开，通过将骨螺钉轴和手柄从 Cage 输送器中取出。逆时针转动 Cage 上的灰色释放旋钮，直至 Cage 完全释放。

九、上置骨螺钉（仅限 Cage-X）

从 Cage 输送器上取下释放旋钮和固位丝组件，显露上位骨螺钉孔。这是 Cage 输送器手柄上较大的孔。在保持 Cage 输送器向下压力的同时，将接骨螺钉引入并推进上置固定螺钉孔，直

至 Cage 输送器手柄上方不再可见黑色标记线。通过重复上述部分所述过程，完成固定螺钉的部署和释放。从 Cage 输送器上拆卸释放旋钮和保持丝组件，然后拆卸 Cage 输送器。使用正位和侧位 X 线片验证 Cage 和 Bone Screws 的正确放置。

十、将骨移植材料贴敷于植骨床上

将骨移植材料如脱钙骨基质，插入导引管顶部（图 12-13）。将骨移植物导棒（bone graft tamp）引入导引管中，并将骨移植物推入预先准备好的骨表面，即去皮质的侧块。推荐使用正位和侧位透视进行 Cage 定位的最终控制和验证（图 12-14）。

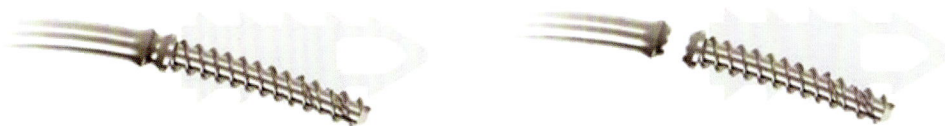

▲ 图 12-12　螺钉在进入骨内有足够的阻力后会脱离输送器

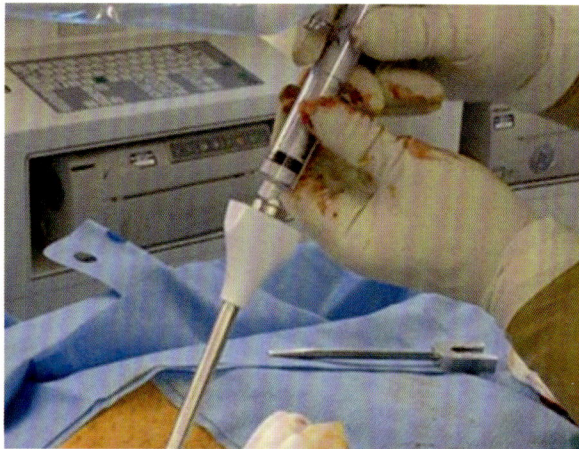

▲ 图 12-13　骨移植材料被放置在导引管的顶部

十一、缝合、对侧手术过程及最后的患者准备

用缝线将椎旁肌、邻近组织和皮肤分层闭合。对目标层面的对侧关节突关节重复整个过程。涂抹无菌敷料。按外科医生术后操作规程使用外固定衣领。

十二、使用颈椎后路稳定器时减压和融合的临床证据

DTRAX 系统在颈椎提供减压和融合的能力

已经被描述为单独的后路手术，以及作为环周手术的一部分作为补充固定。进行了一项前瞻性、多中心、单臂的临床研究，以评估 DTRAX 融合器在单节段保留组织减压融合后路手术治疗神经根型颈椎病患者的临床和影像学结果。术后随访 2 年[37]。本研究的假设是，使用 DTRAX Cage 的间接根管减压术将为没有症状的中央管狭窄需要前路手术的直颈或前凸型颈椎病患者提供神经根病的临床缓解。60 例患者最初被纳入研究，其中 53 例（88%）在 2 年随访时获得随访。手术时的平均年龄为 52.8 岁。治疗节段：$C_3 \sim C_4$ 3 例（5.7%），$C_4 \sim C_5$ 6 例（11.3%），$C_5 \sim C_6$ 36 例（67.9%），$C_6 \sim C_7$ 8 例（15.1%）。最常见的器械相关不良事件为肩部疼痛和感觉异常。最常见的手术相关不良事件为术后疼痛、恶心、取骨部位疼痛、肩部疼痛。严重不良事件包括肩部疼痛、肩 / 肘关节无力、双侧坐骨神经痛、腰部疼痛、腰背部疼痛、颈部疼痛复发、手臂疼痛复发、膝关节骨关节炎急性加重。随访 2 年，未发现与操作或器械相关的严重不良事件。1 例报告右肩疼痛的患者被认为是严重的不良事件，被报道为与手术相关。在手术层面或相邻层面均未报道有翻修手术。最后，在 2 年的随访中，没有设

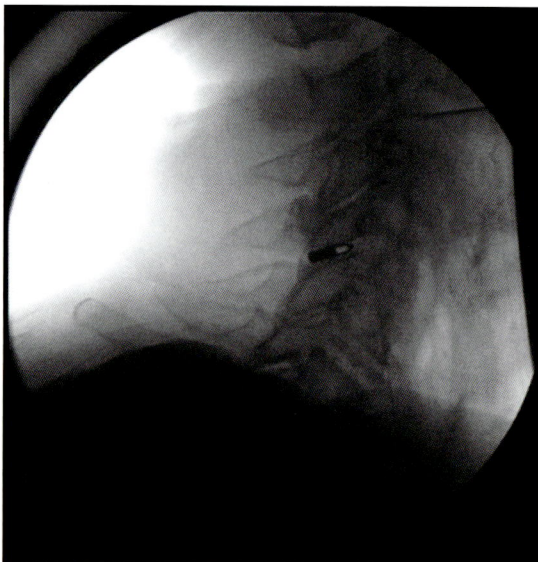

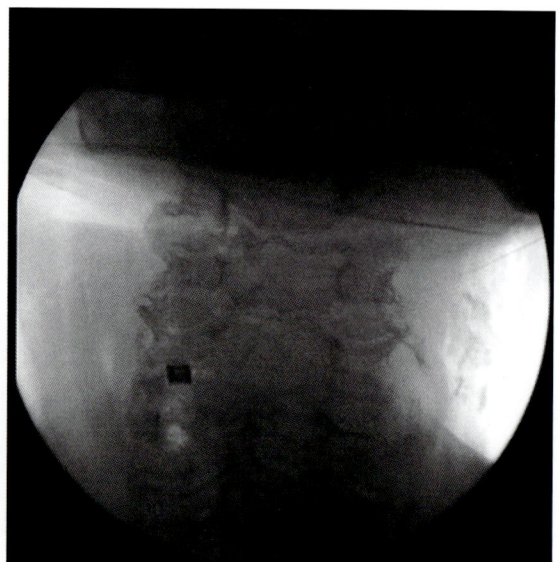

▲ 图 12-14　在正位和侧位透视中确认了最终的 Cage 位置

备移位、脱落或破损。随访至术后 2 年，患者颈部残疾指数（neck disability index，NDI）和颈部及手臂疼痛视觉模拟量表（visual analogue scale，VAS）评分均较术前显著降低，SF-12v2 躯体和精神评分均较术前显著升高。随访 1 年与随访 2 年的临床疗效差异无统计学意义。与术前相比，所有患者的 NDI 均有所改善，且这种改善一直维持到术后 2 年。在 53 例患者中，2 例患者的手臂疼痛增加，2 例患者的颈部和手臂疼痛增加，这反映在 VAS 评分中。3 例患者颈部疼痛无变化，1 例患者颈部和手臂疼痛 VAS 评分无变化。53 例患者中 52 例（98.1%）获得影像学融合。影像学融合定义为在 24 个月时拍摄的屈伸位 X 线片上测量的棘突间距离变化小于 2mm。棘突间距离总体变化为（0.78±0.58）mm，变化范围为 0.04～2.16mm。所有 53 例患者在治疗水平的平移运动均小于 2mm。影像学检查未见内固定物松动、断裂、移位或螺钉纸型垫衬。术后 12 个月 CT 显示 93.3% 的患者有骨桥形成。在美国，DTRAX 系统通常与 ACDF 配合使用，以提高融合率。Kramer 等[38] 在 35 例（平均年龄 55 岁）高风险患者中使用 DTRAX Cages 扩大 ACDF 手术，观察到良好的临床结果。在他们的报道中，他们将高风险定义为 3 个或 3 个以上级别，2 个或 2 个以上级别伴有伴随疾病（骨质疏松、尼古丁使用、关节炎），或 2 个或 2 个以上级别有假关节病史。在他们的队列中，16 人吸烟，27 人接受了 3 个或 3 个以上级别的治疗。包括前路和后路手术，平均出血量为 70ml，平均住院时间为 1.03 天。截至末次随访时（范围 102～836 天），VAS 评分平均改善 4.86 分，改善率为 64.70%。2 例患者因伤口浅表感染等并发症而接受治疗，并使用抗生素治愈。没有再手术或再入院，也没有记录到任何神经或血管并发症。美国目前正在进行一项多中心前瞻性随机临床试验，以评估 DTRAX 系统在 3 个水平治疗的患者中作为 ACDF 后路补充固定的安全性和有效性。

十三、DTRAX 颈椎融合器单独和与前路融合器融合时的生物力学性能

DTRAX 关节突融合器的疗效是由于在器械水平的活动范围减少，椎间孔撑开，并在反复弯曲运动和加载过程中维持其部署位置。Leasure 和 Buckley 的一项研究对 DTRAX 颈椎融合器的体外生物力学效能进行了评估[39]。讨论了装置性能的 3 个方面，包括急性稳定、神经椎间孔撑开和反复加载导致的植入物随时间的迁移。本研究结果表明，单枚椎间融合器显著提高了椎间稳定性，在反复弯曲载荷下颈椎小关节内不会发生松动，通过伸展维持了颈神经根的减压。DTRAX 融合器的生物力学性能由 Voronov 等[40] 进一步测试。在他们的研究中，他们测量了三种情况下的屈伸运动范围、侧弯和轴向旋转，即未受损的，带前侧钢板的，带前侧钢板和 DTRAX 融合器的。对结构体的这一递进进行了一个水平（$C_6 \sim C_7$）和两个水平（$C_3 \sim C_5$）的检验。正如预期的那样，增加一个前部结构稳定了颈椎。当前方钢板辅以后方稳定器时，三种措施的稳定性均进一步显著提高。据作者估计，在 ACDF 中加入关节突融合器，与单独的前路结构相比，刚度增加了 6 倍。Havey 等[41] 使用零切迹前路融合器和 DTRAX 融合器观察到相似的稳定性变化。此外，他们的研究结果表明，当同时使用前部和后部结构时，与完整状态相比，观察到的前凸没有变化。Laratta 等[42] 在回顾 DTRAX 文献时总结了在没有前方结构的情况下前凸的保守性，他们在 12～24 个月的随访中没有发现后凸的证据。

结论

组织保留 PCF 的技术进步表明，与传统的开放方法相比，该技术可以改善症状性神经根病患者的结果，特别是作为 ACDF 的辅助手段。提出的微创颈椎后路关节突融合器的临床、影像学和生物力学证据应鼓励外科医生在设计治疗方案时考虑其完整的治疗设备，以应对不愈

合风险增加的患者。此外，我们呼吁未来的工作来确定哪些额外的风险因素会增加翻修的机会，并建立后续的治疗方法来最好地减轻这些风险，从而为这个不断增长的患者群体提供更好的结果。

免责声明：本章包含了由 Providence Medical Technology，Inc . 制造的 DTRAX & CORUS 脊柱系统和 CAVUX 颈椎融合器产品线的相关信息。其他生产厂家的产品可能用于治疗或退行性椎间盘疾病。本章的作者之一 Erik Summerside 是 Providence Medical Technology，Inc. 的员工。本文所提供的有关 DTRAX 脊柱系统的信息是为教育目的而提供的，不应被理解为任何方式的宣传。处方决策应根据 DTRAX 脊柱系统适应证和标签由经过培训的医学专业人员做出。本章可能包含美国食品药品管理局或其他适用的监管机构批准的标签中没有的信息。

利益冲突：Heller 博士曾担任 Convatec、Nuvasive、Providence Medical Technology、SI Bone、Stryker、Zimmer biomet 和 RTI 的顾问。他从 Nuvasive 获得特许权使用费，在波托拉、ATEC 和 SpineBiopharma 进行个人投资，并为 Ethicon 提供研究支持。Glenn 博士曾为 Providence Medical Technology 提供咨询。Bruce Mc Cormack 和 Erik Summerside 拥有 Providence Medical Technology，Inc. 的股权（见免责声明）。

参考文献

[1] Chabot MC, Montgomery DM. The pathophysiology of axial and radicular neck pain. Semin Spine Surg. 1995;7:2-8.

[2] Cooper RG, Freemont AJ, Hoyland JA, et al. Herniated intervertebral disc-associated periradicular fibrosis and vascular abnormalities occur without inflammatory cell infiltration. Spine. 1995;20(5):591-8. https://doi.org/10.1097/00007632-199503010-00016.

[3] Siemionow K, Klimczak A, Brzezicki G, Siemionow M, McLain RF. The effects of inflammation on glial fibrillary acidic protein expression in satellite cells of the dorsal root ganglion. Spine. 2009;34(16):1631-7. https://doi.org/10.1097/BRS.0b013e3181ab1f68.

[4] Radhakrishnan K, Litchy WJ, O'Fallon WM, Kurland LT. Epidemiology of cervical radiculopathy. A population-based study from Rochester, Minnesota, 1976 through 1990. Brain. 1994;117(Pt 2):325-35. https://doi.org/10.1093/brain/117.2.325.

[5] Salemi G, Savettieri G, Meneghini F, et al. Prevalence of cervical spondylotic radiculopathy: a door-to-door survey in a Sicilian municipality. Acta Neurol Scand. 1996;93(2-3):184-8. https://doi.org/10.1111/j.1600-0404.1996. tb00196.x.

[6] Fessler RG, Khoo LT. Minimally invasive cervical microendoscopic foraminotomy: an initial clinical experience. Neurosurgery. 2002;51(5 Suppl):S37-45.

[7] Herkowitz HN, Kurz LT, Overholt DP. Surgical management of cervical soft disc herniation. A comparison between the anterior and posterior approach. Spine. 1990;15(10):1026-30. https://doi.org/10.1097/00007632-199015100-00009.

[8] Russell SM, Benjamin V. Posterior surgical approach to the cervical neural foramen for intervertebral disc disease. Neurosurgery. 2004;54(3):662-5.; discussion 665. https://doi.org/10.1227/01. neu.0000108781.07294.13.

[9] Adamson TE. Microendoscopic posterior cervical laminoforaminotomy for unilateral radiculopathy: results of a new technique in 100 cases. J Neurosurg. 2001;95(1 Suppl):51-7. https://doi.org/10.3171/spi.2001.95.1.0051.

[10] McAnany SJ, Kim JS, Overley SC, Baird EO, Anderson PA, Qureshi SA. A meta-analysis of cervical foraminotomy: open versus minimally-invasive techniques. Spine J. 2015;15(5):849-56. https://doi. org/10.1016/j.spinee.2015.01.021.

[11] Kim K-T, Kim Y-B. Comparison between open procedure and tubular retractor assisted procedure for cervical radiculopathy: results of a randomized controlled study. J Korean Med Sci. 2009;24(4):649-53. https://doi. org/10.3346/jkms.2009.24.4.649.

[12] Fehlings MG, Gray RJ. Posterior cervical foraminotomy for the treatment of cervical radiculopathy. J Neurosurg Spine. 2009;10(4):343-4.; author reply 344. https://doi. org/10.3171/2009.1.SPINE08899.

[13] Baird EO, Egorova NN, McAnany SJ, Qureshi SA, Hecht AC, Cho SK. National trends in outpatient surgical treatment of degenerative cervical spine disease. Global Spine J. 2014;4(3):143-50. https://doi. org/10.1055/s-0034-1376917.

[14] De la Garza-Ramos R, Xu R, Ramhmdani S, et al. Long-term clinical outcomes following 3- and 4-level anterior cervical discectomy and fusion. J Neurosurg Spine. 2016;24(6):885-91. https://doi. org/10.3171/2015.10.SPINE15795.

[15] Bolesta MJ, Rechtine GR, Chrin AM. Three- and four-level anterior cervical discectomy and fusion with plate fixation: a prospective study. Spine. 2000;25(16):2040-4. discussion 2045

[16] Passias PG, Marascalchi BJ, Boniello AJ, et al. Cervical spondylotic myelopathy: national trends in the treatment and peri-operative outcomes over 10years. J Clin Neurosci. 2017;42:75-80. https://doi. org/10.1016/j.jocn.2017.04.017.

[17] Salzmann SN, Derman PB, Lampe LP, et al. Cervical spinal fusion: 16-year trends in epidemiology, indications, and in-hospital outcomes by surgical approach. World Neurosurg. 2018;113:e280-95. https://doi.org/10.1016/j.wneu.2018.02.004.

[18] Youssef JA, Heiner AD, Montgomery JR, et al. Outcomes of posterior cervical fusion and decompression: a systematic review and meta-analysis. Spine J. 2019;19(10):1714-29. https://doi.org/10.1016/j.spinee.2019.04.019.

[19] Kim PK, Alexander JT. Indications for circumferential surgery for cervical spondylotic myelopathy. Spine J. 2006;6(6 Suppl):299S-307S. https://doi.org/10.1016/j.spinee.2006.04.025.

[20] Yuk FJ, Maniya AY, Rasouli JJ, Dessy AM, McCormick PJ, Choudhri TF. Factors affecting length of stay following elective anterior and posterior cervical spine surgery. Cureus. 2017;9(7):e1452. https://doi.org/10.7759/cureus.1452.

[21] McCormack BM, Dhawan R. Novel instrumentation and technique for tissue sparing posterior cervical fusion. J Clin Neurosci. 2016;34:299-302. https://doi.org/10.1016/j.jocn.2016.08.008.

[22] Siemionow K, Smith W, Gillespy M, McCormack BM, Gundanna MI, Block JE. Length of stay associated with posterior cervical fusion with intervertebral cages: experience from a device registry. J Spine Surg. 2018;4(2):281-6. https://doi.org/10.21037/jss.2018.05.27.

[23] Smith W, Gillespy M, Huffman J, Vong V, McCormack BM. Anterior cervical Pseudarthrosis treated with bilateral posterior cervical cages. Oper Neurosurg (Hagerstown). 2018;14(3):236-42. https://doi.org/10.1093/ons/opx103.

[24] Berman D, Oren JH, Bendo J, Spivak J. The effect of smoking on spinal fusion. Int J Spine Surg. 2017;11:29. https://doi.org/10.14444/4029.

[25] Hilibrand AS, Fye MA, Emery SE, Palumbo MA, Bohlman HH. Impact of smoking on the outcome of anterior cervical arthrodesis with interbody or strut-grafting. J Bone Joint Surg Am. 2001;83-A(5):668-73.

[26] Hofler RC, Swong K, Martin B, Wemhoff M, Jones GA. Risk of pseudoarthrosis after spinal fusion: analysis from the healthcare cost and utilization project. World Neurosurg. 2018;120:e194-202. https://doi.org/10.1016/j.wneu.2018.08.026.

[27] Jackson KL, Devine JG. The effects of smoking and smoking cessation on spine surgery: a systematic review of the literature. Global Spine J. 2016;6(7):695-701. https://doi.org/10.1055/s-0036-1571285.

[28] Saifi C, Fein AW, Cazzulino A, et al. Trends in resource utilization and rate of cervical disc arthroplasty and anterior cervical discectomy and fusion throughout the United States from 2006 to 2013. Spine J. 2018;18(6):1022-9. https://doi.org/10.1016/j.spinee.2017.10.072.

[29] Carreon LY, Puno RM, Dimar JR, Glassman SD, Johnson JR. Perioperative complications of posterior lumbar decompression and arthrodesis in older adults. J Bone Joint Surg Am. 2003;85-A(11):2089-92.

[30] Di Capua J, Somani S, Kim JS, et al. Elderly age as a risk factor for 30-day postoperative outcomes following elective anterior cervical discectomy and fusion. Global Spine J. 2017;7(5):425-31. https://doi.org/10.1177/2192568217699383.

[31] Hee HT, Majd ME, Holt RT, Whitecloud TS, Pienkowski D. Complications of multilevel cervical corpectomies and reconstruction with titanium cages and anterior plating. J Spinal Disord Tech. 2003;16(1):1-8. discussion 8.

[32] Chin DK, Park JY, Yoon YS, et al. Prevalence of osteoporosis in patients requiring spine surgery: incidence and significance of osteoporosis in spine disease. Osteoporos Int. 2007;18(9):1219-24. https://doi.org/10.1007/s00198-007-0370-8.

[33] Halter JB, Musi N, McFarland Horne F, et al. Diabetes and cardiovascular disease in older adults: current status and future directions. Diabetes. 2014;63(8):2578-89. https://doi.org/10.2337/db14-0020.

[34] Goz V, Weinreb JH, McCarthy I, Schwab F, Lafage V, Errico TJ. Perioperative complications and mortality after spinal fusions: analysis of trends and risk factors. Spine. 2013;38(22):1970-6. https://doi.org/10.1097/BRS.0b013e3182a62527.

[35] Konya D, Ozgen S, Gercek A, Pamir MN. Outcomes for combined anterior and posterior surgical approaches for patients with multisegmental cervical spondylotic myelopathy. J Clin Neurosci. 2009;16(3):404-9. https://doi.org/10.1016/j.jocn.2008.07.070.

[36] Epstein NE. Circumferential cervical surgery for ossification of the posterior longitudinal ligament: a multianalytic outcome study. Spine. 2004;29(12):1340-5. https://doi.org/10.1097/01.brs.0000127195.35180.08.

[37] Siemionow K, Janusz P, Phillips FM, et al. Clinical and radiographic results of indirect decompression and posterior cervical fusion for single-level cervical radiculopathy using an expandable implant with 2-year follow-up. J Neurol Surg A Cent Eur Neurosurg. 2016;77(6):482-8. https://doi.org/10.1055/s-0036-1584210.

[38] Kramer S, Albana MF, Ferraro JB, Shah RV. Minimally invasive posterior cervical fusion with facet cages to augment high-risk anterior cervical arthrodesis: a case series. Global Spine J. 2020;10(2 Suppl):56S-60S. https://doi.org/10.1177/2192568220911031.

[39] Leasure JM, Buckley J. Biomechanical evaluation of an interfacet joint decompression and stabilization system. J Biomech Eng. 2014;136(7) https://doi.org/10.1115/1.4026363.

[40] Voronov LI, Siemionow KB, Havey RM, Carandang G, Phillips FM, Patwardhan AG. Bilateral posterior cervical cages provide biomechanical stability: assessment of stand-alone and supplemental fixation for anterior cervical discectomy and fusion. Med Devices (Auckl). 2016;9:223-30. https://doi.org/10.2147/MDER.S109588.

[41] Havey RM, Blank KR, Khayatzadeh S, Muriuki MG, Pappu S, Patwardhan AG. Effectiveness of cervical zero profile integrated cage with and without supplemental posterior Interfacet stabilization. Clin Biomech (Bristol, Avon). 2020;78:105078. https://doi.org/10.1016/j.clinbiomech.2020.105078.

[42] Laratta JL, Gupta K, Smith WD. Tissue-sparing posterior cervical fusion with Interfacet cages: a systematic review of the literature. Global Spine J. 2019;10(2):230-6. https://doi.org/10.1177/2192568219837145.

第13章 自体骨移植颈椎前路减压融合术

Anterior Cervical Decompression and Fusion with Autologous Bone Graft

Paolo Perrini　Davide Tiziano Di Carlo　Nicola Di Lorenzo　著　　周开升　王克平　译

颈椎前路入路是在 20 世纪 50 年代初由不同先驱者的开创性研究设计和推广的[1-3]。1952 年，Bailey 和 Badgel 用自体骨支撑性植骨的方法对一名颈椎溶骨性病变患者进行了前路减压融合术[1]。1955 年，Robinson 和 Smith 报道了利用三面皮质骨马蹄形髂嵴移植物进行前路颈椎间盘切除融合术治疗颈椎病[3]。随后，Ralph Cloward 描述了他的颈椎间盘切除术，通过去除腹侧骨赘并使用椭卵形髂嵴移植物进行融合，并推广了这种前路方法，用于治疗对脊髓或颈神经根腹侧造成压迫的退行性、肿瘤性、创伤性和感染性病变[2]。由于这些早期的报道，可供选择的植骨方案逐步有了新的进展，研究者提出了同种异体骨、人工骨和基于因子 / 细胞的技术用于替代自体骨移植[4, 5]。然而，由于自体骨移植是唯一具有成骨、骨诱导和骨传导特性的移植物[4, 6]，因此自体骨移植仍被认为是前路颈椎间盘切除术后融合或椎体次全切除术后的颈椎融合金标准。此外，自体骨移植物的带皮质网状骨质的结构增强了与骨长入的界面活性，并提供了承载能力，这对于避免融合节段的后凸变化是非常重要的。

本章描述了颈椎前路减压和自体植骨融合的技术细节。

一、麻醉和体位

患者取仰卧位于手术床上进行经口气管插管。只有在脊髓型颈椎病患者中，需要使用清醒纤维鼻气管插管，在插管过程中必须避免颈部过伸造成的脊髓损伤。手术切皮前半小时，静脉给予预防性抗生素一次。在可透视的手术台上稍微伸展头部，不旋转，颈部下方放置毛巾卷，以改善颈椎后凸。或者，将头部置于马蹄形头枕上。使用宽胶带将肩部向尾侧牵引以允许低位颈椎在透视图像上可视。膝关节轻微屈曲以防止牵拉伤。常规情况下不需要进行电生理监测。

二、切口及软组织剥离

关于入路侧别对颈椎前路术后喉返神经（recurrent laryngeal nerve，RLN）损伤发生率的影响，神经外科医生存在不同观点。解剖学的论点已被提出来支持一侧入路优于另一侧。由于左侧 RLN 较长，并以较小的陡峭角度进入气管食管沟，因此有观点认为左侧入路可以将 RLN 麻痹[7, 8]的发生率降至最低。但多项临床研究报道，侧方入路对 RLN 损伤[9, 10]的发生率无明显影响。此外，理论上左侧入路会使胸导管存在损伤风险[11]。为了方便右利手外科医生的手术，我们的做法是主要从右侧进行手术，对于以前做过左侧颈部手术并导致声带功能障碍的患者，我们保留左侧入路。

使用 X 线透视技术对切口进行定位。皮肤的横向切口从中线开始，向外侧延伸至胸锁乳突肌的内侧缘，适合显露最多2个椎间盘或1个椎体（图13-1）。对于范围更大的手术，使用沿胸锁乳突肌内侧缘的纵切口。沿着手术切口对颈阔肌进行锐性切开，并进行颈阔肌下松解以放松伤口松解切缘，以利于进一步的显露。仔细分离和准确松解筋膜可以在最小切口的情况下获得最佳显露。包裹胸锁乳突肌的深筋膜浅层被锐利分离，露出深筋膜的中间层。该层位于颈动脉前界的前方，保留在术野的外侧。通过广泛筋膜松解，通常可以避免在 C_6 椎体水平斜行横过术野的肩胛

舌骨肌的横断。此时椎体可在颈深筋膜下用手指触诊，也称为翼状筋膜。将位于深筋膜中间层的气管和食管向内侧轻轻回推，而颈动脉鞘和胸锁乳突肌保持在外侧。切开翼状筋膜以获得进入颈椎前路的通道。在椎间盘前环上放置一根针，进行侧位透视以确认手术节段。经 X 线透视证实后，采用钝性分离显露椎体腹侧。中线的确认是通过显露双侧的颈长肌获得的，双侧颈长肌通常与中线等距。在前方存在骨赘的情况下，去除骨赘对于中线的识别是必要的。电凝处理颈长肌的

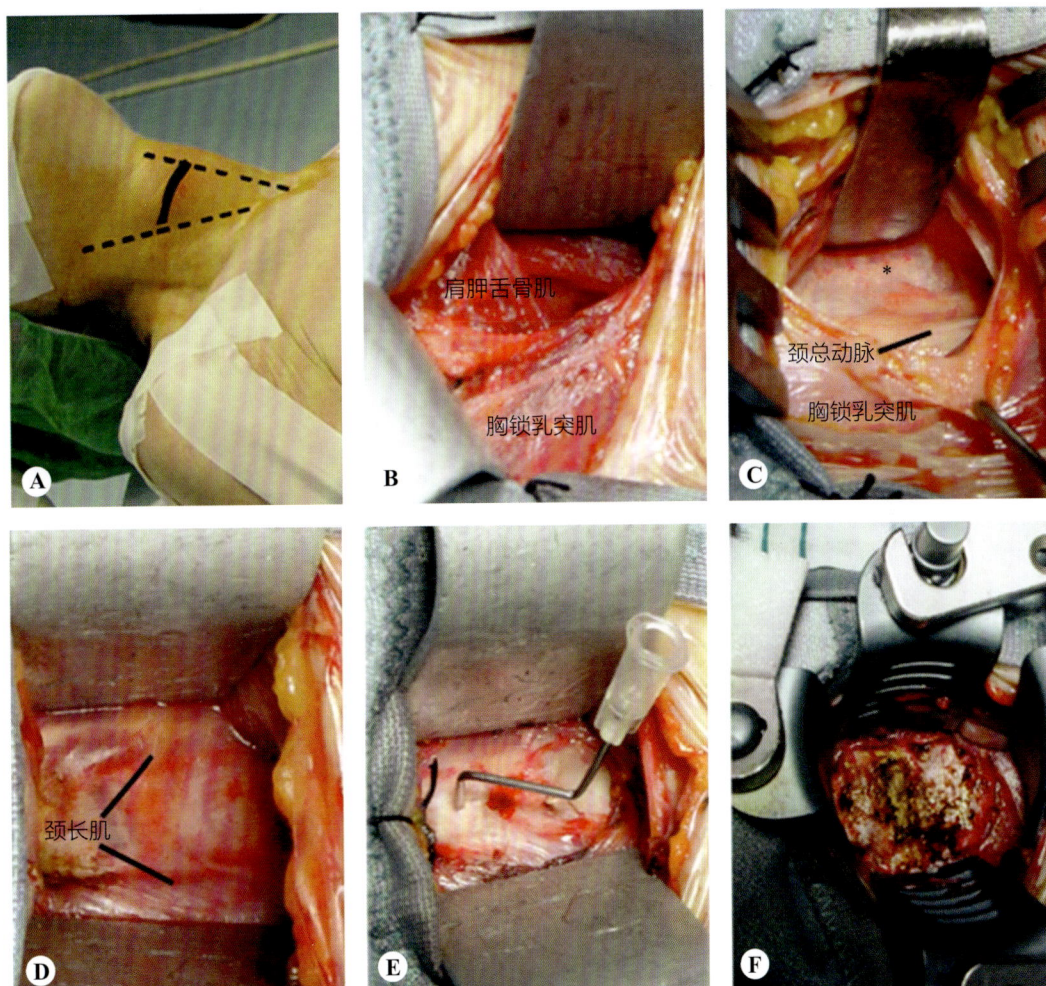

▲ 图 13-1　切口及软组织解剖

A. 从中线至胸锁乳突肌内侧缘的横向皮肤切口足以显露2个椎间盘或1个椎体。沿胸锁乳突肌前缘的斜形切口在范围更大的手术中被使用。B. 颈阔肌切开、颈阔肌下剥离后，显露胸锁乳突肌，进入颈深筋膜浅层。分离中间层以显露肩胛舌骨肌。C. 颈动脉可在胸锁乳突肌后方触及。翼状筋膜（＊）覆盖颈长肌，将椎体与气管、食管分隔开。D. 颈长肌显露清晰，有助于辨别中线。E. 在椎间盘内插入直角弯针，获得侧位 X 线片以确认节段。F. 分离颈长肌并插入牵开器叶片，切开并切除前纵韧带和纤维环

内侧缘，将软组织牵开器的叶片放在双侧颈长肌的内侧缘下。为了增加显露或者避免软组织损伤，可以在头尾方向放置带有钝性叶片的第二撑开器。

三、Smith-Robinson 技术

用 11 号手术刀从椎体边缘切开前纵韧带和纤维环（图 13-2）。出现前方骨赘时，用弧形骨刀或咬骨钳去除。切除位于相应椎体上的前纵韧带，以清晰地显露骨性表面。将撑开钉放置在待治疗间隙上下椎体的中部去撑开椎间隙。撑开间隙后，用刮匙逐步去除椎间盘和软骨板。在显微镜下使用高速磨钻和椎板咬骨钳完成椎间盘摘除并去除后方骨赘。后纵韧带通常需要充分打开并显露硬脊膜，以确认突出的间盘和骨赘被完全切除。我们使用神经钩向外侧打开后纵韧带，从硬脊膜上抬起后纵韧带并用椎板咬骨钳逐步切除。当存在椎间孔狭窄时，使用 1 号或 2 号椎板钳切除钩椎关节内侧。椎间孔内硬膜外静脉出血用小块外科医用海绵轻轻压迫止血。

四、Cloward 技术

Cloward 技术增加了外科医生进行骨赘去除时的可用空间，包括在椎间盘区域钻一个圆形开口，骨钉将会插入这个位置（图 13-3）。在标准的椎间盘切除术后，进行测量，并确定钻孔深度。将带有防护装置的手持钻置于颈椎运动节段的中点，并对相邻椎体进行钻孔至所需深度。防护装置可防止穿透后皮质骨，后皮质骨可通过高速钻和咬骨钳去除。用显微外科技术去除后纵韧带、骨赘及突入的椎间盘时，减压就完成了。从髂前上棘切取稍大的圆柱形双皮质自体骨移植，将其打入钻孔缺损处。这种方法的局限性在于双皮质移植物的压缩强度降低、骨松质广泛暴露以及无法进行多节段连续融合[12]。由于这些局限性，Cloward 技术目前已很少使用。

五、椎体次全切除术

当计划进行椎体次全切除术时，拟切除椎体前方的前纵韧带及其上下椎体的连接部分将被切除（图 13-4）。切除前方骨赘，以确保颈椎钢板能平整的置于椎体上。在所选择的椎体切除部位的上方和下方首先进行椎间盘切除，以评估椎管的深度并仔细定义骨切除的范围。在直视下沿中线方向切除大部分椎体，以获得对称的骨性减压。我们使用 6mm 切割刀快速去除椎体至后皮质边缘。通过术前的 CT 和 MRI 扫描明确椎动脉的位置和走行并测量他们之前的距离。一般来说，双侧横突孔内侧缘之前的距离为 26～30mm[13]。因此，我们会将骨性减压范围控制在距离中线 10mm 之内。在显微镜下，用 2mm 的椎间咬骨钳切除后方皮质。后缘的骨赘可用带角度的小刮匙和椎板咬骨钳去除。使用小型刮匙充分去除临近椎体上的软骨终板，但需注意保持骨性终板的完整，以防止移植物下沉。用神经钩进入后纵韧带，切开后纵韧带并使用椎板咬骨钳广泛去除后纵韧带。避免使用骨蜡，因为它会阻止骨融合。

六、自体骨移植重建

自体骨移植物可根据组织成分（骨皮质、皮质 - 松质骨、骨松质）、解剖来源（髂嵴、肋骨、腓骨）和血供（血管化、非血管化）进行分类。自体移植物如腓骨和三皮质髂骨移植物因其皮质骨成分的强度而承受施加于脊柱前柱的机械压缩载荷[14]。根据所采用的技术，这些移植物可以形成三皮质或双皮质支柱或榫头。肋骨移植物由于提供的骨体积有限，且具有皮质薄的特点，因此机械强度较弱。虽然自体肋骨移植物可以用作骨松质的来源，或者可以在枕颈固定期间连接到枕骨，但它们通常不用于颈椎的骨性重建。血管化的皮质 - 松质骨自体移植物例如血管化的腓骨移植物用于辐照和去血管化的融合床中。腓骨移植物的主要限制是密度与椎体的密度不匹配，从而导致腓骨穿透椎体，即"活塞效应"。对于颈

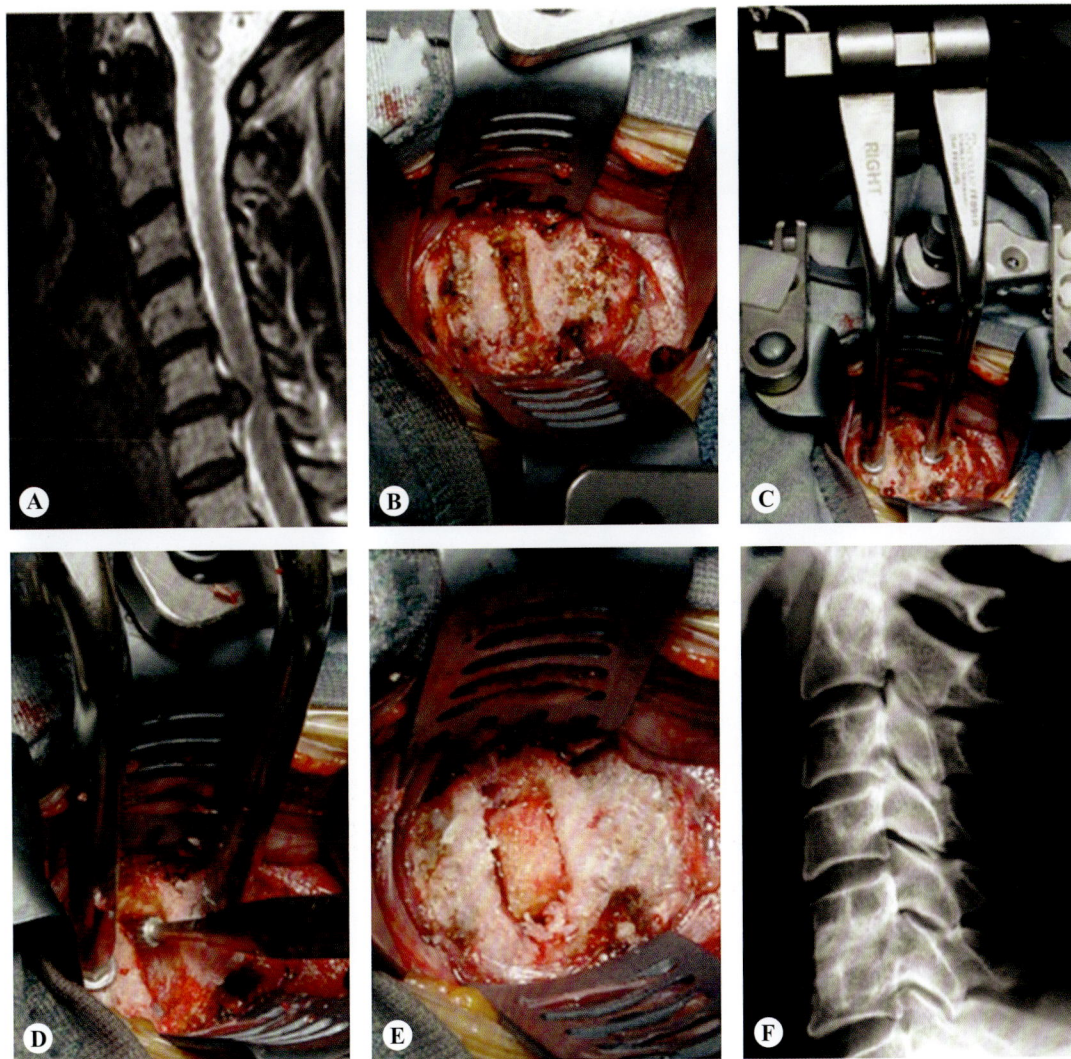

▲ 图 13-2 **Smith-Robinson 技术椎间融合**

A. 术前正中矢状位 T_2 加权 MRI 显示 C_5～C_6 椎间盘突出伴脊髓严重受压；B. 显露颈椎后，在 C_5～C_6 水平切开纤维环，切除前纵韧带；C 和 D. 用 Caspar 撑开销钉装置打开椎间盘间隙，显微镜下完成椎间盘摘除术；E. 完整摘除软性椎间盘突出物后，将三皮质自体髂骨块植入并松解撑开；F. 术后 6 个月侧位 X 线片显示 C_5 与 C_6 椎体间融合良好

椎的骨性重建我们使用从髂前上棘获得的自体骨移植（图 13-5）。手术技术在确保骨愈合和减少术后并发症方面起着关键作用（表 13-1）。植骨块在前路手术后获取，并储存在盐水浸泡的海绵中，直到使用。在髂前上棘（anterior superior iliac spine，ASIS）后外侧至少 2cm 处做一平行于髂前上棘的短（5cm）皮肤切口（图 13-6）。在骨膜下剥离过程中要限制电刀的使用，以避免损伤沿回肠内表面走行的髂腹股沟、髂腹下和股

外侧皮神经。要小心切开筋膜，避开肌肉。用 Cobb 骨膜剥离器将髂骨的骨膜从内、外骨面逐渐剥离。在冲洗下使用单刃摆动锯从髂骨上获取一块测量大小的三皮质或双皮质骨移植物。用卡尺测量植骨区域的大小，髂骨块要取得比植骨区域的长度略大一点（比椎体切除的头尾长度长 2～3mm）。移植物的两端应该是平整的，以增加融合的表面积。我们倾向于通过让助手沿着患者身体长轴牵拉患者的下颌角来给颈椎施加牵引

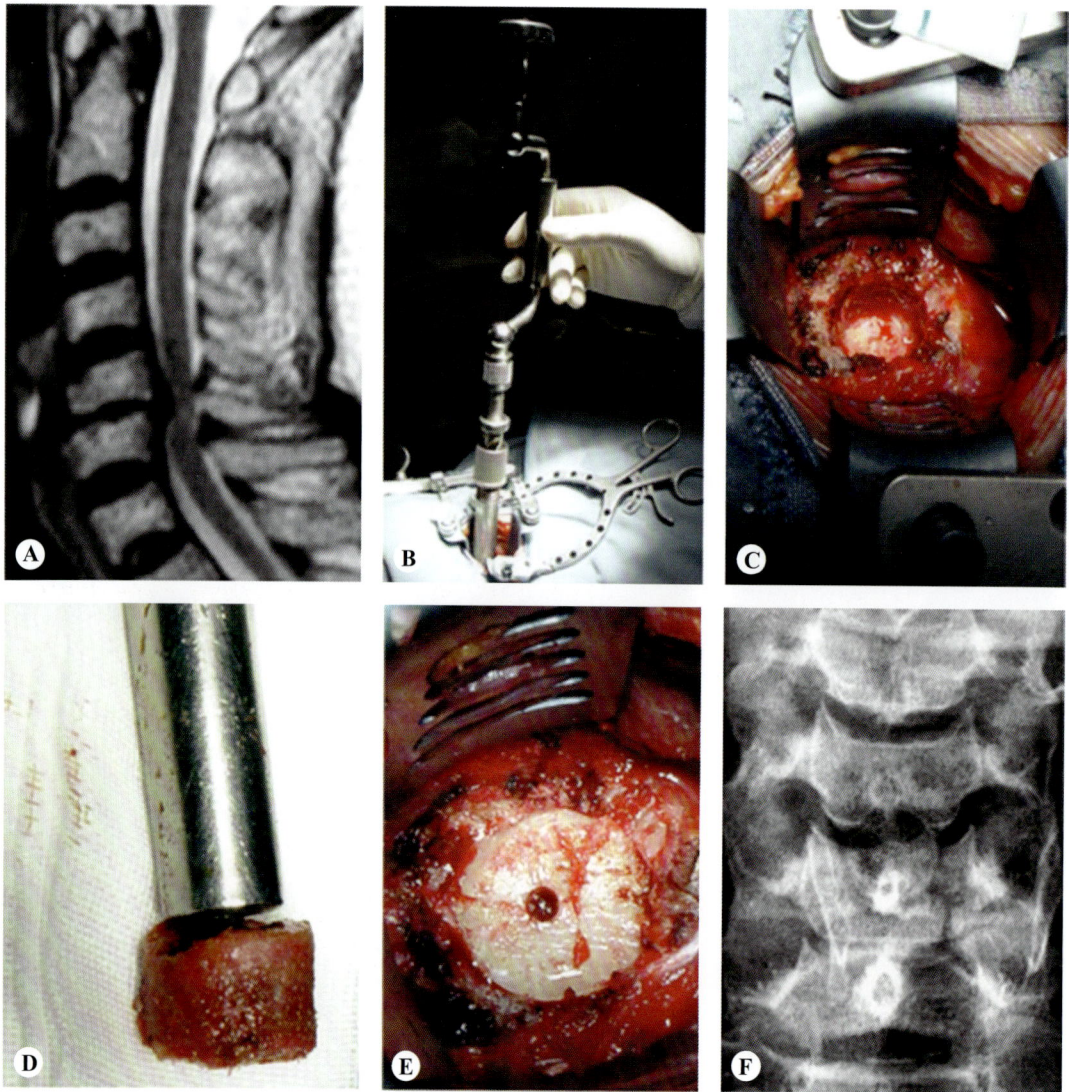

▲ 图 13-3　Cloward 技术椎间融合

A. 术前正中矢状位 T_2 加权 MRI 显示 $C_5 \sim C_6$ 脊髓受压，脊髓高信号改变是由于椎间盘突出伴骨赘形成；B. 标准髓核摘除术后，使用手持式钻头对邻近椎体进行钻孔；C. 显微外科手术切除剩余骨皮质；D 和 E. 髂嵴双皮质钉移植骨被击入原位；F. 术后 6 个月 X 线片显示 C_5 与 C_6 融合

力。或者可以在次全切除椎体的上下位椎体上安装牵引钉来撑开椎体。由于移植物过长而导致的过度牵张应该避免，因为它可能导致术后肩胛间疼痛。当使用 Cloward 技术进行前路减压时，用带护具的手持钻在髂前上棘后至少 2cm 的髂骨外侧表面获取双皮质圆柱形的骨移植物（图 13-7）。

七、取骨区并发症

取双皮质或三皮质髂骨后并发症发生率为 $4\% \sim 39\%$[21, 22]。供区并发症包括急慢性局部疼痛、神经损伤、感染、出血、疝形成和罕见的髂嵴骨折。最常见的并发症是供区急性术后疼痛，导致更长的住院时间。一些证据表明，供区疼痛是由微小和较大的骨折、出血和感染引起的，这些因素触发了邻近神经损伤部位的完整伤害性感受器[21, 23-29]。因此，许多报道建议使用人工合成或同种异体移植物来获得融合，而不存在供区术后后遗症的风险。然而，正如最近的一项系统综

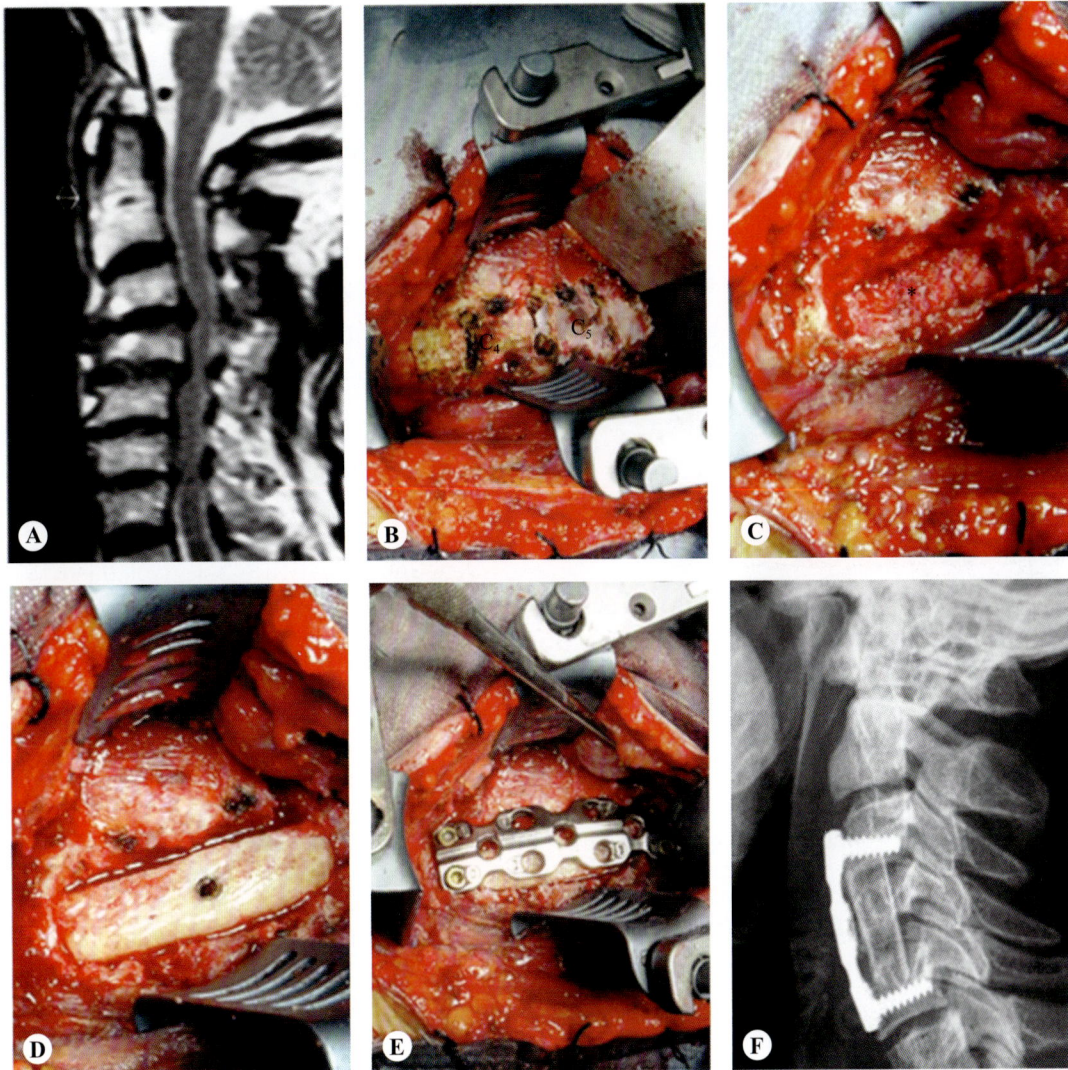

▲ 图 13-4　椎体次全切除术后椎体间融合

A. 术前正中矢状位 T_2 加权 MRI 显示颈椎管 $C_3 \sim C_5$ 狭窄及后凸畸形。B 和 C. 在颈椎中部广泛显露后，在椎体切除部位的上方和下方进行椎间隙减压，并使用高速磨钻取出 C_4 和 C_5 椎体。切除后纵韧带和骨赘，显露减压后的硬脊膜（*）。D 和 E. 在撑开下将稍大的三皮质髂骨植骨块击入，用钢板和螺钉获得内固定。F. 术后 6 个月侧位 X 线片示融合牢固，局灶性前凸恢复

述所表明的，近年来没有高质量的证据表明与自体骨相比，同种异体骨和人造骨的使用有任何显著的差异或优越性[5]。此外，通过仔细的标准化技术，供区并发症的风险可以最小化[3]。较短的皮肤切口、有限的肌肉剥离、骨膜下剥离和减少电刀的使用可防止股外侧皮神经、髂腹股沟神经和肋下神经外侧皮支的损伤。在髂前上棘后方至少 2cm 处进行截骨，避免了截骨部位前方剩余骨块的应力性骨折。此外，一些证据表明，与骨凿技术[3, 27]相比，使用单刃摆动锯获取移植物降低了髂前上棘应力性骨折的风险。最后，仔细止血、适度使用电刀和避免肌肉剥离有助于避免疼痛、积液和不美观[24]。

八、自体骨移植后前路内固定

在退行性疾病的单节段椎间盘切除植骨融合术中，文献中并没有强有力的证据支持钢板内固定[30]。此外，一些作者报道了在没有内固定的情

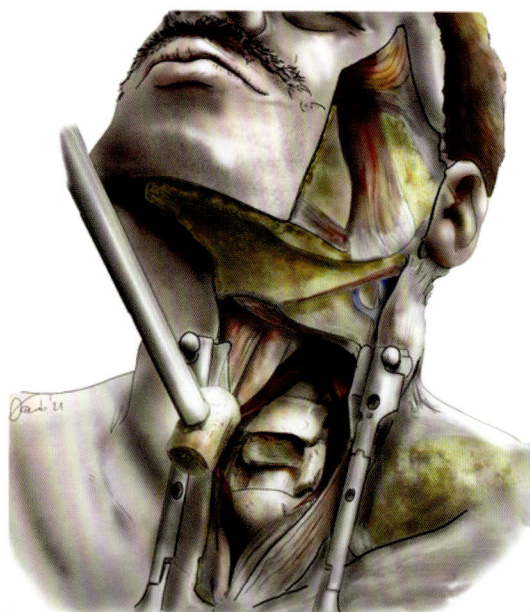

▲ 图 13-5　颈椎椎体切除术后自体骨移植重建骨

况下，多节段椎间盘切除和自体骨植骨融合治疗的大批患者中没有出现移植物脱出[31]。然而，最近的前瞻性研究比较了接受了单节段或双节段颈椎自体骨植骨融合术患者中，有内固定组和无内固定组相比，有内固定组患者中植骨质量（移植物高度、脱位和再吸收）更好[32]。据文献报道，假关节的发生率随着融合节段数的增加而增加，表明超过两个节段的融合是内固定的指征[22]。移

植物移位、移植物断裂、假关节、下沉和后凸变化等关键问题在不进行钢板内固定的椎体切除术的情况下尤为突出。尽管一些作者仍然建议采用无内固定椎体切除术治疗脊髓型颈椎病[20, 33]，但一些经典的临床研究报道称，在不进行钢板固定的情况下，移植物相关并发症的发生率高达45%[34-38]。Yonenobu 等[38] 报道，在没有内固定的情况下，单节段和三节段椎体切除术和自体骨移植后的不愈合率分别为 5% 和 45%。颈椎椎体次全切除和自体骨移植术后的内固定具有多种优点，包括生物力学的改善、即时稳定性以及随着融合过程的加速而提高的融合率。事实上，当椎体次全切除术后用内固定，三维方向的旋转和平移力增加了并发症发生率，降低了融合率。坚强的内固定可以保持即刻的稳定性和固定后在一定压力下的骨对骨接触，从而促进自体骨的成功融合。

结论

自体骨移植因其具有成骨、骨诱导和骨传导的特性，目前仍被认为是椎间盘切除或椎体次全切除术后重建颈椎的金标准。仔细和标准化的取骨技术最大限度地减少了供区并发症，并改善了临床结果。

表 13-1　颈椎前路减压自体植骨融合术后并发症的研究总结

研　究	年　份	手术方式	患者数量	ASD	失　败	后凸角加重	感　染	随访（年）
Liu 等[15]	2017	ACDF	31	—	—	—	2	2
Burkhardt 等[16]	2016	ADCF	95	11（11.6%）	3（3.1%）	—	1（1.5%）	28
Perrini 等[17]	2015	椎体切除术	20	0	0	—	0	1
Iwasaki 等[18]	2014	ACDF	16	0	0	—	0	0.5
Lied 等[19]	2008	ACDF	278	—	4（1.5%）	—	1（0.3%）	0.5
Rajshekhar 等[20]	2003	椎体切除术	93	—	—	33（35%）	—	2

ACDF. 前路颈椎间盘切除术和融合术；ASD. 邻近节段病变

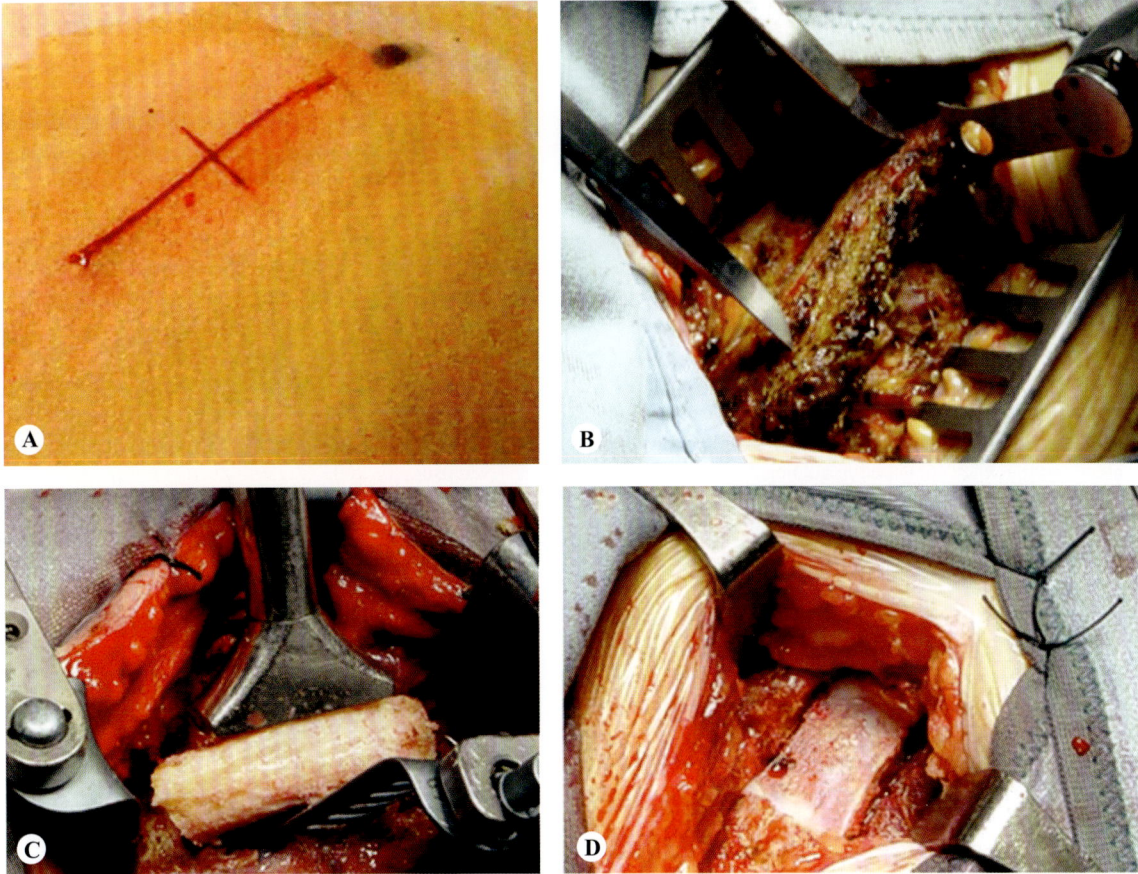

▲ 图 13-6　髂骨取骨

A. 在髂前上棘后方至少 2cm 处做一长约 5cm 的皮肤切口；B. 在骨膜下剥离后，使用摆锯从髂骨上切取一个测量大小的三皮质骨移植物；C. 使用针头式 Cloward 击入器将移植物置入椎体切除缺损处；D. 用骨蜡对髂骨进行细致的止血，并将软组织逐层缝合

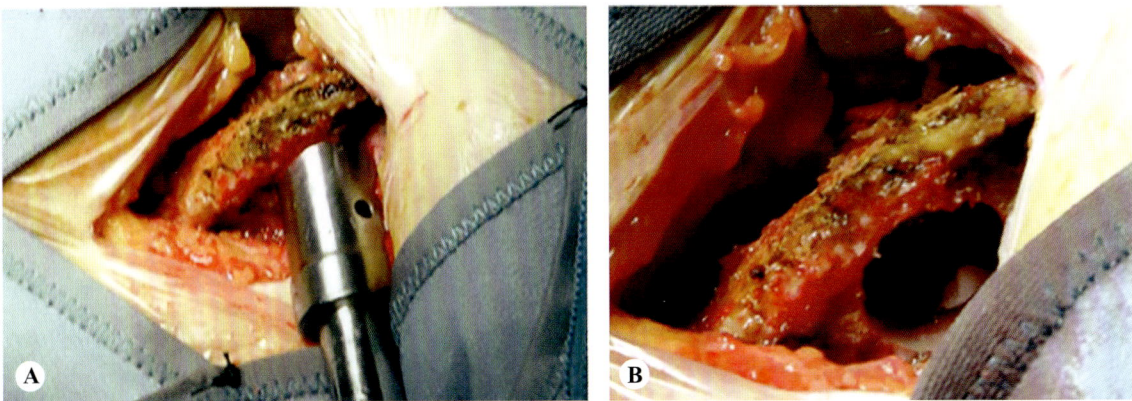

▲ 图 13-7　应用 Cloward 法时从髂骨取骨
手持式钻头取出一个圆柱形双皮质骨移植物，移植物被击入颈椎钻出的缺损区中

参考文献

[1] Bailey RW, Badgley CE. Stabilization of the cervical spine by anterior fusion. Am J Orthop. 1960;42-A:565-94.

[2] Cloward RB. The anterior approach for removal of ruptured cervical discs. J Neurosurg. 1958;15:601-17.

[3] Robinson RA, Smith GW. Anterolateral cervical disc removal and interbody fusion for cervical disc syndrome. Bull Johns Hopkins Hosp. 1955;96:223-4.

[4] Beaman FD, Bancroft LW, Peterson JJ, Kransdorf MJ. Bone graft materials and synthetic substitutes. Radiol Clin N Am. 2006;44:451-61.

[5] Salamanna F, Tschon M, Borsari V, Pagani S, Martini L, Fini M. Spinal fusion procedures in the adult and young population: a systematic review on allogenic bone and synthetic grafts when compared to autologous bone. J Mater Sci Mater Med. 2020;31:1-20.

[6] Ludwig SC, Boden SD. Osteoinductive bone graft substitutes for spinal fusion. Orthop Clin North Am. 1999;30:635-45.

[7] Ebraheim NA, Lu J, Skie M, Heck BE, Yeasting RA. Vulnerability of the recurrent laryngeal nerve in the anterior approach to the lower cervical spine. Spine. 1997;22:2664-7.

[8] Jellish WS, Jensen RL, Anderson DE, Shea JF. Intraoperative electromyographic assessment of recurrent laryngeal nerve stress and pharyngeal injury during anterior cervical spine surgery with Caspar instrumentation. J Neurosurg. 1999;91(2 Suppl):170-4.

[9] Baron EM, Soliman AM, Gaughan JP, Simpson L, Young WF. Dysphagia, hoarseness, and unilateral true vocal fold motion impairment following anterior cervical diskectomy and fusion. Ann Otol Rhinol Laryngol. 2003;112:921-6.

[10] Beutler WJ, Sweeney CA, Connolly PJ. Recurrent laryngeal nerve injury with anterior cervical spine surgery risk with laterality of surgical approach. Spine. 2001;26:1337-42.

[11] Hart AK, Greinwald JH Jr, Shaffrey CI, Postma GN. Thoracic duct injury during anterior cervical discectomy: a rare complication: case report. J Neurosurg. 1998;88:151-4.

[12] Cornish BL. Complications and limitations of anterior decompression and fusion of the cervical spine (Cloward's technique). Med J Aust. 1972;1:140.

[13] Oh SH, Perin NI, Cooper PR. Quantitative three-dimensional anatomy of the subaxial cervical spine: implications for anterior spinal surgery. Neurosurgery. 1996;38:1139-44.

[14] Sandhu HS, Grewal HS, Parantanemi H. Bone grafting for spinal fusion. Orthop Clin North Am. 1999;31(4):685-98.

[15] Liu JM, Xiong X, Peng AF, Xu M, Chen XY, Long XH, et al. A comparison of local bone graft with PEEK cage versus iliac bone graft used in anterior cervical discectomy and fusion. Clin Neurol Neurosurg. 2017;155:30-5.

[16] Burkhardt BW, Brielmaier M, Schwerdtfeger K, Sharif S, Oertel JM. Smith-Robinson procedure with an autologous iliac crest for degenerative cervical disc disease: a 28-year follow-up of 95 patients. World Neurosurg. 2016;92:371-7.

[17] Perrini P, Gambacciani C, Martini C, Montemurro N, Lepori P. Anterior cervical corpectomy for cervical spondylotic myelopathy: reconstruction with expandable cylindrical cage versus iliac crest autograft. A retrospective study. Clin Neurol Neurosurg. 2015;139:258-63.

[18] Iwasaki K, Ikedo T, Hashikata H, Toda H. Autologous clavicle bone graft for anterior cervical discectomy and fusion with titanium interbody cage. J Neurosurg Spine. 2014;21(5):761-8.

[19] Lied B, Sundseth J, Helseth E. Immediate (0-6 h), early (6-72 h) and late (> 72 h) complications after anterior cervical discectomy with fusion for cervical disc degeneration; discharge six hours after operation is feasible. Acta Neurochir. 2008;150(2):111-8.

[20] Rajshekhar V, Arunkumar MJ, Kumar SS. Changes in cervical spine curvature after uninstrumented oneand two-level corpectomy in patients with spondylotic myelopathy. Neurosurgery. 2003;52:799-805.

[21] Banwart JC, Asher MA, Hassanein RS. Iliac crest bone graft harvest donor site morbidity: a statistical evaluation. Spine. 1995;20:1055-60.

[22] Bohlman HH, Sandford EE, Goodfellow DB, Jones PK. Robinson anterior cervical discectomy and arthrodesis for cervical radiculopathy. J Bone Joint Surg Am. 1993;75:1298-307.

[23] Campbell JN. Nerve lesions and the generation of pain. Muscle Nerve. 2001;24(10):1261-73.

[24] Chou D, Storm PB, Campbell JN. Vulnerability of the subcostal nerve to injury during bone graft harvesting from the iliac crest. J Neurosurg Spine. 2004;1(1):87-9.

[25] Ebraheim NA, Yang H, Lu J, Biyani A, Yeasting RA. Anterior iliac crest bone graft. Anatomic considerations. Spine. 1997;22(8):847-9.

[26] Kurz LT, Garfin SR, Booth RE Jr. Harvesting autogenous iliac bone grafts. A review of complications and techniques. Spine. 1989;14:1324-31.

[27] Porchet F, Jaques B. Unusual complications at iliac crest bone graft donor site: experience with two cases. Neurosurgery. 1996;39(4):856-9.

[28] Shamsaldin M, Mouchaty H, Desogus N, Costagliola C, Di Lorenzo N. Evaluation of donor site pain after anterior iliac crest harvesting for cervical fusion: a prospective study on 50 patients. Acta Neurochir. 2006;148:1071-4.

[29] van den Broecke DG, Schuurman AH, Borg ED, Kon M. Neurotmesis of the lateral femoral cutaneous nerve when coring for iliac crest bone grafts. Plast Reconstr Surg. 1998;102:1163-6.

[30] Savolainen S, Rinne J, Hernesniemi J. A prospective randomized study of anterior single-level cervical disc operations with long-term follow-up: surgical fusion is unnecessary. Neurosurgery. 1998;43:51-5.

[31] Russell SM, Benjamin V. The anterior surgical approach to the cervical spine for intervertebral disc disease. Neurosurgery. 2004;54:1144-9.

[32] Grob D, Peyer JV, Dvorak J. The use of plate fixation in anterior surgery of the degenerative cervical spine: a comparative prospective clinical study. Eur Spine J. 2001;10:408-13.

[33] Thakar S, Vedantam A, Rajshekhar V. Correlation between

change in graft height and change in segmental angle following central corpectomy for cervical spondylotic myelopathy. J Neurosurg Spine. 2008;9:158-66.

[34] Bernard T Jr, Whitecloud TS 3rd. Cervical spondylotic myelopathy and myeloradiculopathy. Clin Orthop Relat Res. 1987;221:149-60.

[35] Boni M, Cherubino P, Denaro V, Benazzo F. Multiple subtotal somatectomy. Technique and evaluation of a series of 39 cases. Spine. 1984;9:358-62.

[36] Hanai K, Fujiyoshi F, Kamei K. Subtotal vertebrectomy and

spinal fusion for cervical spondylotic myelopathy. Spine. 1986;11:310-5.

[37] Kojima T, Waga S, Kubo Y, Kanamaru K, Shimosaka S, Shimizu T. Anterior cervical vertebrectomy and interbody fusion for multilevel spondylosis and ossification of the posterior longitudinal ligament. Neurosurgery. 1989;24: 864-72.

[38] Yonenobu K, Fuji T, Ono K, Okada K, Yamamoto T, Harada N. Choice of surgical treatment for multisegmental cervical spondylotic myelopathy. Spine. 1985;10:710-6.

第 14 章　颈前路：减压及椎间融合器融合

Anterior Cervical Approaches: Decompression and Fusion with Cages

Massimo Balsano　Andrea Vacchiano　Mauro Spina　Maurizio Ulgelmo　Davide Calzi　**著**

李松凯　王克平　**译**

颈前路（胸锁乳突肌前）是下颈椎（$C_3 \sim C_7$）和颈胸交界区融合的首选入路。

在 19 世纪 50 年代，出现了一种新的颈椎手术技术：1955 年，Smith 和 Robinson 提出了一种手术技术，即前路颈椎间盘切除，并用矩形骨块替代。

之后，在 1958 年，Cloward 提出了一种不同的技术：切除颈椎间盘后，打磨相邻椎体间前部，植入自体柱状骨进行椎间植骨[1]。

如今，Cloward 及 Smith 和 Robinson 所设计的前路颈椎间盘切除融合术 ACDF，已在全球范围内广泛应用（图 14-1）。

现在，融合技术可单独使用椎间融合器或再应用前路钛板及后路内固定进行加固。一种新型的包含拉力螺钉的独立融合器，可以作为单个植入物植入，其作用相当于融合器联合钛板内固定。

个人更喜欢这种新型融合器，其具有低切迹的优点，且生物力学稳定性与标准的融合器联合钛板内固定相当。

一、适应证和禁忌证

ACDF 是颈 DDD、神经根型颈椎病、脊髓型颈椎病、颈椎管狭窄、畸形（如过度后凸）和翻修手术的标准手术方式。相对适应证是颈椎轴性痛。患者的选择对于取得良好的效果至关重要。NDI 评分较高、年龄较大且工作状况良好的患者，术后症状和影像学随访将表现出更好的结果[2]。相对禁忌证包括多节段先天性颈椎管狭窄、之前颈椎前方感染或形成瘢痕、声乐工作者、黄韧带肥厚和声带功能障碍等。

二、体位摆放

患者仰卧于手术台上。

在我们脊柱中心，我们更倾向于使用术中可透视的专用脊柱手术台，以便获得更好的影像。另外，头部可以放置在 Mayfield 头架上或者专用头圈上，以完全限制颈部活动。我们更喜欢将患者放置在手术床上且不使用支撑物。然后，我们使用黏性胶带固定头部。在肩部下方横向放置一条卷起的毛巾或其他等效物品，可以使颈部轻微伸展，以增加下颌与胸部的距离，同时使椎间隙前方张开（图 14-2）。

三、切口的选择

目前的文献对于颈椎前路手术入路选择右侧或左侧都有支持。既往的文献更倾向于左侧入路，这归因于右侧和左侧喉返神经（RLN）的解剖不同[3]。RLN 是迷走神经的一个分支，起源于胸腔，左侧 RLN 在主动脉弓前方环绕，而右侧 RLN 在右锁骨下动脉前方环绕，倾斜角较大。两

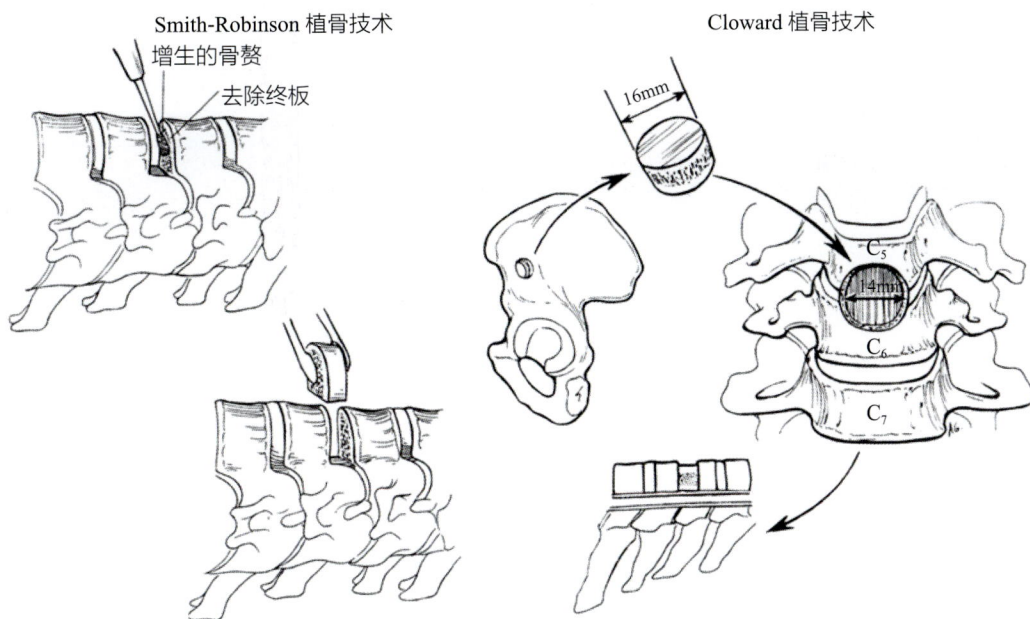

▲ 图 14-1 Smith-Robinson 和 Cloward 植骨技术

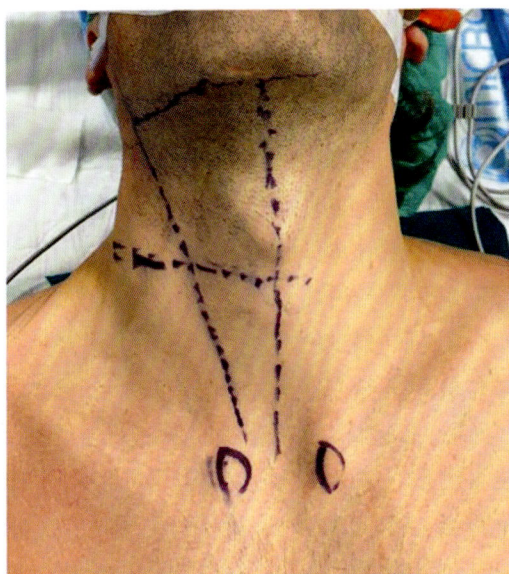

▲ 图 14-2 术前标记皮肤

者环绕后都到达气管食管沟，然后进入喉部。我们更偏向于选择右侧入路，因为我们的外科团队成员都是右利手，对手术有更好的把控。需要注意的是，目前没有临床研究证明右侧入路会增加RLN 麻痹的风险[4]。然而，一些证据表明，降低气管导管套囊压力可以减少 RLN 损伤的风险。在 $C_6 \sim T_1$ 水平（颈胸交界处），因右侧入路靠近

右侧 RLN 的头端，建议选择左侧入路。

四、颈椎前方入路

Smith-Robinson 和 Cloward 手术通过前外侧途径进入颈部：这是将椎间融合器放置在中颈椎和颈胸交界处的最佳方式[5]。在充分消毒和铺盖后，通过透视定位病变节段，并标记。通常，沿皮肤褶皱，取 3～6cm 横切口，以获得更好的美容效果。将颈阔肌顺肌纤维方向切开或钝性分离。沿胸锁乳突肌内侧缘行钝性分离，将其与带状肌群分开。在深部进行钝性分离，将颈前血管鞘向外侧牵开，将气管食管鞘向内侧牵开。轻轻将其余结构和甲状腺腺体向内牵开，以保护左侧或右侧的 RLN，并显露椎前筋膜和长颈肌。小心钝性分离长颈肌，采用双极电凝止血以避免静脉出血，最终达到椎体前面（图 14-3）。必须进行有效的显露。否则，过于靠侧方的显露可能会导致椎动脉和交感神经链的损伤，后者可能引发霍纳综合征。

五、椎间盘切除和减压技术

仔细显露病变椎间盘后，切除病变的椎间盘

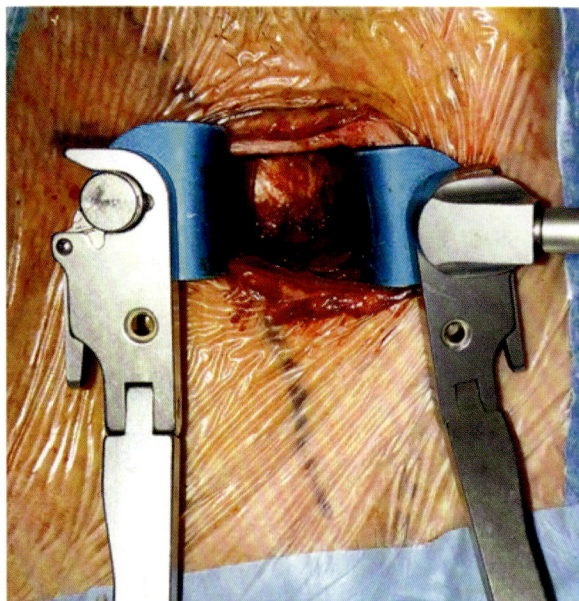

▲ 图 14-3　识别椎体，分离、牵开软组织和内脏结构

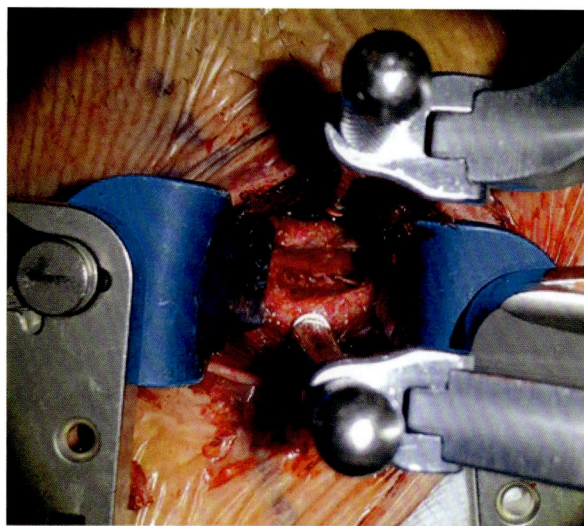

▲ 图 14-4　将椎体针插入上、下椎体，打开相邻的椎间盘

组织。为了确定手术节段，术中可以使用一根克氏针作为透视标记 [6]。然后，将椎体钉置于病变椎间隙的上、下两个椎体，安装 Caspar 撑开器进行轻度撑开（图 14-4）。然后手术刀切开纤维环。使用微型刮匙或专用的 Kerrison 咬骨钳将整个椎间盘和纤维环的后半部分切除，达到后纵韧带（posterior longitudinal ligament，PLL）[7]。为了进行很好的减压，必须打开 PLL，从而可以看到硬膜囊。然而，当出现根性或髓性症状，而MR 或 CT 并没有清晰显示时，最好也打开 PLL [8]。此外，为了完成减压，还需去除前下方的骨赘。沿着钩椎关节的侧缘，使用磨钻切除部分钩突。使用 Kerrison 咬骨钳扩大内侧椎间孔，以显露和释放神经根，当神经钩能轻松通过椎间孔，证明神经根减压彻底。

在进行这些操作时，重要的是避免对钩椎关节侧方的椎动脉以及贴附在后纵韧带及硬膜表面的静脉丛的损伤。

六、植入物选择

在进行减压和椎间盘切除手术后，必须使用适当的装置填充间隙，以获得牢固的融合。为

此，Smith-Robinson 和 Cloward 采用单纯骨移植物作为椎间的机械支撑。这是一个很好的选择，但它无法提供足够的生物力学稳定性，导致需要长时间佩戴颈托来制动。

为了增加稳定性，有两种不同的选择：支撑骨移植物的前路板和独立椎间融合器。采用前路板可以改进原始的前路椎间融合（ACDF）技术，增加局部稳定性 [9]。然而，文献中报道了放置前路钛板相关的多种并发症，原因可能是由于钛板较融合器相对较大的尺寸及与颈部重要结构接近，如食管损伤、神经血管损伤和吞咽困难 [10]。

另一种确保牢固融合的植入物是独立椎间融合器，它取代了原始 ACDF 技术中的骨植入物，从而避免了髂骨取骨及取骨后局部相关并发症。

与前路板相比，使用独立椎间融合器可降低术后吞咽困难、失血和相邻节段疾病的风险。

然而，它会增加下沉和轻度颈椎前凸下降的风险 [11]。2009 年，为了克服这些局限性，设计了一种新的装置：独立锁定椎间融合器（locking stand-alone cage，LSC）[12]。通常，它由一个低切迹的椎间融合器，配备拉力螺钉固定于椎体。尽管 LSC 的风险与独立椎间融合器相同（下沉的风险和颈椎前凸恢复欠佳），但 LSC 的程度较小。此外，相关方面的临床研究文献较少 [13]。

七、独立锁定椎间融合器技术

在病变椎间盘的相邻椎体内置入专用的Caspar椎体钉之后，完成椎间盘切除和减压手术。整备椎间隙以用于容纳椎间融合器。刮削椎体的上下终板以保证融合及避免下沉。然后植入组装的试模以确定合适的尺寸。最终植入物的选择是通过触觉反馈和术中透视来确定。最匹配的试模应该在正位 X 线透视图像中位于椎间隙的中心位置，能够维持椎间高度并稳定该节段。之后，在透视下使用锤子，放入最终的融合器。然后将螺钉（螺钉数量根据所采用椎间融合器的型号而变化）拧入上下终板。手术结束时，测试融合器的机械稳定性，并进行最终的透视检查（图 14-5）。

八、术后护理

手术结束时，我们建议放置一个小的负压引流系统，通常在 24h 后就会拔除，除非存在出血过多的情况。我们建议患者在术后大约 1 个月内佩戴软颈围。之后进行影像学复查和临床随访。我们的围术期抗生素方案是在麻醉诱导过程中使用头孢唑林 30mg/kg（切皮前约 30min），然后相同剂量每 6 小时使用一次，直至拔除引流管（如果过敏则使用克林霉素 10mg/kg）。我们建议在术后两周内预防性使用低分子肝素。术后第一日于颈围保护下下地。术后第二日行颈椎正侧位检查，以确认内固定装置的正确位置。通常在术后第三日，没有并发症的情况下，患者可以出院。

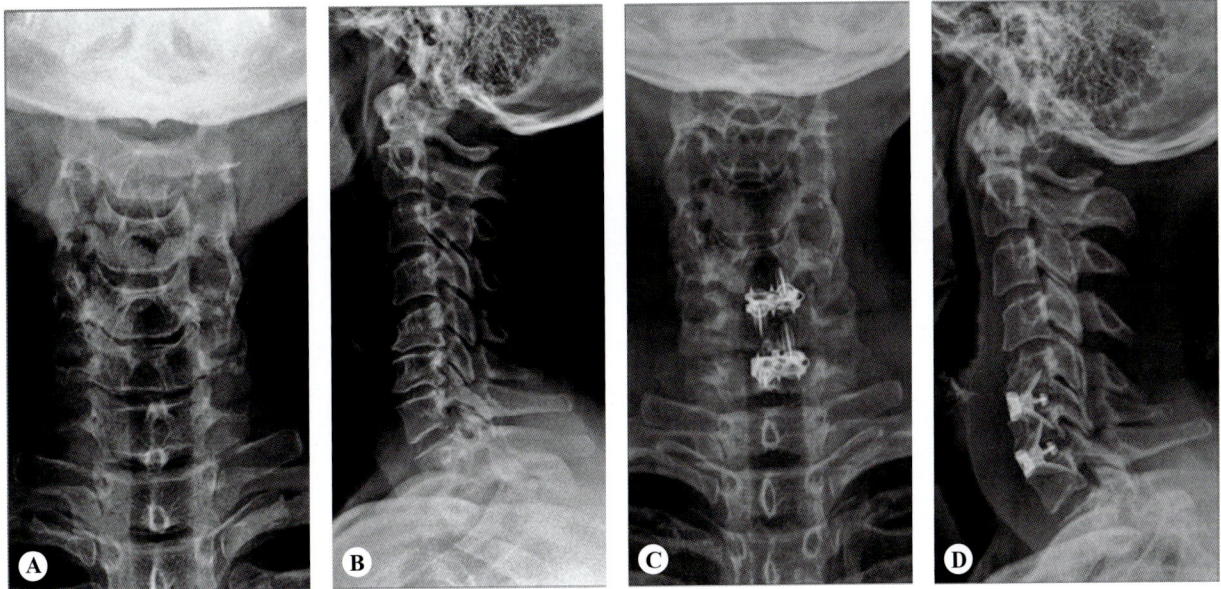

▲ 图 14-5　49 岁女性 $C_5 \sim C_6$ 和 $C_6 \sim C_7$ 退行性椎间盘病患者，采用 2 个 stand-alone 融合器治疗的术前和术后 X 线片

参考文献

[1] Cloward RB. The anterior approach for removal of ruptured cervical disks. J Neurosurg. 1958;15(6):602-17. https://doi.org/10.3171/jns.1958.15.6.0602.

[2] Goffin J, Geusens E, Vantomme N, Quintens E, Waerzeggers Y, Depreitere B, Van Calenbergh F, van Loon J. Long-term follow-up after interbody fusion of the cervical spine. J Spinal Disord Tech. 2004;17(2):79-85. https://doi.org/10.1097/00024720-200404000-00001.

[3] Ebraheim NA, Lu J, Skie M, Heck BE, Yeasting RA. Vulnerability of the recurrent laryngeal nerve in the anterior approach to the lower cervical spine. Spine (Phila Pa 1976). 1997;22(22):2664-7. https://doi.org/10.1097/00007632-199711150-00015.

[4] Kilburg C, Sullivan HG, Mathiason MA. Effect of approach

side during anterior cervical discectomy and fusion on the incidence of recurrent laryngeal nerve injury. J Neurosurg Spine. 2006;4(4):273-7. https://doi.org/10.3171/spi.2006.4.4.273.

[5] Cheung KM, Mak KC, Luk KD. Anterior approach to cervical spine. Spine (Phila Pa 1976). 2012;37(5):E297-302. https://doi.org/10.1097/BRS.0b013e318239ccd8.

[6] Nassr A, Lee JY, Bashir RS, Rihn JA, Eck JC, Kang JD, Lim MR. Does incorrect level needle localization during anterior cervical discectomy and fusion lead to accelerated disc degeneration? Spine (Phila Pa 1976). 2009;34(2):189-92. https://doi.org/10.1097/BRS.0b013e3181913872.

[7] Watters WC 3rd, Levinthal R. Anterior cervical discectomy with and without fusion. Results, complications, and long-term follow-up. Spine (Phila Pa 1976). 1994;19(20):2343-7. https://doi. org/10.1097/00007632-199410150-00016.

[8] Epstein JA, Carras R, Lavine LS, Epstein BS. The importance of removing osteophytes as part of the surgical treatment of myeloradiculopathy in cervical spondylosis. J Neurosurg. 1969;30(3):219-26. https://doi.org/10.3171/jns.1969.30.3part1.0219.

[9] Song KJ, Lee KB. A preliminary study of the use of cage and plating for single-segment fusion in degenerative cervical spine disease. J Clin Neurosci. 2006;13(2):181-7. https://doi.org/10.1016/j. jocn.2005.02.018.

[10] Chen Y, Chen H, Wu X, Wang X, Lin W, Yuan W. Comparative analysis of clinical outcomes between zero-profile implant and cages with plate fixation in treating multilevel cervical spondilotic myelopathy: a three-year follow-up. Clin Neurol Neurosurg. 2016;144:72-6. https://doi.org/10.1016/j. clineuro.2016.03.010.

[11] Cheung ZB, Gidumal S, White S, Shin J, Phan K, Osman N, Bronheim R, Vargas L, Kim JS, Cho SK. Comparison of anterior cervical discectomy and fusion with a stand-alone interbody cage versus a con-ventional cage-plate technique: a systematic review and meta-analysis. Global Spine J. 2019;9(4):446-55. https://doi.org/10.1177/2192568218774576.

[12] Scholz M, Reyes PM, Schleicher P, Sawa AG, Baek S, Kandziora F, Marciano FF, Crawford NR. A new stand-alone cervical anterior interbody fusion device: biomechanical comparison with established anterior cervical fixation devices. Spine (Phila Pa 1976). 2009;34(2):156-60. https://doi.org/10.1097/BRS.0b013e31818ff9c4.

[13] Lu VM, Mobbs RJ, Fang B, Phan K. Clinical outcomes of locking stand-alone cage versus anterior plate construct in two-level anterior cervical discectomy and fusion: a systematic review and meta-analysis. Eur Spine J. 2019;28(1):199-208. https://doi.org/10.1007/s00586-018-5811-x.

第15章 颈椎轴向不稳定：后方手术入路
Axial Instability of Cervical Spine: Posterior Surgical Approach

Alberto Maleci　Pier Paolo Maria Menchetti　Nicola Di Lorenzo **著**　杨　勇　王克平 **译**

多种病变可导致颅颈交界区（cranio-vertebral junction，CVJ）不稳。最常见的疾病是创伤[1]、肿瘤[2, 3]、炎症[4]及先天性畸形[5]。颅颈交界区不稳有潜在生命威胁，不正确的治疗可导致严重的神经功能障碍和持续、剧烈的颈痛。保守治疗通常是无效的，手术是对颅颈交界区不稳定唯一可获得满意疗效的治疗方法。

颅颈交界区前路手术通常受限于少数病例，除了 C_2 椎体骨折，后路手术是恢复颈椎稳定的首选方法。

一、历史

1910 年 Mixter 和 Osgood 尝试经后路 C_1、C_2 椎板下钢丝固定方法[6]，Foerster 在 1927 年首先报道并描述了利用腓骨段治疗颅颈交界区创伤[7]。然而，1939 年 Gallie 等学者[8]报道了第一个广泛应用的手术技术：$C_1 \sim C_2$ 后路钢丝固定，自体骨块植骨融合术，用来恢复 $C_1 \sim C_2$ 节段的稳定性。

Gallie 的技术在很多年得到了广泛的应用，1978 年 Brooks 和 Jenkins[9]提出了改良技术。后路 $C_1 \sim C_2$ 骨块钢丝环扎概念的发展体现于 $C_1 \sim C_2$ 椎板后弓的钳夹。寰椎后弓的完整性很重要，术后强烈建议制动。如果 C_1 后弓损伤，枕骨则需要纳入融合范围，达到完全的去旋转，最大限度地限制头的屈伸运动。

1987 年 Magerl 和 Seeman 提出通过两枚螺钉融合 $C_1 \sim C_2$，螺钉通过 C_2 峡部，至 C_1 侧块[10]。C_1 后弓的完整性不再需要，内固定很牢固，不再需要术后坚强制动。1994 年 Goel 和 Laheri[11]发表了一项原创性技术，两枚螺钉置于 C_1 侧块，两枚螺钉在 C_2 峡部。螺钉通过钢板连接来实现 $C_1 \sim C_2$ 节段间稳定性。数年后 Harms 和 Melcher[12]提出了这项技术的改良技术并多年来受到广泛欢迎。2004 年 Wright[13]提出了一项 Harms 技术的改良方法，来避免穿透 C_2 峡部的风险，尾端的螺钉置于椎板并和侧块螺钉连接。

二、保守治疗

通过外固定治疗的疾病主要为创伤：寰椎骨折，齿突骨折（可复性 2 型、3 型骨折，依据 Anderson 和 D'Alonzo）[14]。外固定的目的是使寰椎保持足够时间的理想的生理弧度来提供骨折愈合和融合（通常 3～4 个月）。尽管费城颈托已经应用于治疗 C_2 骨折[17]，最好的维持颅颈交界区稳定性的非手术治疗方式是应用 Halo 支架或 Halo 背心[15, 16]。胸骨枕骨下颌骨制动（sternal-occipital-mandibular immobilizer，SOMI）支具过去已经得到应用[18]。最常见的轴向损伤病变为 Ⅱ 型 C_2 骨折，多位学者[19]提出应用保守方法治疗这种类型，但较高比例的不融合率也被报道。不好的结果和多种因素有关，首先是骨折的表现，如果脱位大于 6mm，不融合率高达 86%，而脱位小于 4mm 的患者临床结果更好。另一个重要因素是患者年龄，年龄大于 50 岁[20, 21] 的患者不融合经常发生。神经状态也很重要，在进展性神经损伤或严重的神经功能障碍的患者，保守治疗不建议。最后，其他部位的损伤影响颅骨、面骨及胸肺状态影响 Halo 支架的正确位置。

Halo 支架安装需要在颅骨前后置入四枚钢针，将颅骨固定。方向是垂直的，和颅骨成 90° 角，不同角度方向减少生物力学抵抗力[22]。前方固定针的固定区域很小，面积 10cm²，额头外眼眶上方 1cm，主要目的是避免颞浅动脉外侧分支和颞浅神经内侧及上侧。

不融合是保守治疗的并发症之一，很常见但不是唯一并发症。皮肤的溃疡很常见[23]，但是神经麻痹，尤其是下颌缘支神经（面神经末支）也有报道[24]。就颅骨外固定架而言，骨钉松动是常见的并发症[25]。皮肤感染可能与针头的位置有关[26]，但感染可能涉及骨骼和颅内结构[21, 27, 28]、硬膜下和硬膜外血肿[29]。目前保守治疗应局限于最小的轴向损伤和脱位，在没有神经异常的年轻患者；有高手术风险的系统性疾病的患者也应该保守治疗。

在所有其他情况下，手术治疗应作为第一选择。

三、手术治疗的生物力学分析

手术治疗的目的是为不稳定的节段（即颈椎的轴向部分）提供稳定性。另外，由于每次后方稳定都会导致运动丧失，理想的治疗方法应该是坚强内固定的同时保留活动节段。

许多生物力学研究已经研究了不同稳定 $C_1 \sim C_2$ 节段治疗方法的能力。Sim 等学者[30] 的研究，在尸体标本上测量了应用不同固定技术后的活动范围和中立位置，这些技术包括后方线缆（posterior wiring，PW）、经关节螺钉（transarticular，TA）和 C_1 侧块螺钉联合 C_2 椎弓根螺钉（C_1LM-C_2 PS），他们都能够在屈伸活动中稳定不稳定的寰枢椎。然而，后路线缆不能在旋转和侧屈试验中提供足够稳定，因此生物力学上不稳定。三点重建，使用 TA 和 PW 在所有测试中都取得了最好的结果，C_1LM-C_2PS 在三个平面测试中也取得了足够的稳定性。

Du 等学者在 2015 年发表的最近的一篇综述[31]。作者发现了在单个论文的结果中的不同，但通常 TA、C_1LM-C_2PS 在三个运动测试中提供很好的固定，而 C_1 侧块和经椎板 C_2（C_1LM-C_2TL）在侧屈试验中效果更差。

四、后方捆扎和钳夹

最初 Gallie 的技术使用了一枚从髂嵴获取的骨块并放置在 C_2 棘突和 C_1 后弓之间。然后通过钢丝穿过 C_1 后弓下方和 C_2 棘突获得固定，同时保持自体移植物就位（图 15-1A）。在 Brooks 和 Jenkins 的技术中，两个单一的移植物成形后置于 C_1 后弓和 C_2 椎板。钢丝或线缆在 C_1 和 C_2 椎板下（图 15-1B）。Dickman 等[32] 进一步改良了 Gallie 的原始技术，使用了单一移植物，不仅靠在 C_1 的后弓上，而且楔入 C_2 和 C_1 棘突下方。钢丝将骨块固定在合适位置，为通过 C_1 后弓和 C_2 棘突上的切迹提供稳定性，来增加结构的稳定性。

后方植骨和线缆固定在很多病例中的结果令人满意。然而，不融合率仍然很高[33]，旋转稳定性较差，Halo 外固定 3~4 个月在术后是必需的。此外，椎板下穿钢丝可导致神经损伤和硬膜撕裂的风险。

椎板间钳夹可减少上述风险：椎板钩置于 C_1 后弓和 C_2 椎板下方，然后通过不同机制加压[34]，髂骨取骨获得的自体骨，钳夹在 C_1 和 C_2 的后部之间（图 15-1C）。即使钳夹内固定比线缆更容易放置，但仅在屈伸活动具有良好的稳定性，在旋转运动和侧屈时稳定性非常差。因此钳夹内固定脱位不罕见，需要二次手术（图 15-2）。像所有的线缆技术，钳夹技术也需要完整的 C_1

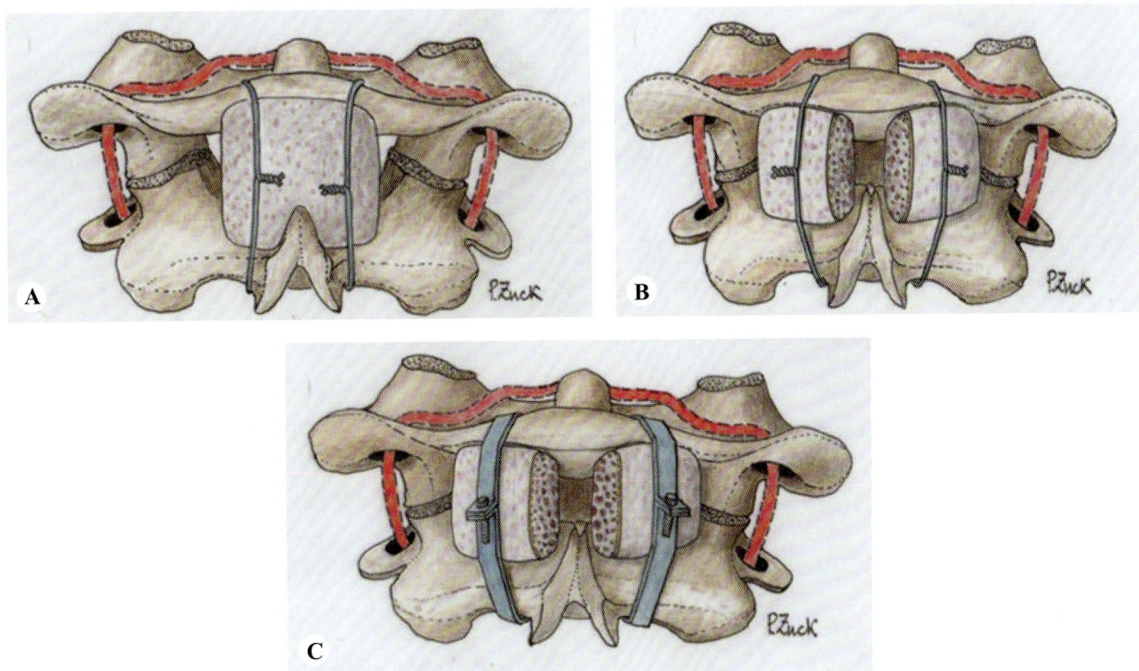

▲ 图 15-1 C₁～C₂ 后路捆扎

A. 基于 Gallie 的技术；B. 基于 Brooks 和 Jenkings 的技术；C. 基于 Dickman 的技术

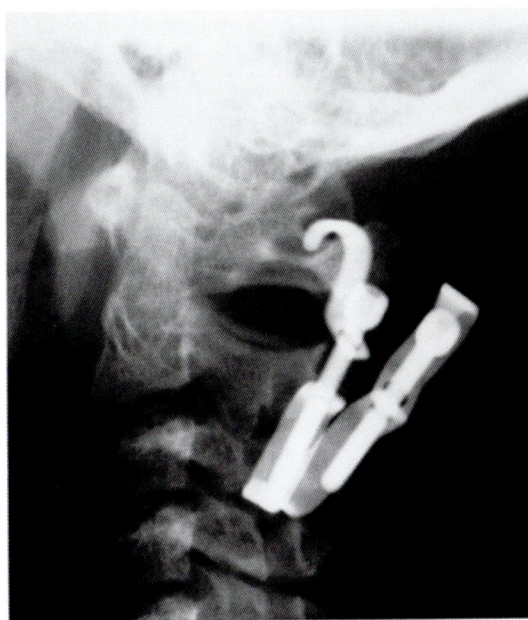

▲ 图 15-2 Halifax 钳夹脱位

后弓[34]。

五、C₁～C₂ 经关节螺钉技术

Magerl[20] 于 1987 年提出了这种技术并在随后的多年中获得了广泛的接受，作为最有效的稳定 C₁～C₂ 的技术[35]，尤其与后方线缆或钳夹结合使用时[36]。这种技术可以应用于 C₁ 后弓中断的情况但需要良好的轴线。

将患者置于俯卧姿势，三点头架：马蹄头支架也可以使用，但在这种情况下难以获得良好的轴线曲度。

在皮肤切开之前用一枚克氏针在体外进行螺钉理想钉道的确定。进钉点在大多数情况下，位于 T₁ 或 T₂ 的棘突的外侧。皮肤切口位于 C₀ 至 C₃ 的中线上，并且对肌肉进行仔细的剥离。在此步骤中，重要的是维持在中线上，避免从 C₁ 和 C₂ 后方剥离的肌肉出血，尤其在年轻患者上。不需要向侧面剥离太远，但 C₂～C₃ 关节的识别很重要，然后行两个小切口，两个导管沿着理想的螺钉路径，从 T₂ 水平到 C₂～C₃ 关节。用 X 线检查螺钉方向，C₂ 上的入口点确定：它就在 C₂～C₃ 关节中心向内 3mm，C₂～C₃ 关节中心的表面。关节背部去皮质后，一枚克氏针在 X 线透视下，矢状位朝向 C₁ 前结节，倾角约为 0°～10°。如果

无法获得完美的 C_1～C_2 曲度，螺钉钉道应该比前结节高一点。

钻孔在距离前结节 3～4mm 之前停止，然后沿导丝将中空螺钉置入，在拧入螺钉时，必须谨慎，注意避免在螺钉拧入过程中导丝穿透。有些系统还可以连接两个钩，包围寰椎后弓至螺钉，产生非常强的稳定性（图 15-3）。自体骨移植或同种异体移植物最终置于在 C_1 和 C_2 之间。如果有任何疑问，可以插入一把小骨刀在 C_1～C_2 关节中，C_2 神经根移位，检查穿过关节的螺钉。

这种技术的主要问题是椎动脉损伤的风险[37]；术前 CT 检查和重建可帮助调查椎动脉的走行轨迹。一些研究表明椎动脉解剖异常或较大的椎动脉沟存在于超过 20% 的患者[38, 39]。在这些情况下，有两种选择：改变技术或进行单侧跨关节固定。

六、C_1 侧块螺钉和 C_2 椎弓根螺钉

Goel 和 Leheri 在 1994 年[11, 40] 提出，几年后 Harms 和 Melcher 对其进行了重新评估[12]，获得了欢迎。这样做的方法主要优点是 C_1 后弓的

完整性不是必需的，也不需要轴的对齐。通过这种技术在很多术前被认为不可复位的患者可获得 C_1～C_2 复合体减压和复位（图 15-4）。同时，该技术允许良好的初步稳定性[31] 及后期的融合[40]。该技术也适用于中度的颅底凹陷症患者，通过将 C_1 和 C_2 牵开，齿突下移（或颅骨向上推动），释放对脑干的腹侧的压迫，这样可以避免经口减压[41]。

患者头部呈俯卧姿势在三点式或马鞍头固定器中。皮肤切口从 C_0 到 C_3，肌肉从中央向外剥离颈部脱离中线，露出两侧 C_1 和 C_2 的后弓。与经关节技术相比，显露更宽，寰椎侧块必须得到完全显露；有些出血可以从重要的静脉丛和围绕脊髓的侧面出现，C_2 根和椎动脉，但通常使用凝胶泡沫或其他止血剂易于控制，不需要完全显露椎动脉。侧块的内侧壁由光滑的剥离子确定，并显露出 C_2 神经根。C_1 螺钉的入口点位于侧块的中心或后弓和侧块的交界处。为了避免损伤 C_2 神经根，C_1 后弓下方的一小部分也可以通过钻孔或咬骨钳去除（图 15-5）。不得在后弓与侧块的交界处的上缘钻孔，因为这个区域离椎动脉太近了。在透视下钻孔，方向从 0° 到 25° 中间朝向前

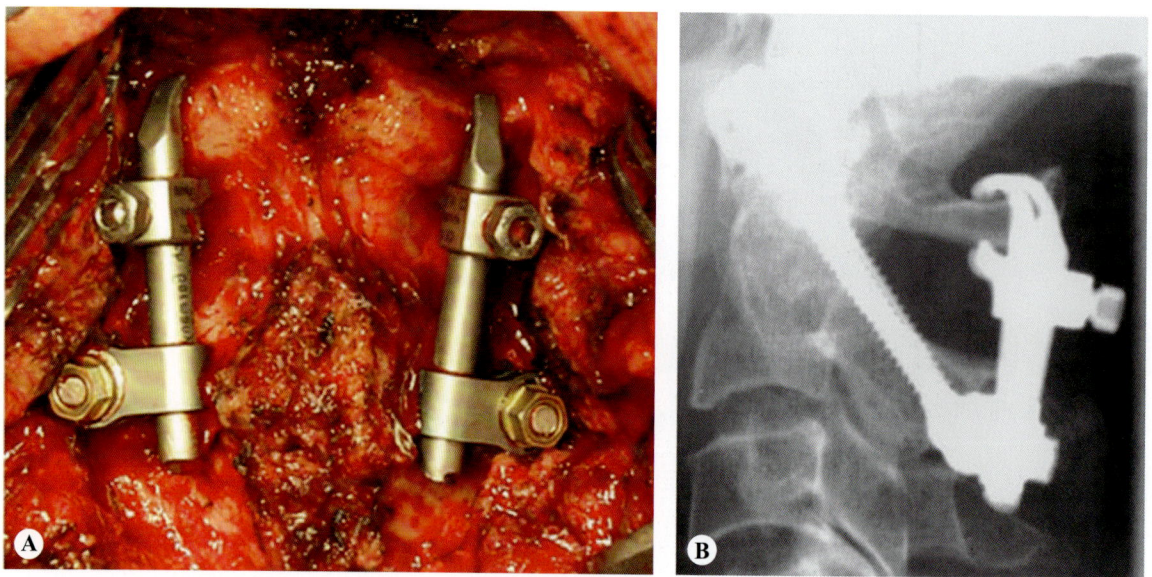

▲ 图 15-3　经关节螺钉和椎板钩固定 C_1～C_2
A. 手术野；B. 内固定术后影像

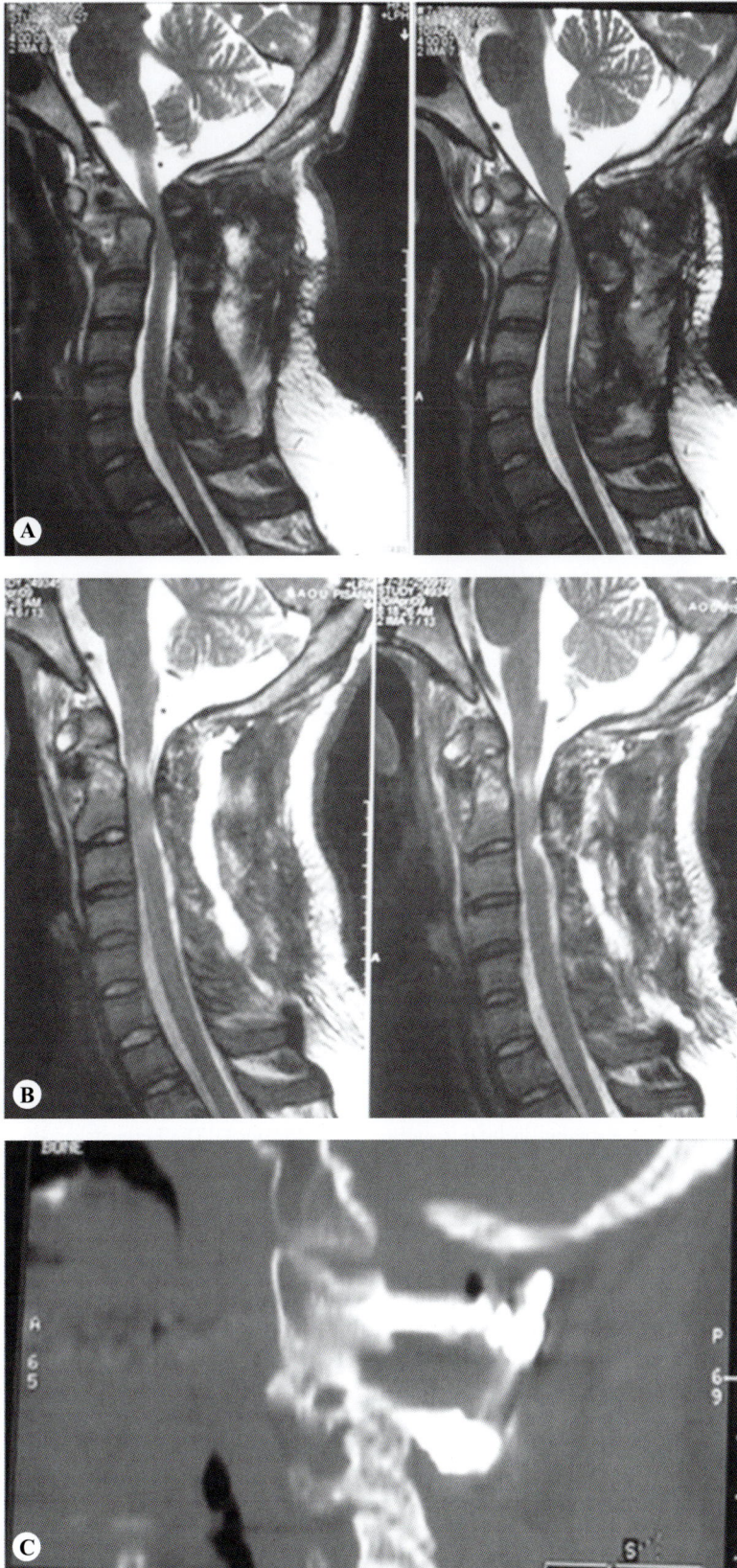

▲ 图 15-4　不可复位的齿突

A. 术前 MRI；B. 根据 Goel 和 Leheri 技术，$C_1 \sim C_2$ 稳定术后的 MRI；C. 术后 CT 重建

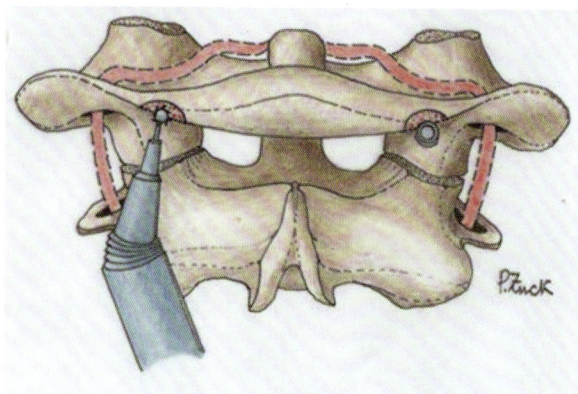

▲ 图 15-5 侧块螺钉置入 C₁ 后弓钻出的孔

结节。钉道制备好以后，螺钉（3.5mm）被植入。

C₂ 螺钉的入口点取决于将螺钉放入椎弓根，或将螺钉置入峡部，研究表明从生物力学角度来看没有真正的差异 [30, 42, 43]。通常，C₂ 的峡部是脊椎上部和下表面中间的部分。螺钉的入口点和方向与跨关节技术（C₂ 关节面内侧 3mm 上方 3mm 朝向前结节）角度为 15°。螺钉更短，椎动脉损伤的风险较低。C₂ 的椎弓根位于峡部前方，钉道角度较小（约 20° 在矢状面上，向内侧 15°）。C₂ 椎弓根螺钉的进钉点非常小（大约 2mm），比 C₂

峡部螺钉的进钉点更靠上且更靠内侧。C₁ 和 C₂ 螺钉连接到固定棒并允许复位并稳定轴。就像在其他技术，同种异体骨或自体骨最终插入 C₁ 和 C₂ 之间，以便提供融合。

结论

许多技术可用于恢复不稳定的寰枢椎的稳定性。选择取决于导致不稳定的病变和骨、韧带的损伤严重程度。后方线缆和钳夹要求较低从技术角度来看，对血管和神经结构的损伤风险较小，但稳定性较差，这意味着需要术后佩戴颈托和显著的失败率。C₁～C₂ 的关节螺钉固定是最好的固定方式，被认为是金标准，但有危及生命的并发症的风险，不适合所有情况。C₁ 侧块和 C₂（峡部或椎弓根）螺钉连接具有更广泛的可行性，并且比关节内螺钉固定风险小一点。这个优势与稳定性的降低相平衡。

当 Magerl 的技术和 Goel 的技术在应用时发生螺钉误置，这并不罕见。推荐使用导航技术；然而，必须说临床并发症非常罕见，同样是在螺钉定位错误的情况下 [37]。

参考文献

[1] Keen JR, Ayer RE, Taha A, Zouros A. Rigid internal fixation for traumatic carnio-cervical dissociation in infants and young children. Spine. 2019;44(1):17-24.

[2] Champagne PO, Voormolen EH, Mammar H, Bernat AL, Krichen W, Penet N, Froelich S. Delayed instrumentation following removal of cranio-vertebral junction chordomas: a technical note. J Neurol Surg B Skull Base. 2020;81(6):694-700.

[3] Zuckerman SL, Kreines F, Powers A, Iorgulescu JB, Elder JB, Bilsky MH, Laufer I. Stabilization of tumor-associated craniovertebral junction instability: indications, operative variables and outcomes. Neurosurgery. 2017;81(2):251-8.

[4] Wolfs JFC, Arts MP, Peul WC. Juvenile chronic arthritis and the craniovertebral junction in the paediatric patient: review of the literature and management considerations. Adv Tech Stand Neurosurg. 2014;41:143-56.

[5] Ropper AE. From anatomic to genetic understanding of developmental craniovertebral junction abnormalities. Neurospine. 2020;17(4):859-61.

[6] Mixter SJ, Osgood RB. Traumatic lesions of the atlas and axis. Ann Surg. 1910;51:193-207.

[7] Foerster O. Die Leitungsbahnen des Schmerzge-fuhls und die chirurgische Behandlung der Schmerz-zustaude. Berlin: Urban & Schwarzenberg; 1927. p. 266.

[8] Gallie WE. Fractures and dislocations of the cervical spine. Am J Surg. 1939;46:495-9.

[9] Brooks AL, Jenkins EB. Atlanto-axial arthrodesis by wedge compression method. J Bone Joint Surg Am. 1978;60:279-84.

[10] Magerl F, Seeman P. Stable posterior fusion of the atlas and axis by transarticular screw fixation. In: Kehr P, Weidner A, editors. Cervical spine I. Springer: New York; 1987. p. 322.

[11] Goel A, Leheri V. Plate and screw fixation for atlanto-axial subluxation. Acta Neurochir. 1994;129:47-53.

[12] Harms J, Melcher RP. Posterior C1-C2 fusion with polyaxial screw and rod fixation. Spine. 2001;26:2467-71.

[13] Wright NM. Posterior C2 fixation using bilateral, crossing C2 laminar screws: case series and technical note. J Spinal Disord Tech. 2004;17:158-62.

[14] Anderson LD, D'Alonzo RT. Fractures of the odontoid process of the axis. J Bone Joint Surg Am. 1974;56:1663-74.

[15] Dunn ME, Seljesko EL. Experience in the management of odontoid process injuries: an analysis of 128 cases. Neurosurgery. 1986;18(3):306-10.

[16] Traynelis VC. Evidence-based management of type II odontoid fractures. Clin Neurosurg. 1997;44:41-9.

[17] Polin RS, Szabot T, Bogaev CV, et al. Nonoperative management of type II and III odontoid fractures: the Philadelphia collar versus the halo vest. Neurosurgery. 1996;38:450-6.

[18] Johnson RM, Hart DL, Simmons EF, Ramsby GR, Southwick WO. Cervical ortosis: a study comparing their effectiveness in restricting cervical motion in normal subjects. J Bone Joint Surg. 1977;59-A:332-9.

[19] Greene KA, Dickman CA, Marciano FF, et al. Acute axis fracture, analysis of management and outcome in 340 consecutive cases. Spine. 1997;22:1843-52.

[20] Lennarson PJ, Mostafavi H, Traynelis VC, et al. Management of type II dens fractures: a case-control study. Spine. 2000;25:1234-7.

[21] Papageloupolos PJ, Sapkas GS, Kateros KT, Papadakis SA, Vlamis JA, Falagas ME. Halo pin penetration and epidural abscess in a patient with a previous cranioplasty: case report and review of the literature. Spine. 2001;26(19):E463-7.

[22] Triggs KJ, Ballock RT, Lee TQ, Woo SL, Garfin SR. The effect of angled insertion on halo pin fixation. Spine. 1989;14:781-3.

[23] Powers J. A multidisciplinary approach to occipital pressure ulcers related to cervical collars. J Nurs Care Qual. 1997;12(1):46-52.

[24] Rodgers JA, Rodgers WB. Marginal mandibular nerve palsy due to compression by a cervical hard collar. J Orthop Trauma. 1995;9:177-9.

[25] Botte MJ, Byrne TP, Garfin SR. Use of skin incisions in the application of halo skeletal fixator pins. Clin Orthop. 1989;246:100-1.

[26] Glaser JA, Whitehill R, Stamp WG, Jane JA. Complications associated with the halo-vest: a review of 245 cases. J Neurosurg. 1986;65:762-9.

[27] Hashimoto Y, Doita M, Hasuda K, Korosue K. Intracerebral pneumocephalus and hemiparesis as a complication of a halo vest in a patient with multiple myeloma. Case report. J Neurosurg. 2004;100(4 Suppl Spine):367-71.

[28] Saeed MU, Dacuycuy MA, Kennedy DJ. Halo pin insertion associated brain abscess: case report and review of the literature. Spine. 2007;32(8):E271-4.

[29] Medhkour A, Massie L, Horn M. Acute subdural hematoma following halo pin tightening in a patient with bilateral vertebral artery dissecation. Neurochirurgie. 2012;58(6):386-90.

[30] Sim HB, Lee JW, Park JT, Mindea SA, Lim J, Park J. Biomechanical evaluations of various C1-C2 posterior fixation techniques. Spine. 2011;36(6):E401-7.

[31] Du JY, Aichmair A, Kueper J, Wright T, Lebl DR. Biomechanical analysis of screw constructs for atlantoaxial fixation in cadavers: a systematic review and meta-analysis. J Neurosurg Spine. 2015;22(2):151-61.

[32] Dickman CA, Sonntag VK, Papadoupolos SM, Hadley MN. The interior spinous method of posterior atlantoaxial arthrodesis. J Neurosurg. 1991;74:190-8.

[33] Dickman CA, Sonntag VK. Posterior C1-C2 transarticular screw fixation for atlantoaxial arthrodesis. Neurosurgery. 1998;43:275-80.

[34] Moskovich R, Crockard HA. Atalantoaxial arthrodesis using interlaminar clamps. An improved technique. Spine. 1992;17(3):261-7.

[35] Jeanneret B, Magerl F. Primary posterior fusion C1/2 in odontoid fractures: indications, technique and results of transarticular screw fixation. J Spinal Disord. 1992;5(4):464-75.

[36] Richter M, Schmidt R, Claes L, et al. Posterior atlantoaxial fixation: biomechanical in vitro comparison of six different techniques. Spine. 2002;27:1724-32.

[37] Wright NM, Lauryssen C. Vertebral artery injury in C1-2 transarticular screw fixation: results of a survey of the AANS/CNS section on disorders of the spine and periphera nerves. J Neurosurg. 1998;88:634-40.

[38] Madawi AA, Casey AT, Solanki GA, et al. Radiological and anatomical evaluation of the atlantoaxial transarticular screw fixation technique. J Neurosurg. 1997;86:961-8.

[39] Paramore CG, Dickman CA, Sonntag VK. The anatomical suitability of the C1-2 complex for transarticular screw fixation. J Neurosurg. 1996;85:221-4.

[40] Goel A, Desai K, Mazumdar D. Atlantoaxial fixation using plate and screw method: a report of 160 treated patients. Neurosurgery. 2002;51:1351-6.

[41] Guo SL, Zhou DB, Yu XG, Yin YH, Qiao GY. Posterior C1-C2 screw and rod instrument for reduction and fixation of basilar invagination with atlantoaxiall dislocation. Eur Spine J. 2014;23(8):1666-72.

[42] Elliot RE, Tanweer O, Boah A, Smith ML, Frempong-Boadu A. Comparison of safety and stability of C-2 pars and pedicle screws for atlantoaxial fusion: meta-analysis and review of the literature. J Neurosurg Spine. 2012;17(6):577-93.

[43] Xu R, Bydon M, Macki M, Belkoff SM, Langdale ER, McGovern K, Wolinski K, Gokalsan ZL, Bydon A. Biomechanical impact of C2 pedicle screw length in an atlantoaxial fusion construct. Surg Neurol Int. 2014;5(Suppl 7):S343-6.

第 16 章　下颈椎的侧块螺钉固定

Lateral Mass Screw Fixation of the Subaxial Cervical Spine

Pier Paolo Maria Menchetti　Francesco Cacciola　Nicola Di Lorenzo　著　宋朋杰　王克平　译

一、背景

通过钉棒或钉板系统对颈椎的有效固定融合对于脊柱外科医生来说，是多方面的和特殊的挑战。这是由该解剖节段一系列的条件决定的。一方面，颈椎作为颅骨及其内容物的主要支撑结构，是脊柱活动度最大的节段，极易受到加速损伤，如挥鞭样损伤。另一方面，与脊柱其他节段相比较，颈椎又是最脆弱的节段，其骨结构薄弱，尤其是后柱，仅仅依靠颈后部肌肉作为支撑。

颈椎在三个空间平面均有较高的活动度并且存在潜在的加速损伤的风险，基于这一特点，当其肌肉骨骼结构相对脆弱时，如先天性或破坏性失稳的情况下，进行良好的固定就尤为重要了，因此，对于希望治疗复杂颈椎疾患的脊柱外科医生来说，能够进行 360° 的颈椎固定融合至关重要，后路侧块螺钉固定提供了第一个后方固定技术，为复杂颈椎手术开辟了新的道路，与更早发展的前路手术共同提供了多种、不同的生物力学的方法。此外，最近一些学者发表了他们关于颈椎后路融合术作为治疗退变性脊柱压迫的唯一方法的长期结果，这似乎非常有趣，并可能使这种手术方法在未来的适应证和使用率方面得到更广泛的推广。

在过去 20 年中，下颈椎侧块螺钉（lateral mass screw，LMS）固定技术在脊柱外科得到了越来越广泛的应用，正在逐渐与更早发展的前路手术紧密结合在了一起。1955 年，Smith-Robertson 首次描述了前路颈椎间盘切除与融合技术 [1-3]，15 年后，即 1970 年，Orozco Delclos 和 Llovet Tapie 描述了颈椎前路钢板固定技术，随之 20 年后，Roy-Camille 首次使用了颈椎后路螺钉钢板固定技术。

然而，涉及颈椎后路固定首次被提出要追溯到 1891 年，这不应该被遗忘。当时 Berthold Earnest Hadra 医生首次描述了将棘突作为锚定点使用钢丝固定的过程 [4]。多年来，该技术不断发展，但涉及后路固定合并减压时，后方结构的存在就成了限制因素。棘突与椎板的缺如使得钢丝悬吊技术不可行。

随着 LMS 与钢板固定技术的出现，不再需要使用棘突及椎板，这使得该技术成为颈椎后路手术中的通用手段。并且，随着硬件设施的技术的进步，甚至复杂的颈椎矫形手术，也可能得到显著的进步（图 16-1 和图 16-2）。

虽然 LMS 固定技术多年来在脊柱外科领域得到了最广泛的应用，但随后 Goel 等 [5] 发表了一系列文章，关于颈椎后路椎板关节突关节螺钉（transfacet screw，TFS）固定技术治疗颈椎退变

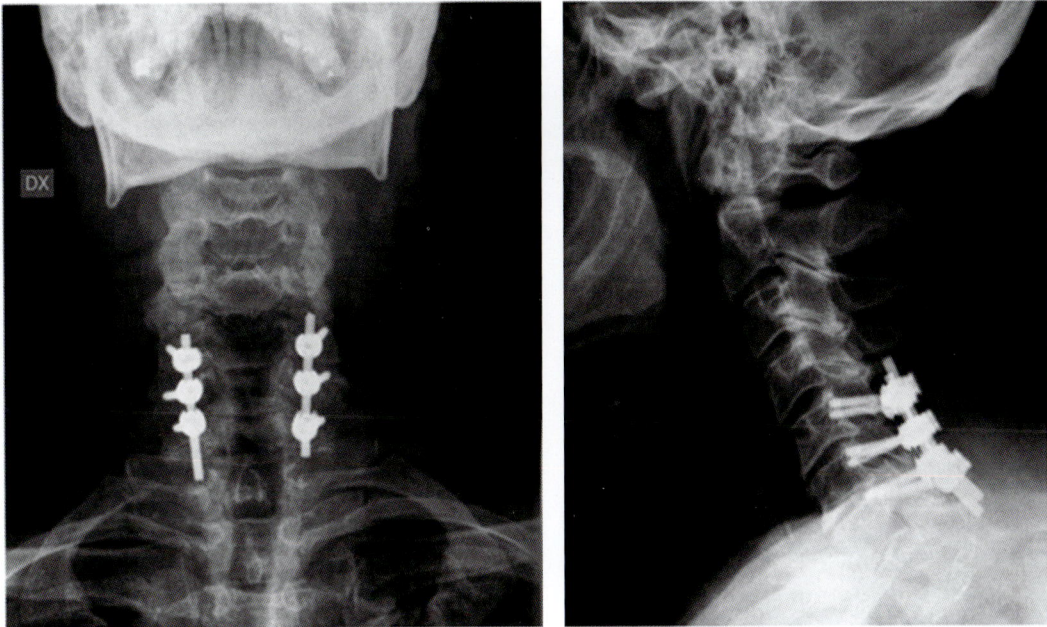

▲ 图 16-1　$C_5 \sim C_7$ 侧块螺钉固定的术后颈椎正位和侧位 X 线片

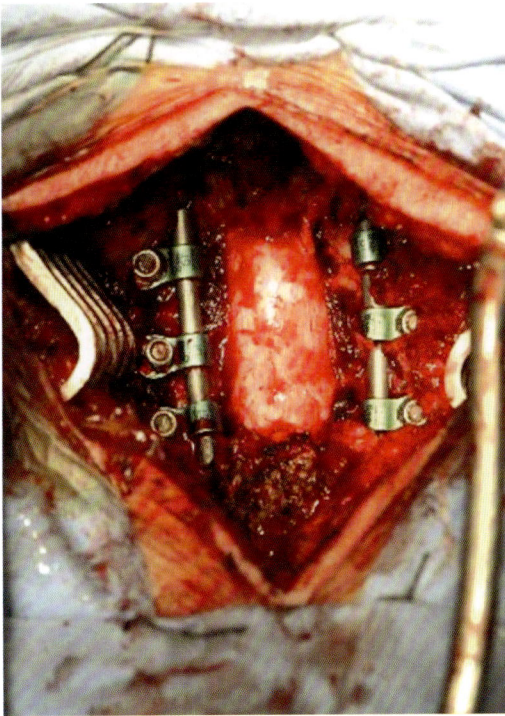

▲ 图 16-2　下颈椎三节段侧块螺钉固定的术中照片
注意广泛的减压和硬脊膜显露，去除所有后方组织

的异同。

二、外科技术

（一）LMS 技术

LMS 固定的四种技术已经被广泛地描述和比较。

最初的 Roy-Camille 方法被 Magerl、Anderson 和 An 修改。虽然这四种技术在概念上是相同的，包括在侧块范围内置入螺钉的直径，但它们在进钉点和螺钉方向是不同的。这是由于不同的术者想要达到螺钉固定的最大化使用和最小化的神经根及椎动脉损伤的风险的理想效果。

1. 颈后路手术

虽然颈椎后方的显露并非 LMS 器械操作所特有的方式，但值得一提的是，从皮肤切开到肌肉剥离的一些特殊步骤将有助于整个手术操作过程。

在颈后入路中，特别是如果只考虑单节段固定，那么在体外透视引导下设计手术的皮肤切口。特别注意的是，在此过程中我们不仅要注意切口向两端延伸的长度，更要注重向深部剥离肌肉的方向。这有助于减少剥离肌肉的范围、减少

性疾病逐渐引起了我们的注意，这一技术与 LMS 技术几乎一样古老，却更少被人们关注到。现在我们继续在讲 LMS 和 TFS 固定技术，讨论它们

出血以及不参与融合的关节突关节囊的损伤。与椎弓根螺钉相比，LMS 置入钉道向外分散（外展），因此不需要对置钉节段的肌肉进行广泛剥离，以获得适度的肌肉收缩。如果内固定局限于亚轴向水平，应注意不需从 C₂ 后方剥离头直肌和斜肌，以避免造成头颈连接处的不必要的不稳定。切开筋膜后沿正中线仔细剥离棘突、椎板两侧的椎旁肌，可避免颈椎后路因椎管旁静脉丛的大范围损伤导致出血过多。

最后，我们必须对操作节段的解剖有清晰的认识，准确的识别位于侧块后方中点的这些手术标识。准确的确定待置钉侧块的上、下及外侧界。确定侧块中点后，可依据适应证选择四种不同的固定方式。

2. Roy-Camille 法

螺钉进钉点位于侧块的中点。矢状位上趋向于垂直侧块后表面，轴位面上倾斜 10° 为进钉方向（图 16-3）。

3. Magerl 法

螺钉进钉点位于侧块关节中点内上方 2mm 处，矢状面方向头倾平行于关节突关节面，轴位上进钉方向向外侧倾斜 25°～30°（图 16-4）。

考虑到该置钉技术在矢状位上头倾方向平行于关节突关节，可以用以下两种方式指导螺钉的置入：可以用一根细直探针插入关节突关节间隙引导定位置钉方向，或术中透视侧位规划钉道轨迹，平行于关节突关节头尾侧小关节。

4. AN 法

进钉点位于侧块中点水平内侧 2mm 处。矢状面向头侧方向倾斜 15°，轴位平面向外侧倾斜 30°（图 16-5）。

5. Anderson 法

钉点同样位于侧块中点水平内侧 2mm 处。矢状面向头侧方向倾斜 30°～40°，轴位平面向外侧倾斜 10°（图 16-6）。

一旦按照上述某种技术设计螺钉轨迹，就螺钉直径和长度而言是确定的，因为现在大多数制造商都有颈椎器械固定套件，他们的标准螺钉直

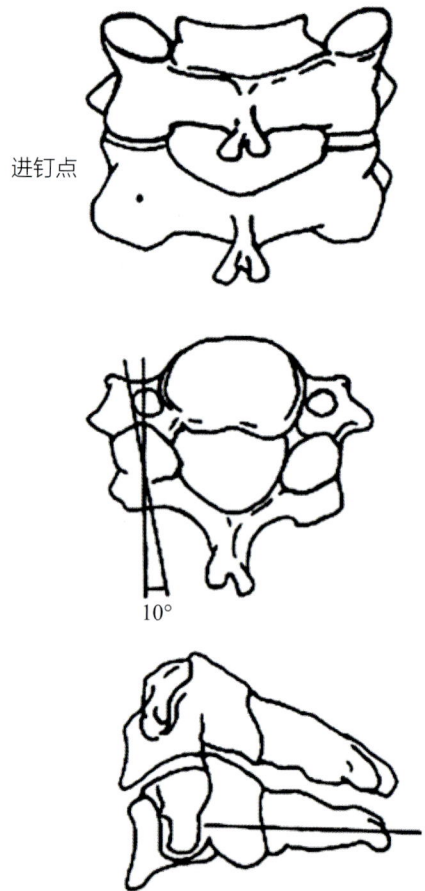

▲ 图 16-3　Roy-Camille 法技术原理
从上到下观察，注意进钉点位于侧块背侧的中点［经许可转载，引自 Ebraheim NA, Klausner T, Xu R, Yeasting RA. Safe lateral mass screw lengths in the Roy-Camille and Magerl techniques. Spine 1998; 23(16): 1739-1742.］

径与测量杆相同为 3.5mm。就螺钉长度而言，我们将在接下来的部分看到，为了获得植入物最大的生物力学阻力，应该获得双皮质固定，根据解剖学研究，从背侧到腹侧皮质螺钉的平均长度为 15mm，不过这只是一个提示性的值。

实际上螺钉长度视术中具体情况而定。学者们建议用细尖的球头探针探查钉孔。根据经验，当探针球头部突破腹侧皮质时，将其固定与这一点上，同时用小的蚊式钳夹在探针与背侧皮质连接处。取出探针，测量球头与蚊式钳之间的距离，即可精确的得出螺钉的真实长度。开发商在其提供的器械中都有特定的深度计来帮助测量。

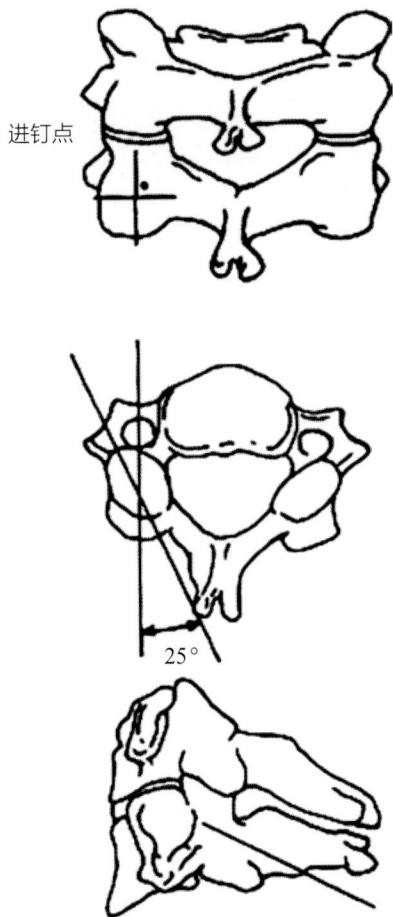

▲ 图 16-4　**Magerl 法技术原理**

注意，相对于中点，进钉点稍微偏内侧和颅侧［经许可转载，引自 Ebraheim NA, Klausner T, Xu R, Yeasting RA. Safe lateral mass screw lengths in the Roy-Camille and Magerl techniques. Spine 1998; 23(16): 1739-1742.］

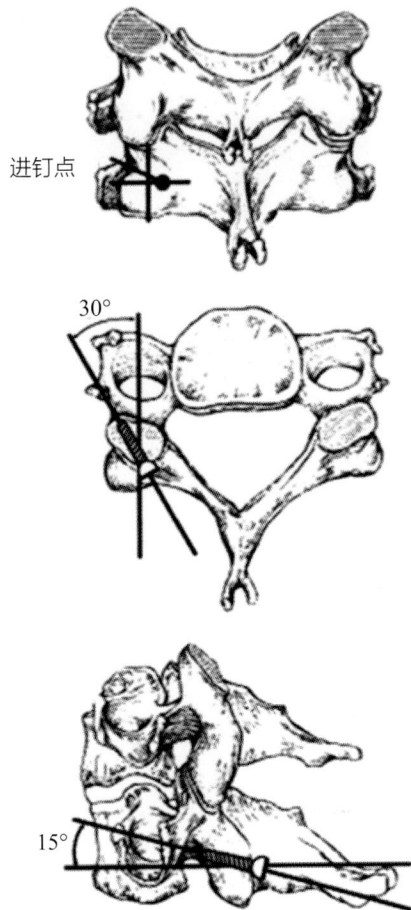

▲ 图 16-5　**AN 法技术原理**

进钉点稍微居内侧，与中点在同一水平面上［经许可转载，引自 Xu R, Haman SP, Ebraheim NA, Yeasting RA, The Anatomic Relation of Lateral Mass Screws to the Spinal Nerves A Comparison of the Magerl, Anderson, and An Techniques. Spine 1999; 24(19): 2057-2061.］

更重要的是，在任何情况下都不要过多的处理腹侧皮质。

（二）TFS 技术

1972 年 Roy-Camille 首次描述了 TFS 技术[6]，当时该技术被当作 LMS "标准技术" 技术的替代或辅助手段被使用，用于治疗颈椎侧块骨折（图 16-7）。由于某种原因，这项技术一直是 LMS 技术的替代手段，以至于几乎被脊柱外科医生遗忘，尽管它在生物力学上似乎比 LMS 技术更稳定。我们在下一节讨论。

从技术层面，螺钉的进钉点同样是侧块中点，但方向并不是指向上外侧，而是指向下外侧，螺钉角度为相对于中垂线外倾 20° 相对侧块面向下倾斜 40°（图 16-8 和图 16-9）。

与 LMS 技术一样，推荐使用影像图片引导方向确保螺钉几乎垂直穿过关节面。置钉过程中 TFS 技术要经过四层皮质，即侧块后表面、上下关节突关节关节面以及钉尖出口的侧块前外侧皮质。因神经根出口在前方，所以钉道向外侧的方向应尽量避开出口根，当螺钉拧入穿破一层或两侧皮质时必须谨慎。就该技术如何选择合适的螺钉长度，前文已描述。

螺钉与颅骨的倾斜方向有时会限制螺钉向下

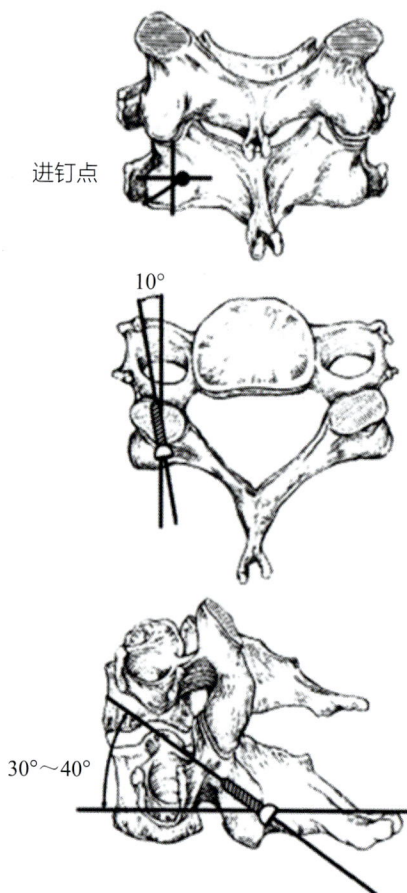

进钉点

10°

30°～40°

▲ 图 16-6 **Anderson** 法技术原理，进钉点与 **AN** 法技术相同
经许可转载，引自 Xu R, Haman SP, Ebraheim NA, Yeasting RA, The Anatomic Relation of Lateral Mass Screws to the Spinal Nerves A Comparison of the Magerl, Anderson, and An Techniques.Spine 1999; 24(19): 2057-2061.

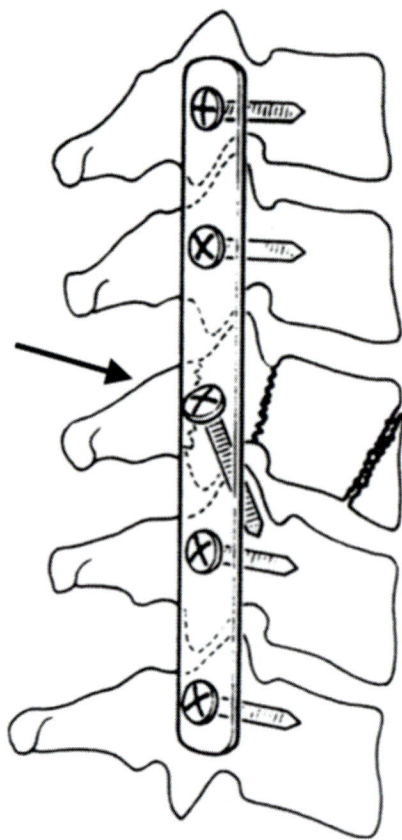

▲ 图 16-7 **Roy-Camille** 首次描述颈椎关节突螺钉的示意
经许可转载，引自 Roy-Camille R, Saillant G. Chirurgie du rachis cervical:Luxation-fracture des articulaires. Nouvelle Presse Medicale 1972; 1:2484-5.

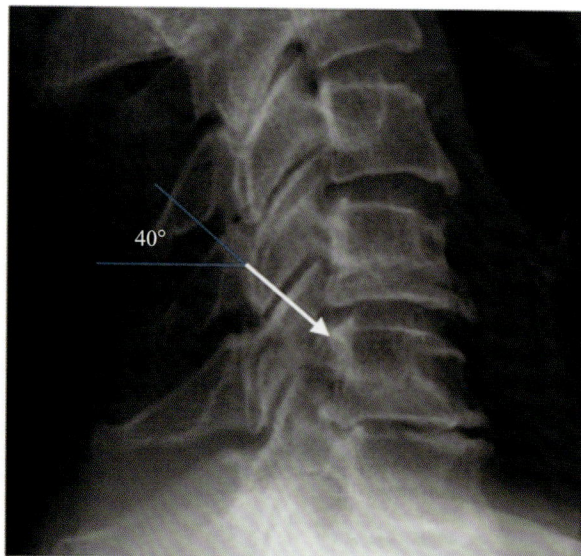

40°

▲ 图 16-8 颈椎侧位 X 线片显示关节突螺钉的轨迹和倾角（白箭）。注意穿过关节突和垂直于关节突后侧的 **40°** 角

的角度，这是 TFS 技术的一个缺点和限制因素。有些考虑长节段固定并且需给予适度的前凸的病例，颅骨的遮挡与限制尤其需关注。

三、四种 LMS 技术与 TFS 技术的比较

（一）LMS 技术

在 LMS 的四种技术中，Magerl 技术似乎在文献描述的一系列病例中传播应用最为广泛。这很可能是由于该技术螺钉在矢状面的头倾方向必须平行于关节突关节间隙。从这一层面来讲，至少为脊柱外科医生提供了一个精确的解剖标志，可通过在关节间隙嵌入器械，或者通过上述的透视来可靠的识别进钉方向（图 16-10）。虽

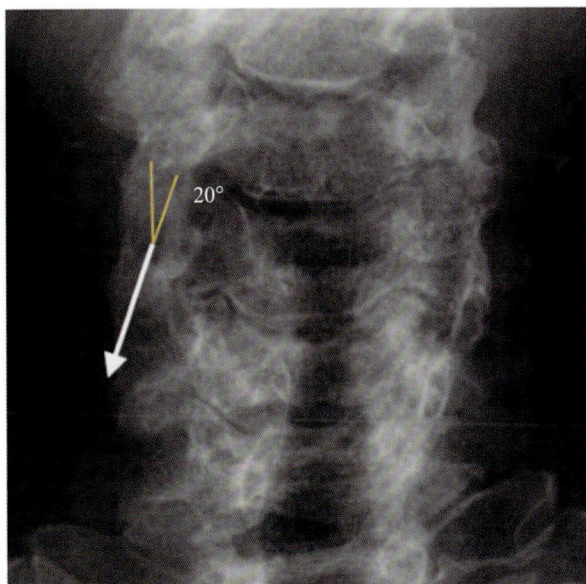

▲ 图 16-9　颈椎正位 X 线片显示关节突螺钉的轨迹和倾角（白箭）。注意轨迹的 20° 横向角度

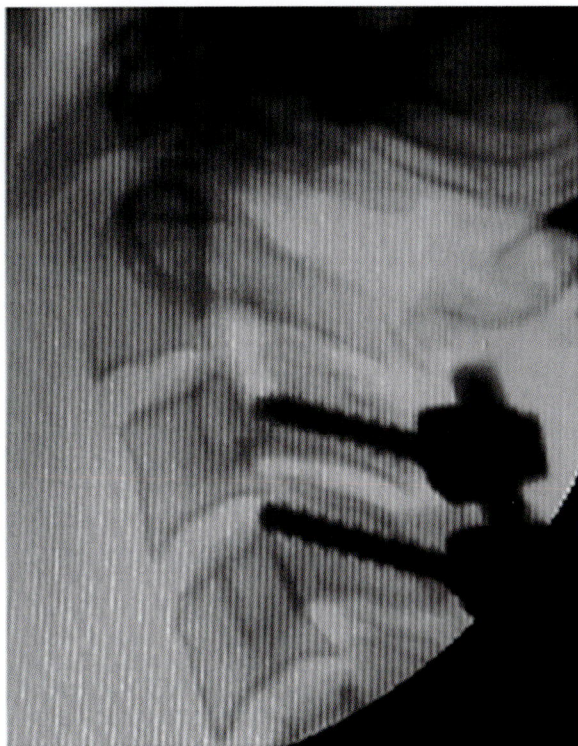

▲ 图 16-10　术中颈椎侧位透视
根据 Magerl 法技术，侧块螺钉固定 $C_3 \sim C_4$。注意与关节间隙平行的螺钉轨迹

然 Roy-Camille 技术对于矢状面倾斜的识别较为简单，只需垂直于侧块平面，但在轴位平面上，Magerl 技术向外侧 25°~30° 的倾斜角度，使外科医生更加清楚如何避免横突孔破裂从而引起潜在的椎动脉的损伤，而 Roy-Camille 技术 10° 的外侧倾斜显然是为了更加可靠的避开椎动脉（图 16-10）。

事实上，文献中并未提到有椎动脉的损伤，正如我们在不久的将来看到的一样，解剖学研究的对比，LMS 几种技术间安全性的比较，已经可以看出哪种技术脊柱神经根损伤的风险最高。

Ebraheim 等[7] 的一项研究，从解剖学的角度对 Magerl 和 Roy-Camille 两项技术进行了比较，以确定置入螺钉的最大长度以及引起出口神经根损伤的相关危险因素。如前所述，他们文中也提到，双皮质螺钉的把持力，使其产生更高的生物力学稳定性，然而，一旦螺钉穿透远端皮质，就会检查螺钉尖端与神经根的位置。从解剖学上讲，脊神经从椎间孔发出向前外下方走行，紧贴上关节突内侧部分和横突棘的前方走行，文中做了如下观察：他们研究的颈椎标本显示，在所有标本中脊神经均位于 Roy-Camille 技术螺钉轨迹

的正前方。因此，如果螺钉太长，即使进钉点和钉道轨迹正确，也可能穿透脊神经。侧块腹侧缘或者前端皮质与脊神经在螺钉路径上行走的平均距离为 1.2~2.3mm。

使用 Magerl 技术，大多数标本的神经根位于螺钉轨迹的下方，仅 21% 的标本中神经根位于轨迹前方。因此，在下颈椎使用 Magerl 技术神经根损伤的风险最高。

因此，文章得出结论，双皮质骨螺钉穿透腹侧皮质不得超过 1mm 范围，这一范围在所有情况下都是安全区域。

同一团队的 Xu 等[8] 1 年后发表了另一项研究，将 Magerl 的技术与 An 和 Anderson 技术技术进行了比较。同样是尸体标本的研究，研究中他们置入 20mm 长的螺钉穿透侧块，以造成神经根的干扰。然后，解剖标本，确定螺钉与神经根之间的关系，尤其是与背支和腹侧支之间的关系。在他们的研究中，Magerl 技术（95%）和 Anderson 技

术（90%）的神经侵犯率明显高于 An 技术（60%）（$P > 0.05$）。Magerl、Anderson 和 An 螺钉技术的最大神经侵犯百分比分别位于后支（50%）、腹侧背支分叉（45%）和腹侧支（55%）。

他们得出结论，这项研究的结果表明，Magerl 和 Anderson 技术比 An 技术潜在的神经损伤的风险更高。

虽然这些研究对于确定每一种技术的风险程度非常重要，但需谨记，他们是在尸体上使用测量设备进行的测量的，在体内的情况下，外科医生通常需要根据他或她的经验来估计倾斜角度。这种情况下，很容易出现 10° 倾角的偏差，因此很难有效的区分是技术间的差异，还是是否按照预设的角度执行所造成的不同。

Pal 等 [9] 基于 LMS 技术在定位倾斜角过程中较随意，并且很依赖操作者这一假设，进行了一项研究。

文章作者研究目的是评估经验丰富的脊柱外科医生实施三阶段脊柱手术时，通过视觉预估获得 30° 的外侧倾斜角度的准确性，并确定手术操作过程中血管神经损伤的可能性。研究者选用了合并有颈椎前凸的解剖"Sawbone"模型，由资深学者标记进钉点，5 名脊柱顾问和 5 名高级脊柱研究员，依照标记的进钉点，将 1.6mm 直径的克氏针矢状位倾斜 30° 分别置入 $C_3 \sim C_6$ 颈椎的侧块内。使用特定的测量器测量并记录每一位外科医生置入针在水平面和侧面的角度。

总体平均置入角度为 25.15°（范围为 20.4° ~ 34.8°）。总体标准差为 4.78。

文章得出结论，不同外科医生在颈椎置入侧块螺钉过程中，存在一定程度的差异。徒手预估 30° 倾角，不同医生之间并不能达到一致的水平，对于颈椎退变性疾病或者畸形患者，这可能会增加血管神经损伤的风险。

在 Bayleyd 等 [10] 的一篇论文中，建议使用同侧椎板作为确定插入轴向角的指导。他们进行了一项基于 CT 的测量研究，以确定平行于同侧颈椎板的 LMS 轨迹是否可有效地避免了下颈椎的椎动脉侵犯。他们经平行于同侧椎板方向向侧块建立钉道轨迹，发现在所有情况下，均避免椎动脉的损伤，同时提供了一个精确的标志，有助于确定轴向的倾斜。然而，该技术的局限性在于骨侧块的可利用范围是 5mm ~ 7mm，但在某些情况下，如女性患者中，$C_3 \sim C_7$ 水平可能没有足够的骨量储备。

LMS 技术的安全性评价

尽管椎动脉或神经根损伤在 LMS 定位中潜在损伤的风险很明显，但现有的文献一致表明，经螺钉路径靠近穿过这些结构和穿透离开侧块是一个安全的过程且并发症发生率小。

Kim 等 [11] 进行了一项前瞻性研究，该研究机构对连续给 178 例患者置入 1256 枚侧块螺钉进行了评估。置钉技术采用 Magerl 和 An 的相结合，置钉点和倾斜度方面，"徒手"执行，术前仅仅使用侧位 X 线片确定节段水平。文中描述了横突孔（foramen transversarium，FT）侵犯的发生率为 0.867%，但没有一例发生椎动脉损伤。FT 侵犯最常见的是 C_6 节段（6/11）。FT 侵犯病例中平均的外展角度为 15.0°，这明显小于未损伤病例，该研究没有报道椎间孔侵犯病例，小关节突侵犯的发生率为 1.433%。

Coe 等 [12] 通过文献综述对 LMS 技术的安全性和有效性进行评价。他们检索了 20 篇文献（2 篇回顾性对照研究和 18 个病例报道）符合纳入标准和排除标准。

两项对照研究是对侧块螺钉固定与钢丝固定进行比较，结果表明两种术式间并发症的风险相当（范围分别为 0% ~ 7.1% 与 0% ~ 6.3%）。研究中螺钉固定组（100%）的融合率与钢丝固定组（97%）相似。在 18 例病例中，侧块螺钉固定的并发症风险较低。1.0%（95% 置信区间，0.3% ~ 1.6%）的患者发生螺钉置入引起的神经根损伤。无椎动脉损伤的报道病例。内植物并发症，如拧入螺钉拔钉、螺钉或钢板断裂、螺钉松动发生率 < 1%。9 例患者的病例报道中，97% 的病例达到了融合。

他们得出结论，当 LMS 固定用于下颈椎固定融合患者时，并发症少，融合率高。

（二）TFS 技术

据我们所知，对于 TFS 和 LMS 技术之间的安全性比较，文献中没有可用的研究。这显然是由于 TFS 技术的传播有限，但如果该技术的重要性上升到可能具有的重要性，情况也可能不同。然而，让那些不熟悉该技术的人更为惊讶的是，2000 年 Klekamp 等发表了一篇文章，这是第一篇相关文章[13, 14]。

本文对 TFS 和 LMS 技术的从生物力学方面进行了比较。文章得出结论，TFS 的抗拔出力即使不优于 LMS，也是相等的。这显然是由于 TFS 穿过四层皮质，而 LMS 只穿过两层皮质。

如前所述，相较于 LMS 技术，TFS 技术的一个限制因素是患者的颈部必须轻微向前屈曲，使枕部向前，以防止其干扰正确的尾倾角。这使得 TFS 技术在长节段融合中作用不大，在某些情况下不切实际，比如它们融合节段包括枕部时更是如此。然而，此技术在单节段固定中是非常有

用的，比如前路融合后需完成 360° 固定的情况下。此外，该技术还将固定螺钉数量从 4 枚减少到 2 枚，从而减少了置钉过程中造成的潜在损伤的风险，而且不需要连接棒（图 16-11）。

最后，如果术者更倾向于使用 TFS 而不是 LMS 技术，即使在复杂和长节段的固定中，使用磨钻头和螺丝刀也可以很容易地实现，以消除枕部阻挡的限制因素。

结论

LMS 和 TFS 固定技术改变了颈椎手术的现状。虽然在复杂性和融合率方面与其他技术相似，但这些技术显然更通用，更有效。因为不需要考虑椎板或棘突，因此外科医生可以将固定术与广泛减压结合起来，或者在已经进行减压的翻修手术中使用固定术[15]。再者，现代侧块螺钉系统设定，因为允许使用匹配的模块化的连接系统，提供了通过合适的连接棒或多米诺连接器使下颈椎固定与颅颈或背侧固定的连接变得容易。

TFS 技术生物力学上与 LMS 一样可靠，为

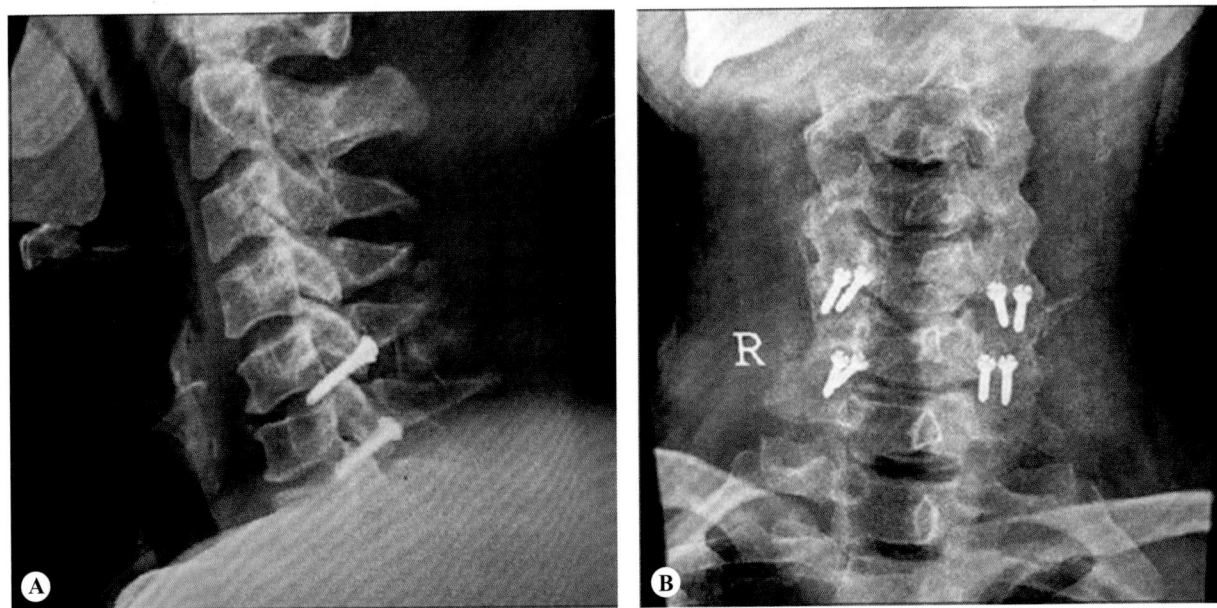

▲ 图 16-11　颈椎正位和侧位片显示关节突螺钉多节段固定
注意两个平面上螺钉的方向以及作者在每个水平上使用两个螺钉的选择，这是单螺钉技术的一种变化。A. 侧位片；B. 正位片（经许可转载，引自 Goel A. Camille's transarticular technique of spinal fixation: An underused surgical technique. J Craniovert Jun Spine 2019;10:197-8. ）

颈椎单节段甚至多节段固定提供了一种有效的额外选择，其中直接经小关节面放置螺钉无须连接棒，即使需要放置杆的情况下无须使用复杂的螺钉系统。这是与 LMS 技术相比，TFS 技术的两项优势。首先，该技术节约成本，TFS 技术对于单节段固定仅需 2 枚螺钉，而 LMS（REF）需要 4 枚螺钉和 2 个棒。其次，必要时 TFS 技术可经皮置入螺钉进行固定 [16-18]。

参考文献

[1] Roy-Camille R, Saillant G, Mazel C. Internal fixation of the unstable cervical spine by a posterior osteosynthesis with plates and screws. In: Cervical Spine Research Society, editor. The cervical spine. 2nd ed. Philadelphia: JB Lippincott; 1989. p. 90-403.

[2] Orozco Delclos R, Llovet TJ. Osteosintesis en las fracturas de raquis cervical. Nota de tecnica. Rev Ortop Traumatol. 1970;14:285-8.

[3] Robinson RA, Smith GW. Anterolateral cervical disc removal and interbody fusion for cervical disc syndrome. Bull Johns Hopkins Hosp. 1955;96:223-4.

[4] Omeis I, DeMattia JA, Hillard VH, Murali R, Das K. History of instrumentation for stabilization of the subaxial cervical spine. Neurosurg Focus. 2004;16(1):1-6.

[5] Goel A, Vaja T, Shah A, Rai S, Dandpat S, Vutha R, Darji H, Biswas C. Outcome of osteophytes after only-fixation as treatment for multilevel cervical spondylosis—a minimum of 12 months follow-up. World Neurosurg. 2021;146:e876-87.

[6] Roy-Camille R, Saillant G. Chirurgie du rachis cervical: luxation-fracture des articulaires. Nouv Presse Med. 1972;1:2484-5.

[7] Ebraheim NA, Klausner T, Xu R, Yeasting RA. Safe lateral mass screw lengths in the Roy-Camille and Magerl techniques. Spine. 1998;23(16):1739-42.

[8] Xu R, Haman SP, Ebraheim NA, Yeasting RA. The anatomic relation of lateral mass screws to the spinal nerves. A comparison of the Magerl, Anderson, and an techniques. Spine. 1999;24(19):2057-61.

[9] Pal D, Bayley E, Magaji SA, Boszczyk BM. Freehand determination of the trajectory angle for cervical lateral mass screws: how accurate is it? Eur Spine J. 2011;20:972-6.

[10] Bayley E, Zia Z, Kerslake R, Klezl Z, Boszczyk BM. Lamina-guided lateral mass screw placement in the sub-axial cervical spine. Eur Spine J. 2010;19:660-4.

[11] Kim HS, Suk KS, Moon SH, Lee HM, Kang KC, Lee SH, Kim JS. Safety evaluation of freehand lateral mass screw fixation in the subaxial cervical spine. Evaluation of 1256 screws. Spine. 2014;40(1):2-5.

[12] Coe JD, Vaccaro A, Dailey AT, Skolasky RL Jr, Sasso RC, Ludwig SC, Brodt ED, Dettori JR. Lateral mass screw fixation in the cervical spine: a systematic literature review. J Bone Joint Surg Am. 2013;95:2136-43.

[13] Klekamp JW, Ugbo JL, Heller JG, Hutton WC. Cervical transfacet versus lateral mass screws: a biomechanical comparison. J Spinal Disord. 2000 Dec;13(6):515-8.

[14] Yi S, Rim DC, Nam KS, Keem SH, Murovic JA, Lim J, Park J. Biomechanical comparison of cervical fixation via transarticular facet screws without rods versus lateral mass screws with rods. World Neurosurg. 2015 Apr;83(4):548-52.

[15] Song M, Zhang Z, Lu M, Zong J, Dong C, Ma K, Wang S. Four lateral mass screw fixation techniques in lower cervical spine following laminectomy: a finite element analysis study of stress distribution. Biomed Eng Online. 2014;13:115.

[16] Goel A. Camille's transarticular technique of spinal fixation: an underused surgical technique. J Craniovertebr Junction Spine. 2019;10:197-8.

[17] Ray WZ, Ravindra VM, Jost GF, Bisson EF, Schmidt MH. Cost effectiveness of subaxial fusion—lateral mass screws versus transarticular facet screws. Neurosurg Focus. 2012;33(1):E14.

[18] Jackson DM, Karp JE, O'Brien JR, Anderson DG, Gelb DE, Ludwig SC. A novel radiographic targeting guide for percutaneous placement of transfacet screws in the cervical spine with limited fluoroscopy: a cadaveric feasibility study. Int J Spine Surg. 2012;6:62-70.

第 17 章　颅颈异常：Chiari 畸形

Craniocervical Anomalies: Chiari Malformation

Katrin Rabie　Francesco Cacciola　Nicola Di Lorenzo　著　　李少龙　王克平　译

1891 年 Hans Chiari 描述的第一例 Chiari 畸形病例是一名死于伤寒的 17 岁女孩的尸检[1]。Hans Chiari 想要描述由脑积水引起的小脑区域的变化，然而，在她死于伤寒之前，她并没有小脑或延髓症状，这是一个偶然的发现。后来，他继续描述了一个由 14 名 Chiari 畸形患者组成的病例系列，并推测其他机制，如骨骼生长不足或颅骨增大导致颅内压增高[2]。他描述了颅颈交界区其他畸形的情况。

25 年后，1932 年 Van Houweninge Graftidijk 进行了第一次矫正畸形手术[3]。就像目前的外科技术，他尝试切除多余的小脑扁桃体，或者切除畸形的骨头并切开硬脑膜。考虑到早期的神经外科手术，他的患者没能在手术中幸存下来。

到 1930 年底和 1940 年初，这种情况受到了其他一些出版物的进一步关注，在这些出版物中，成人 Chiari 畸形病例被描述为伴有或不伴有脑积水。

在将近 1.5 个世纪之后的今天，我们仍然能够在一定程度上认识到神经外科的先驱们所面临的挑战和困难，以及他们寻找和改进外科技术来治疗这种疾病的努力。然而我们面临的挑战已经发生了根本性的变化，随着成像技术的公开使用导致偶然发现的病例激增，Chiari 畸形就是其中之一。就像 Hans Chiari 描述的一种对死去的女孩和她的症状产生影响的情况一样，我们现在可以面对那些最初因为一种不相关的情况或创伤而接受调查的患者，他们没有任何症状，这种疾病最终是偶然发现的。

重要的是要认识到，尽管 Chiari 畸形有不同程度的菱形脑衍生物和后脑结构受累，但它也是一组具有不同潜在机制和重叠症状的异质性畸形。最好的治疗需要了解具体病例中涉及的各种病理生理机制。

一、定义

典型的 Chiari Ⅰ 型畸形是一种先天性疾病，伴有小脑扁桃体下降或超过枕骨大孔下 5mm。Chiari 畸形在医院中发现率为 0.8%～1%[4, 5]。普通人群的患病率可能更低，成年人的患病率为 0.2%～1.7%[6-8]。因此，无症状病例几乎总是发生在因各种原因接受影像检查的患者中，特别是婴幼儿。在儿童和婴儿中，尾部移行的程度可能随着时间的推移而减少，因此无症状的儿童被随访至成年。还有一些患者没有典型的小脑扁桃体下降，但是他们的颅后窝拥挤，伴有广泛的脊髓空洞症，并且在颅后窝减压手术后有所改善。

近年来，由于需要进一步描述 Chiari Ⅰ 型畸形患者的多样性，对 Chiari Ⅰ 型畸形的两个新实体进行了描述，即 Chiari 0 和 Chiari 1.5。Chiari 0 描述了在没有小脑疝的情况下出现脊髓空洞症的情况，小脑疝在颅后窝减压后消失。Chiari 1.5 是 Chiari Ⅰ型畸形的一种更严重的形式，髓质和小脑扁桃体都突出在枕骨大孔下方 [9, 10]。

与 Chiari Ⅰ型畸形不同，Chiari Ⅱ型畸形患者患有神经管缺陷，如脊髓脊膜膨出和脑膨出。脊髓空洞症在这一类型中很常见，脑积水和颅骨、脊椎、脑膜、脑室、脊髓和各种大脑结构的各种疾病都很常见 [11]。

二、病理生理学

早期，人们设想脑积水与 Chiari 畸形有关，并可能导致 Chiari 畸形，这在 Chiari 的早期描述中很明显。然而，后来的一系列研究发现，在不到 10% 的 Chiari 病例中存在这种关联，因此 Chiari 畸形和脑脊液紊乱之间的因果关系尚未确定 [12]。

比较 Chiari Ⅰ型畸形患者和正常人群的颅后窝，发现 Chiari Ⅰ患者的颅后窝比正常对照组小 [13, 14]。最近的一项研究表明，这些差异在男性中比在女性中更为突出，尽管女性 Chiari Ⅰ型畸形的患病率高于男性 [15]。在 Chiari 畸形病例中，也观察到较小的后颅穹窿，这些畸形与其他疾病有关，如多颅缝早闭症、扁平下裂、Ⅰ型神经纤维瘤病、家族性维生素 D 抵抗性佝偻病和肢端肥大症 [16-19]。据推测，中胚层缺损可导致后颅穹窿变小，进而引起小脑扁桃体疝 [20, 14]。

三、症状与体征

Chiari Ⅰ型畸形患者可能无症状，因为 Chiari Ⅰ型畸形患者可能是偶然发现的。症状通常逐渐出现，急性发作不常见。

成人和儿童最常见的症状类型是枕部和或颈部疼痛，这种头痛或疼痛由 Valsalva 动作或 Valsalva 样紧张（如笑和咳嗽）加剧或引起。头痛通常持续时间较短（几秒到几分钟）。头痛的机制是脑脊液动力学紊乱，鞘内压升高，颅后窝拥挤加剧 [21]。在幼儿和婴儿中，这种表现形式可能是易怒或哭闹 [22]。

头痛是一般人群以及儿童和青少年中非常常见的症状，因此，如果病史与紧张性头痛不一致，就有必要对头痛的起源进行彻底调查。除了头痛，脊髓空洞症患者的髓质症状也很明显。其症状为经典的髓性体征和进行性肢体无力、反射亢进、平衡障碍和步态障碍的症状。儿童 Chiari Ⅰ型畸形患者还可能出现发育不良、睡眠呼吸暂停、声音嘶哑、打鼾或弓背脊柱侧弯等症状 [22]。脊柱侧弯也可以是儿童 Chiari Ⅰ型畸形的表现，通常伴有脊髓空洞症。

其他症状包括头晕、吞咽困难、窦性心动过缓和自主神经紊乱、手部协调困难、眼球震颤和视力障碍 [12]。

四、脊髓空洞症

脊髓空洞症是脊髓内充满液体的空腔，是 Chiari Ⅰ型畸形最常见的表现之一。Stephanus 是第一个对脊髓空洞症进行描述的，他在 1545 年描述了"背部脊髓内部物质"中含有红棕色液体的空洞。这种描述更适合出血后的空洞，而不是真正的脊髓空洞症。1688 年 Brunner 首次描述了与脑积水有关的脊髓囊腔。1827 年，Ollivier D'Angers 首次使用了这个术语，他认为中央管是一种病理学发现 [23]。

脊髓空洞症可能有各种不同的原因，具有不同的潜在病理生理机制。这种疾病可以是肿瘤相关的、先天性的、炎性的或创伤性的，如果可能的话，治疗应该总是治疗潜在的疾病，如 Chiari Ⅰ型畸形或脊髓拴系。正如前面提到的，Chiari Ⅰ型患者是指无小脑扁桃体疝但颅后窝拥挤的脊髓空洞症患者。在这些患者中，对被认为是枕骨大孔功能阻塞的患者进行颅后窝减压和硬脊膜成形术的治疗通常可以解决潜在的脊髓空洞症。

五、外科治疗

Chiari Ⅰ型畸形的外科治疗非常符合神经外科的前辈们曾经提出的建议。枕下减压和硬脑膜成形术是治疗 Chiari Ⅰ型畸形的标准手术方法。

该手术通常与寰椎椎板切除术结合，但为了达到良好的减压效果，椎板切除的结构往往被推到枕骨大孔下。然而，寰椎椎板切除术应限于小关节及其关节囊的最小操作，以避免未来的并发症和天鹅颈畸形。近年来，单独使用枕下减压术而不进行硬脑膜成形术被提倡，因为该手术的并发症发生率低，易于活动锻炼和出院。脑脊液漏仍然是枕下减压联合硬脑膜成形术最常见的并发症，但单纯的骨减压可以避免。所谓的"单骨性"减压术主要用于无脊髓空洞症的儿童[24]。然后将寰椎椎板切除术，寰枕膜切除和硬脑膜外层相结合。最近的一项研究发现，这种手术对儿童也有良好的长期效果[25]。对于成年人来说，这个问题仍然存在争议，因为没有对成年患者进行高质量的研究来比较这两种手术[26]。成人首选的手术方式仍然是枕下开颅硬脑膜成形术。

作为枕下开颅术和硬脑膜成形术的替代方案，资深作者已成功实施了蛛网膜外颅颈减压术[27]。使用这种技术，蛛网膜保持完整，不进行硬脑膜成形术。硬膜是开放的，硬膜裂缝从侧面缝合在肌肉上。图17-1和图17-2对该技术进行了简要描述。在这个过程中，患者处于坐姿。进行至少2cm×3.5cm的枕下开颅术和寰椎椎板切除术，然后打开寰枕后膜。使用带角度的硬脑膜剥离器小心打开下方硬脑膜，注意不要破坏蛛网膜。然后将硬脑膜侧面缝合到肌肉上，并保持开放状态。在我们的系列研究中，在平均44个月的随访期后发现脊髓空洞症得到了缓解，神经功能恢复良好[27]。资深医生将该手术用于年轻人，因为这种手术方式并发症风险低，手术效果好。

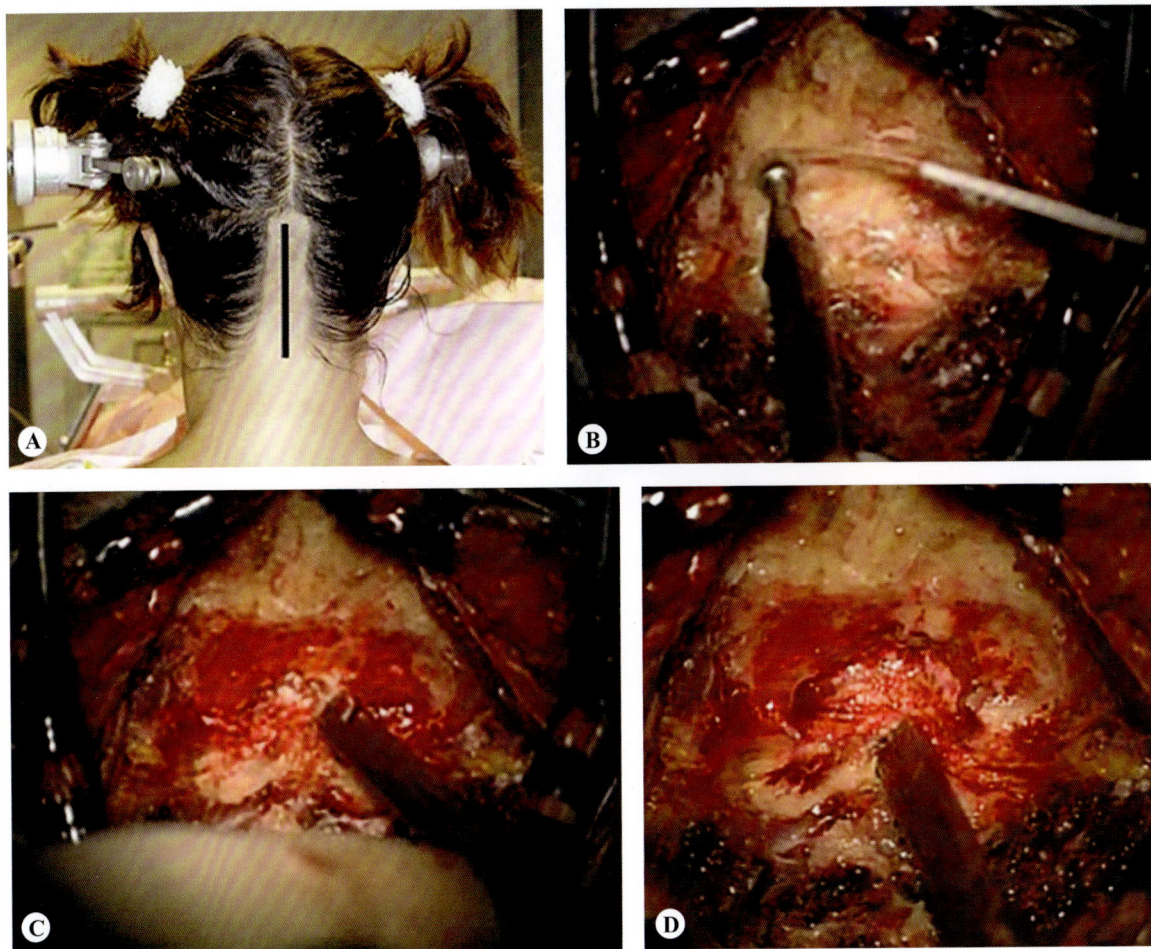

▲ 图 17-1 A. 采用中线三分术将患者置于坐位；B至D. 渐进式枕下开颅，打开寰枕后膜

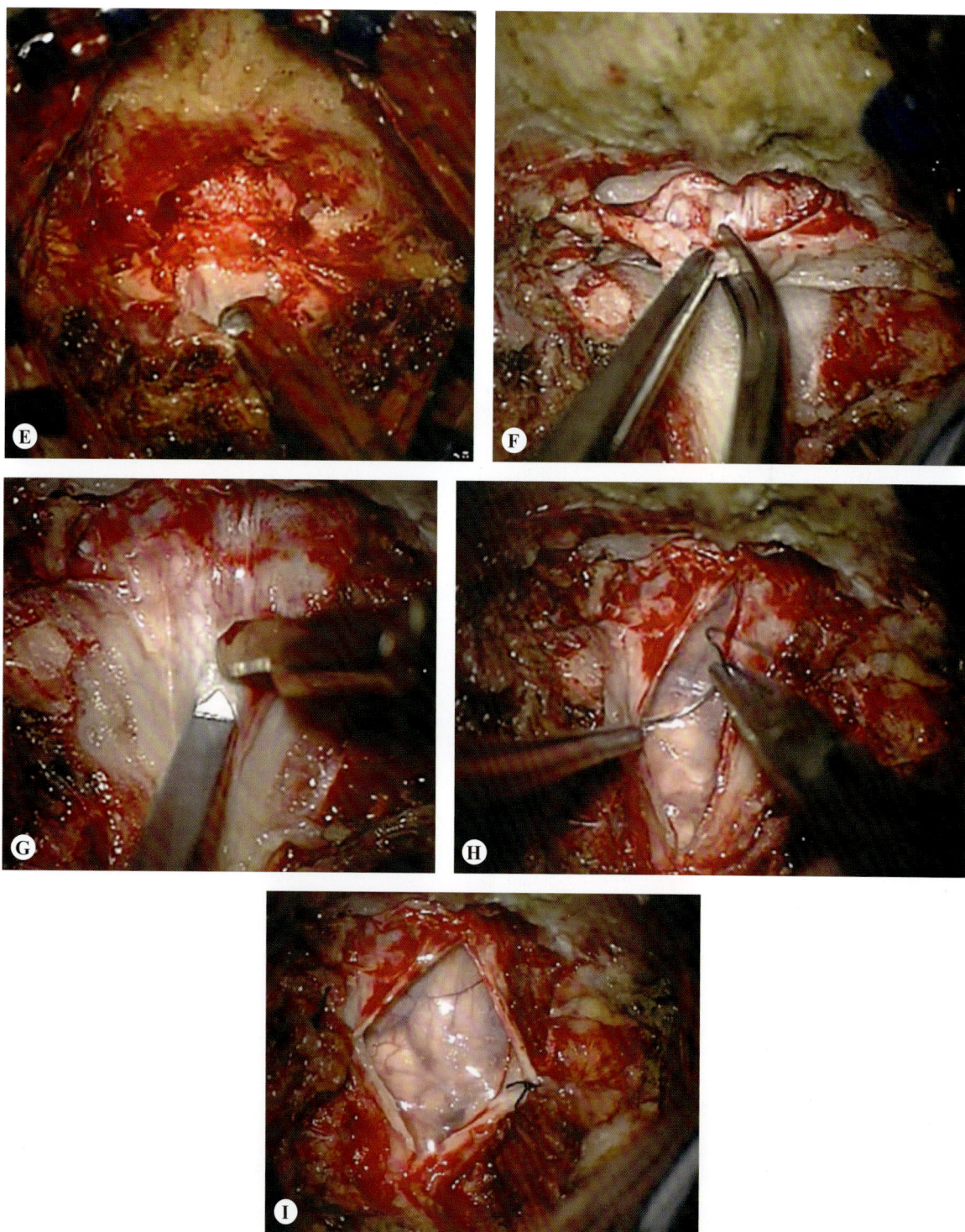

▲ 图 17-1（续）　E 和 F. 渐进式枕下开颅，打开寰枕后膜；G. 用带角度的硬脑膜剥离器打开硬脑膜；H 和 I. 硬脑膜侧面缝合到肌肉上

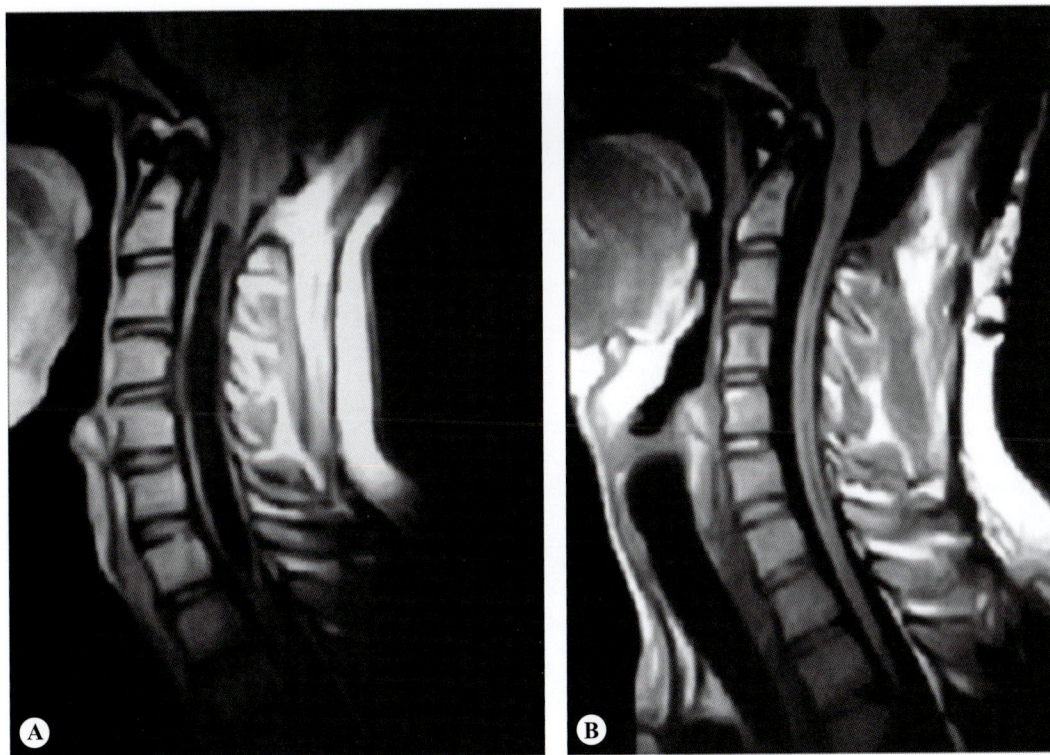

▲ 图 17-2 A. 图 17-1 所示患者的术前成像；B. 同一患者的术后成像

参考文献

[1] Chiari H. Ueber Veränderungen des Kleinhirns infolge von Hydrocephalie des Grosshirns1. Dtsch Med Wochenschr. 1891;17(42):1172-17.

[2] Chiari H. UberdieVeränderungendesKleinhirns,derPo nsund der Medulla oblongata in Folge von congenitaler Hydrocephalie des Grosshirns. Denkschr Akad Wissensch Math Naturw Cl. 1895;63:71-116.

[3] Van Houweninge Graftdijk CJ. Over hydrocephalus. Leiden: Eduard Ijdo; 1932.

[4] Aitken LA, Lindan CE, Sidney S, Gupta N, Barkovich J, Sorel M, Wu YW. Chiari type I malformation in a pediatric population. Pediatr Neurol. 2009;40(6):449-54.

[5] Meadows J, Kraut M, Guarnieri M, Haroun RI, Carson BS. Asymptomatic Chiari type I malformations identified on magnetic resonance imaging. J Neurosurg. 2000;92(6):920-6.

[6] Vernooij MW, Ikram MA, Tanghe HL, Vincent AJ, Hofman A, Krestin GP, Niessen WJ, Breteler MM, van der Lugt A. Incidental findings on brain MRI in the general population. N Engl J Med. 2007;357(18):1821-8. https://doi.org/10.1056/NEJMoa070972.

[7] Weber F, Knopf H. Incidental findings in magnetic resonance imaging of the brains of healthy young men. J Neurol Sci. 2006;240(1-2):81-4. https://doi. org/10.1016/j.jns.2005.09.008.

[8] Haberg AK, Hammer TA, Kvistad KA, Rydland J, Muller TB, Eikenes L, Garseth M, Stovner LJ. Incidental intracranial findings and their clinical impact; the HUNT MRI study in a general population of 1006 participants between 50-66 years. PLoS One. 2016;11(3):e0151080. https://doi.org/10.1371/journal.pone.0151080.

[9] Bordes S, Jenkins S, Tubbs RS. Defining, diagnosing, clarifying, and classifying the Chiari I malformations. Childs Nerv Syst. 2019;35(10):1785-92.

[10] Azahraa Haddad F, Qaisi I, Joudeh N, Dajani H, Jumah F, Elmashala A, Adeeb N, Chern JJ, Tubbs RS. The newer classifications of the chiari malformations with clarifications: an anatomical review. Clin Anat. 2018;31(3):314-22.

[11] Shrot S, Soares BP, Whitehead MT. Cerebral diffusivity changes in fetuses with Chiari II malformation. Fetal Diagn Ther. 2019;45(4):268-74.

[12] Tubbs RS, Beckman J, Naftel RP, Chern JJ, Wellons JC 3rd, Rozzelle CJ, Blount JP, Oakes J. Institutional experience with 500 cases of surgically treated pediatric Chiari malformation type I. J Neurosurg Pediatr. 2011;7(3):248-56.

[13] Houston JR, Eppelheimer MS, Pahlavian SH, Biswas D, Urbizu A, Martin BA, Bapuraj JR, Luciano M, Allen PA, Loth F. A morphometric assessment of type I Chiari malformation above the McRae line: a retrospective case-control study in 302 adult female subjects. J Neuroradiol. 2018;45(1):23-31. https://doi.org/10.1016/

j.neurad.2017.06.006.

[14] Urbizu A, Poca M-A, Vidal X, Rovira A, Sahuquillo J, Macaya A. MRI-based morphometric analysis of posterior cranial fossa in the diagnosis of chiari malformation type I. J Neuroimaging. 2014;24(3):250-6.

[15] Houston JR, Allen NJ, Eppelheimer MS, Bapuraj JR, Biswas D, Allen PA, Vorster SJ, Luciano MG, Loth F. Evidence for sex differences in morphological abnormalities in type I Chiari malformation. J Neuroradiol. 2019;32(6):458-66.

[16] Rijken BF, Lequin MH, van der Lijn F, van Veelen-Vincent ML, de Rooi J, Hoogendam YY, Niessen WJ, Mathijssen IM. The role of the posterior fossa in developing Chiari I malformation in children with craniosynostosis syndromes. J Craniomaxillofac Surg. 2015;43(6):813-9.

[17] Tubbs RS, Rutledge SL, Kosentka A, Bartolucci AA, Oakes WJ. Chiari I malformation and neurofibromatosis type 1. Pediatr Neurol. 2004;30(4):278-80.

[18] Richards PS, Bargiota A, Corrall RJ. Paget's disease causing an Arnold-Chiari type 1 malformation: radiographic findings. Am J Roentgenol. 2001;176(3):816-7.

[19] Ammerman JM, Goel R, Polin RS. Resolution of Chiari malformation after treatment of acromegaly. Case illustration. J Neurosurg. 2006;104(6):980.

[20] Marin-Padilla M, Marin-Padilla TM. Morphogenesis of experimentally induced Arnold-Chiari malformation. J Neurol Sci. 1981;50(1):29-55.

[21] Sansur CA, Heiss JD, DeVroom HL, Eskioglu E, Ennis R, Oldfield EH. Pathophysiology of headache associated with cough in patients with Chiari I malformation. J Neurosurg. 2003;98(3):453-8.

[22] Grahovac G, Pundy T, Tomita T. Chiari type I malformation of infants and toddlers. Childs Nerv Syst. 2018;34(6):1169-76.

[23] Batzdorf U. Historical aspects. In: Flint G, Rusbridge C, editors. Syringomyelia; a disorder of CSF circulation. Berlin: Springer; 2014. p. 1-9.

[24] Massimi L, Frassanito P, Bianchi F, et al. Bony decompression vs duraplasty for Chiari I malformation: does the eternal dilemma matter? Childs Nerv Syst. 2019;35:1827-38.

[25] Massimi L, Frassanito P, Chieffo D, Tamburrini G, Caldarelli M. Bony decompression for chiari malformation type I: long-term follow-up. In: Visocchi M, editor. New trends in craniovertebral junction surgery, Acta neurochirurgica supplement, vol. 125. Cham: Springer; 2019.

[26] Förander P, Sjåvik K, Solheim O, Riphagen I, Gulati S, Salvesen Ø, Jakola AS. The case for duraplasty in adults undergoing posterior fossa decompression for Chiari I malformation: a systematic review and meta-analysis of observational studies. Clin Neurol Neurosurg. 2014;125: 58-64.

[27] Perrini P, Benedetto N, Tenenbaum R, et al. Extra-arachnoidal cranio-cervical decompression for syringomyelia associated with Chiari I malformation in adults: technique assessment. Acta Neurochir. 2007;149:1015-23.

第 18 章　经鼻内镜齿突切除术：手术技术和疗效

Endoscopic Endonasal Odontoidectomy: Description of the Surgical Technique and Outcome

Felice Esposito　Filippo Flavio Angileri　Luigi Maria Cavallo　Fabio Cacciola
Antonino Germanò　Paolo Cappabianca　著　　南伟　王克平　译

一、前路手术与后路手术的比较

颅颈交界区（cranio-vertebral junction, CVJ）的前路入路，特别是针对齿突的手术，在神经外科手术中通常通过经口入路进行。这种技术仍然被认为是治疗齿突疾病的金标准。

然而，神经外科内镜检查的出现以及经鼻内镜技术[1-5]的发展和完善，意味着这个曾经由显微外科主导的领域也已成为神经外科医生的探索领域。CVJ 和齿突的经鼻内镜技术是内镜技术发展最受关注的领域之一。

已经报道了几项解剖学和（或）临床研究，显示了通过鼻腔通道接近 CCJ 的可能性[6, 7]。事实上，新技术的可用性，如内镜、高清内镜摄像机、导航系统、超声微多普勒、专用鼻内仪器和双极镊子，已经开辟了新的视野，可以使用自然鼻道管理涉及这个复杂区域的病理，这种方式 / 方法已证明疾病切除质量以及功能结果的显著改善以及较低的发病率。

鼻内途径可直接进入手术区域，最大限度地减少黏膜和神经血管操作：它遵循自然路径，从鼻孔到黏膜，覆盖鼻咽、鼻咽肌肉、C_1 前弓，最后齿突。因此，内镜鼻内入路的手术侵入性较低，并且不需要额外的手术操作，例如嘴巴收缩，舌头压缩甚至分裂，可能对牙齿造成伤害，悬雍垂和（或）软腭和软腭损伤，通过口咽进行神经血管操作。理论上，这些事实意味着与侵入性有关的术后并发症的比率较低，术后吞咽困难和呼吸道并发症的比率也较低。这是由于在内镜手术中，拔管与手术结束同时进行。因此，所有这些都涉及更快速的康复和自然进食的恢复时间的减少，当然，这会影响住院时间。从这个角度来看，内镜鼻内入路为更成熟的经口入路提供了一种可行的替代方案，尤其是在有充分适应证的情况下，内镜技术具有明显的优势。另外，如果硬脑膜开放，则存在脑脊液漏和脑膜炎的重要风险；因此，鼻内入路与硬脑膜闭合困难以及术后脑脊液漏和脑膜炎的相关风险较高有关。鉴于内镜的固有特征，鼻内入路提供了该区域的更广泛、全景和多角度的视图，也有利于近距离观察手术野的相关解剖结构。

前路还是后路入路的决定取决于不同的特定

231

方面：加压的方向、外科医生对这些方法的信心和经验，以及因此执行复位加压的可能性采用前路、后路或联合入路。一般来说，与脊髓压迫相关的不可复位前半脱位需要前路手术，而可复位后路压迫则需要后路手术。然而，不同的复杂疾病，无论是后天的还是先天的，都可能导致寰枢椎关系的改变和前颈髓交界处受压。在这些情况下，固定或后路稳定可能不足以解决腹侧压迫。事实上，在过去的几年里，前路和后路相结合的方法已经成为许多作者的最佳选择。

二、经口入路与经鼻入路的比较

由于其复杂的解剖结构和重要的周围结构，经口入路已成为 CVJ 区域描述的几种手术路径之一。在过去的几十年中，考虑到疾病的病因、压缩机制以及最终的可复性，已提出在显微镜辅助下经口入路作为执行前牙突切除术的标准程序 [8-11]。经口入路被认为是 CVJ 前路手术治疗的金标准。具体来说，在没有脊髓挫伤或进行性脊髓病的情况下，仅靠后路减压和融合就足以达到可接受的结果。当脊髓或软组织血管翳存在不可复位的骨性压迫，导致严重的腹侧压迫并导致进行性脊髓病时，需要进行齿突切除术。经口手术后细菌污染、术后插管时间延长、鼻胃管喂养、舌头肿胀和鼻咽功能不全的风险促使作者探索了接近该区域的替代途径。

颅颈区域的前部也可以通过经鼻显露，尽管存在一些解剖学限制。在经鼻途径中，齿突下方的 C_2 的显露受到硬腭后部的限制；然而，成角度的内镜、钻头和专用仪器提供了向下进入 C_2 下边缘的通路 [12-15]。经口入路受张口度、患者舌头大小以及悬雍垂和软腭位置的限制。入口的下限通常是 C_3 椎骨，由张口度、患者口腔的大小和切牙的突出程度决定。然而，对于经口入路来说，使用有角度的内镜和器械，也能使入路更顺利。有角度的内镜增加了位于寰枢椎前弓上方的喙部通道。寰枢椎前弓到下锁骨和 C_2 [16, 17] 是要考虑的主要解剖标志之一，尤其是在经口途径

中，是椎动脉（vertebral artery, VA）的走行通道。VA 在寰椎横孔上升后，距中线约 15mm，沿着寰椎后弓的上表面向内侧行进，到达其硬膜入口。必须保留在 C_1 和 C_2 横突之间升行的 VA 段。

一旦显露出 C_1 的前弓，就需要钻孔以显露 C_2 的齿突。经口和经鼻方法之间的另一个区别是韧带复合体的可视化。例如，齿突尖韧带在经鼻入路中很容易直接在内镜正前方观察到，但在经口入路中，在去除齿突后才能看到。前入路齿突切除术的主要步骤是钻开齿突窝点。在经鼻入路中，可以直接看到窝点。钻孔的前皮质表面和核心，而去除皮质壳。另外，通过经口路线钻孔更容易到达窝点底部。此外，这两种方法对于上、中、下斜坡的显露提供了不同的视野。标准的内镜经鼻经蝶入路可以到达上斜坡，对应于蝶窦的后壁。因此，在经鼻入路中，中斜坡和下斜坡直接向前观察。进入中下斜坡一般不需要打开蝶窦。在经口入路中，中斜坡和上斜坡通常无法触及，因为需要打开软腭和硬腭，将舌头或下颌骨分开以获得向上的角度。然而，诸如使用成角度的内镜、充分缩回悬雍垂和张开嘴巴等操作可以安全地进入下斜坡。

三、适应证

齿突切除术是一种在特定情况下都必须进行的手术，在这些情况下，由于齿突与邻近神经血管结构收缩的关系发生不可还原的改变，因此 CVJ 的神经结构受损。

各种病理都可能导致寰枢椎错位和延髓交界处受压，其中包括先天性畸形（如 Arnold-Chiari Ⅱ 型）、遗传退行性病变（如唐氏综合征）、与类风湿关节炎和（或）代谢相关的慢性炎症障碍，最后是创伤后改变（图 18-1）。

不可复性是导致手术指征的路径中的一个关键概念。事实上，几项研究证实，在可行的情况下，通过牵引 CVJ 和随后的固定来减少压迫，以及在类风湿性血管翳引起压迫的情况下，颅骨后部得到稳定后，CVJ 导致腹侧压迫的情况将得到

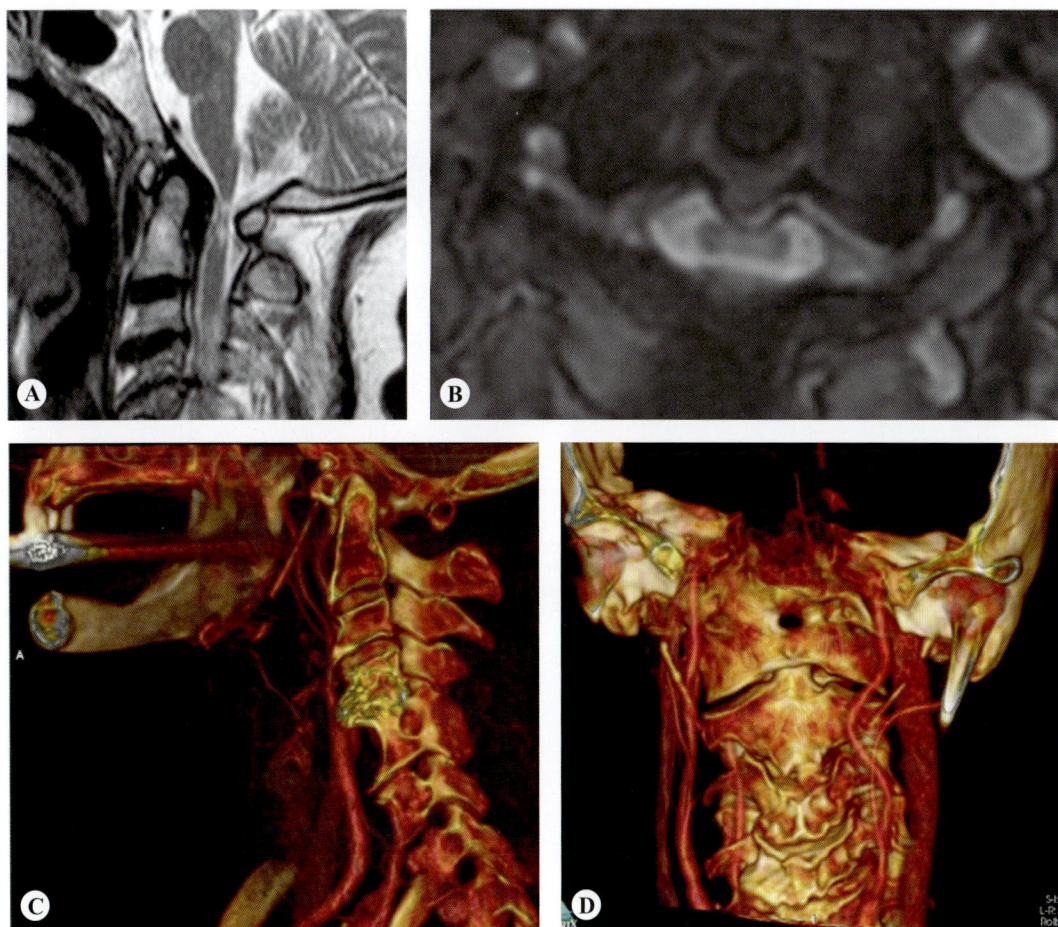

▲ 图 18-1　术前神经影像学检查

A. 颅颈交界区矢状位 T_2 加权成像；B. 轴位 MRI 显示齿突硬脊膜外肿块（类风湿性血管翳）压迫球髓；C 和 D. 同一患者的血管 CT 三维重建

改善甚至消除。

因此，齿突切除术的指征出现在所有存在不可复位的寰枢椎半脱位、伴有严重的脑干和（或）脊髓压迫导致进行性神经功能障碍的病例中。在大多数情况下，病理过程可能是由于：①不可复原的基底压印 [18-23]；②腹侧压迫，如类风湿性血管翳的情况，后路稳定后未解决 [24-26]；③与 Chiari 病相关的齿突明显后屈或基底内陷 [27]；④有无骨质疏松症 [28-30]；⑤创伤后假关节或错位；⑥最近的几项研究报道扩大了内镜鼻内齿突切除术治疗硬膜内病变的适应证 [3,5,31-33]。

四、经鼻内镜齿突切除术的可行性

手术的目标是完全切除 C_2 的齿突并获得腹

侧脑干和 CVJ 的充分减压。在显微外科手术和内镜技术之间的争论中，有人评论说，在鼻内入路中，难以到达 CVJ 的下部，即齿突底部。为了解这一方面，对尸体和放射成像进行了大量研究，目的是划定界限，然后确定内镜方法对齿突病理学的适应证。许多作者广泛报道了内镜鼻内入路（endoscopic endonasal approach，EEA）对 CVJ 的可行性 [3,6]。

在低交界处，位于远低于硬腭水平的情况下，如果不是不可能到达 C_1 前弓和齿突基部，则可能非常困难。这种情况仍然可以代表经口入路的指征。在更高的节点上，通过鼻腔路线更容易到达和切除齿突。

为了术前评估通过内镜鼻内途径进行齿突切

除术的可行性，在具有骨窗的中线矢状位 CT 中，可以绘制 4 条代表可能路径的线，从鼻骨的梨状孔出发，以齿突为目标过程并导致评估手术显露的下限。预测 CVJ 的下限对于在被认为是鼻内和经口途径之间的过渡区域的区域中选择合适的入路至关重要。

（一）鼻腭线

对 EEA 治疗上颈椎的批评之一是下部显露有限。上颈椎的鼻内剥离在上方受限于鼻骨和鼻部软组织，在下方受限于硬腭和软腭[34, 35]。通过连接鼻骨的最下点与中矢状面硬腭后缘而形成的线被定义为鼻腭线（naso-palatine line，NPL），并被认为是使用直线内镜器械进行尾部解剖的限制。这条线与硬腭平面形成的角度，即鼻腭角（nasopalatine angle，NPA），提供了显露颅底和上颈椎的窗口。平均鼻腭角为 27.1° ± 0.7°。据报道，鼻腭线和脊柱之间的平均交点在 C$_2$ 椎体基底上方（8.9 ± 1.8）mm。NPL 被几位作者认为是内镜鼻内切除齿突中最大程度下剥离的有争议的预测因子[34]，考虑到 NPL 预测的下限是 12.7mm 的平均值，低于手术切除的真正减压范围。各种病理（基底内陷）和生理因素（头部定位）影响 NPL 与颈椎的交点。为了改善尾部显露，使用成角度的仪器或钻头可能是有价值的。此外，软腭的收缩和硬腭后缘的钻孔可能会改善显露，但可能会增加腭裂和腭咽功能不全的风险。

（二）鼻轴线

鼻轴线（naso-axial line，NAxL）定义为在正中矢状面中构建的线，起点对应于从鼻骨到上颌骨前鼻棘的距离的中点，第二点位于鼻尖腭骨的后鼻棘。它向后下方延伸至颈椎。一些作者为了比使用 NPL 更准确地预测，通过 CT 测量值与实际手术极限之间的对应关系，EEA 达到 CVJ 的下限，进行了一项评估 NAxL 预测值的尸体研究。他们的发现支持在术前 CT 成像中绘制的 NAxL 与解剖手术范围之间的密切对应[36]。

（三）硬腭线

硬腭线（hard-palateline，HPL）定义为通过硬腭前缘和后缘（分别为上颌骨前鼻棘和腭骨后鼻棘）并与颅椎相交的线后交界处。这条线代表硬腭的长轴[37]。它被认为是 CVJ 下延伸的真实标志，特别是在先天性异常中，例如伴有相关基底凹陷的扁平足，其中齿突的尖端通常高于硬腭平面[38]。

（四）鼻腭线

鼻腭线（rhinopalatine line，RPL）被定义为在中矢状面构建的线，其起点对应于从鼻根到上颌骨前部鼻腭距离的 2/3 处，第二点位于腭骨后部后鼻腭。该线向后下方延伸，终止于颈椎。不同的小组已经付出了巨大的努力来研究 EEA 的下限。De Almeida 等[34] 将 NPL 描述为 EEA 下限的良好且准确的预测指标，但在他们的研究中，NPL 总是低于手术切除的下限，平均值为 12.7mm。因此，据报道，NAxL 可以更准确、更可靠地预测 EEA 对 CVJ 的下尾部显露。同样，人们发现 NAxL 也高估了方法的下限[37]。在几项研究中，RPL 似乎是最准确的预测指标。

该预测因子还考虑了患者的解剖学变异性，如鼻腔及腭骨和软结构的存在，以及硬腭的方向和长度，它们代表了限制 EEA 下延伸的最重要因素。RPL 不能用于预测 EEA 对 CVJ 的横向限制。

1. 手术技术

根据不同的病理，我们进行经鼻内镜齿突切除术，然后在单阶段手术中进行后路减压和融合。为了准确地选择正确的入路，我们在矢状位 CT 检查中考虑了鼻腭线和鼻腭线与上颈椎之间的关系。

我们通常使用神经导航系统［StealthStation S7，Medtronic，Minneapolis(MN)，USA］，该系统基于造影增强 MR 与血管造影 TOF 序列与独特体积的大脑和颈椎 1mm 层 CT 合并。通常，我们使用 StealthStationS7® 的光学跟踪与血管造影 TOF 序列合并，以便提供可行的术前图像，说明骨骼 CVJ 骨与血管结构（如椎动脉和颈动脉）之间的关系。常规使用体感诱发电位神经监测。

2. 患者体位和准备

全身麻醉和经口气管插管后，患者取仰卧位，躯干抬高约20°。头部略微偏向右侧，最大10°，未固定，固定在射线可透的Mayfeld-Kees头架。当患者从仰卧位转为俯卧位时，头部保持与地面平行，并在后路融合期间保持不屈曲或伸展。在所有情况下，我们在后路融合阶段都使用了O-arm®系统[Medtronic Minneapdis（MN），USA]。如果使用光学系统，则安装神经导航仪的光学设备。相反，在使用电磁系统的情况下，电磁设备位于患者头部。我们在手术前1h使用头孢唑林2g进行抗生素预防。

3. 鼻腔内操作

在两个鼻孔内用浸有稀释的碘聚维酮5%溶液的棉样消毒鼻腔。将0°角镜头和18cm内镜与高清摄像头（Karl Storz，Tuttlingen，Germany）引入右鼻孔内。执行通常的解剖鼻标志的识别（下鼻甲外侧和鼻中隔）。

作为标准的经鼻内镜手术，在下鼻甲上方，识别中鼻甲并横向脱位，在中鼻甲和鼻中隔之间放置稀释的肾上腺素浸泡的棉花，以防止鼻黏膜出血。在左鼻孔进行相同的操作。内镜平行于鼻腔底部前进，直到到达后鼻孔。借助神经导航系统，可以验证解剖标志。鼻中隔后下方的黏膜用单极凝固烧灼，或者用双极钳烧灼更好。不要常规进行蝶窦前壁的切除，因为很少需要经蝶窦通道，除非在齿尖非常高或手术操作需要更多空间的情况下需要更高的显露。之后，进行下中隔切除术，充分切除犁骨并向下延伸至硬腭。达到的最高限度是斜坡-鼻中隔交界处。在此阶段，应确定几个重要的解剖标志，以指导外科医生保持定向：①上方的斜坡-中隔交界处；②侧面的咽鼓管；③下方的鼻底/软腭，标记为硬腭和软腭。神经导航将确认此类手术标志的位置，并为后续手术步骤提供正确的方向。

4. 鼻咽部的操作

鼻腔阶段的关键点允许最广泛地显露鼻咽，并避免在接下来的手术步骤中仪器之间的任何冲突。在中线切开鼻咽部（图18-2A），双侧切开肌肉以显露C_1前弓（图18-2B）。几位学者报道了用单极电烙术制备的倒U形鼻咽瓣，将其抬高并向尾部反折至软腭水平以改善手术视野。瓣的头尾延伸涉及下1/3上方为斜坡，下方为C_2椎体，手术显露的外侧缘包括C_1椎体的侧块。U形鼻咽瓣横向延伸了手术通道，但也增加了位于咽上缩肌外侧的咽旁颈动脉受伤的风险。我们更喜欢做一个笔直的鼻咽中线开口，因为可以保证足够的显露和较低的血管损伤风险。然后，我们继续以骨膜下剥离方式显露C_1前弓和齿突。

五、部分情况下C_1前弓的保留

最近，几位学者报道了他们经鼻内镜齿突切除术的经验，重点是在颅颈交界区阶段保留C_1前弓，避免后路固定[32, 39]。特别是，在类风湿关节炎或其他炎症性疾病的情况下，寰椎前弓通过钻齿状基底部，削弱其顶端，并导致操作区域的齿下拉来保留寰椎前弓。随后使用高速钻、超声骨刮匙和标准Kerrison咬骨钳的组合来移除骨质和炎性组织[32, 39]。根据这些学者的说法，在C_1前弓上方和下方进行手术不仅保留了稳定，还为重建和固定融合提供了重要机会。此外，同一组在严重的D'Alonzo Ⅱ型骨折或与C_1前弓骨折相关的齿突骨折的情况下，提出了他们的前路固定和C_1前弓重建技术[40]。

六、颅颈交界区融合

在我们的技术中，使用金刚石磨钻和Kerrison咬骨钳显露并去除寰椎前弓（图18-2C）。在后面，显露C_2的齿突，与翼状韧带和齿突尖韧带分离，从横韧带上分离，使用微钻变薄并最终移除（图18-2D）。在这一点上，创建了一个宽阔的手术路径。椎体切除术使用高速钻头（Kerrison）小心翼翼地进行，如果病变是软性的，则使用刮

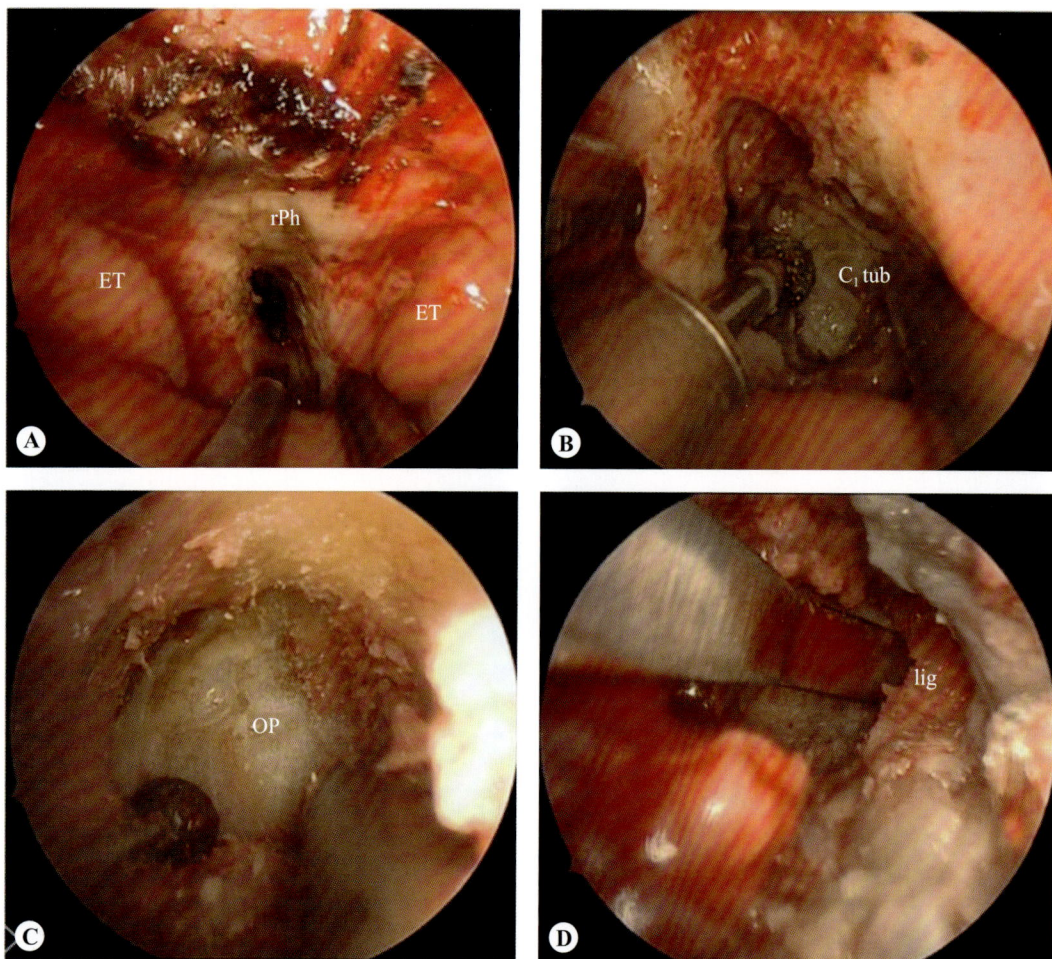

▲ 图 18-2　经鼻内镜入路的术中照片

A. 鼻咽切口；B. C$_1$ 前弓钻孔；C. C$_2$ 齿突钻孔；D. 从韧带上分离齿突的剩余部分。rPh. 鼻咽部；ET. 咽鼓管；C$_1$ tub. C$_1$ 前结节；OP. 齿突；lig. 韧带

刀和探针或超声抽吸。当切除完成后硬脑膜平面出现搏动，表明脑干得到了最佳减压（图 18-3A 和 B）。

在获得令人满意的止血后，只有在没有可能的硬脑膜撕裂的情况下，才用一层纤维蛋白胶来保证闭合（图 18-3C）。在脑脊液漏的情况下，使用吸收性明胶海绵 /Surgicel 和纤维蛋白胶进行覆盖以加固闭合。在这些情况下，我们考虑在手术结束时应用和延长腰椎引流（extended lumbar drain，ELD）的可能性。我们用一个针缝合鼻咽部黏膜，因为中间开口允许在内镜时间结束时更快地闭合肌肉。通常，我们在内镜引导下放置鼻胃管。

后路融合

第二步手术的特点是后路融合术。患者已经被固定在 Mayfeld-Kees 头架上，被从仰卧位转为俯卧位，头部被固定。仰卧位转为俯卧位，头部与地面平行，并有轻微程度的伸展。该体位考虑了硬腭后伸与通过齿突的垂直线形成的 C$_0$～C$_2$ 角，避免了与屈曲相关的呼吸障碍。从 C$_6$ 的棘突开始进行中线切口。用单极烧灼术显露筋膜并在中线切开。肌肉解剖沿着中缝以骨膜下剥离方式从基底枕骨到 C$_5$ 的后复合体进行。骨骼标志清晰可见：①枕骨；②C$_1$ 后弓和侧块；③从 C$_1$ 到 C$_5$ 的后复合体。

通常，我们会移除 C$_1$ 的后弓，因为在我们

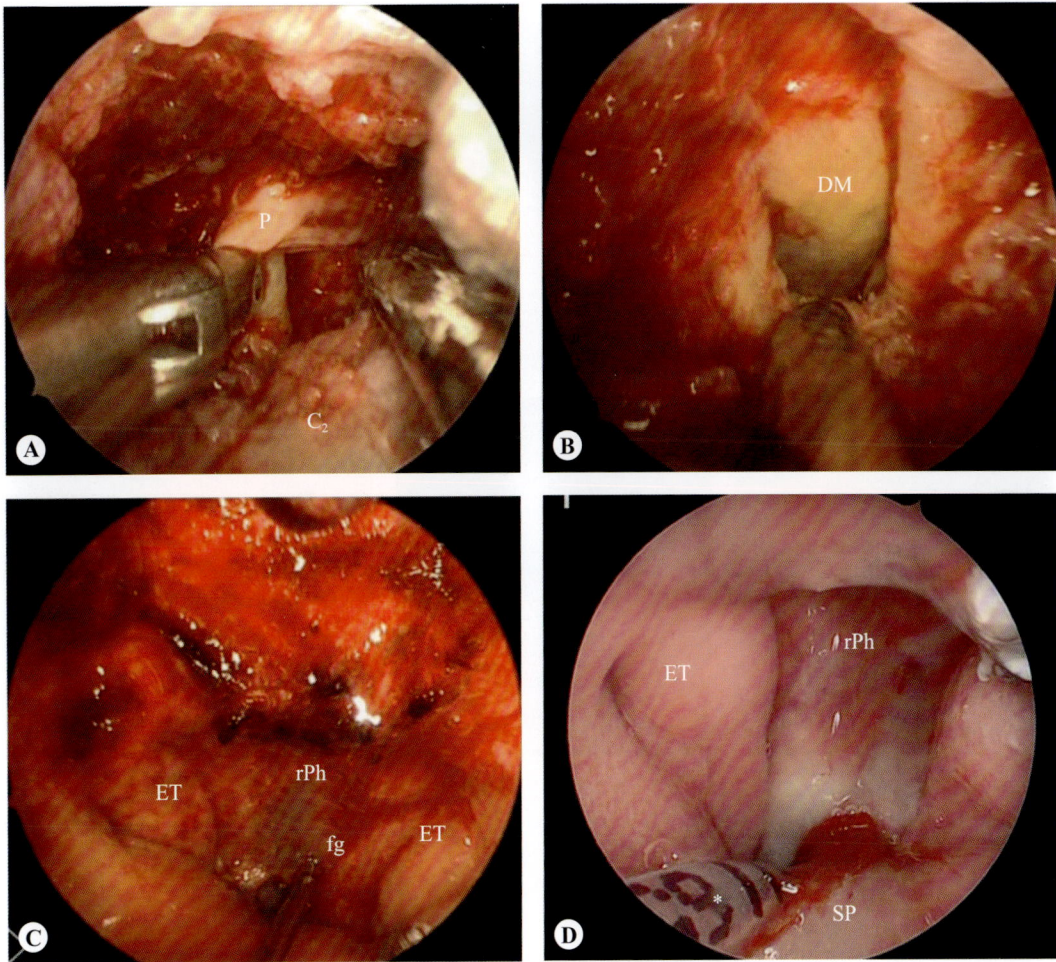

▲ 图 18-3　经鼻内镜入路的术中照片

A. 切除引起压迫的血管翳；B. 颅颈交界区（CVJ）硬脑膜；C. 纤维蛋白胶封闭肌肉和黏膜切口；D. 3 天后手术野的内镜对照，显示切口最佳闭合。C_2. 齿突基底（C_2 椎体）；DM. CVJ 硬脑膜；ET. 咽鼓管；rPh. 鼻咽部；fg. 纤维蛋白胶；SP. 软腭；*. 鼻胃管

的大多数情况下，它会导致神经压缩。C_3 和 C_4 的侧块通过 O 形臂系统识别和验证。我们在所有病例中使用的固定系统是 Vertex 钛系统（美敦力，明尼阿波利斯 [MN]，美国）。高速钻用于准备螺钉在 C_3 和 C_4 侧块内的位置。多轴螺钉的插入根据 Magerl 技术 [41]，以避免血管损伤。不同的是，在枕骨中，单轴螺钉位于距两侧枕骨窝 2cm 和鼻窦上 1cm 的位置。我们使用的螺钉长度为 8mm。螺钉定位后，拉动两根杆使颈椎正确对齐，最后通过蝶形螺母扳手固定。添加骨替代物可改善骨融合。O-arm® 系统的最后一次验证在手术结束时完成。出院时，我们建议使用颈托 2 个月

（图 18-4）。

七、病例介绍

我们中心已经进行了一系列的五次经鼻内镜齿突切除术。表 18-1 和表 18-2 总结了人口统计学、临床和管理细节。

所有患者均为女性，年龄 62—82 岁（平均年龄 68.8 岁）。4 名患者因以四肢轻瘫为特征的神经系统症状入院；1 名患者的右臂普遍存在运动障碍。2 名患者出现尿失禁。1 名患者表现出严重的固体或液体吞咽困难。在 3 名患者中，症状与类风湿性滑膜血管翳的存在有关，而另外 2

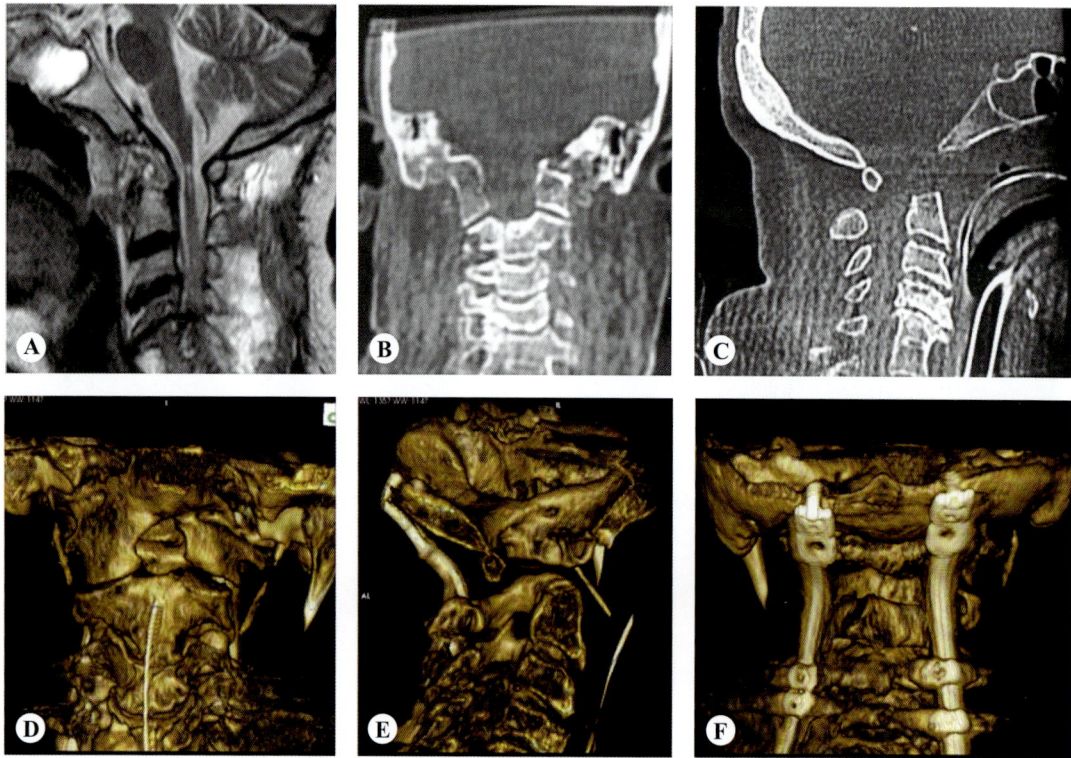

▲ 图 18-4　图 18-1 同一患者的术后神经影像学检查

A. 颅颈交界区（CVJ）矢状位 T_2 加权 MRI 显示球髓交界处的最佳减压；B 和 C. 术中 O 臂® 成像显示齿突切除；D 至 F. CVJ 术后 CT 三维重建

表 18-1　人口统计学、病因和临床数据

患者序号	年龄（岁）	性　别	病因学	症　状	手术后结果
1	62	女性	类风湿性血管翳	右臂无力、四肢反射亢进、尿失禁	改善，经口喂养
2	64	女性	齿突错位，既往 Anderson-D'Alonzo Ⅰ型骨折（未稳定）	四肢瘫痪、四肢反射亢进、尿潴留	改善，经口喂养
3	82	女性	类风湿性血管翳	四肢瘫痪	改善，经口喂养
4	63	女性	颅颈交界区畸形	四肢瘫痪、严重吞咽困难、发声困难	改善，吞咽困难没有完全解决
4	73	女性	类风湿性血管翳	四肢瘫痪	改善，经口喂养

名患者则分别表现出复杂的颅颈交界区畸形和先前未融合的 Anderson-D'Alonzo Ⅱ型骨折。有趣的是，受复杂 CVJ 畸形影响的患者之前曾在另一家机构接受过枕颈稳定术。随后，她试图接受经口齿突切除术，但因齿突的位置较高而失败，她被转诊到我们的诊所，通过经鼻内镜齿突切除术进行前路减压。其余 3 例患者在同一手术中进行前路减压和后路稳定。

患者序号	手术方式	OR 设置	术后住院时间（天）
		表 18-2 管理细节	
1	经鼻内镜齿突切除术，同期枕颈固定术	StealthStation S7® 带光学跟踪 +O 臂®	17
2	经鼻内镜齿突切除术，同期枕颈固定术	StealthStation S7® 带光学跟踪 +O 臂®	13
3	经鼻内镜齿突切除术，同期枕颈固定术	StealthStation S7® 带光学跟踪 +O 臂®	19
4	经鼻内镜齿突切除术	StealthStation S8® 带光学跟踪	9
5	经鼻内镜齿突切除术，同期枕颈固定术	StealthStation S8® 带光学跟踪 + O 臂 2®	7

住院时间为 9～19 天（包括第一期康复期）。与术前相比，所有患者的神经系统状况都有所改善。在 1 名患者中，吞咽功能障碍得到解决，允许早期经口喂养。在 2 个病例中，需要几天的肠外营养实施。

八、术后管理

在我们的实践中，根据患者的一般临床情况和镇静时间的长短，我们倾向于将患者留在我们的重症监护室 24h。这发生在 4 例接受治疗的病例中的 2 例。在我们部门，主要目标是让患者尽早活动，以降低长期卧床休息的风险。此外，鼻胃管的使用保证了患者足够的热量摄入，并在需要时添加肠外营养。我们至少进行了 2 次内镜下的术后检查。一个在第一个 24h 内，一个在放电前（图 18-3D）。在这些检查中，我们验证了手术伤口的正确闭合以及可能存在的脑脊液漏，因此我们在内镜引导下移除了鼻胃管。只有在耳鼻喉科医生测试下脑神经的功能后才能执行此操作。在我们的病例中，3 例患者拔除鼻胃管，2 例患者在术后第 8 天，另一例患者在术后第 7 天。所有患者出院前进行了头部和颈椎 CT 检查，以评估齿突切除的程度和后路融合的螺钉和棒的正确位置，以及 MRI 以评估神经血管结构的减压情况。3 个月后进行进一步的诊疗。所有患者都开始了身体康复计划，并在出院后继续进行。

参考文献

[1] Cappabianca P, Cavallo LM, Esposito F, de Divitiis O, Messina A, de Divitiis E. Extended endoscopic endonasal approach to the midline skull base: the evolving role of transsphenoidal surgery. In: Pickard JD, Akalan N, Di Rocco C, Dolenc VV, Lobo Antunes J, Mooij JJA, Schramm J, Sindou M, editors. Advances and technical standards in neurosurgery. Wien: Springer; 2008. p. 152-99.

[2] Cavallo LM, De Divitiis O, Aydin S, Messina A, Esposito F, Iaconetta G, Talat K, Cappabianca P, Tschabitscher M. Extended endoscopic endonasal transsphenoidal approach to the suprasellar area: anatomic considerations—part 1. Neurosurgery. 2008;62:1202-12.

[3] Cavallo LM, Messina A, Cappabianca P, Esposito F, de Divitiis E, Gardner P, Tschabitscher M. Endoscopic endonasal surgery of the midline skull base: anatomical study and clinical considerations. Neurosurg Focus. 2005;19(1):E2.

[4] Esposito F, Becker DP, Villablanca JP, Kelly DF. Endonasal transsphenoidal transclival removal of prepontine epidermoid tumors: technical note. Neurosurgery. 2005;56(2 Suppl):E443.

[5] Kassam A, Snyderman CH, Mintz A, Gardner P, Carrau RL. Expanded endonasal approach: the rostrocaudal axis. Part II. Posterior clinoids to the foramen magnum. Neurosurg Focus. 2005;19(1):E4.

[6] Cavallo LM, Cappabianca P, Messina A, Esposito F, Stella L, de Divitiis E, Tschabitscher M. The extended endoscopic endonasal approach to the clivus and craniovertebral junction: anatomical study. Childs Nerv Syst. 2007;23(6):665-71.

[7] Messina A, Bruno MC, Decq P, Coste A, Cavallo LM, de

Divittis E, Cappabianca P, Tschabitscher M. Pure endoscopic endonasal odontoidectomy: anatomical study. Neurosurg Rev. 2007;30(3):189-94. discussion 194.

[8] Crockard HA. The transoral approach to the base of the brain and upper cervical cord. Ann R Coll Surg Engl. 1985;67(5):321-5.

[9] Crockard HA, Pozo JL, Ransford AO, Stevens JM, Kendall BE, Essigman WK. Transoral decompression and posterior fusion for rheumatoid atlanto-axial subluxation. J Bone Joint Surg Br. 1986;68(3):350-6.

[10] Perrini P, Benedetto N, Guidi E, Di Lorenzo N. Transoral approach and its superior extensions to the craniovertebral junction malformations: surgical strategies and results. Neurosurgery. 2009;64(5 Suppl 2):331-42. https://doi.org/10.1227/01. NEU.0000334430.25626.DC.

[11] Perrini P, Benedetto N, Di Lorenzo N. Transoral approach to extradural non-neoplastic lesions of the craniovertebral junction. Acta Neurochir. 2014;156(6):1231-6.

[12] Cappabianca P, Cavallo LM, Esposito F, de Divitiis E. Endoscopic endonasal transsphenoidal surgery: procedure, endoscopic equipment and instrumentation. Childs Nerv Syst. 2004;20(11-12):796-801.

[13] Cappabianca P, de Divitiis O, Esposito F, Cavallo LM, de Divitiis E. Endoscopic skull base instrumentation. In: Anand VK, Schwartz TH, editors. Practical endoscopic skull base surgery. San Diego: Plural Publishing; 2007. p. 45-56.

[14] Cappabianca P, Esposito F, Cavallo LM, Corriero OV. Instruments. In: Cranial, craniofacial and skull base surgery. Wien: Springer; 2010. p. 7-15.

[15] Esposito F, Di Rocco F, Zada G, Cinalli G, Schroeder HWS, Mallucci C, Cavallo LM, Decq P, Chiaramonte C, Cappabianca P. Intraventricular and skull base neuroendoscopy in 2012: a global survey of usage patterns and the role of intraoperative neuronavigation. World Neurosurg. 2013;80(6):709-16.

[16] de Divitiis O, Conti A, Angileri FF, Cardali S, La Torre D, Tschabitscher M. Endoscopic transoral-transclival approach to the brainstem and surrounding cisternal space: anatomic study. Neurosurgery. 2004;54(1):125-30. discussion 130.

[17] Visocchi M, Doglietto F, Della Pepa GM, Esposito G, La Rocca G, Di Rocco C, Maira G, Fernandez E. Endoscope-assisted microsurgical transoral approach to the anterior craniovertebral junction compressive pathologies. Eur Spine J. 2011;20(9):1518-25.

[18] Goel A, Bhatjiwale M, Desai K. Basilar invagination: a study based on 190 surgically treated patients. J Neurosurg. 1998;88(6):962-8.

[19] Karam YR, Menezes AH, Traynelis VC. Posterolateral approaches to the craniovertebral junction. Neurosurgery. 2010;66(3 Suppl):135-40. https://doi.org/10.1227/01. NEU.0000365828.03949.D0.

[20] Menezes AH. Craniocervical developmental anatomy and its implications. Childs Nerv Syst. 2008;24(10):1109-22.

[21] Menezes AH, VanGilder JC. Transoral-transpharyngeal approach to the anterior craniocervical junction. Ten-year experience with 72 patients. J Neurosurg. 1988;69(6):895-903.

[22] Smoker WR. Craniovertebral junction: normal anatomy, craniometry, and congenital anomalies. Radiographics. 1994;14(2):255-77.

[23] Smoker WRK, Khanna G. Imaging the craniocervical junction. Childs Nerv Syst. 2008;24(10):1123-45.

[24] Joaquim AF, Appenzeller S. Cervical spine involvement in rheumatoid arthritis—a systematic review. Autoimmun Rev. 2014;13(12):1195-202.

[25] Pare MC, Currier BL, Ebersold MJ. Resolution of traumatic hypertrophic periodontoid cicatrix after posterior cervical fusion: case report. Neurosurgery. 1995;37(3):531-3.

[26] Sandhu FA, Pait TG, Benzel E, Henderson FC. Occipitocervical fusion for rheumatoid arthritis using the inside-outside stabilization technique. Spine (Phila Pa 1976). 2003;28(4):414-9.

[27] Klekamp J. Chiari I malformation with and without basilar invagination: a comparative study. Neurosurg Focus. 2015;38(4):E12.

[28] Arvin B, Fournier-Gosselin MP, Fehlings MG. Os Odontoideum: etiology and surgical management. Neurosurgery. 2010;66(3 Suppl):22-31. https://doi.org/10.1227/01.NEU.0000366113.15248.07.

[29] Matsui H, Imada K, Tsuji H. Radiographic classification of Os odontoideum and its clinical significance. Spine (Phila Pa 1976). 1997;22(15):1706-9.

[30] Vargas TM, Rybicki FJ, Ledbetter SM, MacKenzie JD. Atlantoaxial instability associated with an orthotopic os odontoideum: a multimodality imaging assessment. Emerg Radiol. 2005;11(4):223-5.

[31] Cappabianca P, Cavallo LM, Esposito F, de Divitiis O, Messina A, de Divitiis E. Extended endoscopic endonasal approach to the midline skull base: the evolving role of transsphenoidal surgery. In: Pickard JD, editor. Advances and technical standards in neurosurgery. Wien: Springer; 2007. p. 1-48.

[32] Iacoangeli M, Gladi M, Alvaro L, Di Rienzo A, Specchia N, Scerrati M. Endoscopic endonasal odontoidectomy with anterior C1 arch preservation in elderly patients affected by rheumatoid arthritis. Spine J. 2013;13(5):542-8.

[33] Kassam AB, Gardner PA, Snyderman CH, Carrau RL, Mintz AH, Prevedello DM. Expanded endonasal approach, a fully endoscopic transnasal approach for the resection of midline suprasellar craniopharyngiomas: a new classification based on the infundibulum. J Neurosurg. 2008;108(4):715-28.

[34] De Almeida JR, Zanation AM, Snyderman CH, Carrau RL, Prevedello DM, Gardner PA, Kassam AB. Defining the nasopalatine line: the limit for endonasal surgery of the spine. Laryngoscope. 2009;119(2):239-44.

[35] Kassam AB, Snyderman C, Gardner P, Carrau R, Spiro R. The expanded endonasal approach: a fully endoscopic transnasal approach and resection of the odontoid process: technical case report. Neurosurgery. 2005;57(1 Suppl):E213.

[36] Aldana PR, Naseri I, La Corte E. The naso-axial line: a new method of accurately predicting the inferior limit of the endoscopic endonasal approach to the craniovertebral junction. Neurosurgery. 2012;71:ons308-14. https://doi.org/10.1227/NEU.0b013e318266e488.

[37] La Corte E, Aldana PR, Ferroli P, Greenfield JP, Hartl R, Anand VK, Schwartz TH. The rhinopalatine line as a reliable predictor of the inferior extent of endonasal odontoidectomies. Neurosurg Focus. 2015;38(4):E16.

[38] El-Sayed IH, Wu J-C, Ames CP, Balamurali G, Mummaneni PV. Combined transnasal and transoral endoscopic approaches to the craniovertebral junction. J Craniovertebr Junction Spine. 2010;1(1):44-8.

[39] Gladi M, Iacoangeli M, Specchia N, Re M, Dobran M, Alvaro L, Moriconi E, Scerrati M. Endoscopic transnasal odontoid resection to decompress the bulbo-medullary junction: a reliable anterior minimally invasive technique without posterior fusion. Eur Spine J. 2012;21(Suppl 1):S55-60. https://doi. org/10.1007/s00586-012-2220-4.

[40] Re M, Iacoangeli M, Di Somma L, Alvaro L, Nasi D, Magliulo G, Gioacchini FM, Fradeani D, Scerrati M. Endoscopic endonasal approach to the craniocervical junction: the importance of anterior C1 arch preservation or its reconstruction. Acta Otorhinolaryngol Ital. 2016;36(2):107-18.

[41] Suchomel P, Stulik J, Klezl Z, Chrobok J, Lukas R, Krbec M, Magerl F. [Transarticular fixation of C1-C2: a multicenter retrospective study]. Acta Chir Orthop Traumatol Cechoslov. 2004;71(1):6-12.

第 19 章 颅底凹陷和寰枢椎脱位
Basilar Invagination and Atlanto-Axial Dislocation

Paolo Perrini　Nicola Benedetto　Nicola Di Lorenzo　**著**　马 兵　王克平　**译**

CVJ 畸形包括范围广泛的不同骨性结构的异常，涉及寰椎、枢椎和枕骨。颅底凹陷（basilar invagination，BI）和慢性寰枢椎脱位（atlanto-axial dislocation，AAD）是 CVJ 最常见的先天性异常，可合并发生，并在颈髓腹侧受压时出现症状。BI 包括先天性脊柱脱垂至颅底，放射学定义为齿突尖端高于 Chamberlain 线 2.5mm 以上[1]（图 19-1）。"阔背"一词指的是斜坡与颅前窝平面（基底角）之间大于 140° 的夹角，是一种人类学测量，本身不具有病理学意义[2]。腰酸背痛可能与 BI 相关。在这种情况下，颅底的缩短和水平化使颅枕骨大孔移位，随后齿突前（腹侧）内陷（图 19-2）。基底静脉压印是一个经常被错误地用作 BI 同义词的术语，它是一种获得性 BI，与甲状旁腺功能亢进、Paget 病、黏多糖贮积症 IH 型和佝偻病等骨质疏松性疾病有关[3]。BI 和 AAD 通常在骨骼牵引下无法复位，当引起进行性颈髓压迫导致致残性神经功能缺损时，需要手术治疗[4]。虽然经口入路（transoral approach, TOA）直达 CVJ 最初是由 Kanavel 于 1917 年描述的，用于去除寰椎和斜坡之间的子弹，直到 20 世纪 70 年代末，Menezes 等提出了一种基于稳定性、可还原畸形和侵犯部位的 CVJ 畸形基本原理分型，该分型至今仍然有效[3, 5]。在本章中，根据我们总结过去 40 年的经验，我们描述了 TOA 手术的细微差别，

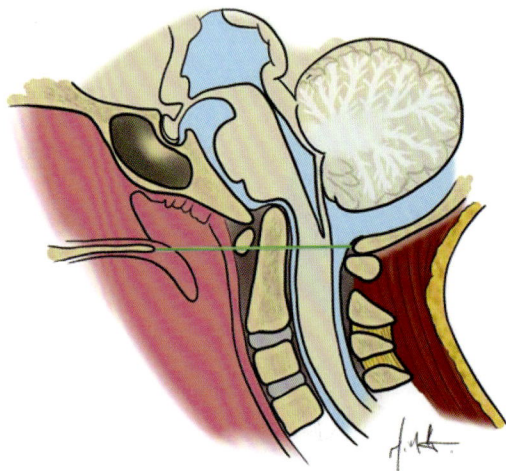

▲ 图 19-1　**Chamberlain 线（绿线）**
注意内陷的齿突在 Chamberlain 线上方的位置和颈髓交界处的压迫

这些细微差别允许实现满意的 BI 和 AAD 减压，最大限度地减少术后并发症[4, 6-10]。

一、治疗方法

手术策略由术前广泛的神经放射学检查决定，包括屈伸位 MRI、CT。在 BI 和 AAD 中，侵犯部位通常仅在前部，特别是当存在相关寰枕融合时（图 19-3）。

腹侧压迫不可还原的现象是 TOA 的指征[2-4, 6-17]。根据我们的经验，骨骼牵引对先天性 CVJ 畸形无效，并且患者耐受性差。在罕见的合

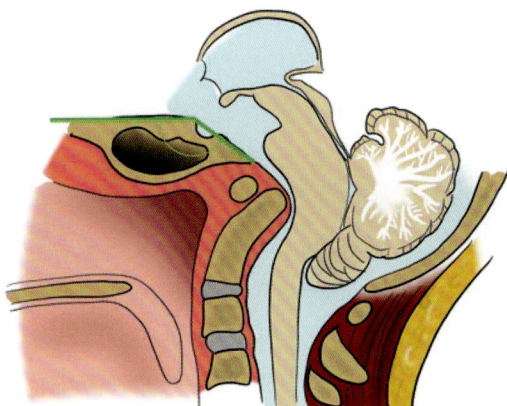

▲ 图 19-2　颅底扁平和颅底凹陷
Boogard 角超过 140°。颅枕骨大孔移位通常与鼻咽水平的腹侧侵犯相关

并固定后路压迫的病例中，可以考虑额外的枕骨大孔减压[4]。TOA 的局限性是有限的下腭偏移（即齿突间隙≤30mm）和严重的颅底凹陷（齿突尖端在 Chamberlain 线以上≥20mm），导致鼻咽水平的神经压迫[4, 12]。

　　在这些病例中，我们选择了经上颌入路[4]。Le Fort Ⅰ 型截骨术伴上颌骨下骨折，可将蝶窦显露至中斜坡，对于严重颅底凹陷的患者来说是必要的[18]。与 Le Fort 型截骨术入路相比，Le Fort Ⅰ 型截骨术带腭裂入路（经上颌腭裂入路或开门式上颌截骨入路）增加了尾侧显露，被用于不能充分张开口腔的患者[4, 19]。随着时间的推移，我们不再采用经上颌入路治疗有限的下颌骨偏移和严重的颅底凹陷伴鼻咽部神经受压的病例。在这些情

况下，我们现在倾向于鼻内内镜入路（endonasal endoscopic approach，EEA），允许从颅前窝底到斜坡上侧面的颅面显露，并根据鼻腭线进行尾侧显露[12, 17, 20-23]。根据我们的经验，标准 TOA 可以使 80% 以上的 BI 和 AAD 患者获得满意的手术显露和减压[4]。CVJ 畸形患者扁桃体脱垂的发生率为 33%～38%[4, 16, 24-26]。这种手术治疗方式仍有争议。一些研究报道，术后颈髓交界处成角和颅骨进行性沉降导致枕骨大孔减压治疗的患者出现早期恶化或更常见的延迟恶化[4, 27]。根据我们的经验和最近的文献证实，经口减压对大多数固定 CVJ 畸形和扁桃体脱垂患者的脑脊液阻塞和颈髓交界处的水平清除是有效的[4, 27]。在这些患者中，小脑扁桃体突出是由于枕外骨向内折叠导致颅后窝体积减小的结果，而齿突通过枕骨大孔脱垂加剧了颅后窝体积的减小。广泛前路减压后，通常可以观察到小脑扁桃体上升到颅后窝，相关脊髓空洞消退，并支持 CVJ 水平的脑脊液流量恢复正常[4, 27]。经口减压后急性或迟发性脊柱不稳定（枕 - 寰、寰 - 枢或枕 - 寰 - 枢不稳定）的发生率总是很高[7, 8, 28-30]。单次麻醉经口减压和随后的后路固定融合消除了术后不稳定的风险，并允许患者尽快活动[4, 8]。

二、经口入路

（一）术前评估、麻醉注意事项及定位

　　术前神经放射学检查需要仔细评估以确定正

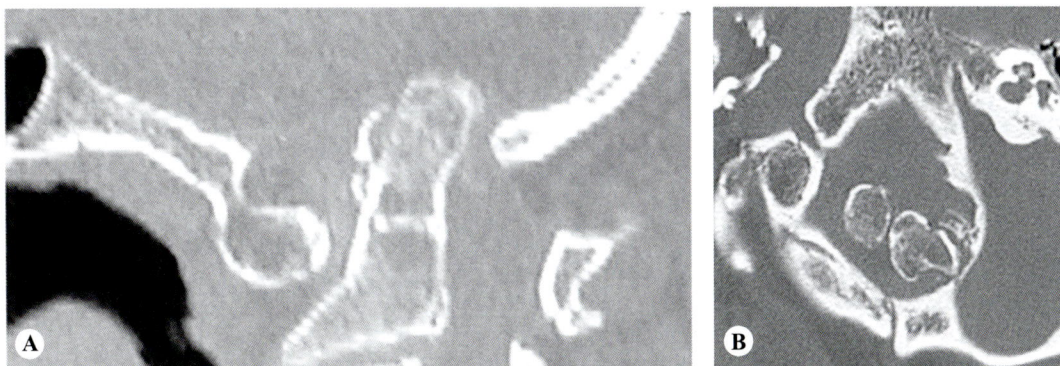

▲ 图 19-3　矢状位重构（A）和轴位（B）CT 显示颅底凹陷、寰枢椎脱位和寰枕融合
注意颅后窝齿突尖的位置

确的手术策略。TOA 适用于 BI 和（或）AAD 引起颈髓交界处固定腹侧压迫的患者，主要位于口咽水平。根据我们的经验，标准 TOA 可能会显露齿突在 Chamberlain 线以上≤20mm 的位置 [4]。TOA 可在牙间工作距离至少 30mm 且无活动性鼻咽感染的患者中进行 [3, 4]。纤维鼻气管插管是所有经口病例的常规方法。我们只对术前脑干受损和下颅神经功能障碍的患者保留气管切开术 [4]。患者仰卧位，头部固定在 Mayfield 头固定器中，根据 BI 的严重程度将头部伸展 10°～20°。事实上，头部伸展可改善 CVJ 的吻侧显露，对严重 BI 患者尤其有效。此外，术中使用适度的头低足高位可以帮助 CVJ 的腹侧可视化。解剖学研究表明，软腭的分裂提供了近 10mm 的斜坡显露 [31]。然而，为了减少术后鼻咽和鼻反流，我们避免软腭分裂，我们用两根橡胶导管通过鼻腔插入并缝合到小舌上来收缩软腭。有效的手术需要一个专用的经口系统（Crockard 经口器械，Codman Raynham，MA），包括牵开器和辅助器械。侧位透视在确定寰椎前结节的位置方面是可靠的，它很容易经口触诊，并且在手术过程中提供颅尾显露程度的信息。无框架导航系统提供额外的中侧向方向信息。神经电生理监测在整个过程中使用，并允许脊髓功能评估。

（二）切口及软组织解剖

手术过程完全是在手术显微镜的帮助下进行的，而外科医生则坐在患者的头顶侧。咽后壁被 1% 利多卡因和肾上腺素浸润，沿咽后壁中缝的中线切口穿过黏膜和咽肌。根据单个患者的特殊解剖结构，切口在颅侧和尾侧延伸。单侧烧灼术用于切开咽缩肌、颈长肌和头长肌，这些肌在单层中升高，并使用齿状咽牵开器在外侧维持。前纵韧带剥离后，显露 C_1 前弓、斜坡下尖、C_2 体腹面。

（三）经口寰椎保留术

在 TOA 期间保留 C_1 前弓可以最大限度地减少 CVJ 的术后不稳定性，并且在治疗齿突后肿瘤时通常是可行的。然而，在固定 AAD 患者和某些轻度颅底凹陷的病例中，这是可以实现的（图 19-4）[4, 9, 10, 29, 32]。当 C_1 环被保留时，可以通过 C_1～C_2 螺钉技术而不是枕颈融合来获得 CVJ 的稳定性 [10, 32]。生物力学研究表明寰椎前弓的中断可促进 C_1 的外侧扩张和随后的颅沉降，导致球髓交界处扭曲和进行性神经恶化 [28, 29, 33]。寰椎保留技术需要在齿突基部和 C_1 前弓下半部分钻孔约 5mm。横断齿突根部后，用齿状咬合钳抓住齿

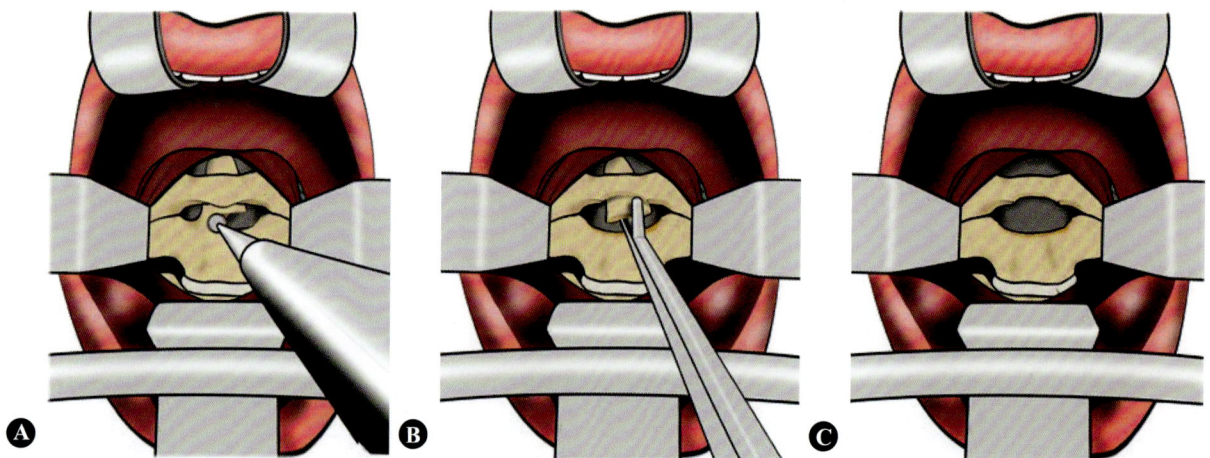

▲ 图 19-4　经口寰椎保留术

该技术一般适用于轻度颅底凹陷和（或）固定寰枢脱位的患者。A. 用高速钻头切除齿突的底部和寰椎前弓下半部分的几毫米；B. 在截齿突底部时，切开韧带，同时用齿状牙钳抓住齿突，在不压迫颈髓交界处的情况下向下拉；C. 齿突切除可显露颈髓区，颈髓区表现为减压 [改编自 Acta Neurochir (Wien) 2014; 156(6):1231-1236.]

突并向下拉，同时在不压迫颈髓连接处的情况下迅速剥离翼状韧带和齿突尖韧带（图 19-5）。这操作允许外科医生以整体方式去除内陷的齿突，而不会对颈髓交界处施加压力（图 19-6）。当AAD 和 BI 与寰枕融合有关时，寰椎前环的保存不是一个问题。在这种情况下，经口减压后，后路枕颈固定和融合也是必需的，以保护寰椎。

（四）经口寰椎切除技术

对于严重颅底凹陷的患者，需要对 C_1 前弓进行横断，以碎片方式暴露并切除有问题的齿突尖（图 19-7）。在使用 3～4mm 的金刚砂磨钻切除寰椎后，齿突被剃去，直到留下薄片，用 Kerrison咬骨钳和刮管将其去除（图 19-8）。齿突后方韧带只有在硬脑膜变厚并扭曲硬脑膜时才被切开，以避免硬脑膜意外撕裂。减压后止血，用 2-0Vicryl 缝线单层缝合创面 [4, 10]。我们的方针是在同一麻醉期间进行后路固定和融合，以消除术后急性不稳定的风险，并在术后早期活动患者。

三、术后管理

术后，患者转至重症监护病房，根据软组织肿胀和呼吸功能，维持气管内管 12～18h。营养采用静脉给药，患者只允许在 3 天后啜饮冷液体。给予广谱抗生素 72h。在患者活动前进行颅颈区矢状面和冠状面重建的 CT 检查，以评估 CVJ 减压的程度和后路固定系统的正确位置。

四、术后并发症及其避免

在最近的临床研究中，TOA 术后并发症极少，为 7%～10% [15, 32]。潜在的并发症包括脑脊液漏和脑膜炎、腭咽功能障碍、神经退化、血管损伤、咽后壁伤口破裂，术后软组织肿胀。

意外硬脑膜损伤引起的脑脊液漏可发生在齿突切除术的最后阶段。当硬脑膜明显撕裂时，应尝试直接修复，并在术后 5 天内插入腰大池引流管。腭咽功能不全是软腭瘢痕形成和纤维化的结果，可引起鼻音过重、鼻反流和吞咽困难 [34]。而

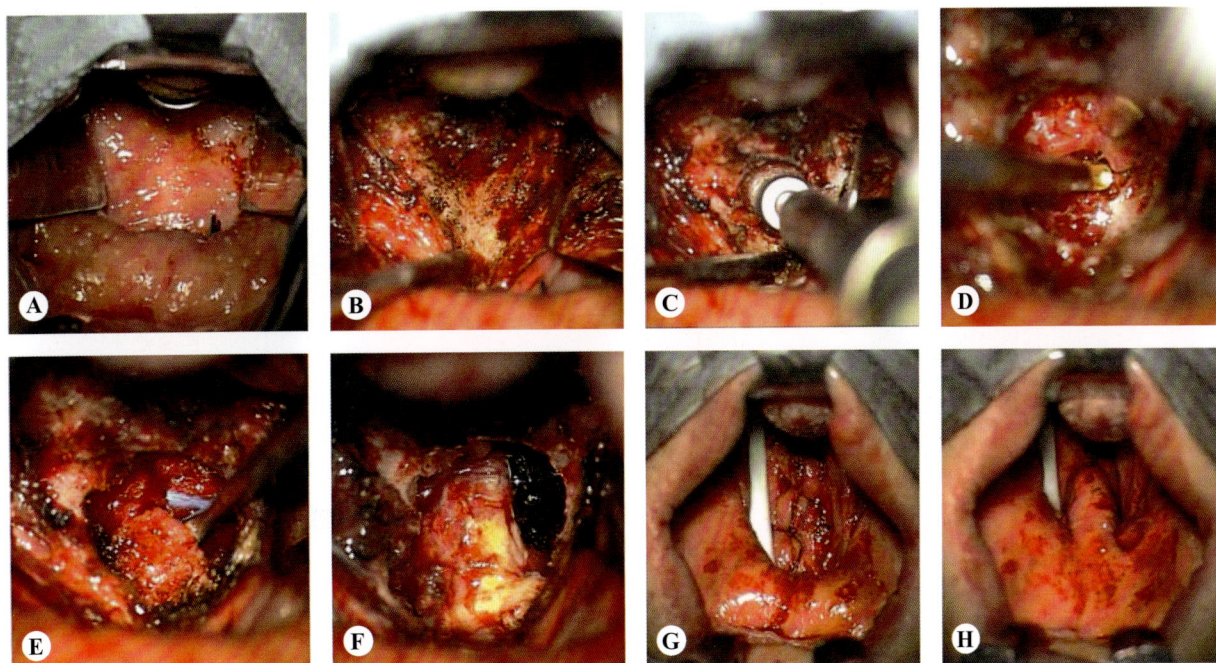

▲ 图 19-5　患者术中照片

舌在照片的上方，上腭在照片的下方。A. 软腭收进鼻咽部后露出咽后壁。使用 Crockard 牵开器向外侧移动鼻气管管。B. 咽后壁中线切开并剥离颈长肌后，露出颅颈交界区的骨面。C. 钻孔涉及齿突和 C_1 前弓下缘。D. 用 Kerrison 咬骨钳除去齿突底部的剩余外壳。E. 在翼状韧带和齿突尖韧带切除后，去除异常齿突（＊）。F. 大量骨减压后，显露颈髓交界处的腹侧面。G. 黏膜和咽肌呈单层闭合。H. 经口入路末端口咽黏膜的正常外观

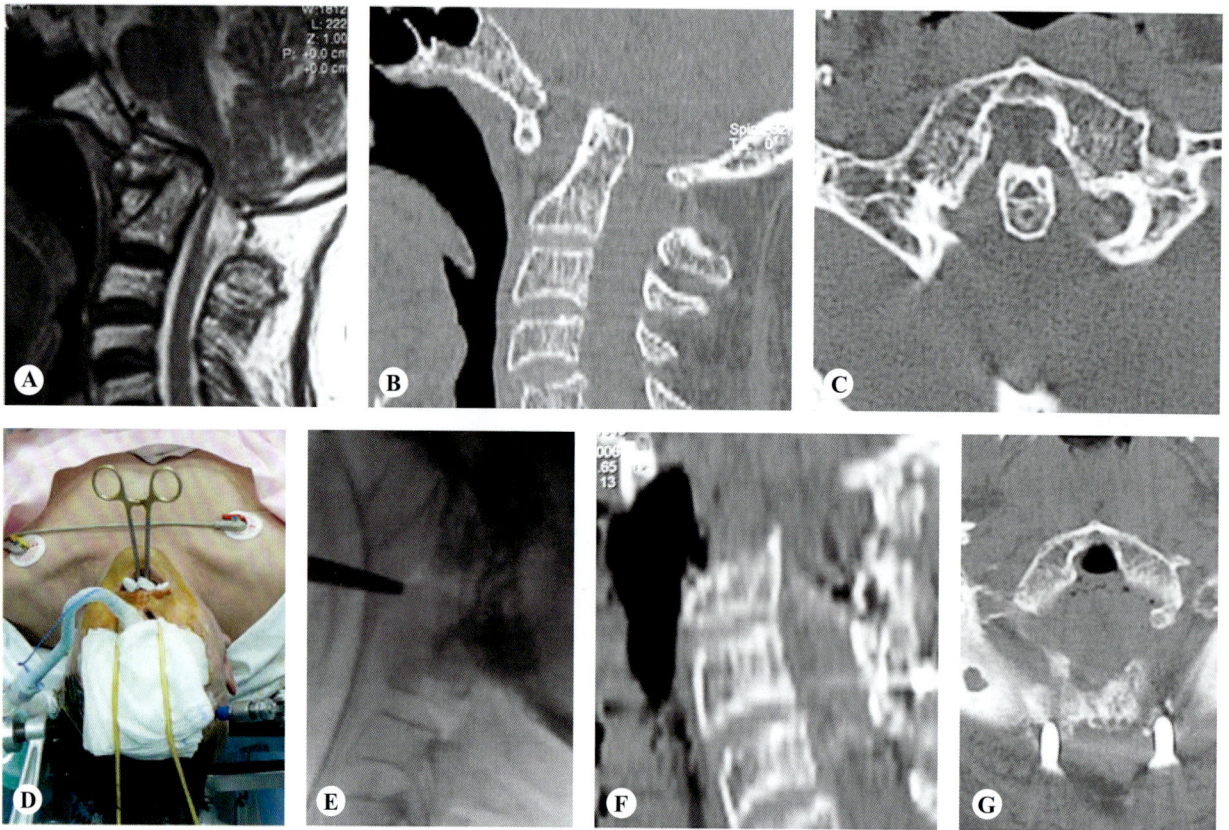

▲ 图 19-6　64 岁女性颅颈交界区畸形，适合经口寰椎保留入路

A. 术前矢状位 T_2 加权成像；B. 术前矢状位重构成像；C. 术前轴位 CT 显示颅底凹陷、寰枕融合和寰枢脱位伴颈髓交界处严重受压；D. 鼻咽内收软腭；E. X 线检查确认寰椎前弓的位置。F 和 G. 从术后矢状位（F）重构和轴位（G）CT 成像可以看出，寰椎保留技术允许广泛减压和保留寰椎

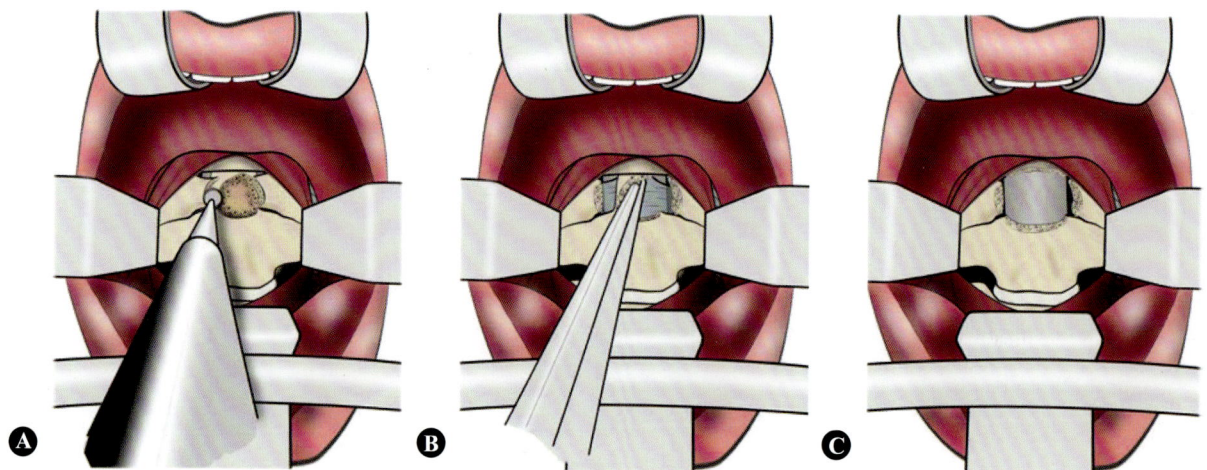

▲ 图 19-7　经口寰椎切除技术

该技术适用于中度颅底凹陷（齿突在 Chamberlain 线以上≤20mm）的患者。A. 寰椎前弓横断后，齿突用高速钻头脱壳；B. 用 Kerrison 咬骨钳逐步去除残余壳；C. 仔细剥离齿突后方韧带后，露出颅颈交界区的硬脑膜 [引自 *Neurochir (Wien)*, 2014;156(6): 1231-1236.]

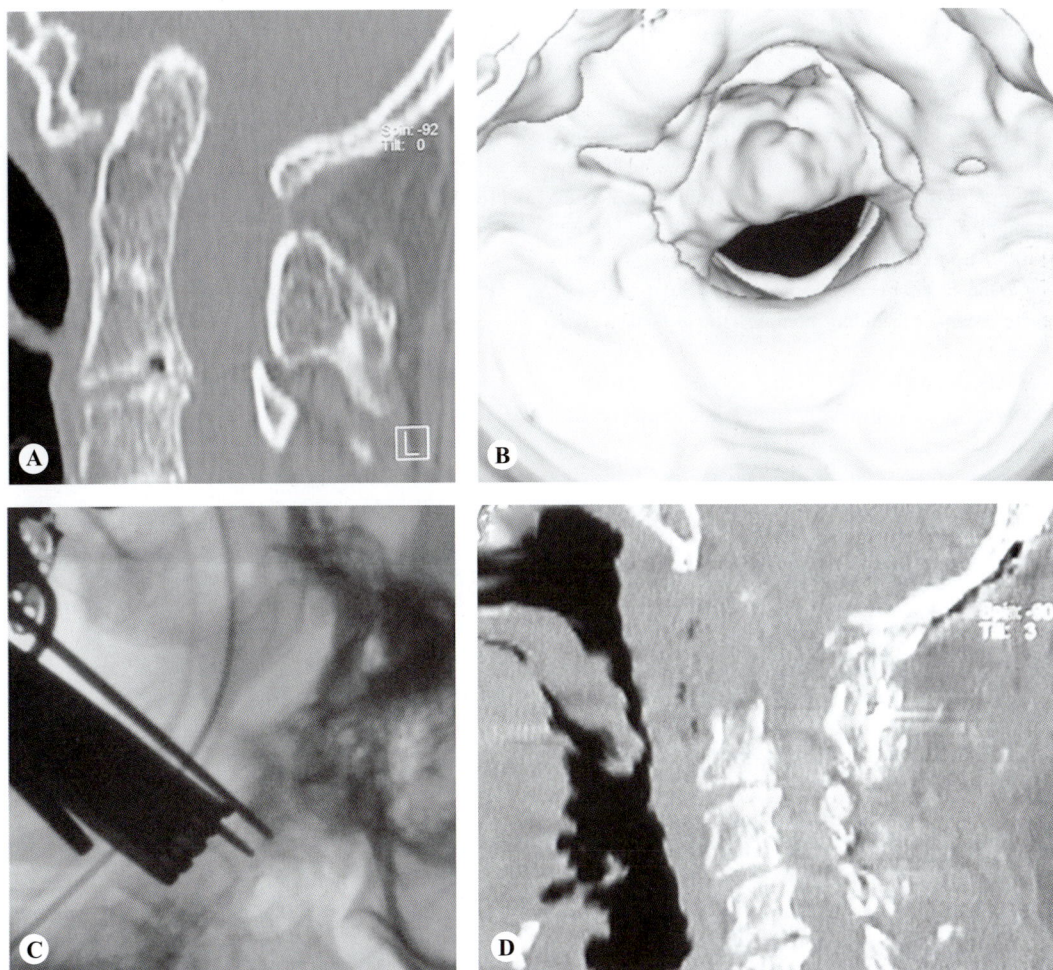

▲ 图 19-8　72 岁女性颅颈交界区畸形需要经口寰椎切除技术

A 和 B. 矢状位 CT 重构（A）和三维 CT（B）重建显示严重的颅底凹陷、寰枕融合和固定寰枢脱位；C. 术中透视显示初步切除齿突；D. 如术后 CT 所示，要完全切除有问题的齿突尖，需要横断 C_1 前弓

不切除软腭则可将腭咽功能障碍的发生降至最低 [4]。经口减压后神经功能恶化发生在大约 1% 的病例中，这被认为是手术中直接创伤或患者在前路减压和后路固定之间重新定位时脊柱定位不准的结果 [32]。术前需要仔细评估 CT，以避免在 C_1 旋转半脱位的情况下可能发生椎动脉损伤。经 TOA 手术后咽部伤口裂开的发生率为 3%[4]。根据我们的经验，用间断的可吸收缝线对咽后壁进行单层闭合可以减少这种并发症的发生。当伤口裂开时，应在全身麻醉下对咽口伤口进行修补 [4, 10, 30]。尽管感染一直被认为是 TOA 的一个严重缺陷，但大量临床系列报道咽部感染率不到 1%[32]。事实上，口腔组织对自身菌群的局部抵抗

有助于伤口愈合。术后软组织肿胀是 TOA 术后常见的现象，一般在 24~48h 后消退，术中小心地处理软组织可以减少其发生。

结论

有或没有寰椎横断的 TOA 为大多数 BI 和 AAD 患者提供了一个直接和畅通的通道，是对颈髓交界处施加不可逆转的腹侧压迫的有效治疗。在严重的颅底凹陷的情况下，在鼻咽部的水平上，应考虑经上颌入路或最近的内镜鼻内入路。在充分的学习曲线和遵循颅底手术的基本原则之后，标准 TOA 的入路相关发病率是最小的。

参考文献

[1] Chamberlain WE. Basilar impression (platybasia). A bizzarre developmental anomaly of the occipital bone and upper cervical spine with striking and misleading neurologic manifestations. Yale J Biol Med. 1939;11:487-96.

[2] Hadley MN, Spetzler RF, Sonntag VKH. The transoral approach to the superior cervical spine. A review of 53 cases of extradural cervicomedulary compression. J Neurosurg. 1989;71:16-23.

[3] Menezes AH, VanGilder JC, Graf CJ, McDonnell DE. Craniocervical abnormalities. A comprehensive surgical approach. J Neurosurg. 1980;53:444-55.

[4] Perrini P, Benedetto N, Guidi E, Di Lorenzo N. Transoral approach and its superior extensions to the craniovertebral junction malformations: surgical strategies and results. Neurosurgery. 2009;64(5 Suppl 2):331-42.

[5] Kanavel AB. Bullet located between the atlas and the base of the skull: technique of removal through the mouth. Surg Clin Chicago. 1917;1:361-6.

[6] Di Lorenzo N, Fortuna A, Guidetti B. Craniovertebral junction malformations. Clinicoradiological findings, long-term results and surgical indications in 63 cases.J. Neurosurgery. 1982;57:603-8.

[7] Di Lorenzo N. Transoral approach to extradural lesions of the lower clivus and upper cervical spine: an experience of 19 cases. Neurosurgery. 1989;24:37-42.

[8] Di Lorenzo N. Craniocervical junction malformation treated by transoral approach. A survey of 25 cases with emphasis on postoperative instability and outcome. Acta Neurochir. 1992;118:112-6.

[9] Perrini P, Benedetto N, Di Lorenzo N. Transoral approach to extradural non-neoplastic lesions of the craniovertebral junction. Acta Neurochir. 2014;156:1231-6.

[10] Perrini P, Benedetto N, Cacciola F, Gallina P, Di Lorenzo N. Refinement of the transoral approach to the craniovertebral junction malformations. Acta Neurochir Suppl. 2019;125:235-40.

[11] Crockard HA, Johnston F. Development of transoral approaches to lesions of the skull base and craniocervical junction. Neurosurg Q. 1993;3(2):61-82.

[12] Dlouhy BJ, Dahdaleh NS, Menezes AH. Evolution of transoral approaches, endoscopic endonasal approaches, and reduction strategies for treatment of craniovertebral junction pathology: a treatment algorithm. Neurosurg Focus. 2015;38(4):E8.

[13] Menezes AH, VanGilder JC. Transoral-transpharyngeal approach to the anterior craniocervical junction. Ten-year experience with 72 patients. J Neurosurg. 1988;69:895-903.

[14] Menezes AH, Traynelis VC, Gantz BJ. Surgical approaches to the craniovertebral junction. Clin Neurosurg. 1994;41:187-203.

[15] Menezes AH. Surgical approaches: postoperative care and complications "transoral-transpalatopharyngeal approach to the craniocervicxal junction". Childs Nerv Syst. 2008;24:1187-93.

[16] Menezes AH, Fenoy KA. Remnants of occipital vertebrae: proatlas segmentation abnormalities. Neurosurgery. 2009;64:945-54.

[17] Visocchi M. Transnasal and transoral approach to the clivus and the craniovertebral junction. J Neurosurg Sci. 2019;63(5):498-500.

[18] Sasaki CT, Lowlicht RA, Tokashiki R. Horizontal maxillotomy for exposure of the central skull base: the Yale experience. J Neuro-Oncol. 2001;55:173-7.

[19] James D, Crockard HA. Surgical access to the base of skull and upper cervical spine by extended maxillotomy. Neurosurgery. 1991;29:411-6.

[20] de Almeida JR, Zanation AM, Snyderman CH, Carrau RL, Prevedello DM, Gardner PA, Kassam AB. Defining the nasopalatine line: the limit for endonasal surgery of the spine. Laryngoscope. 2009;119(2):239-44.

[21] El-Sayed IH, Wu JC, Dhillon N, Ames CP, Mummaneni P. The importance of platybasia and the palatine line in patient selection for endonasal surgery of the craniocervical junction: a radiographic study of 12 patients. World Neurosurg. 2011;76(183):188.

[22] Husain M, Rastogi M, Ojha BK, Chandra A, Jha DK. Endoscopic transoral surgery for craniovertebral junction anomalies. Technical note. J Neurosurg Spine. 2006;5: 367-73.

[23] Lindley T, Greenlee JD, Teo C. Minimally invasive surgery (endonasal) for anterior fossa and sellar tumors. Neurosurg Clin N Am. 2010;21:607-20.

[24] Fenoy AJ, Menezes AH, Fenoy KA. Craniovertebral junction fusions in patients with hindbrain herniation and syringohydromyelia. J Neurosurg Spine. 2008;9:1-9.

[25] Goel A, Bhatjiwale M, Desai K. Basilar invagination: a study based on 190 surgically treated patients. J Neurosurg. 1998;88:962-8.

[26] Goel A, Desai K. Surgery for syringomyelia: an analysis based on 163 surgical cases. Acta Neurochir. 2000;142:293-302.

[27] Menezes AH. Craniovertebral junction abnormalities with hindbrain herniation and syringomyelia: regression of syringomyelia after removal of ventral craniovertebral junction compression. J Neurosurg. 2012;116(2):301-9.

[28] Dickman CA, Locantro J, Fessler RG. The influence of odontoid resection on stability of the craniovertebral junction. J Neurosurg. 1992;77:525-30.

[29] Naderi S, Crawford NR, Melton MS, Sonntag VK, Dickman CA. Biomechanical analysis of cranial settling after transoral odontoidectomy. Neurosurg Focus. 1999;6(6):Article 7.

[30] Tuite GF, Veres R, Crockard HA, Sell D. Pediatric transoral surgery: indications, complications and long-term outcome. J Neurosurg. 1996;84(4):573-83.

[31] Balasingam V, Anderson GJ, Gross ND, Cheng CM, Noguchi A, Dogan A, McMenomey SO, Delashaw JB Jr, Andersen PE. Anatomical analysis of transoral surgical approaches to the clivus. J Neurosurg. 2006;105:301-8.

[32] Choi D, Crockard HA. Evolution of transoral surgery: three decades of change in patients, pathologies, and indications. Neurosurgery. 2013;73:296-304.

[33] Naderi S, Pamir MN. Further cranial settling of the upper cervical spine following odontoidectomy. Report of two cases. J Neurosurg. 2001;95(2 Suppl):246-9.

[34] Jones DC, Hayter JP, Vaughan ED, Findlay GF. Oropharyngeal morbidity following transoral approaches to the upper cervical spine. Int J Oral Maxillofac Surg. 1998;27:295-8.

第 20 章　颈椎肿瘤
Cervical Spine Tumors

Maria Pia Tropeano　Lorenzo Pescatori　Pasqualino Ciappetta　**著**　安江东　王克平　**译**

在中枢神经系统肿瘤中，只有约 15% 的肿瘤发生在椎管内。这些肿瘤多为良性肿瘤，60%发生于硬膜外（extradurally，ED），约 30% 发生于硬膜外 – 髓外（intradural extramedullarly，ID-EM），仅 10% 是真性脊髓髓内肿瘤（ intramedullary spinal cord tumor，IMSCT ）。

一、脊髓髓内肿瘤

（一）流行病学

IMSCT 是中枢神经系统（central nervous system，CNS）的罕见肿瘤，由于缺乏明确的治疗标准、治疗选择有限和药物递送的困难，一直是一个重大的临床挑战。IMSCT 在中枢神经系统肿瘤中占总数的 2%～4%，成人以室管膜瘤最常见，儿童和青少年则以星形细胞瘤最常见 [1]。总体而言，室管膜瘤是最常见的，其次是星形细胞瘤，然后是其他肿瘤，包括血管网状细胞瘤、节细胞胶质瘤、生殖细胞瘤、原发性中枢神经系统淋巴瘤和黑色素瘤（表 20–1）。IMSCT 虽然罕见，但也可因原发恶性肿瘤的转移而发展。

虽然大多数 IMSCT 是良性、低级别的（WHO分级 Ⅰ 级和 Ⅱ 级）肿瘤，但星形细胞瘤中的 7%～30% 有组织学不同且被认为是恶性 [2, 3]。在整个脊髓长度的任何位置都可以发现 IMSCT；然而，它们最常见于颈部（33%），其次是胸部

（26%）和腰椎（24%）[4]。颈椎水平 IMSCT 发生率较高可能与该层面存在较多的灰质有关。

（二）遗传因素

有许多遗传因素与 IMSCT 相关。了解各种基因突变有助于阐明这些肿瘤的临床表现、进展和管理。目前与 IMSCT 相关的临床综合征包括 1型神经纤维瘤病（neurofibromatosis-1，NF-1）、2型神经纤维瘤病（neurofibromatosis-2，NF-2）和Von Hippel-Lindau 病（Von Hippel-Lindau disease，VHL ）。

1. 神经纤维瘤病

神经纤维瘤病是一种常见的常染色体显性遗传病，在家系中 100% 外显 [5]。目前已建立 2 种亚型，即 NF-1 和 NF-2。50% 的神经纤维瘤病患者有该疾病的家族史，其余组分中出现新的突变。据报道，每 3000～4000 人中，有 1 人患NF-1（又称 von Reckinghause 病或外周神经纤维瘤病）[6]。尽管 IMSCT 在患有 NF-1 的个体中的发病率是推测性的，但有研究表明，几乎 19% 的被诊断为 NF-1 的受试者发生了 IMSCT[7]。

该病的表现度因疾病的异质性特征而异。该突变位于 17 号染色体长臂（17q）上，编码 RAS细胞增殖通路的负调控因子神经纤维蛋白 [8]。*Neurofbromin* 是一种抑癌基因，其突变抑制 RAS通路，导致细胞分裂和增殖增加，最终导致肿瘤

表 20-1 髓内肿瘤		
肿 瘤	**频 率**	**位 置**
室管膜瘤	最常见（占脊髓髓内肿瘤的 50%～60%）	颈部＞胸部＞腰部
黏液乳头型室管膜瘤	少见	终丝、脊髓圆锥
星形细胞瘤	第二常见	颈部＞胸部＞腰部
血管网状细胞瘤	非常少见；在 Von Hippel-Lindau 病患者中脑卒中风险升高	颈部＞胸部＞腰部
生殖细胞瘤	非常少见	颈部＞胸部＞腰部
神经节胶质瘤	少见	颈部＞胸部＞腰部
中枢神经系统淋巴瘤	少见	颈部＞胸部＞腰部
黑色素瘤	非常少见	颈部＞胸部＞腰部

的发生[8]。在 NF-1 存在的情况下，可出现多个神经纤维瘤。虽然许多肿瘤与 NF-1 相关，但相对于 IMSCT，星形细胞瘤是最容易发生的（表 20-2）[7, 9]。NF-2（又称中枢性神经纤维瘤病）在 40 000 个人中有 1 个发生，占 IMSCT 患者的 2.5%[7]，低于 NF-1。NF-2 被认为是染色体 22q12 上 *Merlin* 基因的一个突变[8]。NF-2 主要与室管膜瘤和偶尔的脑膜瘤（髓外）有关[7]。病情严重的类型表现为多个肿瘤，发病较早，临床恶化迅速。较轻型的特点是肿瘤较少，发病较晚，临床进展较慢。

表 20-2 室管膜肿瘤的 WHO 分类
• 黏液乳头型室管膜瘤
• 室管膜下瘤
• 经典型室管膜瘤
– 乳头状室管膜瘤
– 透明细胞型室管膜瘤
– 伸长细胞型室管膜瘤
• RELA 融合阳性室管膜瘤
• 间变性室管膜瘤

2. Von Hippel-Lindau（VHL）病

VHL 是一种罕见的常染色体显性遗传病，具有 90% 的外显率。Moller 首先于 1929 年提出 VHL 是一种遗传性疾病[10]。简而言之，位于染色体 3p25～26 上的一个抑癌基因的突变是导致这种疾病的原因[11, 12]。VHL 抑癌蛋白形成蛋白复合体，与 elongins B 和 C 等蛋白相互作用，标记它们使它们被细胞降解，从而抑制缺氧相关的细胞转录因子（HIF1a、HIF2a）[8, 13]。VHL 蛋白还能抑制缺氧诱导的血管内皮生长因子、促红细胞生成素和血小板衍生生长因子[8, 14]的产生。在没有 VHL 蛋白存在的情况下，这些转录因子在细胞水平上的存在增加，最终导致肿瘤的形成，并且考虑到所涉及的转录因子的特异性，这些往往是高度血管病变。VHL 的特点是在全身广泛形成良性和恶性肿瘤。根据 Melmon 和 Rosen 的观点，VHL 的诊断标准为：CNS 存在不止一个血管网状细胞瘤，存在与疾病的内脏表现相关的孤立病灶，或存在疾病的一个特征和疾病的家族史[15]。与此疾病相关的肿瘤种类繁多，尤以视网膜血管网状细胞瘤最为常见。延髓和脊髓的血管网状细胞瘤以及肾细胞癌可导致 50% 的患者死亡。在中枢神经系统血管网状细胞瘤中，80% 发生在颅后窝，20% 发生在脊髓。此外，10%～15% 的颅内血管网状细胞瘤与 VHL 相关，而 25% 的脊髓血管网状细胞瘤与 VHL[16, 17]相关。由于 VHL，血管网状细胞瘤发展的年龄早于散发起源的血管网状细胞瘤。

（三）临床表现

IMSCT 具有广泛的症状，这些症状的强度和慢性程度不同。每个肿瘤的临床特征与肿瘤的生长速度、位置和纵向范围有关[8]。IMSCT 最常见的临床表现为颈部疼痛，可呈弥漫性或根性。这可能是由于硬脊膜扩张和刺激引起的。疼痛具有恒定的强度，并且在个体患者之间存在差异；在卧位时变强。神经根受压可导致无力、痉挛和笨拙[18]。位于中央的病灶可产生脊髓症状。如果肿瘤向颅外延伸，颅神经也可能受累。感觉异常或感觉障碍可单侧出现，常在影响对侧之前从远端开始向近端进展。此外，神经根病与腰骶部受累有关[19]。

儿童的诊断尤其困难，IMSCT 可能长期无症状或引起非特异性的主诉[20]。疼痛的性质各异，但通常报告为夜间加重。IMSCT 还可以侵犯体感和运动系统，导致感觉障碍和感觉异常、痉挛和虚弱。肠功能和膀胱功能的丧失也可发生在晚期，是最不常见的症状[21]。儿童的症状可能是笨拙或归因于微小的损伤，1/3 的患者存在脊柱侧弯[20]。由于神经系统症状起病较晚，有时不具有特异性，这些肿瘤的诊断往往延迟。肿瘤的大小决定了神经症状的轻重。IMSCT 患者通常表现为非特异性症状在诊断前数年内进展，同时罕见的瘤内出血也可引起急性恶化[20]。常见症状包括颈部疼痛、下肢痉挛、步态共济失调、感觉减退和感觉异常。颈部肿瘤若分别累及皮质脊髓束或背柱，可表现为上肢或下肢症状。有一些因素可以影响到 IMSCT 的症状。其中包括年龄、脊柱退行性变、椎管大小、内科并发症和拴系结构，这些因素可能会改变感觉和运动功能。齿状韧带和背根及腹根的拴系效应是由于肿瘤团块对脊髓扩张的反应而发生的。皮质脊髓束的妥协产生上运动神经元的障碍。温度感觉和疼痛的下降是由于脊髓丘脑束的侵犯造成的。背柱受压可表现为本体感觉缺陷和步态异常。影响自主神经通路的肿瘤会引起交感和副交感神经系统的紊乱。严重的脐带缺陷也会使呼吸、肠道、膀胱或性功能[9, 10]

复杂化。当肿瘤位于上颈椎时，也可能对颅神经有损伤。舌下神经可被位于枕骨大孔外侧的肿瘤压迫，导致同侧舌体麻痹、萎缩。副神经起自 $C_1 \sim C_5$ 前角细胞，经腹侧和背侧小根之间的蛛网膜下腔向头侧穿过枕骨大孔，并与其颅侧副神经联合。因此，上颈段脊髓周围的肿瘤可以压迫副神经，导致胸锁乳突肌和斜方肌的无力和萎缩。1%～8% 的 IMSCT[22, 23] 患者出现脑积水。脑积水可能是由于肿瘤阻塞了蛛网膜下腔的 CSF 流动或非播散性蛛网膜下腔肿瘤引起的 CSF 吸收障碍导致 CSF 蛋白水平升高。由肿瘤（或脓肿形成）引起的 CSF 蛋白增加和黄变导致 CSF 的局灶性阻滞称为 Froin 综合征（Froin syndrome），可导致"干性"腰椎穿孔[24]。

（四）组织学与临床放射学相关

1. 室管膜瘤

室管膜瘤是一种罕见的无包膜的脑胶质肿瘤，但它是成人最常见的 IMSCT，约占所有髓内肿瘤的 50%～60%[25]。室管膜瘤由室管膜细胞发育而来，室管膜细胞是衬覆于大脑脑室和脊髓中央管的上皮样细胞。在组织学上，2016 年 WHO 中枢神经系统肿瘤分类包括 5 种不同的室管膜瘤[26]：室管膜下瘤（WHO Ⅰ）、黏液乳头型室管膜瘤（WHO Ⅰ）、经典型室管膜瘤（WHO Ⅱ）、间变性室管膜瘤（WHO Ⅲ）和 RELA 融合阳性室管膜瘤（WHO Ⅱ/Ⅲ）（表 20-2）。室管膜下瘤 WHO Ⅰ级的特征是成簇的温和至轻度多形性、核分裂不活跃的细胞镶嵌在丰富的纤毛基质中，并伴有频繁的微囊性改变和营养不良性钙化。黏液乳头型室管膜瘤 WHO Ⅰ级的组织学特征是立方状或长条状的肿瘤细胞形成纤维组织突向血管核心，典型表现为血管周围黏液样变性，有丝分裂活性较低。髓性黏液乳头型室管膜瘤占室管膜瘤病例的 50%，通常起源于终丝，位于马尾，其他 4 种亚型均服从正态分布。IMSCT 最常见于颈段或胸段脊髓[27]。室管膜瘤 WHO Ⅱ级通常表现为实性，边界清楚的生长，由形成血管周围假玫瑰花结的均匀细胞组成，在某些肿瘤中表现为真性室管膜肿瘤细胞花状结节。有丝分裂活性较低，而非腭裂坏死可能存在于部分病例中。WHO 将室管膜瘤分为乳头状室管膜瘤、透明细胞室管膜瘤和伸长细胞型室管膜瘤三种亚型，每种亚型具有不同的组织学特征。RELA 融合阳性室管膜瘤是一种新的幕上室管膜瘤分型，由 CII 或 f95-RELA 融合 [28, 29] 构成。这可能与 WHO II 级或Ⅲ级相对应，但与其他类型的幕上室管膜瘤相比，患者的预后更差 [28]。WHO Ⅲ级的间变性室管膜瘤具有间变性的组织学特征，特别是高有丝分裂活性和微血管增生，也可见到假性棕褐色坏死。然而，WHO II 级和Ⅲ级室管膜瘤的准确组织学区分具有挑战性，其在预测生存方面的作用一直存在争议 [30]。因此，WHO 分级不足以可靠地预测个体患者的预后，分子分型或单一分子标志物可能为改善预后分层提供新的视角 [28-31]。大多数室管膜瘤生长缓慢，病理表现为良性；然而，间变性室管膜瘤倾向于快速生长并表现出更强的侵袭性行为。总体而言，室管膜瘤更常发生于以慢性背痛为表现的男性 [18]。在 MRI 上，室管膜瘤位于中央，在 T_1 和 T_2 加权成像上可被视为脊髓的局限性扩大。室管膜瘤在 T_2 加权上会出现高信号和 FLAIR 成像及低或等信号 T_1 加权成像，尽管使用 FLAIR 对脊髓病变的成像研究远少于对脑部病变的研究 [18]。黏液乳头型室管膜瘤稍有不同，它们可能也会出现高信号 T_1 加权成像。所有类型均表现为不均匀强化，尤其在颈椎水平，囊肿形成和空洞常见 [18]。

囊肿从增强体的头端和尾端两个方向形成。有两种不同类型的囊肿 [18]：肿瘤内囊肿（intratumoral cysts，ITC），形成于室管膜瘤的实性部分和卫星囊肿（satellite cysts，SC），或瘤周囊肿，与室管膜瘤实性部分的头侧或尾侧部分接触。Syrinx 与 SC 的区别在于 Syrinx 的实体肿瘤与囊肿（图 20-1）之间存在正常脊髓组织。

2. 星形细胞瘤

髓内星形细胞瘤是胶质细胞肿瘤，约占儿童和青少年所有脊髓肿瘤的 60%，可见于所有年龄段的患者 [18]。大多数脊髓星形细胞瘤为低级别（WHO II 级），通常被认为比大脑中的星形细胞瘤侵袭性更低。在总计 86 例星形细胞瘤病例中，Raco 等 [21] 发现 48% 为 WHO II 级，31% 为 WHO I 级，21% 为Ⅲ～Ⅳ级。WHO I 级病变代表毛细胞型星形细胞瘤，一种与囊肿形成相关的缓慢生长的肿瘤。一些研究表明毛细胞型星形细胞瘤是儿童中最常见的亚型，但是这些研究受到样本量的限制。Ⅲ级和Ⅳ级星形细胞瘤预后较差，平均生存期为 15.5 个月 [21]。这些病灶是星形细胞瘤中最具侵略性和侵袭性的一类。这些病变的表现各不相同，疼痛是最早出现的类似室管膜瘤的症状之一。由于这些病变往往影响儿童群体，儿童具有某些星形细胞瘤的标志性症状。这些症状包括夜间疼痛唤醒、腹痛、运动障碍或退行以及脊柱侧弯 [18]。结合在一起，在儿童中的表现往往是非特异性的，可能需要联合多种诊断措施，以排除其他病因后怀疑星形细胞瘤。在 MRI 中，星形细胞瘤与其他类型的髓内肿瘤难以区分。它通常在 T_1 加权成像上呈低或等信号，在 T_2 加权成像上呈高信号（图 20-2），其不对称性和稍偏离中心的位置可能有助于与其他肿瘤类型区分 [18]。与室管膜瘤相似，星形细胞瘤在 MRI 上表现为不均匀强化，这使得单独基于 MRI 很难区分室管膜瘤和星形细胞瘤。

因此，活检和组织学被认为可能是区分星形细胞瘤和室管膜瘤以及制订治疗方案的最佳方法。

3. 延髓血管网状细胞瘤

髓内血管网状细胞瘤是一种罕见的间叶组织来源的良性肿瘤，起源于脊髓内的血管系统。髓内血管网状细胞瘤占所有 IMSCT 的 3%～4%，是仅次于室管膜瘤和星形细胞瘤的第三高发肿瘤 [32]。血管网状细胞瘤最常见于颅后窝（83%）；约 13% 存在于脊髓内 [32]。虽然它们不是由脊髓的固有细胞发育而来，但它们与滋养脊髓的血管系统紧密相连，可导致髓内肿瘤的罕见发展。因此，它们在生长过程中往往具有高度的血管化和

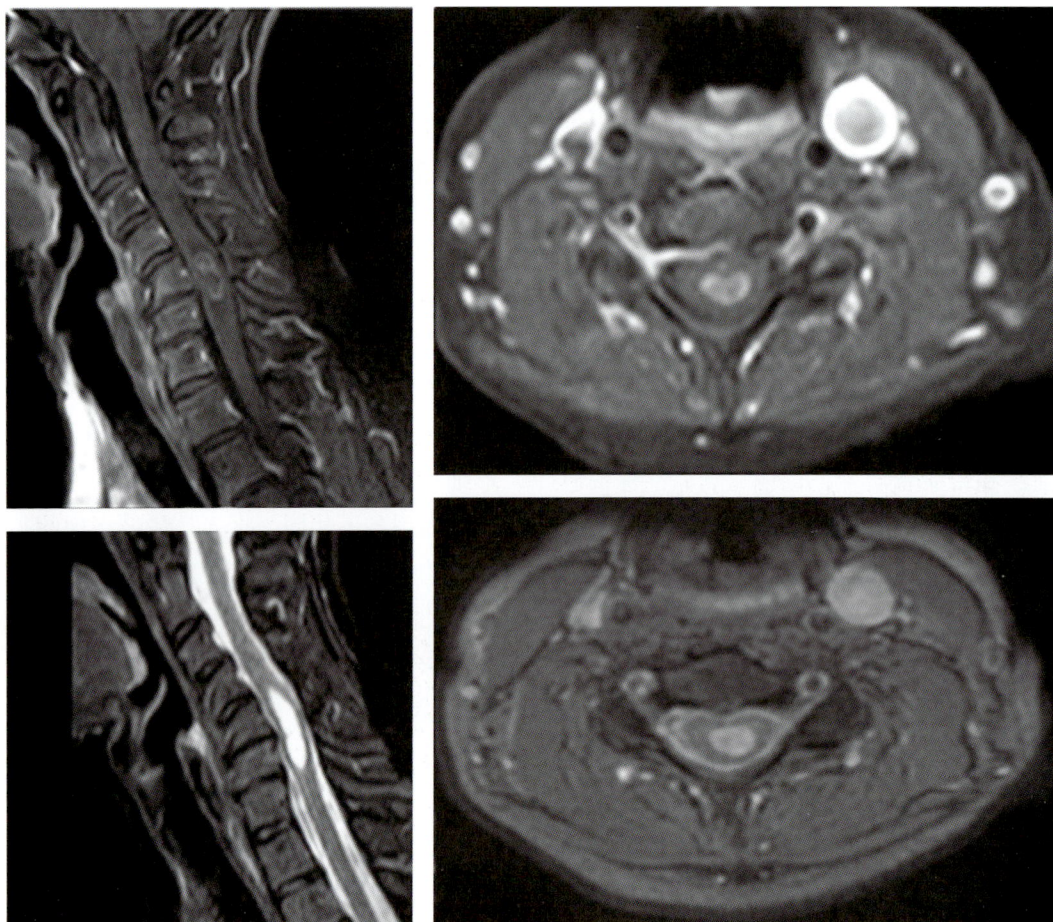

▲ 图 20-1 $C_4 \sim C_7$ 髓内室管膜瘤的 MRI 表现

血管生成。血管网状细胞瘤与 VHL 病密切相关，10%～30% 的脊髓血管网状细胞瘤患者也会发生 VHL 病[32]。VHL 病的患者除了表现为肾细胞癌、嗜铬细胞瘤、胰腺囊肿等异常外，通常还伴有多发性血管网状细胞瘤[32]。多个血管网状细胞瘤的存在以及这些其他异常可能会暗示 VHL 病。在 VHL 病患者中，基因突变导致包括 VEGF 在内的多个基因的转录增强，这可能利于血管肿瘤如血管网状细胞瘤的发生[33]。髓内血管网状细胞瘤倾向于发生在脊髓的背侧部分，因此表现为进行性的感觉缺陷，尤其是本体感觉缺陷[1]。由于肿瘤的高血运性，也存在出血的风险。虽然罕见，但也可能发生血管网状细胞瘤出血，包括蛛网膜下腔出血（73%）和髓内出血（27%）[34]。与星形细胞瘤不同，血管网状细胞瘤可通过 MRI 表现为血管丰富伴肿瘤强化而与室管膜瘤相鉴别[1]（图 20-3）。此外，由于脊髓内血管的改变，可能会因水肿而观察到脊髓的异常扩大[35]。与其他 IMSCT 类似，手术切除是髓内血管网状细胞瘤的主要治疗手段。

4. 生殖细胞肿瘤

中枢神经系统生殖细胞肿瘤（germ cell tumor，GCT）是由类似于生殖细胞在性腺中发育的细胞组成。GCT 在欧洲和美国约占脑或脊髓肿瘤的 1%，其他地区发病率更高如日本（3%）和东亚地区（12.5%）[36]。原发性髓内 GCT 的发生率更低。GCT 有两种类型：非生殖细胞瘤型 GCT 和生殖细胞瘤型 GCT。原发性髓内生殖细胞瘤患者通常表现为下肢感觉和运动功能障碍，可进展为步态障碍和泌尿系统功能障碍[37]。MRI 通常显

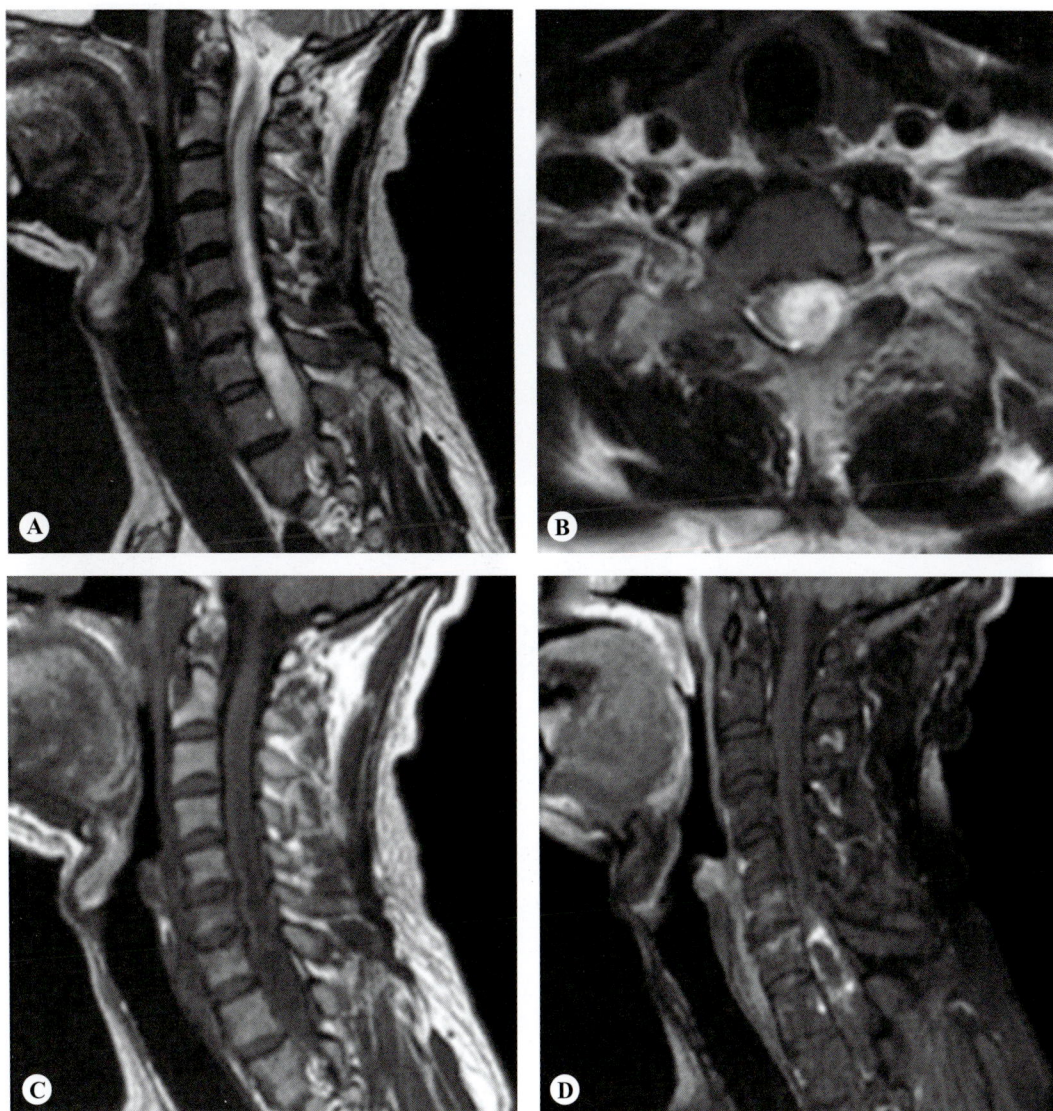

▲ 图 20-2　颈胸段脊髓星形细胞瘤

A. 术前矢状位 T_2 加权 MRI 示颈胸段脊髓高信号，脊髓积水空洞症；B. 轴位 T_2 加权 MRI 显示偏心性生长模式；
C. 矢状位 T_1 加权 MRI 显示肿瘤呈低信号；D. 矢状位对比度增强 T_1 加权 MRI 显示肿瘤呈弥漫性不均匀强化

示一个扩大的肿块（常位于下胸椎水平），T_1 和 T_2 加权 MRI 的对比增强可以不同，局灶性脊髓萎缩可能是一个重要的标志[37]。生殖细胞瘤已被证实具有放射敏感性，有研究表明单纯放疗的 5 年生存率为 65%～95%[38]。生殖细胞瘤对化疗也很敏感[39]。相比之下，非生殖细胞瘤型 GCT 对单纯放疗的敏感性较差，常与化疗联合治疗[38]。

5. 髓内转移瘤

虽然髓内转移是罕见的，但它仍然影响了 0.4% 的癌症患者，占髓内肿瘤的 1%～3%[39]。它们最常来源于肺（49%）、乳腺（15%）和淋巴瘤（9%）的原发肿瘤[40]。被诊断为髓内转移的患者预后一般很差，因此及时的诊断和治疗往往对生存至关重要。最近的研究显示，中位生存时间为 4 个月，没有患者达到完全缓解[41]。虽然可以尝试切除，但明确解剖平面的缺乏往往会阻碍 GTR 的实现。

（五）诊断

除肿瘤外，髓内病变的鉴别诊断包括血管病

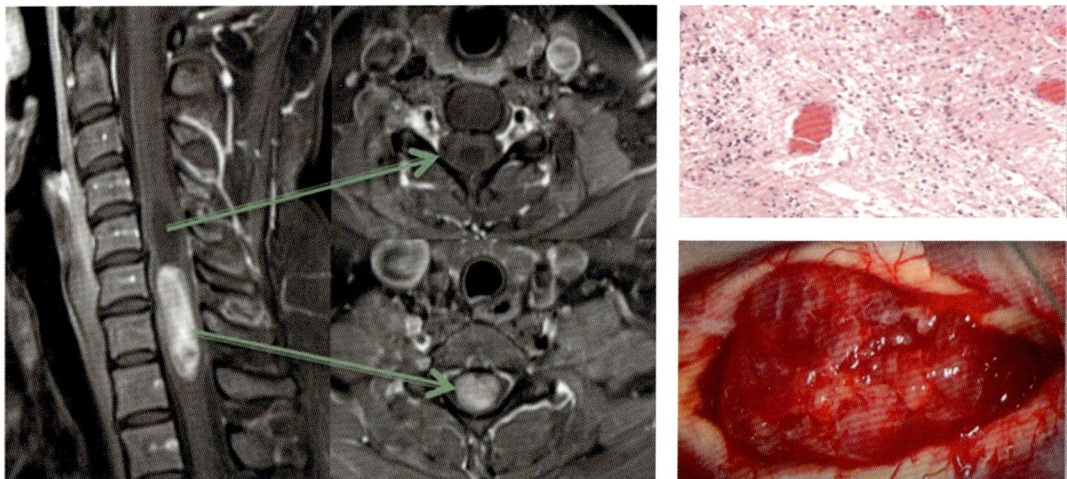

▲ 图 20-3　矢状位和轴位 T_1 加权 MRI 钆造影显示前部血管网状细胞瘤伴瘤外假性囊肿

变、炎症、感染和空洞。最常见的血管病变是海绵状血管畸形，约占成人髓内病变的 5%。与海绵状血管瘤相关的 MRI 表现通常足以做出这种诊断，因为在 T_1 加权成像上存在由含铁血黄素沉积引起明显低信号[42]。在鉴别中也必须考虑硬脑膜自体动静脉内瘘和脊髓梗死及其相关水肿。炎性和（或）脱髓鞘如多发性硬化症（multiple sclerosis，MS），特别是与假瘤形成有关时，往往会被误认为是原发性肿瘤[43]。在这些病例中，当 CSF 分析无结果时，MRI 图像上可评估是否存在"开放"或不完全环形强化 MRI，其中高达 95% 的脊髓 MS 患者可见[44]。这个发现可能作为在非脱髓鞘条件下很少见到的脱髓鞘疾病急性期的区别特征[43]。脊髓肿瘤的鉴别中也应该考虑横贯性脊髓炎，横贯性脊髓炎典型的时间过程和先前事件使其成为一个独特的临床病症[44]。脊髓脓肿和神经结节病也可产生髓内肿块。在大多数情况下，上述详细的 MRI T_1 和 T_2 加权信号特征以及临床病史和脑脊液特征（即 MS 中神经结节病、IgG 和寡克隆带的 ACE 水平）足以区分肿瘤和非肿瘤[45]。在更多模棱两可的病例中，先进的 MR 技术如扩散张量成像（diffusion tensor imaging，DTI）和灌注成像可以帮助区分这些病症。在最近一项评估 IMSCT 与肿瘤样病变的研究中，作者发现与非肿瘤病变相比，肿瘤的表观扩散系

（apparent diffusion coefficient，ADC）和峰值高度值升高[46]。

　　MRI 能力的进步也允许更精确的基于成像的肿瘤组织学预测。Arima 等[47] 提出了一种基于肿瘤特异性 MRI 图像辅助诊断髓内病变的范式，术前平均诊断准确率为 89%[47]。作者使用基于水肿模式的算法方法测试了诊断准确性。轴位成像上 T_2 加权信号强度、对比度分布及中心与偏心位置。基于这一范式，所有 IMSCT 在 T_2 加权像上表现为脊髓肿胀和高信号；这些功能的缺失提示了一个非肿瘤性的病变。除部分星形细胞瘤外，所有 IMSCT 均表现为对比增强。强均匀强化提示血管网状细胞瘤的诊断，而不均匀强化伴坏死区提示室管膜瘤或星形细胞瘤。最后，位于中央的不均匀强化病灶通常是室管膜瘤，而位于偏心的病灶更常见的是星形细胞瘤[46]。有趣的是，使用这种范式正确识别了 100% 的星形细胞瘤和血管网状细胞瘤[47]。在室管膜瘤和星形细胞瘤的鉴别中，脊髓积水空洞症和帽子征（肿瘤极部的低信号含铁血黄素环）在室管膜瘤中更常见，以脊髓积水空洞症作为唯一预测变量时，86% 的病例得到了准确的诊断[48]。

（六）治疗

　　IMSCT（表 20-3）的循证治疗主要包括手术切除，对于肿瘤复发、高级别和侵袭性肿瘤，

肿　瘤	治　疗	循证分级 a
表 20-3　目前关于脊髓髓内肿瘤的循证治疗		
室管膜瘤	原发：切除	Ⅰ级，证据级别：C
	继发：放疗	Ⅱa级，证据级别：C
	继发：化疗	Ⅱb级，证据级别：C
黏液乳头状室管膜瘤	手术切除	Ⅰ级，证据级别：C
星形细胞瘤	原发：切除	Ⅱb级，证据级别：C
	继发：放疗	Ⅱa级，证据级别：C
	继发：化疗	Ⅱb级，证据级别：C
血管网状细胞瘤	手术切除	Ⅰ级，证据级别：C
生殖细胞瘤（GCT）	原发：切除	Ⅰ级，证据级别：C
	继发：放疗（生殖细胞瘤）	Ⅱa级，证据级别：C
	继发：化疗（非生殖细胞瘤型GCT）	Ⅱa级，证据级别：C
神经节胶质瘤	手术切除	Ⅰ级，证据级别：C
中枢神经系统淋巴瘤	鞘内注射化疗	Ⅱb级，证据级别：C
黑色素瘤	原发：切除	Ⅰ级，证据级别：C
	继发：放疗	Ⅱb级，证据级别：C

a. 采用美国心脏协会循证评分系统

或在禁止手术切除的情况下，往往保留放疗和化疗。术前神经功能状态和肿瘤组织学是最好的结果预测指标，肿瘤组织学可以预测切除程度、功能性神经功能结果和复发情况[39]。普遍认为切除是一个较好的结局预测指标。然而，最近的研究表明，手术干预治疗星形细胞瘤与较高的长期神经系统并发症的发生率有关，且患者没有获得其他的益处[39]。

大多数 IMSCT 病例的治疗标准是手术切除，随着现代神经外科器械的发展，手术显微镜的使用，以及术中运动和体感诱发电位的监测，手术切除得到了改善。然而，IMSCT 的切除通常依赖于是否存在明确的解剖平面。室管膜瘤通常在肿瘤和脊髓实质之间有一个清晰的平面，而星形细胞瘤则更倾向于膨胀性，缺乏良好的解剖平面。这限制了髓内星形细胞瘤的全切（gross-total resection，GTR）能力，因为任何 GTR 尝试都可能损伤脊髓通路，导致术后神经损伤，包括运动和感觉系统。

在禁止切除的情况下，或对于不适合 GTR 的高级别肿瘤，建议辅助放疗。放疗的作用是有争议的，有报道表明积极的结果，但其他人认为没有好处，尽管它在临床上仍然常规使用[49]。此外，放疗可产生多种不良反应，包括放射性脊髓病、脊柱生长受损、脊柱畸形、放射性坏死、血管病变、改变正常的脊柱实质，以及在 30 年内[1, 41]发生继发性肿瘤的风险为 25%。这些更长期的后果在儿童和青少年中尤其不利。由于儿童对 IMSCT 的不良反应更加敏感，化疗的作用得到了进一步的重视。化疗在历史上仅在手术切除和辅助放疗无效或失败时使用[41]。化疗药物的一些局限性包括大分子药物无法绕过血脊髓屏障（blood-spinal cord barrier，BSCB）、CSF 搏动以及药物广泛的全身效应。

（七）手术

对于 IMSCT，手术的安全进入区已得到详细描述[42-44]。后正中线脊髓切开术在大多数中央型或轻度旁正中型脊髓肿瘤中是可行的。对于齿状韧带附着水平后外侧的 IMSCT，后外侧沟（背根进入区）是可行的[42]。前方或前外侧髓内肿瘤非常罕见，行前侧旁正中入路脊髓切开术（图 20-4）时可能需要前侧入路[43]。进入椎管的长度应足够大（通过椎板切开或椎板切除），并覆盖实体瘤的延伸部分，以便通过立即释放 CSF 和（或）打开肿瘤囊肿来控制脊髓和肿瘤突入硬膜开口处。术中超声有助于充分探查硬膜与肿瘤延伸的关系，并确定脊髓切开术（在肿瘤中心）的理想起点。脊髓切开术总体上应重视血管系统，但后正中沟上方的引流静脉可能被闭塞。特别是在后正中线处，沟状微血管引导后柱的显微外科分离向下至肿瘤。在尝试最大程度切除肿瘤的情况下，脊髓切开术应延长长度至肿瘤的两极，以进行充分的可视化和准备[44]。脊髓切开术通过对

蛛网膜进行切片，并在平面内钝性解剖，同时避免对邻近组织（通过使用例如电镀镊子或宽钝的双极，总是准备一个浅而长，但不深而小的方法）造成焦点压力。肿瘤 - 脊髓界面的准备取决于颜色、质地和血管的差异，可以在高倍镜下用显微切割或超声吸引进行。在硬脊膜附着或重量支撑（即 minibulldog 钳）的后索处保留软脊膜缝线，可以尽量减少剥离的脊髓表面的重复改变，但必须避免软脊膜缝线对脊髓组织的牵拉。手术可能从超声引导下肿瘤的消散开始。建议采用快速染色组织学评价。肿瘤 - 脊髓界面的识别开始于肿瘤侧边界。早期控制肿瘤在肿瘤两极的前方延伸有助于术中定位，尤其是在囊性肿瘤两极的情况下。决定以 GTR 为目标可能基于两个因素：通过快速染色组织学验证的恶性程度和解剖平面的持续识别。在快速染色非恶性或恶性程度不确定的情况下，"智能"切除（完全依靠一个独特的肿瘤 - 脊髓界面，在失去这个引导平面的情况下停止切除）和 IOM 引导的切除是必需的。应尽量避免双极电凝，以降低脊髓改变的风险。脊髓前动脉或其属支对脊髓前索的识别和保留是绝对强制性的，必须避免牵拉、撕脱属支或直接电凝造成的损伤。建议采用软脑膜缝合法重建脊髓，以

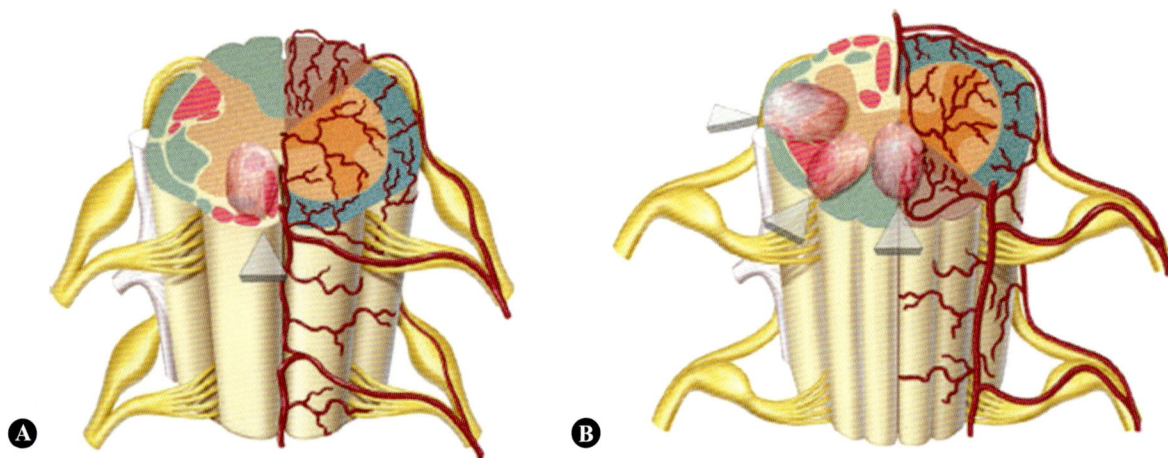

▲ 图 20-4　脊髓横断面显示上行（粉红色）和下行（绿色）束、齿状韧带（左边）、血管供应（右边）
A. 前方，脊髓前动脉（主要供应运动区）供血。前侧旁正中脊髓切开术可以切除位于前方或前外侧的肿瘤。B. 后方，显示两条脊髓后动脉中的一条及从右向左的脊髓手术入路；后正中入路脊髓切开术、后外侧入路脊髓切开术在背根进入髓区（后外侧沟），外侧入路进针点在齿状韧带水平

尽量减少脊髓背柱后方拴系和继发性脊髓空洞形成的风险。应使用硬脑膜成形进行扩展，在有肿瘤残留或残留脊髓肿胀的情况下改善脊髓周围的 CSF 流动情况 [44]。

（八）辅助治疗

关于辅助放化疗的文献很大程度上受限于 IMSCT 的罕见性和基于组织学的治疗的异质性。

1. 放射外科

外科手术仍是脊柱硬膜内肿瘤的首选治疗方法。多年来，特别是在髓内室管膜瘤或星形细胞瘤的 STR 后，放疗一直有使用，常规分割和剂量为 45～50Gy，受限于放射性脊髓病和胃肠道或影响生育的风险，它对肿瘤控制的影响是多面的 [45]。近年来，由 Hamilton 等于 1995 年 [46] 首次描述的立体定向放射外科治疗脊柱病变已成为复发或残留疾病患者或手术禁忌证患者的有效替代方法。最近一篇关于立体定向放射外科治疗脊髓髓内肿瘤的系统文献综述得出结论，该技术在选定的病例中是安全有效的 [47]。然而，仍然缺乏长期的数据，并且由于放射外科的治疗效果比外科手术更缓慢和不明显，放射外科治疗只有在选择的一组患者中仍然是首选的治疗方法 [48]。虽然脊柱肿瘤的放射外科治疗有一套成熟和完善的程序 [38, 49]，但在大约 25% 的病例中，必须考虑到对治疗相关的邻近器官的毒性 [50]。必须与患者讨论脊髓毒性和放射性脊髓病的风险。尽管如此，放射外科治疗很可能会发展成为在治疗脊柱硬膜内病变中发挥更重要作用的方法，就像在颅骨肿瘤中一样。

2. 放射治疗

尽管立体定向放射外科在未来的治疗方案中似乎更为重要，但常规放射治疗已应用于治疗脊柱肿瘤，尤其是广泛的髓内肿瘤，并取得了令人满意的结果 [51]。原发性 IMSCT 的辅助放疗根据肿瘤组织学、切除程度和复发情况而不同 [52]。它被广泛用于室管膜瘤，但在其他情况下，仅保留用于高级别肿瘤 [53, 54]。术后放疗在高级别星形细胞瘤中已显示减少复发 [55]，但在低级别星形细

胞瘤的治疗中存在争议 [52]。它在不完全切除的情况下使用更频繁 [56]。尽管使用了辅助放疗，但高级别星形细胞瘤的预后仍然很差，导致放疗在该人群中疗效的差异 [52, 57]。RT 也被用作小细胞肺癌、乳腺癌和淋巴瘤等放射敏感性转移的辅助治疗 [58]，尽管这些病例的生存率仍然极低 [59]。

3. 化学疗法

化疗在大多数 IMSCT 的治疗中并不广泛使用，但可以根据具体情况作为辅助治疗，特别是在儿科人群中 [53]。化疗敏感的转移瘤，如小细胞肺癌和恶性血液病，对化疗药物的反应可能有所改善，特别是在合并全身转移的情况下 [58]。

目前对于化疗在室管膜瘤中的作用还没有很好的描述。在一项针对 10 例复发性髓内室管膜瘤患者的小型前瞻性研究中，口服依托泊苷作为辅助治疗，70% 的患者在单周期依托泊苷治疗后疾病稳定或部分缓解 [35]。

虽然目前尚无针对脊髓生殖细胞瘤的标准指南，但高度化疗敏感的 CNS 生殖细胞瘤的标准治疗方案包括铂类和烷化剂，如顺铂、博来霉素、长春碱和依托泊苷。联合用药的并发症包括不育、肾毒性和听觉毒性。对于脊髓生殖细胞瘤可考虑这些治疗方法 [1]。

最常见的髓内星形细胞瘤化疗方案包括烷化剂（替莫唑胺）和 VEGF 抑制药（贝伐单抗），下面重点介绍。多灶性、复发性或与 VHL 相关的血管网状细胞瘤可通过贝伐单抗或酪氨酸激酶抑制剂等 VEGF 抑制药进行系统治疗 [49]。

二、颈椎髓外硬膜内肿瘤

脊膜瘤和外周神经鞘瘤（神经鞘瘤和神经纤维瘤）是颈椎髓外硬膜内最常见的肿瘤，发病率非常相似。其他良性肿瘤如脂肪瘤、错构瘤、皮样瘤、表皮样瘤、畸胎瘤、纤维瘤、血行或滴状转移瘤等在本部位非常少见。

（一）脑膜瘤

脑膜瘤是生长缓慢的良性肿瘤，起源于毗邻硬脑膜的蛛网膜帽细胞或直接来自硬脑膜成纤维

细胞。它们通常出现在 40 岁之后，患者中女性占主导地位。肿瘤一般位于椎管的外侧，与 C_7 以下的肿瘤相比，肿瘤更多发生在前外侧位置，后外侧位置占主导地位。高达 15% 同时累及硬膜内和硬膜外间隙或为单纯硬膜外。两者侵袭行为和恶性变性都是罕见的。脑膜瘤在组织学上可分为沙粒体型、成纤维型或脑膜上皮型。这些通常边界清楚、生长缓慢的病灶可以通过手术切除成功治疗。然而，年轻患者往往会发展出更复杂的脑膜瘤，即使接受治疗，死亡率也高达 10%[60]。GTR 是脊柱脑膜瘤的首选治疗方法。Yoon 等报道 Simpson 切除分级是一个很好的预测复发的指标，在他们的系列研究中 Simpson Ⅰ～Ⅲ级切除后没有出现复发[61]。蛛网膜或软脑膜侵犯是独立的不良预后因素[62]。高龄似乎与良好的结局并不矛盾[63]。在可能的情况下应使用微创方法，因为它们与更好的术后病程有关。然而，严重的肿瘤内钙化可能需要更全面的方法，以安全地切除硬肿瘤[64]。放射外科则用于无法手术治疗的病例或复发、残留或多发病灶的病例，如其他良性椎管内肿瘤[65]。手术治疗脊膜瘤在大多数病例中具有良好的疗效。完全切除时，功能结果良好，复发率低[66]。

（二）神经鞘瘤

神经鞘瘤（nerve sheath tumor，NST）的发病率与脑膜瘤相同，但在男性和女性中发病率相同，且多在 3—50 岁发现。

神经鞘瘤是生长缓慢的病变，在大多数情况下起源于感觉背根。大多数病灶位于硬膜内，但也可生长于硬膜外（10%）或硬膜内 - 硬膜外混合生长（10%～15%）。神经鞘瘤在生长过程中由于神经孔处的骨印迹而倾向于形成沙漏状，因此被称为哑铃型肿瘤。它们首先表现为根性疼痛，然后导致运动障碍。手术切除后复发率低。恶性哑铃型肿瘤少见（2.5%），多见于 10 岁以下儿童[67]。如果与常染色体显性遗传性神经性皮肤病、NF 相关，神经鞘瘤很可能是神经纤维瘤。在这种情况下，除了施万细胞外，它们还含有其他细胞，

没有包膜，并且往往出现在多个位置，吞噬而不是取代神经。NF 的管理因其目标是实现症状和局部疾病的控制而有所不同。因此，大多数情况下只考虑对有症状的肿瘤进行切除。硬脊膜内肿瘤在 NF2 中比在 NF1 中更常见。在患有神经片状肿瘤的儿童患者中，以及患有额外的脊髓或颅脑肿瘤（尤其是前庭神经鞘瘤和脑膜瘤）、皮肤病变（结节、真皮神经母细胞瘤、牛奶咖啡斑）或 NF 的一级亲属的患者中，应考虑 NF。检查包括眼科检查、遗传学研究、听觉评估和整个神经轴的 MRI 检查，以排除其余的肿瘤。这些患者应由神经外科医生、神经科医生、遗传科医生、眼科医生、皮肤科医生、整形外科医生和内分泌科医生组成的多学科护理团队进行管理。神经鞘瘤在大多数情况下也主要通过手术治疗。椎间孔外扩展较大的肿瘤可能需要更广泛的入路，有时甚至需要固定。因此，这些肿瘤更多地与并发症有关[68]。神经鞘瘤可以通过显微外科手术安全有效地切除。

（三）手术技术

对于髓外硬脊膜内肿瘤，手术入路应以控制各自肿瘤的起源为目标。硬脊膜开放后直接控制是可行的，肿瘤基质位于后方或侧方（例如高度血管化的肿瘤或难以切除的肿瘤，如部分钙化的脑膜瘤），不需要脊髓动员。

具有前外侧或前方基质的肿瘤在肿瘤向外延伸足够大的情况下可以在后外侧进入，这反过来又可能允许肿瘤减小体积并到达其前方基质，而不需要向内或向后移动脊髓。切断齿状韧带可能进一步松解脊髓并使部分脊髓旋转（但不是牵引）以改善前路控制。

在肿瘤本身未造成脊髓内侧移位的情况下，后方或后外侧入路可能不足以控制肿瘤基质（及其血管供应，可能不断渗出而影响清晰的显微外科视野），应考虑前外侧或前方入路。对于前方入路（即颅颈交界区、上胸椎、骶骨区）存在障碍的解剖区域，可以通过后外侧入路进行处理，包括小关节切除，这在大多数情况下需要在手术

结束时通过器械重建。神经鞘瘤几乎完全起源于后感觉根。除非肿瘤已经延伸到背根神经节，前运动根可以被解压并在解剖学上保存。向根袖方向的 T 形硬膜开口提高了可视化和保根性切除的可能。硬脊膜根袖处的侧方硬脊膜缺损可能由硬脊膜内向外牵开的软组织塞（即自体肌肉或皮下脂肪）控制，该软组织塞通过缝线附着在硬脊膜外组织 / 硬脊膜上。该技术支持哑铃形肿瘤中的分面联合椎管内 - 椎管外入路。

在切除硬脊膜的情况下，仔细的硬脊膜修补是必需的。采用不可吸收的单丝缝线（如普罗纶）将合成硬脊膜缝合入硬脊膜缺损，可能会降低脊髓继发性拴系的风险，但仍缺乏明确的证据支持某种特定材料最好。在脊膜瘤中，硬脊膜切除仅在不改变脑脊液漏或其他并发症 [69, 70] 的风险且在后方或后外侧附件可行的情况下推荐。考虑到 4 个脊膜瘤中约有 3 个位于外侧齿状韧带水平或前方 [71]，因此硬脊膜成形术在技术上要求更高。围术期风险的增加不超过 PFS 的潜在长期获益 [70]。

重建一个正常大小甚至扩大的蛛网膜下腔是非常重要的，这能减少粘连、拴系和继发性脊髓空洞等罕见并发症的风险 [70]。

三、病例分享

所有病例的手术切除均由资深作者（PC）完成。

（一）病例 1

患者，男，19 岁。神经系统检查示四肢轻瘫 MRC 4 级伴痉挛性步态障碍，腱反射亢进。MRI（图 20-5）上可见 C_5 处哑铃形肿瘤对脊髓的严重压迫。经后路从硬脊膜（Simpson Ⅱ 级）处锐性剥离，整块切除肿瘤。患者恢复了充分的运动和感觉功能。长期随访（10 年）未见肿瘤复发。

（二）病例 2：硬脊膜内脊膜瘤

患者，女，52 岁。神经外科头痛、颈痛，无神经系统疾病。颈椎 MRI 增强扫描显示一巨大左侧髓外硬脊膜内肿瘤，可疑 C_1/C_2 水平脑膜瘤，伴严重脊髓压迫（图 20-6）。在 SSEP 和 mMEP 监测下计划手术。我们进行了 C_1 椎板切除，C_2

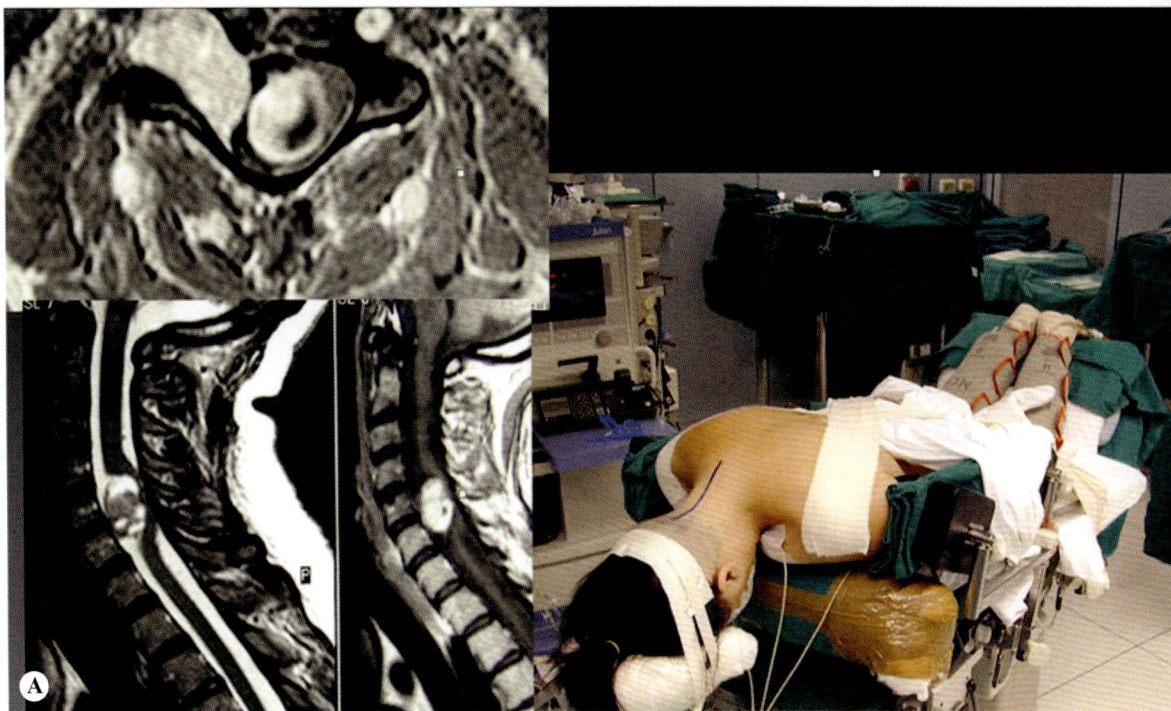

▲ 图 20-5 颈椎神经鞘瘤
A. 术前影像及设备

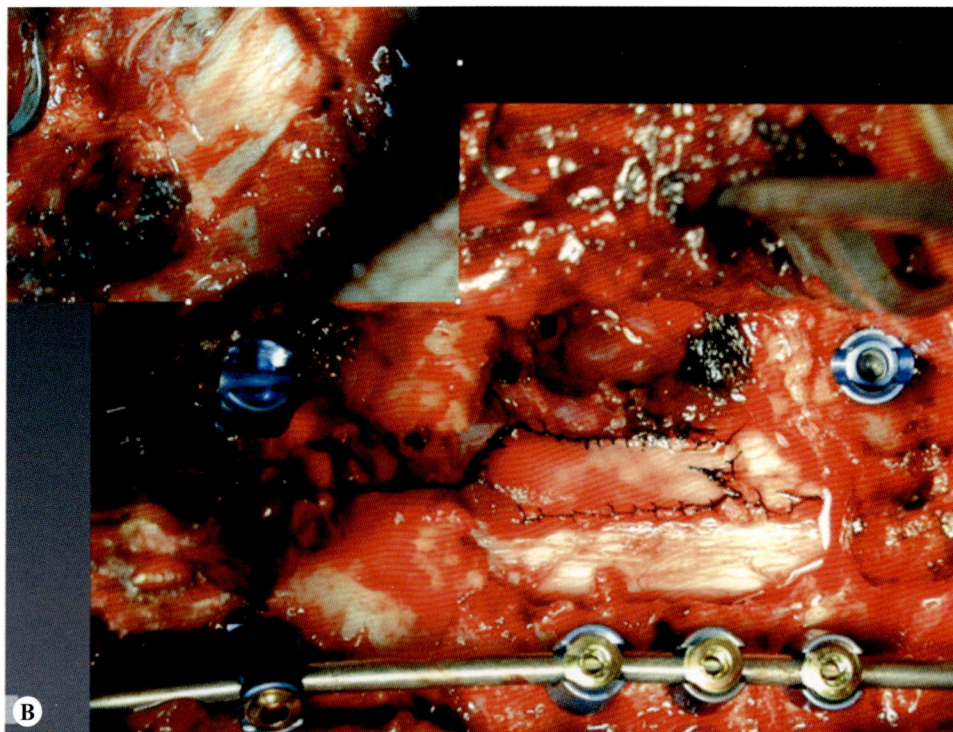

▲ 图 20-5（续） 颈椎神经鞘瘤

B. 术中影像

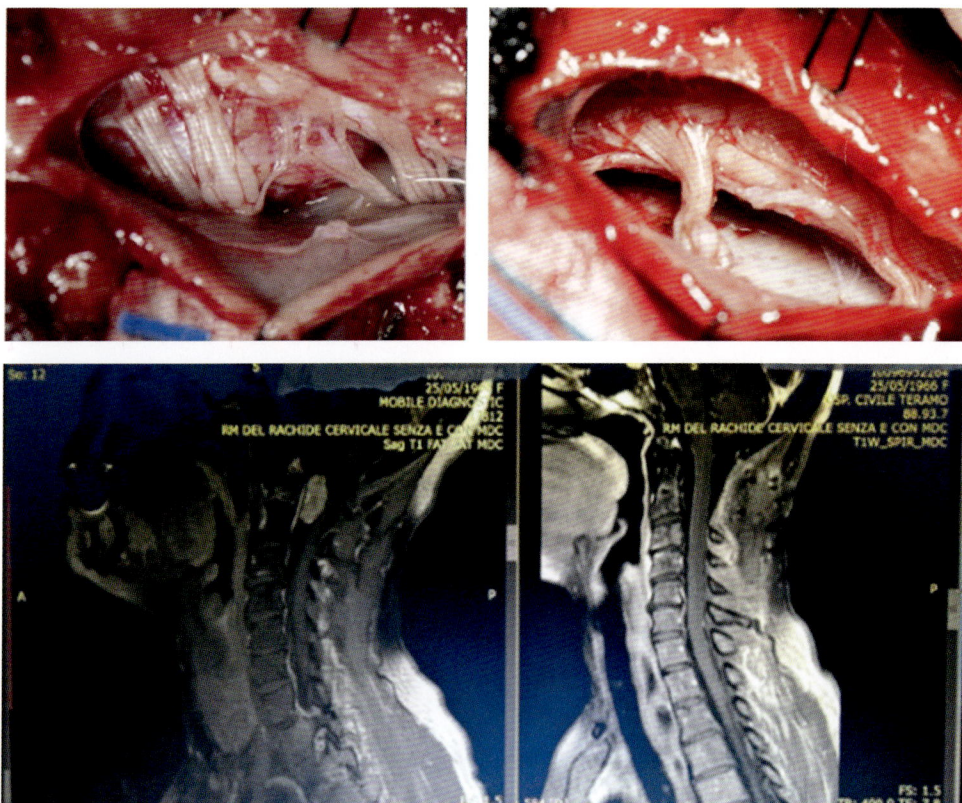

▲ 图 20-6　C_1/C_2 水平脑膜瘤

左半椎板切除，左侧枕骨大孔骨性增宽。硬脊膜以 C 形方式向左侧打开。控制左侧椎动脉硬脊膜入口，锐性切除硬脊膜处肿瘤基质。肿瘤被动员并整块切除（Simpson Ⅱ 级）。患者术后第 6 天出院，颈部轻度不适，神经状态正常。MRI 显示肿瘤完全切除。

参考文献

[1] Chamberlain MC, Tredway TL. Adult primary intradural spinal cord tumors: a review. Curr Neurol Neurosci Rep. 2011;11:320-8.

[2] Khalid S, Kelly R, Carlton A, et al. Adult intradural intramedullary astrocytomas: a multicenter analysis. J Spine Surg. 2019;5(1):19-30. https://doi. org/10.21037/jss.2018. 12.06.

[3] Ogunlade J, Wiginton JG 4th, Elia C, Odell T, Rao SC. Primary spinal astrocytomas: a literature review. Cureus. 2019;11(7):e5247. https://doi.org/10.7759/cureus.5247.

[4] Kane PJ, El-Mahdy W, Singh A, Powell MP, Crockard HA. Spinal intradural tumours: part II—intramedullary. Br J Neurosurg. 1999;13:558-63.

[5] Mapstone TB. Neurofibromatosis and central nervous system tumors in childhood. Neurosurg Clin N Am. 1992;3(4):771-9.

[6] Riccardi VM, Eichner JE. Neurofibromatosis: phenotype, natural history and pathogenesis. Baltimore, MD: Johns Hopkins University Press; 1986.

[7] Lee M, Rezai AR, Freed D, Epstein FJ. Intramedullary spinal cord tumors in neurofibromatosis. Neurosurgery. 1996;38(1):32-7.

[8] WHO. WHO classification of tumors of the central nervous system. 4th ed. Lyon: International Agency for Research on Cancer (IARC); 2007.

[9] Yagi T, Ohata K, Haque M, Hakuba A. Intramedullary spinal cord tumour associated with neurofibromatosis type 1. Acta Neurochir. 1997;139(11):1055-60.

[10] Moller HU. Familial angiomatosis retinae et cerebelli. Lindau's disease. Acta Opthalmol (Copenh). 1929;7:244-60.

[11] Decker HJ, Neuhaus C, Jauch A, et al. Detection of a germline mutation and somatic homozygous loss of the von Hippel-Lindau tumor-suppressor gene in a family with a de novo mutation. A combined genetic study, including cytogenetics, PCR/SSCP, FISH, and CGH. Hum Genet. 1996;97(6):770-6.

[12] Kley N, Whaley J, Seizinger BR. Neurofibromatosis type 2 and von Hippel-Lindau disease: from gene cloning to function. Glia. 1995;15(3):297-307.

[13] Stebbins CE, Kaelin WGJ Jr, Pavletich NP. Structure of the VHL ElonginC-ElonginB complex: implications for VHL tumor suppressor function. Science. 1999;284(5413):455-61.

[14] Gnarra JR, Zhou S, Merrill MJ, et al. Post-transcriptional regulation of vascular endothelial growth factor mRNA by the product of the VHL tumor suppressor gene. Proc Natl Acad Sci U S A. 1996;93(20):10589-94.

[15] Melmon KL, Rosen SW, Lindau's disease. Review of literature and study of a large kindred. Am J Med. 1964;36:595-617.

[16] Mechtler LL, Nandigam K. Spinal cord tumors: new views and future directions. Neurol Clin. 2013;31(1):241-68.

[17] Grimm S, Chamberlain MC. Adult primary spinal cord tumors. Expert Rev Neurother. 2009;9(10):1487-95.

[18] Abul-Kasim K, Thurnher MM, McKeever P, Sundgren PC. Intradural spinal tumors: current classification and MRI features. Neuroradiology. 2008;50(4):301-14.

[19] Wilson DA, Fusco DJ, Uschold TD, Spetzler RF, Chang SW. Survival and functional outcome after surgical resection of intramedullary spinal cord metastases. World Neurosurg. 2012;77(2):370-4.

[20] Jallo GI, Freed D, Epstein F. Intramedullary spinal cord tumors in children. Childs Nerv Syst. 2003;19:641-9.

[21] Raco A, Esposito V, Lenzi J, Piccirilli M, Delfini R, Cantore G. Long-term follow-up of intramedullary spinal cord tumors: a series of 202 cases. Neurosurgery. 2005;56: 972-81.

[22] Mirone G, Cinalli G, Spennato P, Ruggiero C, Aliberti F. Hydrocephalus and spinal cord tumors: a review. Childs Nerv Syst. 2011;27(10):1741-9.

[23] Cinalli G, Sainte-Rose C, Lellouch-Tubiana A, Sebag G, Renier D, Pierre-Kahn A. Hydrocephalus associated with intramedullary low-grade glioma. Illustrative cases and review of the literature. J Neurosurg. 1995;83(3):480-5.

[24] Mirza S, Adams WM, Corkhill RA. Froin's syndrome revisited, 100 years on. Pseudo-Froin's syndrome on MRI. Clin Radiol. 2008;63(5):600-4.

[25] Rudà R, Reifenberger G, Frappaz D, et al. EANO guidelines for the diagnosis and treatment of ependymal tumors. Neuro-Oncology. 2018;20(4):445-56. https://doi. org/10.1093/neuonc/nox166.

[26] Louis DN, Perry A, Reifenberger G, et al. The 2016 World Health Organization classification of tumors of the central nervous system: a summary. Acta Neuropathol. 2016;131(6):803-20.

[27] Rudà R, Gilbert M, Soffietti R. Ependymomas of the adult: molecular biology and treatment. Curr Opin Neurol. 2008;21:754-61.

[28] Pajtler KW, Witt H, Sill M, et al. Molecular classification of ependymal tumors across all CNS compartments, histopathological grades, and age groups. Cancer Cell. 2015;27(5):728-43.

[29] Parker M, Mohankumar KM, Punchihewa C, et al. C11orf95-RELA fusions drive oncogenic NF-κB signalling in ependymoma. Nature. 2014;506(7489):451-5.

[30] Ellison DW, Kocak M, Figarella-Branger D, et al. Histopathological grading of pediatric ependymoma: reproducibility and clinical relevance in European trial cohorts. J Negat Results Biomed. 2011;10:7.

[31] Wani K, Armstrong TS, Vera-Bolanos E, et al. Collaborative Ependymoma Research Network. A prognostic gene expression signature in infratentorial ependymoma. Acta Neuropathol. 2012;123(5):727-38.

[32] Neumann HP, Eggert HR, Weigel K, Friedburg H, Wiestler OD, Schollmeyer P. Hemangioblastomas of the central nervous system. A 10-year study with special reference to von Hippel-Lindau syndrome. J Neurosurg. 1989;70:24-30.

[33] Madhusudan S, Deplanque G, Braybrooke JP, et al. Antiangiogenic therapy for von Hippel-Lindau disease. JAMA. 2004;291(8):943-4.

[34] Sharma GK, Kucia EJ, Spetzler RF. Spontaneous intramedullary hemorrhage of spinal hemangioblastoma: case report. Neurosurgery. 2009;65:E627-8.

[35] Miller DJ, McCutcheon IE. Hemangioblastomas and other uncommon intramedullary tumors. J Neuro-Oncol. 2000;47:253-70.

[36] Sun HI, Özduman K, Usseli MI, Özgen S, Pamir MN. Sporadic spinal hemangioblastomas can be effectively treated by microsurgery alone. World Neurosurg. 2014;82:836-47.

[37] Seystahl K, Weller M, Bozinov O, Reimann R, Rushing E. Neuropathological characteristics of progression after prolonged response to bevacizumab in multifocal hemangioblastoma. Oncol Res Treat. 2014;37:209-12.

[38] Kumar A, Deopujari CE, Karmarkar VS. Dorsal root entry zone approach in ventral and eccentric intramedullary tumors: a report of 2 cases. Asian J Neurosurg. 2012;7:32-5.

[39] Aoyama T, Hida K, Ishii N, Seki T, Ikeda J, Iwasaki Y. Intramedullary spinal cord germinoma—2 case reports. Surg Neurol. 2007;67:177-83.

[40] Madhukar M, Maller VG, Choudhary AK, Iantosca MR, Specht CS, Dias MS. Primary intramedullary spinal cord germinoma. J Neurosurg Pediatr. 2013;11:605-9.

[41] Balmaceda C. Chemotherapy for intramedullary spinal cord tumors. J Neuro-Oncol. 2000;47:293-307.

[42] Deutsch H, Jallo GI, Faktorovich A, Epstein F. Spinal intramedullary cavernoma: clinical presentation and surgical outcome. JNeurosurg. 2000;93(1 Suppl):65-70.

[43] Wang Y, Wang M, Liang H, Yu Q, et al. Imaging and clinical properties of inflammatory demyelinating pseudotumor in the spinal cord. Neural Regen Res. 2013;8(26):2484-94.

[44] Klawiter EC, Benzinger T, Roy A, et al. Spinal cord ring enhancement in multiple sclerosis. Arch Neurol. 2010;67(11):1395-8.

[45] Bourgouin PM, Lesage J, Fontaine S, Konan A, et al. A pattern approach to the differential diagnosis of intramedullary spinal cord lesions on MR imaging. AJR Am J Roentgenol. 1998;170(6):1645-9.

[46] Liu X, Tian W, Kolar B, et al. Advanced MR diffusion tensor imaging and perfusion weighted imaging of intramedullary tumors and tumor like lesions in the cervicomedullary junction region and cervical spinal cord. J Neuro-Oncol. 2014;116:559-66.

[47] Arima H, Hasegawa T, Togawa D, et al. Feasibility of a novel diagnostic chart of intramedullary spinal cord tumors in magnetic resonance imaging. Spinal Cord. 2014;52:769-73.

[48] Kim DH, Kim JH, Choi SH, et al. Differentiation between intramedullary spinal ependymoma and astrocytoma: comparative MRI analysis. Clin Radiol. 2014;69(1):29-35.

[49] Takami T, Yamagata T, Ohata K. Posterolateral sulcus approach for spinal intramedullary tumor of lateral location: technical note. Neurol Med Chir. 2013;53:920-7.

[50] Ogden AT, Feldstein NA, McCormick PC. Anterior approach to cervical intramedullary pilocytic astrocytoma. Case report. J Neurosurg Spine. 2008;9:253-7.

[51] Angevine PD, Kellner C, Haque RM, McCormick PC. Surgical management of ventral intradural spinal lesions. J Neurosurg Spine. 2011;15:28-37.

[52] Klekamp J. Spinal ependymomas. Part 1: intramedullary ependymomas. Neurosurg Focus. 2015;39:E6.

[53] Isaacson SR. Radiation therapy and the management of intramedullary spinal cord tumors. J Neuro-Oncol. 2000;47:231-8.

[54] Hamilton AJ, Lulu BA, Fosmire H, Stea B, Cassady JR. Preliminary clinical experience with linear accelerator-based spinal stereotactic radiosurgery. Neurosurgery. 1995;36:311-9.

[55] Hernandez-Duran S, Hanft S, Komotar RJ, Manzano GR. The role of stereotactic radiosurgery in the treatment of intramedullary spinal cord neoplasms: a systematic literature review. Neurosurg Rev. 2016;39:175-83. discussion 183.

[56] Saraceni C, Ashman JB, Harrop JS. Extracranial radiosurgery—applications in the management of benign intradural spinal neoplasms. Neurosurg Rev. 2009;32(133-140):discussion 140-131.

[57] Harel R, Pfeffer R, Levin D, et al. Spine radiosurgery: lessons learned from the first 100 treatment sessions. Neurosurg Focus. 2017;42:E3.

[58] Yamada Y, Katsoulakis E, Laufer I, et al. The impact of histology and delivered dose on local control of spinal metastases treated with stereotactic radiosurgery. Neurosurg Focus. 2017;42:E6.

[59] Sharma M, Bennett EE, Rahmathulla G, et al. Impact of cervicothoracic region stereotactic spine radiosurgery on adjacent organs at risk. Neurosurg Focus. 2017;42:E14.

[60] Cohen-Gadol AA, Zikel OM, Koch CA, Scheithauer BW, Krauss WE. Spinal meningiomas in patients younger than 50 years of age: a 21-year experience. J Neurosurg. 2003;98:258-63.

[61] Yoon SH, Chung CK, Jahng TA. Surgical outcome of spinal canal meningiomas. J Korean Neurosurg Soc. 2007;42:300-4.

[62] Setzer M, Vatter H, Marquardt G, Seifert V, Vrionis FD. Management of spinal meningiomas: surgical results and a

review of the literature. Neurosurg Focus. 2007;23:E14.

[63] Sacko O, Rabarijaona M, Loiseau H. Spinal meningioma surgery after 75 years of age. Neurochirurgie. 2008;54:512-6.

[64] Iacoangeli M, Gladi M, Di Rienzo A, et al. Minimally invasive surgery for benign intradural extramedullary spinal meningiomas: experience of a single institution in a cohort of elderly patients and review of the literature. Clin Interv Aging. 2012;7:557-64.

[65] Muroi C, Fandino J, Coluccia D, Berkmann S, Fathi AR, Landolt H. 5-Aminolevulinic acid fluorescence-guided surgery for spinal meningioma. World Neurosurg. 2013;80(223):e221-3.

[66] Kufeld M, Wowra B, Muacevic A, Zausinger S, Tonn JC. Radiosurgery of spinal meningiomas and schwannomas. Technol Cancer Res Treat. 2012;11:27-34.

[67] Ozawa H, Kokubun S, Aizawa T, Hoshikawa T, Kawahara C. Spinal dumbbell tumors: an analysis of a series of 118 cases. J Neurosurg Spine. 2007;7:587-93.

[68] Nanda A, Kukreja S, Ambekar S, Bollam P, Sin AH. Surgical strategies in the management of spinal nerve sheath tumors. World Neurosurg. 2015;83:886-99.

[69] Tsuda K, Akutsu H, Yamamoto T, Nakai K, Ishikawa E, Matsumura A. Is Simpson grade I removal necessary in all cases of spinal meningioma? Assessment of postoperative recurrence during long-term follow-up. Neurol Med Chir. 2014;54:907-13.

[70] Kim CH, Chung CK, Lee SH, et al. Long-term recurrence rates after the removal of spinal meningiomas in relation to Simpson grades. Euro Spine J. 2016;25:4025-32.

[71] Sandalcioglu IE, Hunold A, Muller O, Bassiouni H, Stolke D, Asgari S. Spinal meningiomas: critical review of 131 surgically treated patients. Eur Spine J. 2008;17:1035-41.

第 21 章　颈部疼痛的康复治疗

Neck Pain Rehabilitation

Giulia Letizia Mauro　Dalila Scaturro　Sofia Tomasello　**著**　赵光海　王克平　**译**

一、颈部疼痛

（一）定义

国际疼痛研究协会（International Association for the Study of Pain，IASP）将颈部疼痛定义为来自"枕骨上项线为上缘，经过第 1 胸椎棘突尖端的虚横线为下缘，颈外侧与矢状面相切的外侧缘所组成的区域"的疼痛。

事实上，颈部疼痛是肌肉骨骼系统中最常见的疾病之一，仅次于腰痛。它占所有背痛的 40%，是导致残疾的第四大原因。在美国，13—91 岁的颈部疼痛年发病率为每 83/10 万[1]。如果有神经根受压，这种疼痛也可能辐射到上肢，其分布取决于受压迫的神经根。颈部疼痛感主要源于受神经支配的主要结构的伤害性刺激，如颈部肌肉、韧带、关节突关节和神经根。

IASP 又将颈部疼痛进一步分为高位疼痛（高于 C_3）和低位疼痛（低于 C_4），并且根据发病时间，又可分为急性疼痛（少于 3 个月）和慢性疼痛（多于 3 个月）。

在 50% 的病例中，颈部疼痛会自行缓解或通过药物和物理治疗缓解，但是其余的 50% 会出现复发或慢性颈部疼痛。

（二）流行病学

由于该类疾病导致的严重临床症状，这种肌肉骨骼问题在经济和社会成本方面产生了重大影响。据估计，其患病率在一般人群中为 12.1%～71.5%，在工人中为 27.1%～48.8%，而致残率为 1.7%～11.5%[2]。其患病率在中年达到高峰，影响 2/3 的人口，主要是女性[3]。据估计，美国每年用于治疗颈部和腰部疼痛的费用为 722 亿欧元[2]。

在 10% 的病例中，它往往会成为慢性病，每年影响 30%～50% 的普通人群。

（三）功能解剖学

颈椎是整个脊柱中最灵活、同时也是最稳定的部分。它有三个重要功能：作为头部的支撑，使头部运动，并为脊髓和椎动脉提供保护作用。它由两个在解剖学和功能上不同的部分组成。

1. 上颈椎由寰椎和枢椎组成，通过具有三个自由度的三轴连接；它在空间上协调头部的位置，并使感觉器官对齐。

2. 下颈椎，从枢椎的下终板到第 1 胸椎的顶部，允许屈曲 - 伸展和混合旋转 - 倾斜运动。

这两个特征在功能上是互补的，允许头部旋转、倾斜和屈伸运动。头部姿势使眼睛与地面平行，影响颞下颌关节的静态 / 动态咬合和肢体状态，以保持平衡。

（四）病因

颈部疼痛完全可以被认为是一种多因素疾病。事实上，它的病因仍然不清，或者归因于不

同的诱发因素，除了创伤后事件，如挥鞭样损伤[4]。在大多数情况下，致病机制以功能障碍的原因为分类标志，其中炎症、肌肉、神经、机械和姿势成分并存[5]。可能与以下因素相关。

① 器质性问题：颈椎关节脱位、关节突关节病、小关节综合征、椎间盘退变、椎管狭窄、肌筋膜综合征、风湿性疾病、癌症等。

② 社会－心理问题，"非器质性"问题。

③ 创伤后、工作、运动等。

此外，还可以确定高危因素及其可能的原因[4]。

关于这一点，它们可以分为不可控的高危和可控的高危因素。前者包括年龄、性别（女性受影响更大）和遗传因素。而后者包括吸烟（主动和被动）、体力活动、姿势不佳、工作强度大、重复性或精密性工作、社会尊重程度低[6]。

诸多学者一致认为，颈部疼痛可以被定义为一种临床综合征，它的发生是由于负荷条件、负荷能力，尤其是适应能力之间的不平衡导致的。颅颈屈肌无力和头部前倾，似乎是这种疾病功能方面的基础。此外，上颈椎前凸和下颈椎后凸增加会导致两条曲线之间的过渡区域超负荷。

（五）分级

颈部疼痛可以分为四个等级，如下所示。

① Ⅰ级：无重大疾病迹象，日常活动无干扰。

② Ⅱ级：没有重大疾病迹象，但日常活动受到干扰（＜10%）。

③ Ⅲ级：颈部疼痛，伴有神经根疼痛的体征／症状，需要特定的检查和治疗。

④ Ⅳ级：颈部疼痛，有重大疾病迹象（不稳定或感染），需要检查和紧急治疗。

根据美国物理治疗协会（American Physical Therapy Association，APTA）的说法，颈部疼痛也可分为以下四种。

① 颈部疼痛伴活动受限。

② 颈部疼痛伴有肢体协调功能障碍。

③ 颈部疼痛伴有头痛。

④ 颈部疼痛伴有上肢放射性疼痛[7, 8]。

（六）临床评估

颈部疼痛的临床评估是诊断、治疗和预后的基础。全面的病史是临床评估的一个非常重要的环节，它可以指导和（或）排除诊断，尤其是怀疑患有其他有颈部疼痛症状的疾病（"危险信号"）。其主要症状表现为颈部疼痛，可辐射至枕部，或从肩部至上肢；也可以影响颞区、项后区或前胸区。如果辐射到手臂，感觉异常和（或）上肢力量减弱可能并存。

下一步的检查是从患者进入门诊开始，包括仔细观察头部姿势，肩膀和上肢。在患者脱衣服和所有自然活动的过程中，这种检查都在继续。此外，任何瘢痕、水疱等都需要进行评估。

因此，建议将患者置于仰卧位，以松弛深部的肌肉，先开始触摸更容易达到的骨突起。在前方，可以触及舌骨、甲状软骨、第一环状软骨和颈动脉结节。在后方，可以触及枕骨、枕骨隆突、项上线、乳突、颈椎的棘突以及小关节。软组织触诊也可分为两个区域：前方包括胸锁乳突肌、淋巴结、甲状腺、甲状旁腺、颈动脉搏动和锁骨上窝；后方包括斜方肌、枕神经和项上韧带。

颈椎的活动范围允许六个自由度：屈曲、伸展、左右旋转和左右倾斜。大约50%的屈伸发生在枕骨和寰椎之间，剩下的50%平均分布在其他颈椎之间，50%的旋转发生在寰椎和枢椎之间，剩下的50%发生在其余5节颈椎。

最好先评估主动运动，然后再评估被动运动。

颈椎的神经系统检查在臂丛神经受累的臂痛病例中起着非常重要的作用。该评估包括两个阶段：颈椎固有肌肉的肌力评估和上肢的周围神经检查（肌力、敏感性和肌腱反射）。在我们的评估结束时，可以进行一些诱发性测试，如Spurling压颈试验、肩部外展（缓解）测试、颈部拉伸测试、Lhermite征、Hoffmann征、Adson

征和 Valsalva 手法。

监测治疗效果和病程的一个非常重要的步骤是使用区域特异性评定量表，如颈痛、神经根型颈椎病、颈痛量表等。

然而，WHO 正试图指导患者的非生物 - 心理 - 社会模式，包括健康的所有方面，以提高生活质量。这个系统已经在国际功能残疾和健康分类（International Classification of Functioning Disability and Health，ICFDH）中确定，围绕其可以建立评估 / 诊断过程、药物、康复和预后。

（七）高危因素

根据 2011 年 SIMFER 对背痛的诊断和治疗建议，有必要进行具体调查，以排除严重的颈椎疾病并评估高危因素。这些高危因素如下所示。

① 年龄＜ 20 岁或＞ 50 岁。

② 系统性疾病的迹象。

③ 休息时持续疼痛。

④ 意识状态改变。

⑤ 语言障碍。

⑥ 中枢神经系统改变的症状或迹象。

⑦ 韧带无力。

⑧ 突发急性颈部疼痛或具有异常特征的头痛。

⑨ 疑似颈动脉夹层。

⑩ 疑似肿瘤形成。

⑪ 疑似椎间盘炎、骨髓炎和结核。

⑫ 既往手术史。

⑬ 伴有进行性疼痛的结构畸形。

（八）影像学诊断

建议不要常规使用诊断性影像学检查，而只是为了证实临床怀疑。更具体地说，如果症状持续 1 个月以上，并且怀疑有某种特定疾病，建议按照标准预测进行颈椎影像学检查。事实上，MRI 或 CT 只有在有神经压迫或怀疑有严重疾病（脊髓病、椎间盘炎、骨折）的情况下才是合理的。上述两项检查应同时进行肌电图 / 神经电图（椎间盘突出、椎管狭窄）[4]，以确定所涉及的神经根以及功能障碍或任何可能的神经丛

疾病的类型 [8]。

（九）预后

正如我们之前所说，在大多数情况下，颈部疼痛会在几天或几周内自行消失，然而一半的患者会发展成为慢性疾病，5% 的患者会导致严重的残疾。不幸的是，早期治疗和退变的程度并不影响预后。此外，女性、高龄、肥胖和吸烟者同时伴有剧烈疼痛或神经根病的情况下，预后更差 [9]。

二、治疗

（一）药物治疗

根据 2011 年 SIMFER 颈部疼痛诊断和治疗建议指南，建议服用乙酰氨基酚 /NSAID/ 类固醇以在短期内减轻疼痛症状。

然而，两项系统综述显示，在使用镇痛药、非甾体抗炎药、肌肉松弛药和抗抑郁药治疗急性和慢性颈部疼痛方面没有证据。

一项研究表明，盐酸依培松（肌肉松弛药）与物理疗法协同作用，可以成为治疗颈部疼痛的有效办法 [10]。

（二）康复治疗

由于不可能进行病因治疗，所以康复治疗的主要目的是减轻或消除疼痛，全部或部分关节恢复，特别是恢复因颈椎疾病而下降的功能。

治疗包括药物治疗和个人康复计划的结合，根据症状的严重程度和一般临床状况为每个患者量身定制 [4-7]。

尽管有一些研究描述了多种干预措施，但它们的特征是方法学质量差和患者样本的多样性差，因此不能确定一种标准的治疗方法。

具体来说，干预包括实现短期目标（疼痛控制、关节的初步恢复）、中期目标（关节活动度的完全恢复、肌肉挛缩的消除、头部稳定肌肉的增强）和长期目标（采取正确的姿势和防止复发）。

康复计划将包括不同的操作技术，如 Souchard 的全球姿势再教育，这是基于 Mezieres 和 McKenzie 技术的假设。然而，与 Mezieres 方

法不同，Souchard 专注于横膈膜（呼吸肌）和支撑它的膈神经，以及它与背部后肌链和腰回肌的协同作用。

Souchard 方法将动态肌肉与静态肌肉区分开来，考虑到静态肌肉的运动方式是偏心的，而动态肌肉的运动方式是同心的。因此，缩短静态肌肉将导致收缩和延伸的过度阻力，而动态的可以自由缩短（收缩）。所选择的姿势由动态和静态肌肉的功能评估以及牵拉检查决定。此外，Souchard 认为肌肉链可以归纳为两个较大的组：前部和后部。两种形态模式取决于它们：第一种被称为"前部"，患者的头部位置向前，背部后凸，腰椎前凸，骨盆前倾，股骨内旋，膝关节外翻，足跟和足外翻；第二种被称为"后部"，患者可能主要表现出以下特征：短颈，背部平坦，腰椎下凸和随后的膈肌问题，骨盆后倾，膝内翻，足跟和足内翻。

事实上，McKenzie 方法是基于保持正确的姿势以及如何进行特定的锻炼来治疗某些形式的背痛，主要是机械性的（与姿势的保持或执行有害动作有关）。根据 McKenzie 的说法，治疗主要基于患者的积极参与，以消除症状并防止复发[2-10]（图 21-1）。

（三）运动疗法

一些研究支持治疗性锻炼对急性颈痛的作用，包括加强和拉伸颈椎和肩部的稳定肌肉，改善活动能力和本体感觉，始终考虑疼痛阈值[11]。

然而，在慢性颈部疼痛的情况下，建议进行等长强化运动，其效果甚至可以保持 3 年。

特定锻炼的执行取决于局部负荷能力，而对于非特定锻炼，必须考虑个体的一般负荷能力，特别是并发症的存在。建议根据临床表现选择针对上颈椎、下颈椎和颈胸段的锻炼。

在治疗结束时，将对患者进行特定的手势护理，包括模仿手势运动或体育运动，以使其完全重新融入活动中。

Hidalgo 等的系统综述表明，将物理疗法与锻炼相结合增强了后者的有效性，但也表明在急性期进行脊柱活动是绝对禁忌的。

（四）手法治疗

正如指南中[12]所建议的那样，上述锻炼与手法治疗相结合似乎具有协同作用。软组织和关节的手法治疗基于两种不同的技术：第一种是对肌肉、肌腱和韧带进行治疗，旨在恢复结构的弹性和解决肌筋膜起源的疼痛；第二种是在有或无冲动的情况下进行动员。

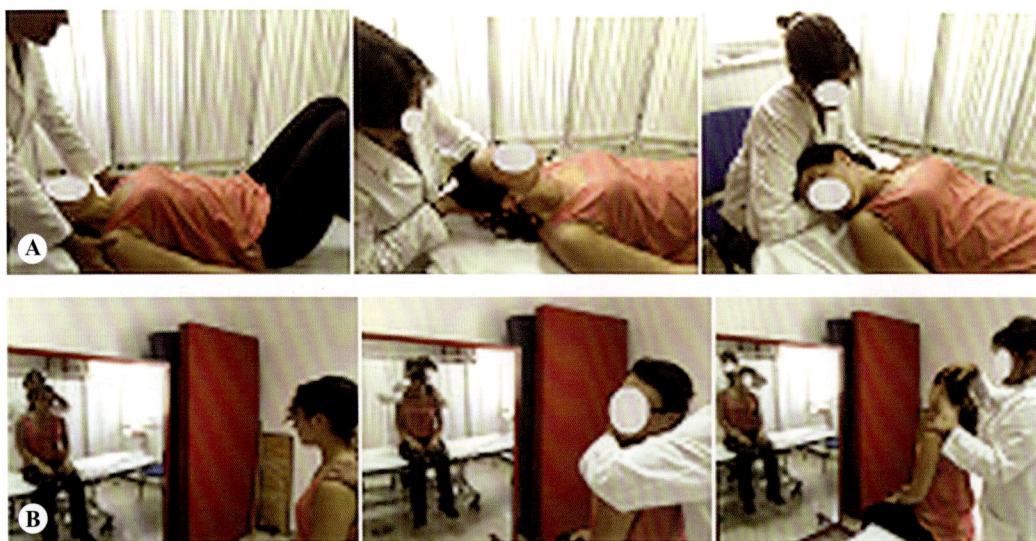

▲ 图 21-1　患者的手法治疗，McKenzie 方法
A. 手法练习；B. 姿势练习

根据允许的运动范围，通过应用不同的强度和时间参数来进行治疗。更具体地说，它们可以根据运动的方向来区分：如果是朝着限制的障碍进行的直接动员，或者如果是朝相反的方向进行的间接动员。这种技术在初级阶段也是不同的，当它只涉及关节活动时，如果它通过其他关节活动进行则是次要的[12]。

（五）拉伸

术后慢性颈部疼痛的病例，疼痛部分归因于手术瘢痕的存在，可能存在粘连的情况，主要是挛缩的发生。在这种情况下，建议进行斜角肌、斜方肌、肩胛骨、胸小肌和胸大肌的拉伸运动，连配合手法治疗和体育锻炼[13]。

（六）本体感觉的锻炼

正如 Espi-Lopez 等在他们的研究中所证明的那样，本体感觉锻炼可以被认为是颈痛患者的有价值的治疗方式。

颈部本体感觉锻炼（包括平衡练习，体感刺激训练和关节重新定位训练）确实可以减少疼痛和残疾，并提升他们的运动能力和生活质量[14]。

关节位置感依赖于本体感觉，这种灵敏度的发展是在静态和动态功能任务中稳定关节的能力。

（七）理疗

物理疗法在减轻急性和慢性颈部疼痛方面的有效性主要在于使用各种形式的磁疗、止痛电疗、超声波和各种形式的激光疗法。

一项单一的随机试验表明，磁疗在治疗急性和慢性非特异性颈痛中具有短期疗效。

相反，经皮神经电刺激疗法（transcutaneous electrical nerve stimulation，TENS）和超声缺乏系统评价，建议结合运动疗法和其他物理治疗方法治疗慢性颈部疼痛[15, 16]。

在急性期和慢性期，激光治疗可以在短期内减轻颈部疼痛[17]。

参考文献

[1] Hoy DG, Protani M, De R, Buchbinder R. The epidemiology of neck pain. Best Pract Res Clin Rheumatol. 2010;24(6):783-102. https://doi.org/10.1016/j. berh.2011.01.019.

[2] Corp N, Mansell G, Stynes S, Wynne-Jones G, Morsø L, Hill JC, van der Windt DA. Evidence-based treatment recommendations for neck and low back pain across Europe: a systematic review of guidelines. Eur J Pain. 2021;25(2):275-95. https://doi.org/10.1002/ejp.1679.

[3] Carroll LJ, Cassidy JD, Peloso PM, Giles-Smith L, Cheng CS, Greenhalgh SW, Haldeman S, van der Velde G, Hurwitz EL, Côté P, Nordin M, Hogg-Johnson S, Holm LW, Guzman J, Carragee EJ. Methods for the best evidence synthesis on neck pain and its associated disorders: the Bone and Joint Decade 2000-2010 Task Force on Neck Pain and Its Associated Disorders. Spine (Phila Pa 1976). 2008;33(4 Suppl):S33-8. https://doi.org/10.1097/BRS.0b013e3181644b06.

[4] van der Donk J, Schouten JS, Passchier J, van Romunde LK, Valkenburg HA. The associations of neck pain with radiological abnormalities of the cervical spine and personality traits in a general population. J Rheumatol. 1991;18(12): 1884-9.

[5] Zhang Y, Wang S, Yang Y, Liu L, Guan Y, Liu Y. Comment on the paper: evidence-based treatment recommendations for neck and low back pain across Europe: a systematic review of guidelines. Eur J Pain. 2021;25(8):1852-3. https://doi. org/10.1002/ejp.1824.

[6] Korhonen T, Ketola R, Toivonen R, Luukkonen R, Häkkänen M, Viikari-Juntura E. Work related and individual predictors for incident neck pain among office employees working with video display units. Occup Environ Med. 2003;60(7):475-82. https://doi. org/10.1136/oem.60.7.475.

[7] Panjabi M, Cholewicki J, Nibu K, Grauer J, Babat LB, Dvorak J. Critical load of the human cervical spine: an in vitro experimental study. Clinical Biomechanics. 1998;13(1):11-7.

[8] Monticone M, Iovine R, de Sena G, Rovere G, Uliano D, Arioli G, Bonaiuti D, Brugnoni G, Ceravolo G, Cerri C, Dalla Toffola E, Fiore P, Foti C, Italian Society of Physical and Rehabilitation Medicine (SIMFER). The Italian Society of Physical and Rehabilitation Medicine (SIMFER) recommendations for neck pain. G Ital Med Lav Ergon. 2013;35(1):36-50.

[9] Childress MA, Stuek SJ. Neck pain: initial evaluation and management. Am Fam Physician. 2020;102(3):150-6.

[10] Asaro C, Scaturro D, Tomasello S, Tumminelli LG, Letizia Mauro G. Synergistic effect of physical therapy plus pharmacological therapy with eperisone in tension-type cervicalgia, muscles. Ligaments Tendons J. 2019;9(4):635-41. https://doi.org/10.32098/mltj.04.2019.20.

[11] Guzman J, Hurwitz EL, Carroll LJ, Haldeman S, Côté P, Carragee EJ, Peloso PM, van der Velde G, Holm LW, Hogg-Johnson S, Nordin M, Cassidy JD. A new conceptual model

of neck pain: linking onset, course, and care: the Bone and Joint Decade 2000-2010 Task Force on Neck Pain and Its Associated Disorders. J Manip Physiol Ther. 2009;32(2 Suppl):S17-28. https://doi.org/10.1016/j.jmpt.2008.11.007.

[12] Hidalgo B, Hall T, Bossert J, Dugeny A, Cagnie B, Pitance L. The efficacy of manual therapy and exercise for treating non-specific neck pain: a systematic review. J Back Musculoskelet Rehabil. 2017;30(6):1149-69. https://doi.org/10.3233/BMR-169615.

[13] Bronfort G, Haas M, Evans RL, Bouter LM. Efficacy of spinal manipulation and mobilization for low back pain and neck pain: a systematic review and best evidence synthesis. Spine J. 2004;4(3):335-56. https://doi.org/10.1016/j.spinee.2003.06.002.

[14] Espí-López GV, Aguilar-Rodríguez M, Zarzoso M, Serra-Añó P, Martínez DE LA Fuente JM, Inglés M, Marques-Sule E. Efficacy of a proprioceptive exercise program in patients with nonspecific neck pain: a randomized controlled trial. Eur J Phys Rehabil Med. 2021;57(3):397-405. https://doi.org/10.23736/S1973-9087.20.06302-9.

[15] Kroeling P, Gross AR, Goldsmith CH, Cervical Overview Group. A Cochrane review of electrotherapy for mechanical neck disorders. Spine (Phila Pa 1976). 2005;30(21):E641-8. https://doi.org/10.1097/01.brs.0000184302.34509.48.

[16] Menezes MA, Pereira TAB, Tavares LM, Leite BTQ, Neto AGR, Chaves LMS, Lima LV, Da Silva-Grigolleto ME, DeSantana JM. Immediate effects of transcutaneous electrical nerve stimulation (TENS) administered during resistance exercise on pain intensity and physical performance of healthy subjects: a randomized clinical trial. Eur J Appl Physiol. 2018;118(9):1941-58. https://doi.org/10.1007/s00421-018-3919-7.

[17] Ozdemir F, Birtane M, Kokino S. The clinical efficacy of low-power laser therapy on pain and function in cervical osteoarthritis. Clin Rheumatol. 2001;20(3):181-4. https://doi.org/10.1007/s100670170061.

相 关 图 书 推 荐

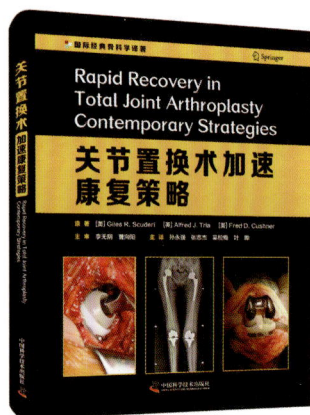

主译　孙永强　张志杰
　　　吴松梅　叶晔
定价　228.00 元

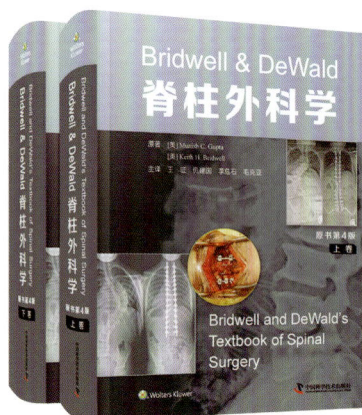

主译　王　征　仉建国
　　　李危石　毛克亚
定价　1198.00 元

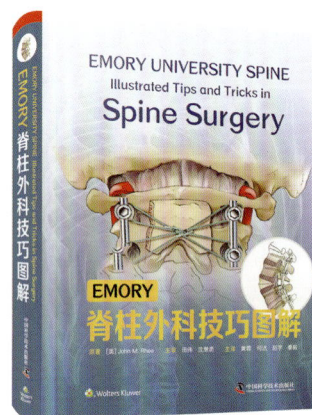

主译　黄霖　何达
　　　赵宇　秦毅
定价　398.00 元

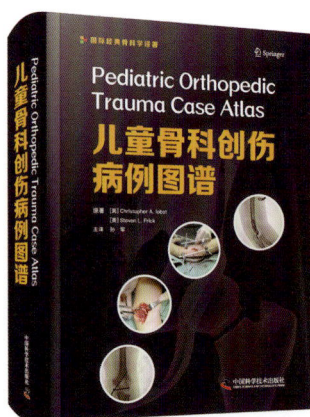

主译　孙　军
定价　498.00 元

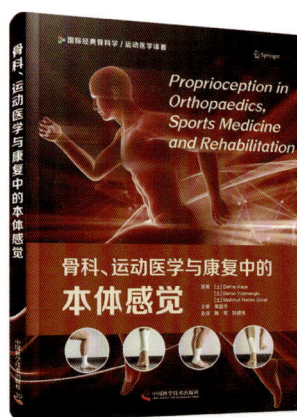

主译　陶军　阮建伟
定价　128.00 元

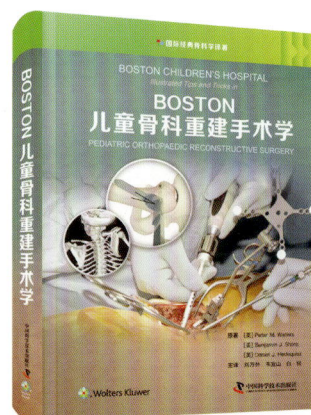

主译　刘万林　韦宜山　白　锐
定价　358.00 元

相 关 图 书 推 荐

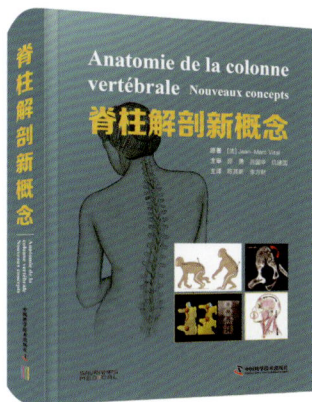

脊柱解剖新概念

主译　陈其昕　李方财
定价　328.00 元

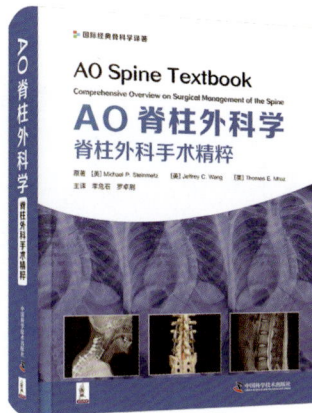

AO 脊柱外科学

主译　李危石　罗卓荆
定价　498.00 元

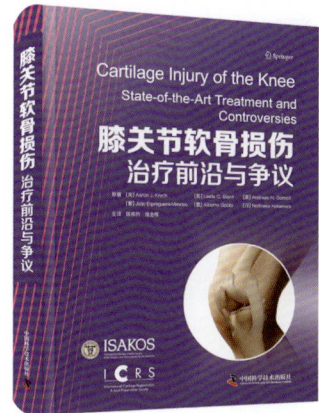

膝关节软骨损伤 治疗前沿与争议

主译　陈疾忤　庞金辉
定价　198.00 元

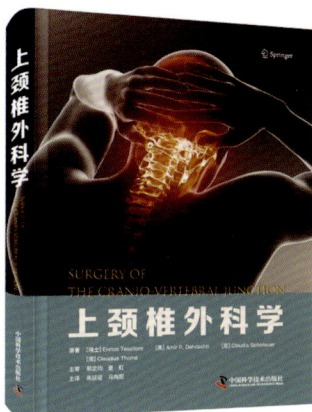

上颈椎外科学

主译　高延征　马向阳
定价　368.00 元

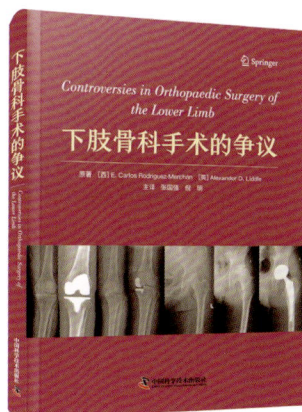

下肢骨科手术的争议

主译　张国强　倪　明
定价　158.00 元

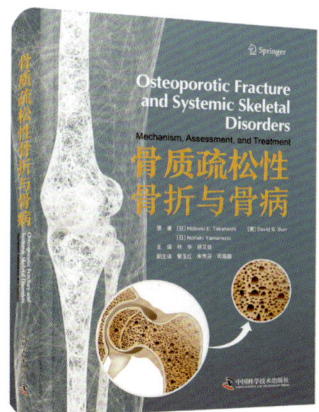

骨质疏松性骨折与骨病

主译　林华　徐友佳
定价　358.00 元

相 关 图 书 推 荐

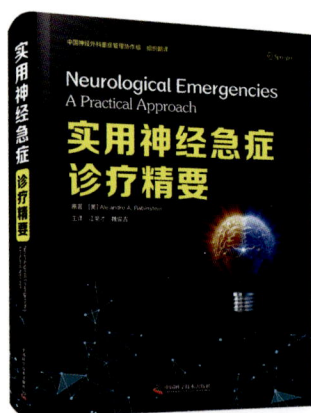

主译　江荣才　魏俊吉
定价　198.00 元

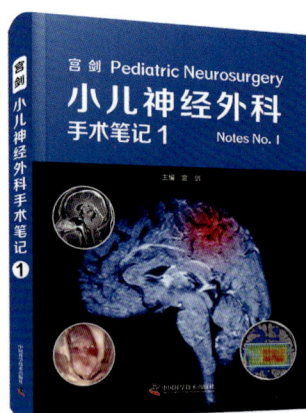

主编　宫　剑
定价　118.00 元

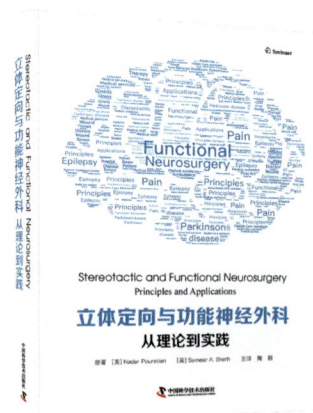

主译　陶　蔚
定价　280.00 元

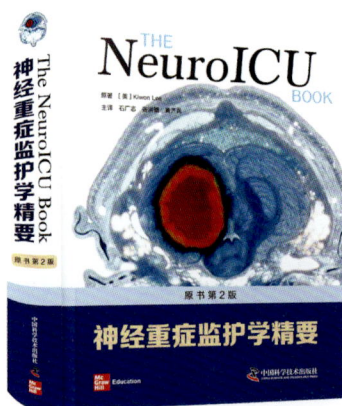

主译　石广志　张洪钿　黄齐兵
定价　280.00 元

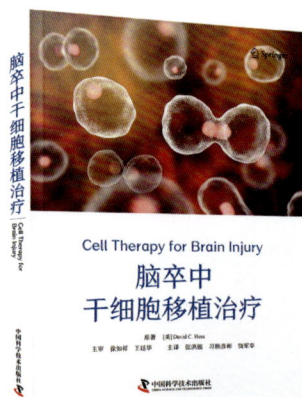

主审　徐如祥　王廷华
主译　张洪钿　习杨彦彬　饶军华
定价　158.00 元

出版社官方微店